JN441583

For Nurse and Nursing student

BASIC MANUAL OF CLINICAL NURSING PROCEDURE

이론과 임상실전 사례를 통해서
알기 쉽게 정리하는

간호 핵심임상 입문서

저자 고정옥·권진희·김낙주·김은미·박은주
서혜심·이승화·이은미·이은자·지혜련 외

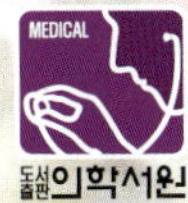

도서출판 의학서원

머리말

기본간호학(fundamentals of nursing)이란 인간의 욕구를 바탕으로 인간의 건강과 관련하여 인간 · 건강 · 환경 · 간호의 상호관계를 규명하고 실천하는 학문이라고 할 수 있으며 인간의 질병예방, 건강회복, 건강유지 및 증진을 위한 행위입니다.

기본간호학은 간호의 대상인 인간의 이해, 건강의 유지 · 증진, 질병의 예방, 건강회복에 필요한 건강지도 및 간호기술, 간호를 효과적으로 하기 위한 인간관계나 간호과정의 전개, 다른 보건의료팀과의 협조관계 등이 중요한 부분이며 4년간의 간호교육을 통해서 간호사의 자격을 얻기 위해서는 인격적으로 의사소통을 하면서 전문적 지식 및 기술(술기)을 습득하는 것이 중요합니다. 그러나 전국적으로 간호대학생의 수는 급증하고, 임상실습을 해야하는 현장에서의 제약은 커져 임상수행능력의 부족이 문제로 대두되고 실습의 변화가 요구되고 있습니다. 이에 간호대학 및 의료현장에서 언제 어느 상황에서도 모든 간호사를 통하여 능숙하게 이루어져야 하는 기본적이고 핵심적인 간호술기들을 제시하게 되었습니다.

본 서는 평가항목에 포함된 '기본간호술'에 대한 이론교재 및 참고서를 겸하고 있습니다. 따라서 현재 간호학과에 재학 중인 학생들에게 초점을 맞춰 되도록 쉽게 기술하려고 노력하였으며, 실전 평가에 도움이 될 수 있도록 되도록 많은 사진과 그림을 첨부하였으며 병원에서 실습 시 반드시 알아야 할 중요한 내용들을 알기쉽게 설명하였습니다. 그리고 학생분들 뿐만 아니라, 이제 새로이 병 · 의원에 배치 및 근무를 앞둔 새내기 간호사 선생님들을 위해서 실제 병 · 의원에서 기본간호술기들이 어떻게 시행되는지, 또 처방에 따른 의료진의 관점과 해당 술기의 대상이 되는 환자의 관점에서 어떤 의미로 받아들여지는지에 대한 내용도 담았습니다. 따라서 이 책자는 간호대학생들과 함께 일선에서 근무하고 있는 간호사분들에게도 많은 도움이 되리라 생각합니다.

본 서에서는 각각의 술기의 대한 정의, 술기의 종류, 측정방법, 장단점, 기구사용법, 술기를 해야하는 이유, 임상현장의 포인트 술기, 커피브레이크, 선행지식과 관련된 문제 및 해설, 사례와 술기에 필요한 의학용어(구용어/신용어), 금지약물 등 순으로 구성하였습니다.

본 서는 여러분들의 향후 간호사로서의 역량증진과 함께 실제 간호업무에 종사하게 되었을 때 큰 도움이 되길 바라며 부족한 부분들은 계속적으로 추가 보완해 나가도록 하겠습니다.

끝으로 바쁘신 와중에도 시간을 내주시어 좋은 책이 완성될 수 있도록 집필을 해주신 교수님들과 훌륭한 편집과 깔끔한 제본으로 본 책의 기품을 더해준 의학서원 김지연 대표님과 편집부 여러분께 감사를 드립니다.

저자 일동

CONTENTS

4장 피하주사

5장 피내주사

6장 정맥수액주입

7장 수혈요법

8장 간헐적 위관영양

9장 단순도뇨

10장 유치도뇨

11장 배출관장

12장 말초산소포화도 측정과 심전도 모니터 적용

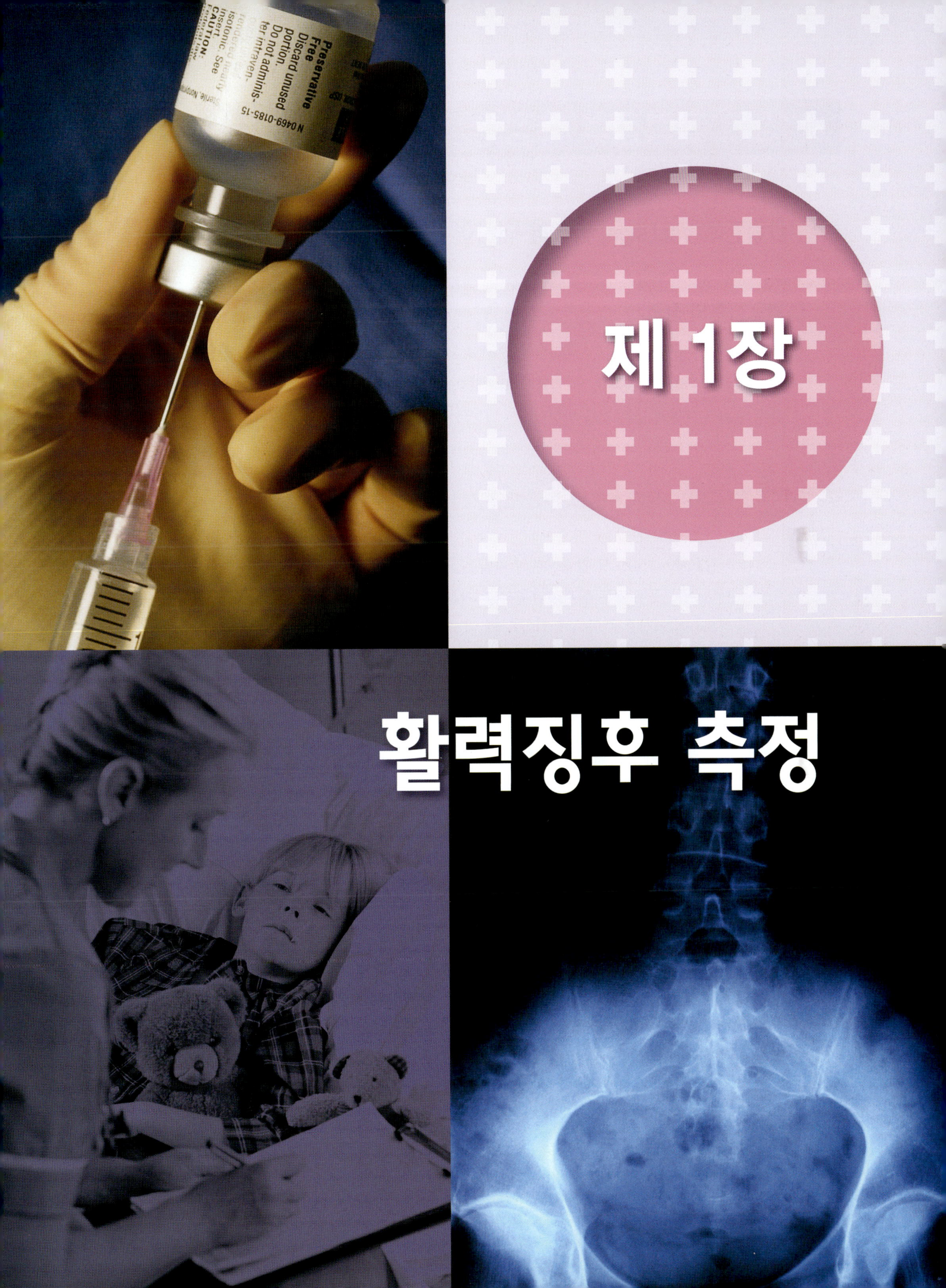
제 1장
활력징후 측정

제 1장 활력징후 측정

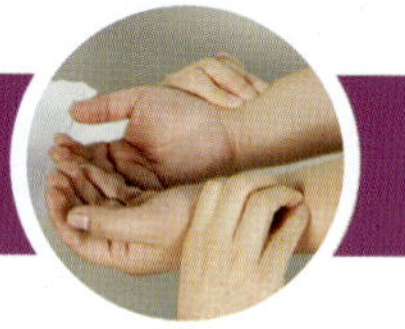

Ⅰ. 활력징후(Vital sign, V/S)에 대하여 우선 알아야 할 지식들

1. 활력징후의 정의

영어로는 Vital sign(줄여서 V/S라고도 씀)이라 하며, 이전에는 '생명징후'라고도 표현하였다. 이러한 활력징후를 간단히 정의하자면 우리 몸이 기본적으로 잘 기능하고 있는지 다양한 생리적인 현상들을 측정하여 수치로 표현해 놓은 것을 말한다.

coffee break

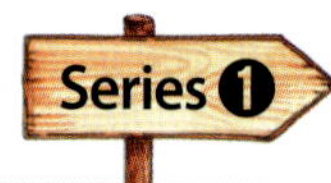

간호사(nurse)로서 활력징후의 파악은 일반외래, 응급실, 입원병동, 수술실 등 의료기관의 어느 곳에 있든 환자파악을 위한 기본 중의 기본입니다. 즉, 여러분이 간호사면허를 취득하여 임상으로 나가게 되었을 때 가장 먼저 시행하게 되는 간호업무 중의 하나가 되는 것이죠. 따라서 향후 간호사로서 활동하게 될 여러분들은 단순히 시험대비를 위해서가 아니라 원활한 간호업무를 위해서 이번 장의 내용을 꼼꼼히 읽고 잘 기억해 둘 필요가 있습니다.

실제로 의사들이 환자파악을 위해 간호사에게 하는 첫 질문은 대부분 "이 환자 바이탈(활력징후, vital sign을 일컫는 말)은 어때요?"라는 질문입니다.

2. 활력징후의 종류

앞에서 언급한 대로 활력징후는 우리 몸의 다양한 생리현상들을 수치로 표현해 놓은 것이므로 이론적으로는 수많은 항목들이 가능하나 대표적으로 확인하는 것은 ① **체온**(body temperature), ② **혈압**(blood pressure), ③ **맥박수**(pulse rate), ④ **호흡수**(respiratory rate)이다.

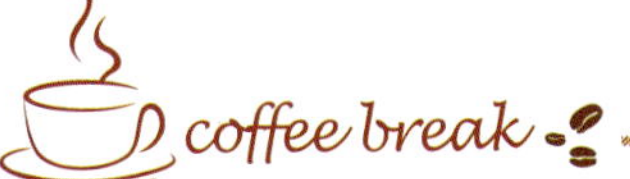

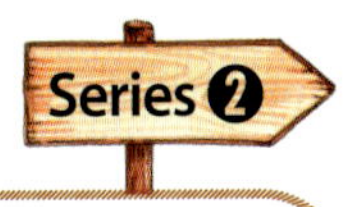

활력징후 확인은 기본적으로는 체온, 혈압, 맥박수, 호흡수 이 4가지를 확인하는 것이 원칙이나 경우에 따라서는 여러 항목들을 추가할 수 있습니다. 즉, 환자의 증상이나 내원 목적 또는 의사의 요구에 따라 체중, 허리둘레, 통증의 정도, 피부의 상태 등도 추가적으로 조사할 수 있습니다.

또한, 경우에 따라서는 한두 가지 항목만을 확인할 수도 있습니다. 예를 들어 실제로 외래에서 가벼운 감기(common cold) 증상으로 내원한 환자는 체온만 확인하는 경우도 있고, 혈압환자의 경우에는 혈압만 확인하는 경우도 있습니다. 그리고 실제로 응급실(emergency room)이나 중환자실(intensive care unit)이 아닌 곳에서는 활력징후 중 맥박수와 호흡수는 확인하지 않는 경우도 많습니다.

하지만 이는 어디까지나 실제 임상에서 많은 환자가 내원하게 되는 경우에 시행되고 있는 일종의 편법일 뿐, 원칙적으로는 최소한 4가지 활력징후를 모두 확인해야 하는 것을 잊어서는 안 됩니다.

Ⅱ. 체온(body temperature, BT)에 대하여 우선 알아야 할 지식들

1. 체온의 정의

체온은 신체 내부의 온도를 말하며, 의학적 의미로는 '신체의 주요 내부 장기의 온도로써, 주변 환경적 영향에 의해 체온이 변하지 않는 곳의 온도를 의미하며 측정 가능해야 한다.'로 정의한다. 이 정의에 가장 부합하는 것은 항문(anus)에서 5~6cm 정도 들어간 부위에서 측정한 직장(rectal)의 온도라 할 수 있다.

2. 체온 측정 부위

신체에서 체온을 측정할 수 있는 곳은 이론상으로는 다양할 수 있으나 대체로 **① 이마(측두동맥), ② 액와(겨드랑이), ③ 고막(귀), ④ 구강, ⑤ 직장** 등에서 측정된다.

하지만 이 다섯 군데 중에서도 직장(곧창자, rectum)과 구강(oral cavity)은 침습적이고 온도계 파손의 위험성도 크다. 따라서 실제 임상(외래, 병실)에서는 겨드랑이, 귀, 이마 등에서 주로 측정하고 있다. 여기서 귀(ear)는 엄밀히 말하면 귀의 온도를 직접 측정하는 것이 아니라 귀 안에 있는 고막의 온도를 적외선으로 측정하는 것이다. 마찬가지로 이마도 이마에서 직접 온도를 측정하는 것이 아니라 이마 밑을 지나가고 있는 측두동맥(관자동맥, temporal artery)에서 발생하는 열을 적외선으로 간접적으로 측정하는 것이다. 기존의 연구들에서는 이처럼 고막과 이마에서 측정하는 체온은 부정확하다는 결과들이 많았으나, 최근에는 기술이 발달하여 고막 및 이마 적외선 체온계로 측정한 체온이 액와형(겨드랑이라는 뜻) 체온계로 측정한 체온과 별 차이가 없다는 연구들도 많이 제시되고 있다.

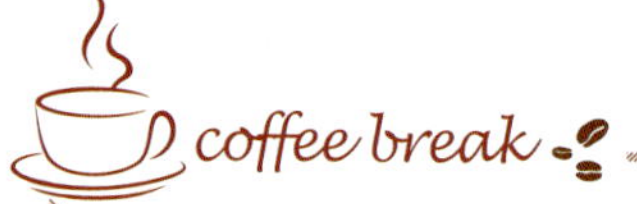

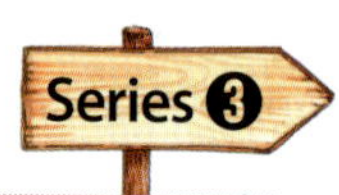

앞에서 언급한 것처럼 체온을 정확히 측정하기 위해서는 항문에 체온계를 삽입하여 직장의 온도를 측정하는 것이 타당합니다.

하지만 실제 임상에서는 그렇게 하기가 쉽지 않습니다. 입장을 바꿔서 본인이 환자라고 생각해 보세요! 항문에 체온계를 삽입하는 것이 과연 쉬울까요? 마찬가지로 환자들도 체온계가 항문에 삽입될 때 통증이나 불편감을 느끼고, 또 항문자체는 치부라서 부끄러움을 느끼게 될 것입니다.

따라서 그 대안으로는 주로 겨드랑이(axilla라고도 함)에 체온계를 위치한 후 측정하는 방법을 사용합니다. 이처럼 체온을 겨드랑이(액와)에서 측정하는 것이 사실상 원칙이라서 시험에도 종종 출제되고, 실제로 핵심간호술에 대한 평가항목이기도 합니다.

하지만 사실 겨드랑이(액와)에서 측정하는 것도 겉옷을 벗어야 하고, 많은 환자를 진료 시에 빨리빨리 진행할 수가 없으므로, 실제로 임상에서는 고막체온계나 이마체온계로 체온을 측정하는 방법을 더 많이 사용합니다. 고막체온계와 이마체온계는 매우 손쉽게 사용할 수 있다는 장점이 있지만 앞에서 얘기한 것처럼 이전에는 정확성에 대한 의구심이 많았습니다. 그러나 최근에는 의학기술의 발전에 힘입어 액와체온계로 겨드랑이에서 측정한 결과와 별 차이가 없다는 점이 많이 밝혀졌습니다. 따라서 여러분들은 고막체온계나 이마체온계의 사용을 주저할 필요가 없습니다. 또한 실제로 이러한 추세를 받아들여서 실습 수행항목에 겨드랑이(액와)에서의 체온측정과 고막에서의 체온측정도 포함하고 있으므로 여러분들은 시험공부를 위해서라도 더욱더 관심을 가져야 합니다.

3. 체온 유지기전

사람은 포유류(mammalia)로서 조류와 함께 외부 온도와 관계없이 일정한 체온을 유지하는 정온동물(항온동물, homoiothermal animal)이다.

사람의 체온은 정밀한 체온조절 시스템에 의해 항상 일정하게 유지되는데, 체내에서 이러한 체온조절 시스템의 중추는 시상하부(hypothalamus)의 시각교차 앞 부위(preoptic region of the anterior hypothalamus, POAH)에 위치하고 있다. 체온조절 중추는 담당하는 역할에 따라 4부위로 나뉘며 사람의 중심 체온을 늘 감지하여 항상 일정한 범위 안에서 체온을 유지할 수 있도록 체열의 생산과 방출을 조절하는 기능을 담당한다. [그림 1-1]

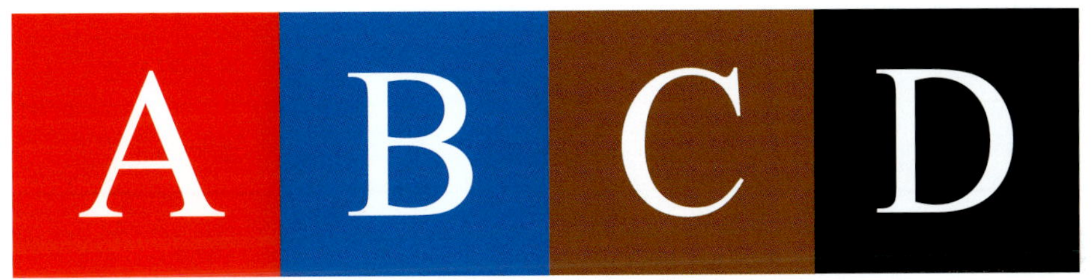

[그림 1-1] 체온조절 중추의 각 부분 모식도

(A) Thermostat: 중심 체온을 감지하는 부위
(B) Set-point: 정상체온의 기준치를 제공하는 부위
(C) Heat gain center: 체열의 생산을 지시하는 부위
(D) Heat loss center: 체열의 방출을 지시하는 부위

우리 몸에서 체열(body heat)의 생산은 대부분 근수축과 섭취물질의 대사과정을 통해 이루어지며, 체열의 방출은 대부분 피부와 폐를 통해서 이루어진다. 예를 들어, 추울 때 손발을 떠는 것(shivering)은 지속적인 근수축(muscle contraction)과 움직임을 통해 열을 생성해 내는 과정이며, 더울 때 땀(sweat)을 흘리거나 가쁜 숨을 내쉬는 것은 이를 통해 열을 외부로 발산하는 과정이다.

4. 정상체온의 범위

체온의 정상범위는 나이에 따라, 측정 방법에 따라 다소의 차이가 있을 수 있다. 다음의 표를 참조하면 알 수 있다.

[표 1-1] 나이와 측정 방법에 따른 정상체온 범위

나이	겨드랑이(액와) 측정 (Axillary)	고막 측정 (Ear)	구강 측정 (Oral)	직장 측정 (Rectal)
0~2세	36.1~37.3 ℃	36.4~38.0 ℃	측정 불능	36.6~38.0 ℃
3~10세	36.1~36.7 ℃	36.1~37.8 ℃	36.1~37.5 ℃	36.6~38.0 ℃
11~65세	36.1~36.9 ℃	36.1~37.6 ℃	36.4~37.6 ℃	37.0~38.1 ℃
65세 이상	36.1~36.3 ℃	36.1~37.5 ℃	36.1~36.9 ℃	36.2~37.3 ℃

5. 체온 측정 부위에 따른 장단점

우선 각각의 체온 측정법을 크게 신체의 표면에서 체온을 측정하는 방법, 신체의 심부(깊은 내부)에서 체온을 측정하는 방법으로 나눈다면 다음 표와 같다.

[표 1-2] 체온 측정 방법을 신체의 표면과 심부에 따라서 분류

측정부위	방법
표면(surface area)	액와(겨드랑이), 이마
심부(deep area)	구강, 고막, 직장

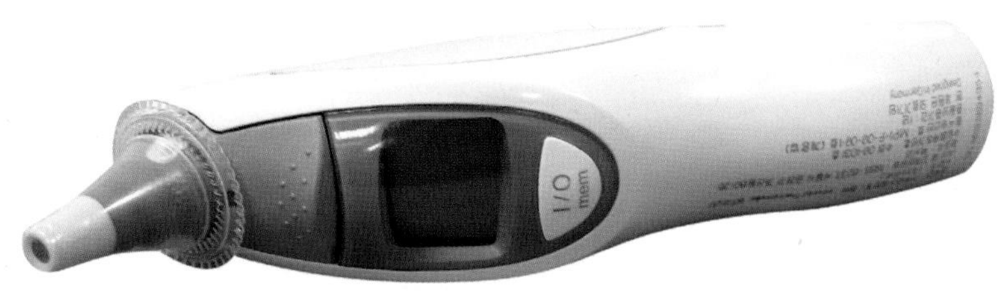

[그림 1-2] 흔히 사용하는 고막체온 측정기

각각의 체온 측정법은 저마다의 장단점이 있는데 이를 간단히 정리하면 다음 표와 같다.

[표 1-3] 신체 부위별 체온 측정법들의 장단점

체온 측정방법	장점	단점
이마[A]	① 비침습적 ② 가장 안전하게 측정 가능 ③ 신생아나 소아에게 주로 사용 ④ 측정 시간 짧음	① 정확도 다소 떨어짐 ② 주위 환경에 의해 영향을 받을 수 있음
액와[B] (겨드랑이)	① 비침습적 ② 비교적 안전하나 경우에 따라 체온계 파손 위험성 있음 ③ 일반적으로 흔히 사용(특히 성인) ④ 비교적 정확함	① 측정 시간이 김 ② 다소 불편(같은 체위를 유지해야 함, 체온계를 겨드랑이에 직접 거치함) ③ 체온계 파손 위험성 다소 있음
고막[C]	① 침습적(그러나 침습적 검사법 중에서는 상대적으로 덜 침습적) ② 안전함. 체온계 파손 위험성 거의 없음 ③ 비교적 정확함 ④ 측정 시간 짧음	① 귀지가 많은 경우 부정확할 수 있음
구강[D]	① 정확함(심부 온도를 반영)	① 호흡에 의한 영향을 받을 수 있음 ② 환자가 음료 등을 복용하였을 시 영향을 받을 수 있음 ③ 체온계 파손 위험성 있음
직장[E]	① 매우 정확함(심부 온도를 반영)	① 환자가 매우 불편함 ② 체온계 파손 위험성 큼 ③ 직장출혈, 직장암, 염증성장질환, 복부 및 대장직장수술 후, 호중구 감소 환자(심장질환자)는 시행하지 않음

A: 이마(forehead)는 엄밀히 말하면 이마 밑과 측두동맥에 흐르는 혈류에서 발생하는 열이 자외선으로 나오는데, 그것을 측정기로 측정하는 것을 말한다.

B: 겨드랑이는 영어로 axilla, 한자로는 액와(腋窩)로 표현하며 실제로 임상에서도 흔히 이 세 가지 용어는 혼용되고 있다.

C: 귀(ear)는 사실 귀의 온도를 측정하는 것이 아니라 중이(middle ear)의 고막(tympanic membrane)온도를 측정하는 것이다.

D: 구강(oral cavity)은 말 그대로 입안의 온도를 측정하는 것이다.

E: 직장(rectum)은 항문(anus)을 통해 체온계를 삽입하여 측정하게 된다.

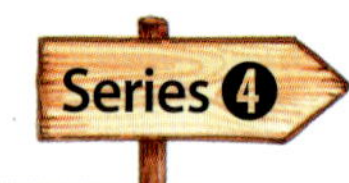

coffee break

정상체온(normal temperature)의 범위는 상당히 중요합니다. 왜냐하면 체온증가와 체온하강은 환자의 몸에 무엇인가 문제가 발생했다는 것인데, 이것을 판단하기 위해서는 정상범위를 알고 있어야 가능하겠죠. 또한 정상체온의 범위는 핵심간호술 평가항목에서 학습목표와 관련되어 알아야 할 선행지식으로 포함되어 있으므로 더욱 여러분들은 기억해 두어야 합니다.

여기서 중요한 것은 정상체온의 범위는 사람의 나이에 따라(아기와 어린이, 어른, 노인의 범위가 다름), 또 측정방법에 따라(입에서 재는 것, 직장, 액와(겨드랑이), 고막에서 재는 것이 다 다름) 다르다는 것입니다.

그런데 현실적으로 이 모든 것을 기억하기는 좀 어렵습니다. 따라서 여러분들은 대강의 범위를 기억해 두는 것이 좋습니다. 예를 들어 "환자의 나이가 40세인데 겨드랑이에서 측정했더니 38도가 나왔다. 정상인가?" 이러한 질문에 답할 정도의 범위는 대략 파악하고 있어야 합니다. 그리고 평가항목에서 제시하는 체온측정법은 겨드랑이, 고막 두 가지 방법이므로(실제로 임상에서 간호사들이 주로 측정하는 방법도 이 두 가지), 이 두 가지에 대해서만 체온의 정상범위를 자세히 기억해 두어도 무방합니다.

혹시 학생들 중에서 "이마에서 측정하는 체온에 대한 정상범위는 빠졌는데요?"라고 반문하는 분들이 있을 수 있겠네요. 답하자면 이마체온계는 비교적 최근에 등장한 체온측정법이고, 정확도가 높아진 것 또한 최근이라서 아직은 연구가 100% 이루어진 것이 아닙니다. 따라서 아직까지는 참고치가 명확하지 않고, 시험에 나올 가능성이 적어서 본 교재에서는 생략하였습니다. 하지만 여러분이 실전에서 간호를 할 때 필요할 수도 있어서 간단히 설명하자면 이마체온의 정상범위는 고막체온의 정상범위와 유사하다고 기억하면 됩니다.

6. 체온 측정의 이유

앞에서도 언급한 바 있지만 사람은 정온동물이므로 체온은 일정하게 유지되어야 한다. 하지만 만약에 체내에 세균이나 바이러스가 침투하여 감염이 발생하였던지, 또는 갑상선기능항진증(hyperthyroidism) 같은 내분비계 이상이 발생하는 등 신체에 질병이 발생하면 이러한 체온조절의 밸런스가 깨져서 체온이 상승하거나 하강할 수 있다(감염의 경우는 대부분 체온 상승).

즉, 처음에 환자의 체온을 측정했을 때 정상체온의 범위를 벗어났다면 의료인들(의사, 간호사)은 이를 토대로 환자의 신체 내에 어떠한 질병이 발생했다고 유추할 수 있다.

따라서 이처럼 환자의 체온 측정은 의료행위의 기본 중의 기본이며, 이를 바탕으로 해서 질환이 의심되는 경우 다른 신체진찰 소견(청진, 복부 진찰 등)과 병력 청취를 바탕으로 하여 추가적인 검사(혈액검사 또는 X-ray 등의 방사선 촬영)를 실시하여 보다 구체적인 질환(dyscrasia)의 진단에 접근할 수 있다. [그림 1-3]

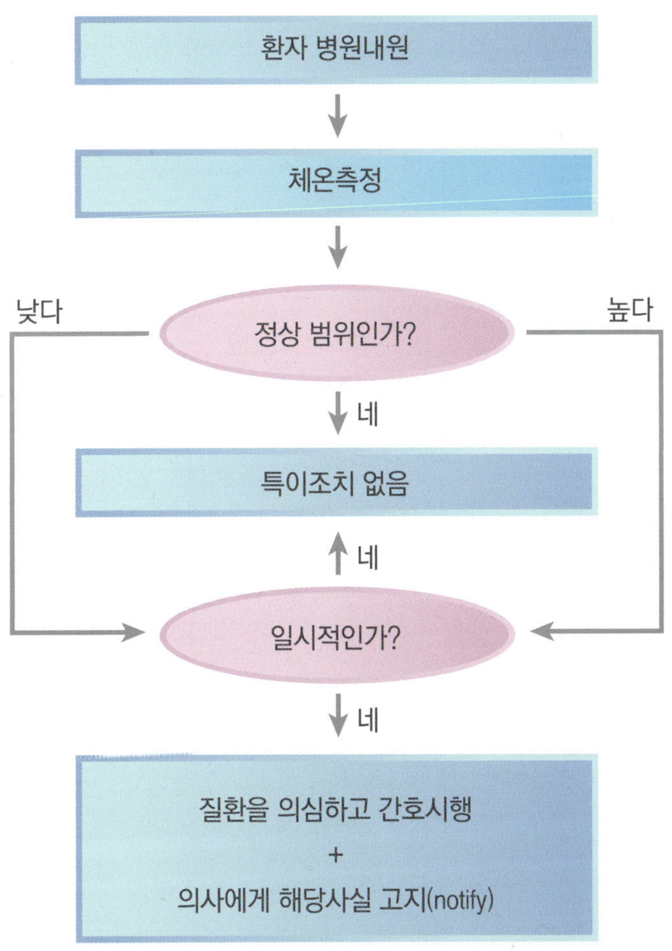

[그림 1-3] 체온 측정과 간호프로토콜

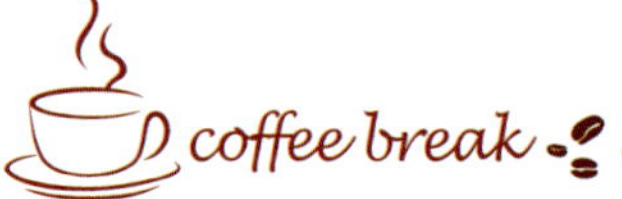

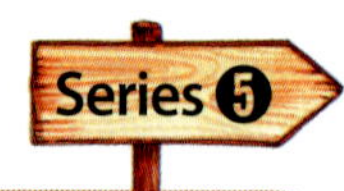

이쯤에서 일단 몇 가지를 정리하고 넘어가겠습니다. 우선 앞에서도 여러 가지 측정법에 따른 정상체온의 범위를 보셨죠? 이 범위보다 높은 체온도 비정상, 낮은 체온도 비정상입니다.

① >정상체온 : 비정상　　　　② <정상체온 : 비정상

그런데, 실제 임상(외래, 입원)에서 환자를 보다보면 비정상체온에는 체온이 하강하는 경우보다는 상승하는 경우가 많습니다. 특히, 체온의 상승은 다른 말로 발열(fever)이라고 흔히 표현합니다.

이때 1~2분, 아니면 몇 십분 정도 발열(체온상승)이 있는 경우는 일시적 발열(transient fever)로 대부분은 특별한 원인이 없는 경우가 많고 특별히 치료를 하지 않더라도 시간이 좀 지나면 회복되는 경우가 많으므로 크게 걱정할 필요가 없습니다.

하지만 만약에 발열이 수시간, 아니면 며칠씩 지속된다면 이것은 지속성 발열(persistent fever)로 이때는 환자가 질환이 있는 경우가 많습니다. 또 지속적인 발열은 대부분 세균(박테리아, bacterium)이나 바이러스(virus)의 감염에 의한 것인 경우가 많습니다. 쉬운 예를 들면, 우리가 감기에 걸리면 열이 나는 경우가 많고, 반대로 열이 나면 "너 감기 걸렸니?" 하는 경우입니다.

중요한 것은 역관계는 성립하지 않는다는 것입니다. 즉, 열이 나면 감기같이 감염성 질병에 걸렸을 경우가 많지만 반대로 감기에 걸렸다고 100%로 다 열이 나는 것은 아닙니다.

발열 → 감염의 가능성이 높다.　/　감염 → 발열이 없을 수도 있다.

따라서 우리가 실제 환자를 진료하고 간호를 할 때에는 열이 안 나도 감염(infection)의 가능성이 있다는 것을 주의해야 합니다. 또한 아까 체온이 하강하는 경우는 드물다고 했죠? 물론 체온하강의 경우는 드문 것이 사실입니다. 하지만 중요한 것은 패혈증(sepsis)같이 균이 전신을 타고 도는 경우나, 환자의 상태가 극도로 안 좋은 경우는 오히려 체온이 상승하지 않고 하강하는 경우도 있습니다. 이 경우는 환자가 오히려 더 위험할 수 있으니 면밀히 살펴서 간호하고 담당의사에게 해당 사실("선생님, 환자분 체온이 액와체온계로 쟀는데 33℃로 정상보다 낮네요.")을 notify해 줘야 합니다.(여기서 'notify'란 '알려 준다'는 의미로 보통 병원에서는 환자의 변동이나 상황을 의사에게 알려 준다는 의미로 많이 쓰입니다.)

7. 체온 변화의 요인

체온은 여러 가지 요인에 의해서 영향을 받을 수 있는데, 그 중 대표적인 것은 다음과 같다.

나이, 일주기, 월경주기(여성의 경우만), 운동, 호르몬, 스트레스, 환경, 질환, 약물

1) **연령**(age): 소아나 어린이의 경우는 체온조절 기능이 아직은 성인처럼 완성되지 않아서 체온의 정상 범위가 성인보다 넓다. 한편 성인 중에서 노인은 다른 연령층에 비해서 정상체온의 범위와 평균이 다소 낮다.

2) **일주기**(diurnal cycle): 하루 중의 체온은 정상적으로도 0.5~1℃ 정도의 변화가 있다. 체온은 새벽에 가장 낮고, 오후 5~7시에 가장 높아진 후 밤동안 서서히 떨어진다.

3) **월경주기**(menstrual cycle): 배란(ovulation)이 될 때에는 프로게스테론(황체호르몬, progesterone)의 영향으로 체온이 상승한다. 이러한 체온 상승은 월경기(menstrual phase) 전까지 지속적으로 유지되어, 대략 0.2~0.5℃의 체온이 상승하게 된다. 월경주기(menstrual cycle)에 따른 체온 변화는 여성이 나이가 들어 폐경(menopause)이 되면 사라진다.

4) **운동**(exercise): 운동 시 근육 활동이 증가되므로 열 생산이 증가되어 체온이 상승한다. 주로 중등도~고강도 운동의 경우가 체온을 상승시킨다.

5) **호르몬**(hormone): 생리 때 프로게스테론 분비에 의한 체온 상승은 호르몬에 의한 체온 상승이지만 여성에게서만 나타나는 예이다. 남녀에게 공통적으로 나타나는 호르몬에 의한 체온 상승의 예로는 갑상선호르몬(thyroid hormone)과 부신피질호르몬(adrenocortical hormone)의 과생성 및 과활동에 의해 체온이 상승하는 것이 있다.

6) **스트레스**: 신체적 스트레스(노동, 운동 등), 정신적 스트레스(스트레스 뿐만 아니라 이때는 부신피질호르몬 분비도 증가함)는 여러 호르몬과 신경을 자극하여 체온을 상승시킬 수 있다. 이때는 정확한 체온 측정이 어려우므로 스트레스가 없어진 상황에서 체온을 재측정해야 한다.

7) **환경**: 사람은 정온동물이기 때문에 날씨가 덥거나 추워도 대체적으로는 정상체온 범위를 일정하게 유지 한다. 하지만 지나칠 정도로 높다든지(열사병, 동상 등), 또는 신체의 체온조절 기능이 제대로 작동하지 않는 경우에는 환경에 따라 체온이 변화할 수 있다. 이때는 경우에 맞게 적극적 체온 상승(추운 곳에 있었던 경우), 또는 적극적 체온 하강(더운 곳에 있었던 경우) 치료가 필요하다.

8) **질병**: 세균이나 바이러스에 의해서 체내 감염이 일어나면 염증반응(inflammatory response)이 발생하고 그 결과 체온이 상승하게 된다. 일반적으로 병원에 내원하여 체온을 측정했을 때 감염에 의한 경우가 대부분이다.

9) 약물: 대부분의 약물은 체온과 관계가 없다. 하지만 호르몬(hormone) 또는 신경계(nervous system), 혈관계(vascular system)에 작용하는 일부 약물의 경우는 체온의 상승 또는 하강을 가져올 수 있다.

8. 온도의 단위

체온의 정상범위는 다음과 같이 기억해 두자.

36.7±0.7℃

우리나라는 체온의 단위로 섭씨온도(℃, celcius)를 주로 사용하지만, 서양의 경우는 화씨온도(℉, fahrenheit)를 많이 사용하기도 한다. 최근에는 외국인을 간호해야 하는 경우도 늘고 있고, 또 원서를 읽거나 인터넷에서 정보를 찾아볼 때 필요할 수 있으므로 섭씨온도와 화씨온도의 변환 공식은 알아둘 필요가 있다.

화씨온도(℉) = [9/5 × 섭씨온도(℃)] + 32

섭씨온도(℃) = [화씨온도(℉) − 32] × 5/9

체온의 정상범위는 다음과 같이 기억해 두자.

액와 < 구강 < 직장: 각각 0.6℃ 정도의 차이

Ⅲ. 맥박(pulse rate, PR)에 대하여 우선 알아야 할 지식들

1. 맥박의 정의

우리 몸에서 심장(heart)은 혈액을 체내로 보내서 순환시키고, 또 순환된 혈액을 다시 받아들여 폐로 보내서 공기교환을 하는 역할을 하는데, 이때 심장이 수축하고 이완하는 움직임을 심박동(heartbeat)이라 한다. 이러한 심박동에 의해서 혈액이 동맥으로 박출될 때 혈액의 파동(wave)이 동맥의 말초까지 전달되는데, 이때 혈관벽에 생기는 주기적인 파동이 맥박(pulse, sphygmus)이다. [그림 1-4]

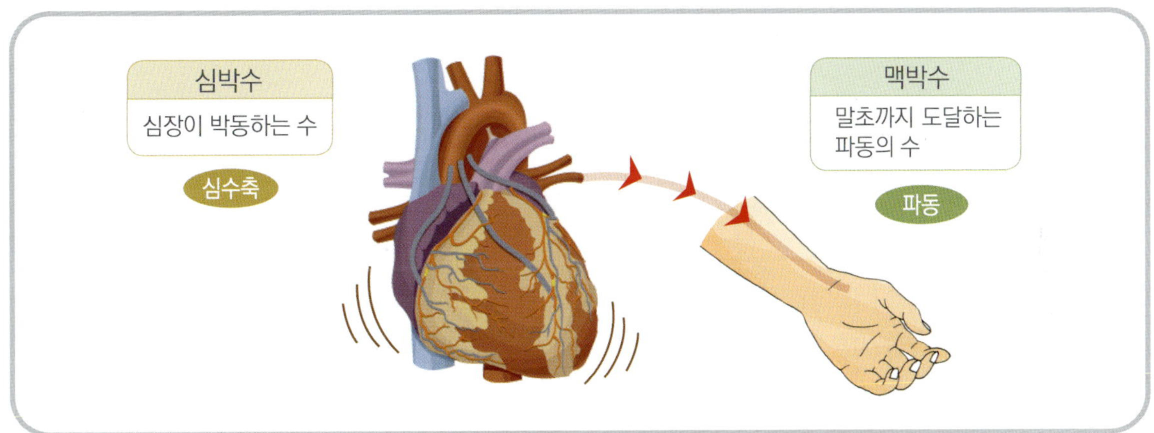

[그림 1-4] 심박수와 맥박수

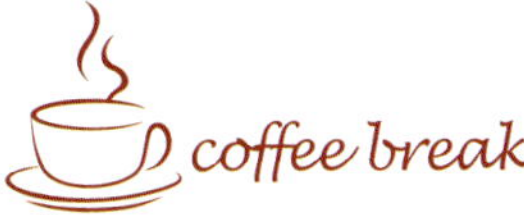

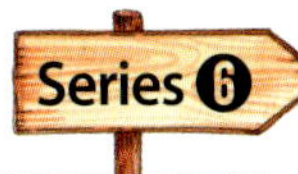

맥박이라는 말이 어려운가요? 전혀 어렵게 생각할 필요가 없습니다. 우선, 맥박은 한자단어로 줄기 '맥(脈)'에 두드릴 '박(搏)'이라는 한자를 씁니다. 영어로는 pulse rate(PR) 또는 sphygmus라고 하는데 보통은 전자를 많이 사용합니다.

태백산맥(太白山脈), 소백산맥(小白山脈) 등에서 쓰이는 맥이 바로 맥박에 쓰이는 맥과 같은 한자입니다. 즉, '산들이 죽~ 이어진 것'을 산맥이라 부르듯이, 맥은 '죽~ 이어진 것'이 원칙이죠. 여기에 두드릴 박(搏)자가 붙어서 '탁탁치는 피(혈류)의 움직임'을 말하게 됩니다.

따라서 동맥을 손가락으로 짚어 보면 박동(搏動, 탁탁치는 움직임)을 느끼게 됩니다. 이것은 심장이 수축과 이완을 통해 혈류를 보내고 받아들이는 움직임과 일치합니다.

2. 맥박 측정 부위

앞에서 언급했듯이 맥박은 심박동에 동맥의 주기적인 파동을 말하므로, 이론상으로 신체에서 동맥이 있는 곳이라면 어느 곳이든지 측정이 가능하다. [그림 1-5]

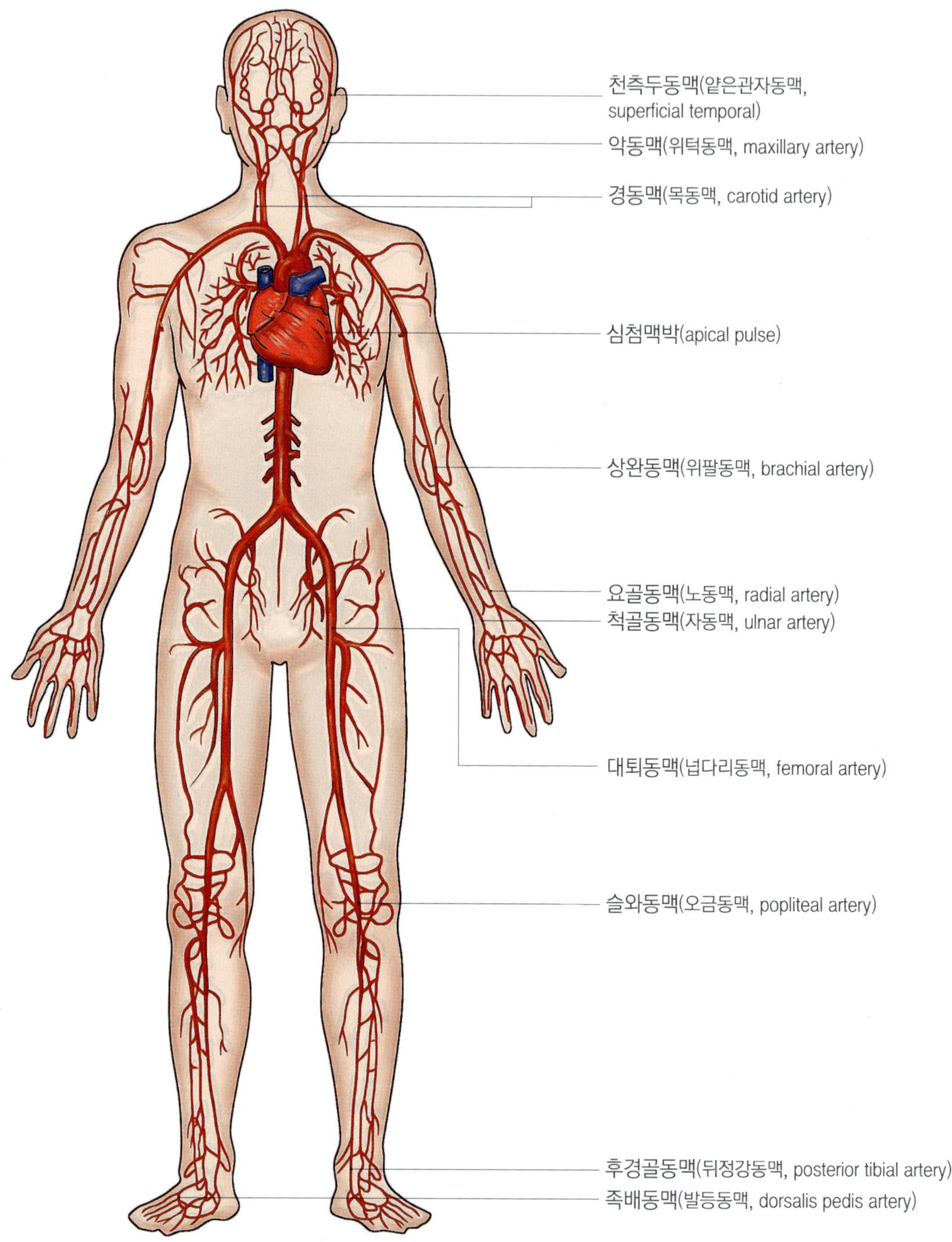

[그림 1-5] 맥박측정이 가능한 동맥혈관

임상에서 주로 맥박측정이 가능한 동맥은 경동맥(carotid artery), 대퇴동맥(femoral artery), 상완동맥(brachial artery), 요골동맥(radial artery) 등이다. 특히 이중에서도 요골동맥에서 가장 많이 측정한다. [그림 1-6]

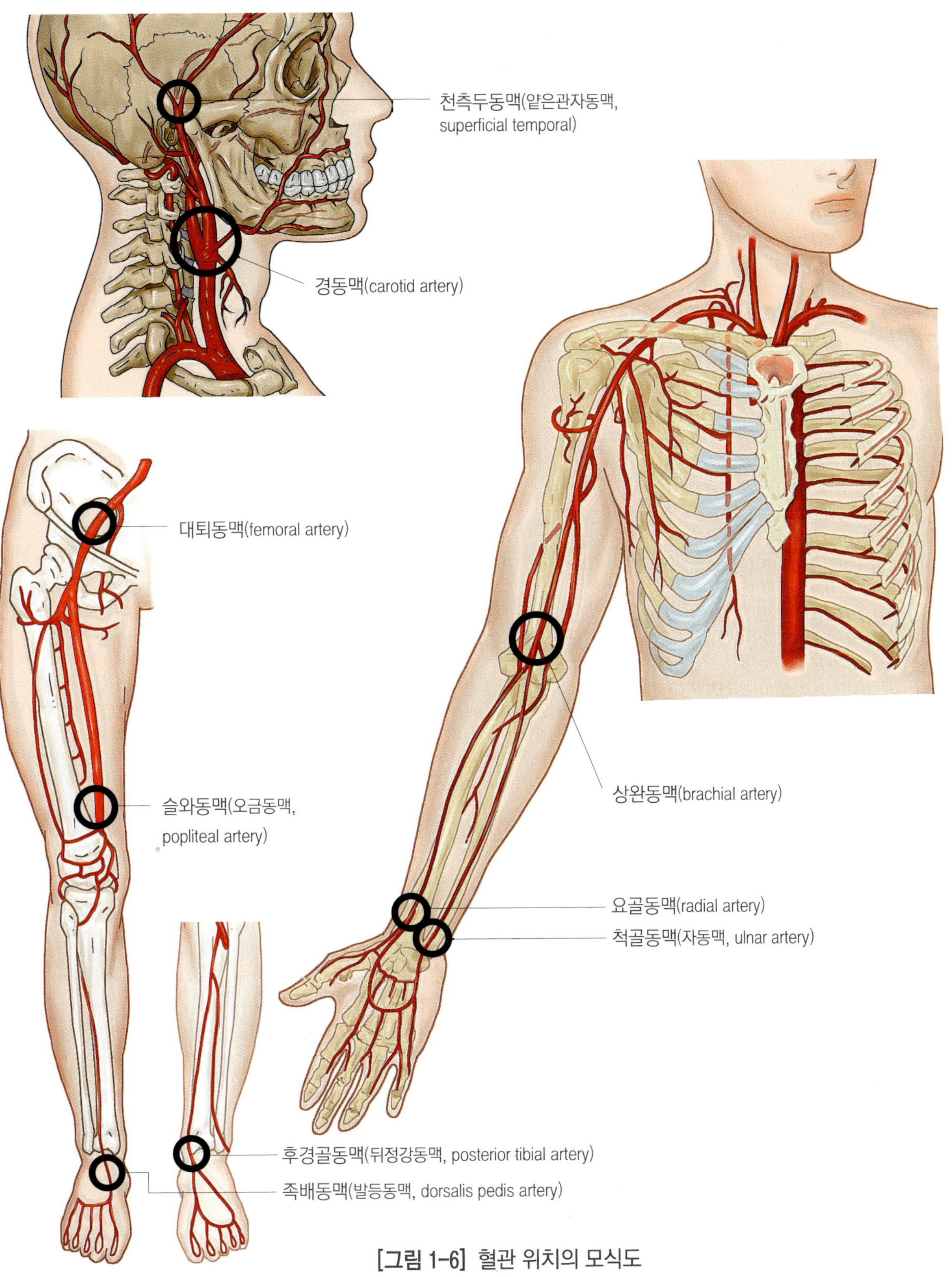

[그림 1-6] 혈관 위치의 모식도

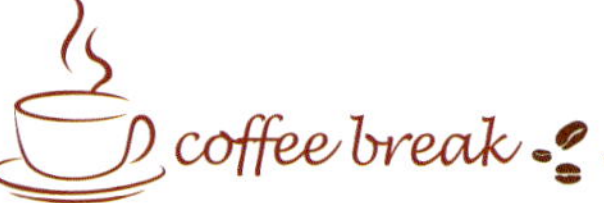

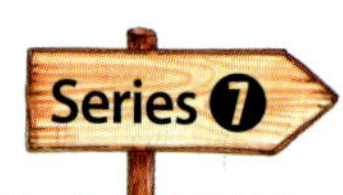

그림을 보니까 맥박측정에 주로 사용되는 동맥의 실제 위치를 대강은 아시겠죠? 여기서 좀 더 자세히 설명을 하겠습니다.

경동맥(頸動脈)은 한자 그대로 목에 있는 동맥으로 영어로는 carotid artery입니다. 사실 이곳이 맥박수의 측정에 사용되는 경우는 거의 없습니다. 왜냐하면 이곳으로 맥박수를 측정한다면 환자가 대단히 불편해하기 때문이죠(입장 바꿔서 생각해 보세요. 맨 정신인 사람 목에다 손가락을 얹어놓고 30~60초 정도 있는다고).

그래서 사실상 이곳에서 맥박수를 측정하는 경우는 거의 없습니다. 오히려 이곳은 맥박의 유무, 즉 맥박이 있는지 없는지를 확인하는 목적으로만 더 많이 이용됩니다. 맥박 유무파악이 뭐가 중요하냐고요? 맥박이 없는 경우는 정말 초응급 상황입니다! 심장이 박동을 안하고 있다는 것이죠. 즉, 심정지가 발생한 것입니다. 따라서 응급실에 환자가 무의식상태로 왔을 때 의식상태 확인과 함께 호흡, 맥박의 유무를 파악하는 것은 기본 중의 기본입니다. 이때 맥박이 없다면 보통의 경우 심폐소생술(cardiopulmonary resuscitation, CPR)을 시행하게 됩니다.

대퇴동맥(大腿動脈)은 허벅지를 따라 내려오는 동맥으로 영어로는 femoral artery입니다. 주로 허벅지와 사타구니 쪽의 경계에 있는 부위인데요 이곳 역시 맥박수의 측정보다는 맥박의 유무를 확인하는데 이용하는 경우가 많습니다(이 역시 입장 바꿔서 생각해 보면 아실 겁니다). 또, 원칙적으로 이곳에서는 혈액채취(blood sampling, 혈액검사를 위해 혈액을 채취하는 것)가 금기이지만 혈관이 안 좋은 경우, 혹은 ABGA(arterial blood gas analysis, 동맥혈가스분석)를 위해 요골동맥에서 동맥혈을 뽑아야 하는데 잘 안될 때 이곳에서 채혈하는 경우가 간간히 있습니다.

상완동맥(上腕動脈)은 어깨에서부터 팔꿈치를 따라 내려오는 동맥으로 영어로는 brachial artery라고 합니다. 이곳은 맥박수의 측정에는 사용되지 않고 맥박유무의 확인에도 사용되는 경우는 극히 드뭅니다. 이곳은 뒤에 나오겠지만, 혈압측정에 많이 사용됩니다.

요골동맥(橈骨動脈)은 손목에 위치하고 있는 동맥으로 영어로는 radial artery라고 합니다. 이곳이 주로 맥박수 측정에 많이 사용되고, 앞에서 언급했지만 ABGA를 위한 채혈에도 주로 이용되는 곳입니다.

3. 맥박 측정의 이유

맥박을 촉진하면 간접적으로 심박수(심장박동수, heart rate)뿐만 아니라 리듬(rhythm)도 파악할 수 있다.

이러한 맥박측정은 다음과 같은 의의가 있다.

1) 맥박의 유무파악(맥박 자체가 있는지 없는지)

→ 의의: 심장이 작동하는가를 알 수 있다.

① 정상적이든 비정상적이든 심장이 기능하는 경우는 맥박은 반드시 존재하며, 이것이 느껴져야 한다. 물론 혈압이 낮은 경우는 이러한 맥박을 촉진하는 것이 어려워질 수 있다(특히 말초에서는). 하지만 이때에도 앞에서 언급한 것처럼 큰 혈관, 또는 심장에서 가까운 혈관인 경동맥(목동맥, carotid artery)이나 대퇴동맥(넙다리동맥, femoral artery)의 경우에는 촉진이 되어야 한다.

② 그런데 만약 이러한 맥박이 아예 촉진 자체가 되지 않는다면 이것은 '맥박의 리듬이 정상이네, 비정상이네', '맥박수가 증가되었네, 안되어 감소되었네'를 따질 수도 없을 뿐만 아니라, 심장 자체가 기능을 하지 않고 있다는 증거이므로, 말 그대로 초응급상황이다! 즉, 심정지(cardiac arrest)가 발생한 것이다.

③ 이러면 동시 다발적으로 응급간호와 함께 심폐소생술(CPR, 여기에 대해서는 20장에서 소개가 됨)이 진행되어야 한다.

④ 따라서 외래나 일반 병동처럼 의식이 명료하고 대화가 가능한 경우는 맥박이 있는 것이 당연하므로 맥박수(pulse rate)나 리듬의 확인이 더 중요하겠지만, 응급실(emergency room)이나 중환자실(intensive care unit)의 경우, 특히 환자가 의식이 없는 경우는 일단 맥박의 유무파악이 가장 중요하다.

2) 맥박수의 측정

→ 의의: 정상 심박수보다 빠른가 느린가를 파악할 수 있다.

① 뒤에서 언급하겠지만 정상 성인의 경우 심박수는 대개 60~90회/분 정도이다. 그런데 만약 맥박수 측정에서 이보다 빠르거나, 느린 경우에는 우선 환자에게 뭔가 문제가 있구나라고 추측할 수 있다.

② 물론 대개의 경우는 일시적인 경우가 많다(병원을 뛰어 왔거나, 카페인이 함유된 음료를 마셨거나, 긴장했을 경우 등). 이럴 때는 대개는 일시적이고 재측정을 하면 정상으로 확인되는 경우가 많다.

③ 하지만 만약에 이러한 요소를 없애고 재측정을 한 경우에도 계속적인 맥박수의 이상(빠름 또는 느림)이 발견된다면 그때는 이를 유발하는 부정맥(arrhythmia)이나 다른 질환을 의심할 수도 있다.

④ 예를 들어 발열이 있는 경우에도 심박수는 증가하므로 맥박수는 증가할 수 있고, 심실빈맥 같은 부정맥의 경우에도 마찬가지로 맥박수가 증가할 수 있다. 따라서 역관계로 맥박수의 이상으로 이러한 질환들을 추가적인 진찰이나 검사로 진단할 수도 있다.

3) 맥박 리듬의 확인

→ 의의: 부정맥의 가능성을 파악할 수 있다.

① 물론 맥박수의 빠름과 느림으로도 부정맥의 가능성을 유추할 수 있다. 하지만 앞에서도 언급했듯이 맥박수가 빨라지거나 느려지는 경우는 다른 원인이 있을 수도 있다.

② 하지만 맥박 리듬이 이상이 있는 경우는 거의 대부분 부정맥을 시사한다(물론 여기에는 일시적인 부정맥이나 치료를 요하지 않는 의미 없는 부정맥이 있을 수도 있다).

③ 따라서 단순히 맥박수 뿐만 아니라 리듬을 측정하여 기록하고 의사에게 알려 주는 것은 간호사의 입장에서 매우 중요한 일이다.

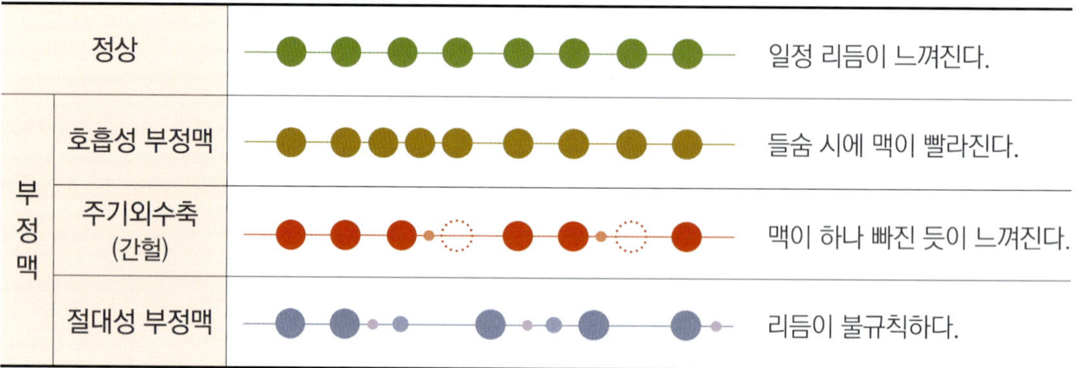

호흡성부정맥(respiratory arrhythmia)은 생리적인 것으로 유아기 때는 흔히 관찰되고, 성인에게서도 있을 수 있으며, 이것은 특별히 문제가 되는 부정맥은 아니다.

[그림 1-7] 맥박 리듬의 평가

4) 맥박의 강도

→ 의의: 심박출량(cardiac output)의 증감을 유추할 수 있다.

① 맥박의 강도는 맥박의 측정 시 크게 신경을 쓰지 않는 부분이기도 하다. 하지만 맥박의 강도는 심장의 1회 심박출량의 증감을 가늠할 수 있는 잣대가 된다. 맥박의 강도가 약하다면 이것은 심박출량이 감소되었음을 의미한다. 반대로 맥박의 강도가 증가되어 있다면 이것은 심박출량이 증가되었음을 의미한다.

② 맥박의 강도가 증가하는 경우는 운동, 불안 등이 있고, 반대로 감소하는 경우는 출혈 등의 원인이 있을 수 있다. 따라서 임상에서는 맥박의 강도가 증가하는 경우보다 감소하는 경우에 좀 더 주의가 필요하다.

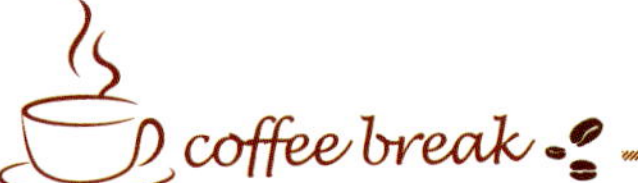

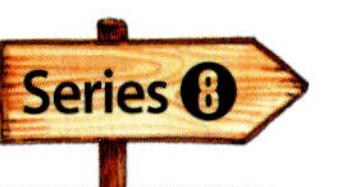

일반적으로 안정 시에는 심장은 동결절(sinus node)의 자극에 의해 1분간 약 60~100회 정도로 규칙적으로 박동하며, 이것을 보통 정상으로 생각합니다. 넓은 의미로는 이것을 벗어난 모든 리듬을 부정맥(不整脈, arrhythmia)이라 할 수 있습니다.

부정맥은 맥박수와 리듬 모두에 영향을 미치게 됩니다. 아래의 그림은 어디까지나 맥박 촉진을 통해 알 수 있는 범위의 부정맥을 예로 든 것입니다.

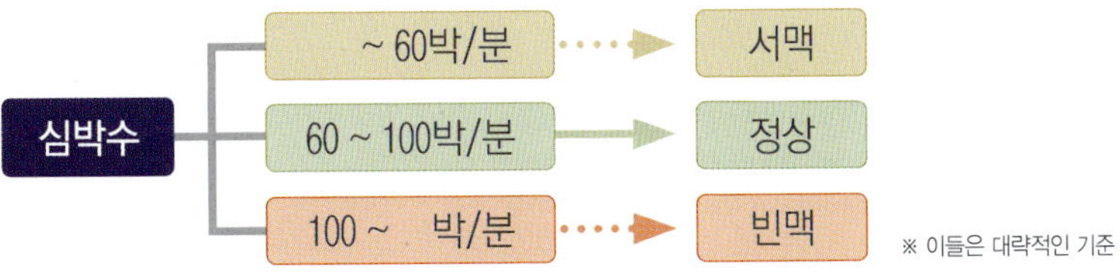

실제로는 서맥(느린맥, bradycardia)과 빈맥(빠른맥, tachycardia)은 더 세분화되는데 그것의 감별진단에는 심전도(EKG, electrocardiograph) 등 추가적인 검사가 필요합니다.

또한 여기서 중요한 것은 맥박수가 정상범위를 벗어났다고 해서 즉시 치료가 필요한 것은 아닙니다. 어디까지나 리듬과 함께 다른 신체진찰소견도 종합적으로 파악하는 것이 중요합니다.

그리고 보통 빈맥이나 서맥은 어떠한 원인으로 인해 발생하는 소견인 경우가 많지만, 반대로 빈맥이나 서맥 자체가 원인이 되어 다른 병태를 일으키기도 합니다.

빈맥(100회/분 이상)이 원인인 병태

▶ 빈맥이 심해지면(120회/분 이상) 빈맥 때문에 심부전(heart failure)이 야기되는 경우가 있다.

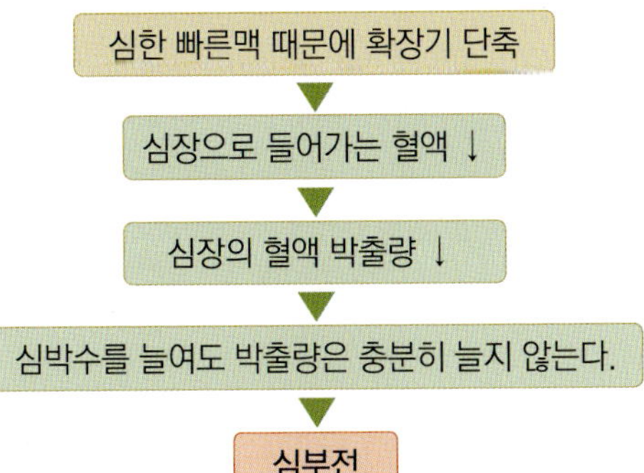

서맥(60회/분 미만)이 원인인 병태

▶ 서맥은 심박동수의 저하를 의미하며, 서맥의 문제점은 심박출량이 부족해질 가능성이 있다는 것이다.

▶ 맥박수의 이상에는 그 밖에도 발열과 관련된 상대적 서맥이나 맥이 잡히지 않는 이상이 있다.

4. 정상맥박의 범위

맥박수의 정상범위(normal range)는 결국 심박수의 정상범위와 같은데 이것은 뒤에 나오겠지만 나이, 성별, 신체 상태(운동선수) 등 여러 요인에 의해서 차이가 있을 수 있다. 일반적으로는 나이에 따른 정상범위만 기억하면 되므로 아래 표에 나이에 따른 정상 맥박수 범위를 간단하게 제시하였다.

[표 1-4] 나이에 따른 정상 맥박수 범위

나이	정상 맥박수 범위
신생아(0~3개월)	100~150회/분
영아(3~6개월)	90~120회/분
영아(6~12개월)	80~120회/분
소아(1~10세)	70~130회/분
성인(10세 이상)	60~100회/분

표를 보면 대략적인 경향을 알 수 있다. 즉 어릴 때에는 맥박수가 빠르다가 나이가 들수록 맥박수가 감소하게 된다. 그리고 잘 훈련된 운동선수의 경우 맥박수는 일반 성인에 비해 더 감소하며, 여성에 비해서는 남성이 다소 적다.

5. 맥박 측정 시간

본래 맥박수(pulse rate)는 1분간 측정한 수치로 평가하지만(그래서 단위도 '회/분'이다), 임상에서는 시간적 제약 때문에 보통 15초간 측정하여 4를 곱하거나 또는 30초간 측정하여 2를 곱한 수치를 1분간 맥박수로 하는 경우가 많다. 하지만 환자가 부정맥이 있는 경우는 1~2분간 꼬박 맥박수를 측정하여 변동을 살펴야 한다. [그림 1-8]

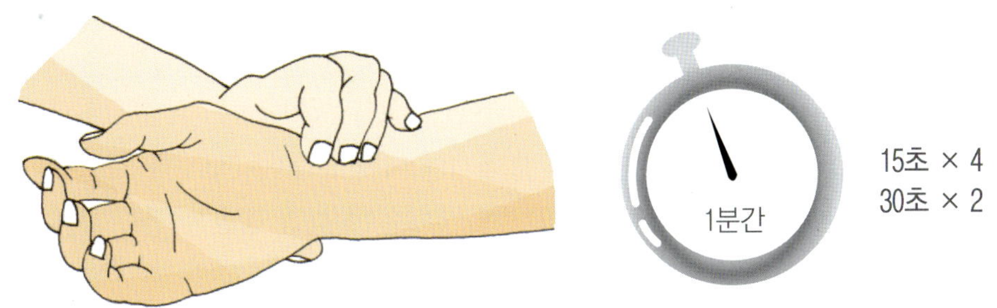

[그림 1-8] 맥박수 측정 시간

맥박은 일반적으로는 한 손에서만 측정하지만 양손을 동시에 측정하여 좌우차를 살피는 것도 환자 간호와 진료에 도움이 될 수 있다. 이때에는 특히 양측의 맥박 강도 차이를 확인하게 되는데, 맥박이 감소된 부위는 혈관의 협착이나 폐쇄 가능성을 의심해야 한다. [그림 1-9]

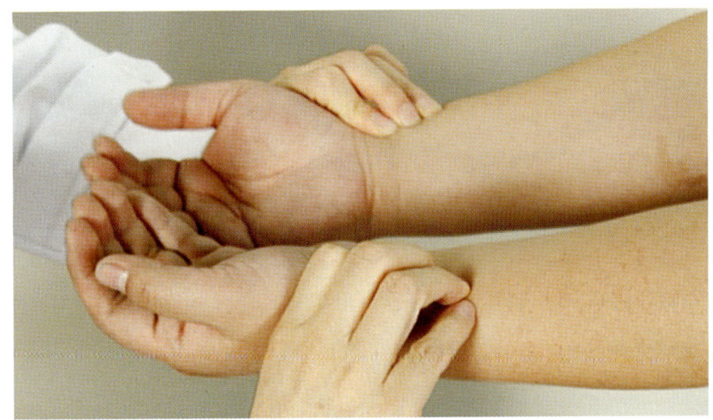

[그림 1-9] 양손에서 맥박을 측정하는 모습

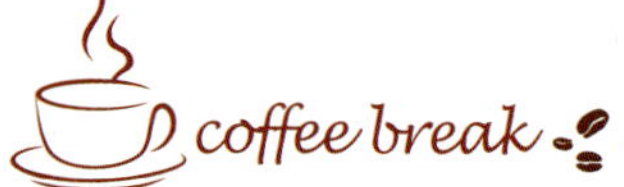

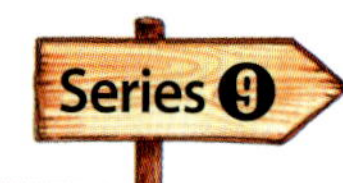

의료영역에서 보자면, 서로 비슷한 행위가 다른 목적으로 시행되는 경우가 종종 있습니다. 그 중 지금 다루고 있는 맥박(pulse)의 측정도 대표적인 것인데요. 보통 의사가 환자의 손목에 본인의 손가락을 가져다 두는 행위는 맥박을 측정하기 위함으로 이것을 통하여 심혈관 질환을 진단하는 실마리를 얻는데 있습니다.

이에 반해 한의사들은 같은 행위(환자의 손목에 검사자의 손가락을 지긋이 올려두는 것)를 하면서 "맥을 확인해 보겠습니다."라고 하는데, 이것의 목적은 의사들의 맥박 측정목적과는 다소 다릅니다. 그러므로 정확한 목적에 대해서 함부로 단언하기는 어려우나, 대체적으로 기의 흐름/체질파악/환자상태(예: 임신유무)/특정 질환의 진단 등에 이용하시는 것 같습니다.

의료영역에서 한가지 약물로 모든 병을 고치는 만병통치약이 없듯이, 한가지 검사로 모든 병을 진단하는 '만병통치검사' 역시 없습니다. 따라서 일부 한의사들이 맥의 측정을 통하여 모든 질환을 감별할 수 있다는 태도를 취하는 것은 문제의 소지가 많습니다. 아무쪼록 우리 의료인(간호사, 의사)들은 맥박측정의 이유와 측정하는 요소(맥박의 유무, 맥박수, 맥박의 규칙성, 맥박의 강도)를 정확히 알고 있어야 하겠습니다.

6. 맥박 변화의 요인

맥박에 영향을 미치는 인자는 크게 맥박을 빠르게 하는 것과 느리게 하는 것으로 구분할 수 있다.

1) 맥박수를 증가시키는 요인

운동, 호흡 중 호기 시, 주변 온도 상승(여름철 땡볕), 발열, 스트레스 및 불안, 출혈, 자세변경(앉거나 서는 경우), 약물(에피네프린[epinephrine], 아트로핀[atropine] 등)

2) 맥박수를 감소시키는 요인

안정, 호흡 중 흡기 시, 주변 온도 하강(겨울철), 체온 하강, 취침, 약물(강심제[cardiotonic], 베타차단제[beta-blocker], 칼슘채널차단제[Calcium-channel blockers] 등), 일부 감염병(장티푸스[typhoid], 바이러스성 수막염[virus meningitis], 브루셀라증[brucellosis] 등)

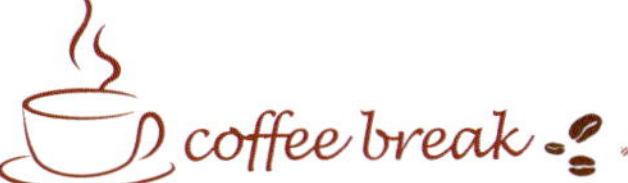

보통 체내에 감염이 있으면(폐렴, 요도염 등) 발열이 동반되고, 또 이러한 발열이 있으면 맥박수는 상승하게 됩니다(대략 체온이 1도 정도 상승하면 맥박수는 분당 8~10회 정도 상승합니다).

그런데 발열이 있어도 오히려 맥박수가 적은 경우가 있는데, 이 상태를 상대적 느린맥(비교적 느린맥)이라고 하며, 이 경우는 장티푸스(typhoid fever), 바이러스성 수막염(virus meningitis), 레지오넬라 폐렴(Legionella pneumophilla), 브루셀라증(brucellosis) 등과 같은 일부 감염병(infectious disease)에서 관찰됩니다.

앞에서도 언급했지만 맥박을 측정할 때 맥박촉진이 안 되는 경우(맥이 소실된 경우)가 있을 수 있으며 이것은 동맥에 고도의 협착이나 폐색이 있으면 그곳에서 맥박파(pulse wave)는 소실되고, 그 때문에 말초부위까지 맥박파가 전달되지 않기 때문입니다. 즉, 맥이 만져지지 않는다면 심장과 촉진부위 사이의 혈관에 병변이 있다는 것을 의심해 볼 수 있습니다. 아래 그림을 참고하면 이해에 도움이 될 것입니다.

주요 원인과 협착부위

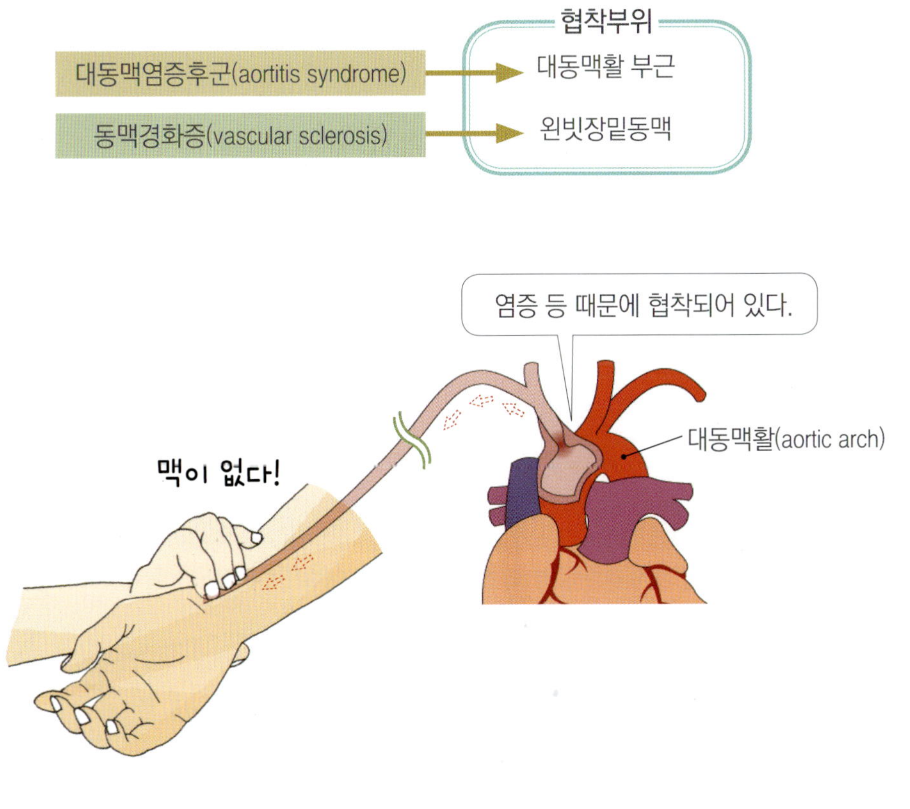

Ⅳ. 혈압(blood pressure, BP)에 대하여 우선 알아야 할 지식들

1. 혈압의 정의

혈압은 한자로 '피 혈(血)'에 '압력 압(壓)'으로, 영어로는 blood pressure(BP)로 표현한다. 혈압은 혈액이 혈관으로 박출될 때 혈관벽(vessel wall)에 미치는 압력을 말한다. 이러한 혈압은 다음과 같이 구분할 수 있다.

1) 수축기혈압과 이완기혈압

① 수축기혈압(systolic blood pressure, SBP): 심실이 수축하여 혈액이 동맥으로 밀려나갔을 때 동맥이 느끼는 가장 높은 압력을 말한다.

② 이완기혈압(diastolic blood pressure, DBP): 심실이 확장하여 혈액이 밀려나가지 않을 때에도 동맥벽에 탄력이 있어 혈액을 압박하고 있는데, 이때의 압력을 말한다.

2) 혈관에 따른 분류

① 동맥혈압(arterial BP)

② 모세혈관혈압(capillary BP)

③ 정맥혈압(venous BP)

2. 혈압 측정 방법

혈압은 보통 상완동맥(brachial artery)에서 측정하며, 수축기혈압과 이완기혈압을 측정한다.

처음에는 촉진법으로 수축기혈압의 대략적인 기준을 잡고, 그 다음 청진법으로 더 정확하게 수축기혈압과 이완기혈압을 측정한다. [그림 1-10]

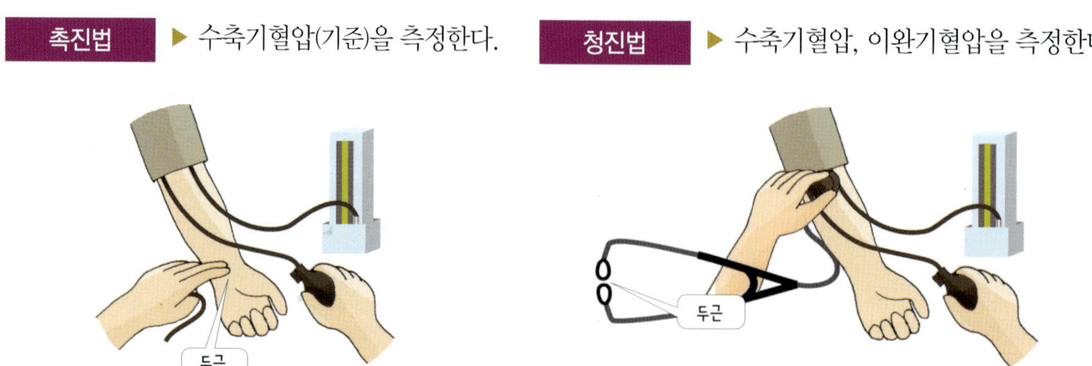

[그림 1-10] 혈압을 측정하는 촉진법과 청진법

3. 혈압의 정상범위

앞에서도 언급했지만 혈압은 수축기혈압(SBP)과 이완기혈압(DBP)으로 구성된다. 따라서 혈압의 정상 범위는 키나 몸무게처럼 단일 수치를 제시하는 것이 아니라, 두 수치(SBP, DBP)에 대해서 정상 수치를 제시해야 한다.

그리고 정상범위보다 혈압이 높다고 반드시 고혈압인 것은 아니다. 각 학회의 권고안(guideline)에 따라 다소의 차이는 있지만, 정상범위보다 혈압이 높지만 고혈압(hypertension, SBP/DBP>140/90)에 해당하지 않는 그 사이의 경우는 고혈압전단계(prehypertension)로 지칭한다. 그리고 고혈압이라 하더라도 그 정도에 따라 1단계(stage 1), 2단계(stage 2)로 구분한다. 자세한 구분은 다음 표와 같다.

[표 1-5] 혈압의 분류표(대한고혈압학회, 2013년)

혈압 분류	수축기혈압(단위: mmHg)	확장기혈압(단위: mmHg)
정상 혈압	<120	그리고 <80
고혈압 전단계 1기 2기	120~129 130~139	또는 80~84 또는 85~89
고혈압 1기 2기	140~159 ≥160	또는 90~99 또는 ≥100

여기서 중요한 것은 분류의 기본적인 원칙은 같지만 각 나라의 혈압 관련 단체마다 분류표가 다소 다르다는 점이다. [표 1-5]는 우리나라의 대한고혈압학회에서 2013년 권고안에서 분류한 것이고, [표 1-6]은 유럽고혈압학회에서 2013년에 혈압에 대해서 분류한 것이다.

[표 1-6] 혈압의 분류표(유럽고혈압학회/유럽심장학회, 2013년)

혈압 분류(category)	수축기혈압(systolic BP)	확장기혈압(diastolic BP)
최적혈압(optimal)	<120	그리고 <80
정상혈압(normal)	120~129	또는 80~84
높은 정상혈압(high normal)	130~139	또는 85~89
고혈압 1단계(grade I hypertension)	140~159	또는 90~99
고혈압 2단계(grade II hypertension)	160~179	또는 100~109
고혈압 3단계(grade III hypertension)	≥180	또는 ≥110
단독 수축기고혈압(isolated systolic hypertension)	≥140	그리고 <90

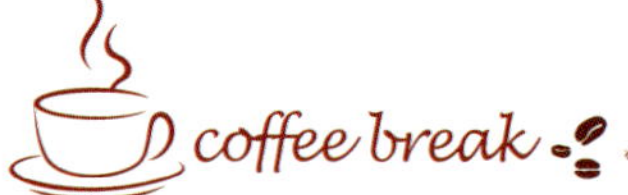

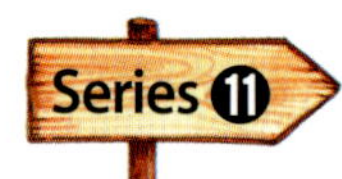

간호를 하다 보면 다음과 같은 경우도 종종 겪게 됩니다.

간호사: "할머니 평소 혈압이 어떻게 되세요?"

할머니: "응, 요즘 혈압이 높게 나오네."

간호사: "어떻게 측정되시는데요?"

할머니: "응. 이게 어떨 때는 110, 120이라서 괜찮은데 요즘은 날이 추워서 140, 150도 나와."

위의 대화에서 보다시피 일반 환자들(특히 노인분)은 혈압이라 하면 수축기혈압(SBP) 수치만 기억하시는 경우가 많습니다. 하지만 앞에서 언급했듯이 혈압은 수축기혈압과 이완기혈압(DBP)으로 구분되어 있습니다. 따라서 아래와 같이 환자분들에게도 이것을 주지시켜주는 것이 중요합니다.

"할머니, 혈압은 키나 몸무게처럼 한 개만 말하면 안 돼요. 몇에 몇… 이렇게 두 개 다 기억하셔야 돼요."

한 가지 더 강조하고 싶은 것은 혈압에 대한 기준입니다. 혈압에 대한 기준은 대동소이(大同小異) 하지만 앞에서 보았듯이 세부분류에서는 다소의 차이가 있을 수 있습니다. 특히 최근에 세계각국의 여러 학회에서 우후죽순격으로 나오는 가이드라인에서 심지어는 이러한 혈압의 기준치가 빠져 있거나, 노인의 경우는 다른 혈압의 기준을 제시하는 경우도 있습니다. 하지만 우리가 학생으로서 배우는 입장에서는 수축기혈압과 이완기혈압 두 기준 정도만 기억해 두어도 충분합니다.

(만약, 한 가지만 기억한다면 우리나라 고혈압학회의 기준을 유념해 두세요) 

4. 혈압 측정 부위

혈압은 이론상으로는 혈관이 있는 어느 곳에서도 측정이 가능하지만, 실제 임상에서는 주로 상완동맥(brachial artery)에서 측정한다. 그리고 양팔 중의 어느 쪽에서도 가능하나 주로 왼팔이 흔히 이용된다. 간단히 요약하자면 혈압의 측정은 '왼팔의 팔꿈치'에서 이루어진다.

coffee break

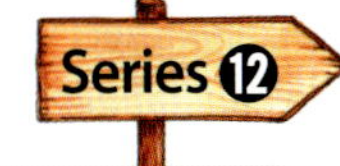

채혈(환자에게 혈액을 뽑는 행위)뿐만 아니라 혈압측정은 주로 잘 안 쓰는 팔을 사용하는 것이 원칙입니다. 따라서 보통 대부분의 사람들이 오른손잡이이므로 왼팔에서 측정하게 됩니다(역으로 왼손잡이라면 오른팔에서 측정하면 됩니다).

그리고 초진 시에는 양팔의 혈압을 측정하는 것이 원칙입니다. 왜냐하면 양팔의 혈압차이 자체가 혈관협착 등의 다른 혈관질환(혈관장애, vascular disorder)을 진단하는 실마리도 될 수 있기 때문이죠. 이때 기준점은 양팔의 혈압 중 수축기혈압은 20mmHg 이상의 차이, 이완기혈압은 10mmHg의 차이를 보일 때입니다.

따라서 초진환자의 경우는 귀찮다고 해서 한쪽 팔만 측정하지 말고 양팔의 혈압을 모두 측정하는 꼼꼼한 간호자세가 필요합니다.

[아! 물론 매번 그럴 필요는 없습니다. 즉, 초진 때 이미 한 번 양팔의 혈압을 측정해서 큰 문제가 없었던 재진환자의 경우는 환자에게 변동사항이 생기지 않는 이상 한쪽 팔(주로 왼팔)에서만 측정하면 됩니다.]

5. 상완동맥의 해부학

상완동맥은 액와동맥(겨드랑동맥, axillary artery)에서 이어지는 동맥으로 상완이두근(위팔두갈래근, biceps brachii muscle), 상완삼두근(위팔세갈래근, triceps brachii muscle), 상완골(위팔뼈, humerus)에 둘러싸인 위치를 주행한다. [그림 1-11] 이러한 상완동맥은 주관절(cubital fossa, 팔꿈치의 앞쪽 옴폭 파진 부위)과 중앙에서 요골동맥(노동맥, radial artery)과 척골동맥(자동맥, ulnar artery)으로 나뉘게 된다.

여기서 또 한 가지 중요한 것은 혈압측정띠의 크기 자체도 중요하다는 점이다. 실제로 혈압측정띠가 너무 좁으면 동맥(artery)을 더 압박하여 환자 본래의 혈압보다 높게 측정되며, 반대로 너무 넓으면 동맥을 효율적으로 압박하지 못해서 본래의 혈압보다 낮게 측정된다.

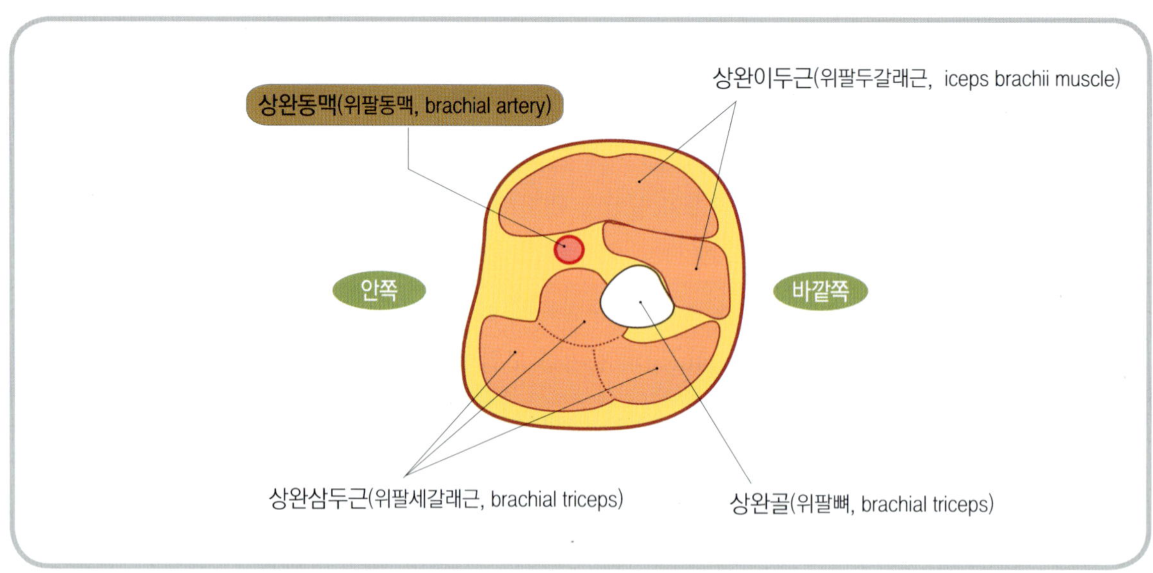

[그림 1-11] 상완동맥의 위치

6. 혈압측정띠(blood pressure cuff) 사용법

혈압측정띠 대부분은 왼팔용이며 이를 그대로 오른팔에 사용하면 공기주머니의 중앙이 상완이두근(위팔두갈래근, biceps brachii muscle)을 압박하게 되고, 정작 중요한 상완동맥을 전혀 압박하지 않게 된다.

따라서 오른팔을 측정할 때에는 왼팔용 혈압측정띠의 위아래를 거꾸로 하거나 고무관이 팔꿈치 아래로 나오도록 감으면 오른쪽의 상완동맥도 적절하게 압박할 수 있다. [그림 1-12]

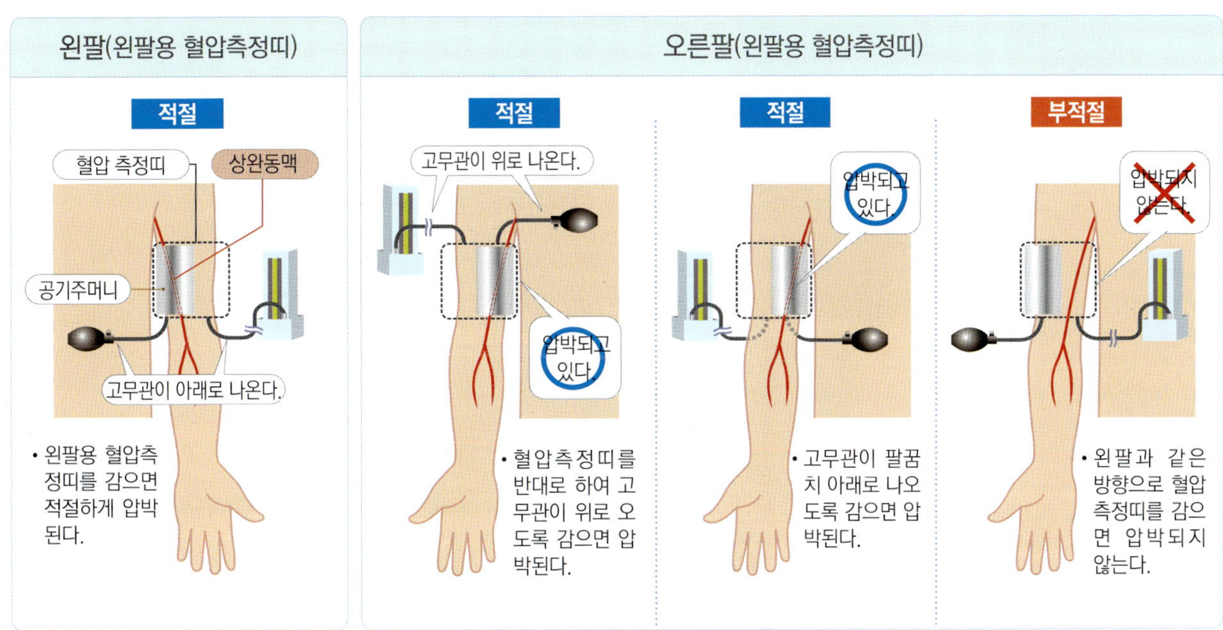

[그림 1-12] 혈압측정띠를 양팔에 적절하게 위치시키는 방법

여기서 또 한 가지 중요한 것은 혈압측정띠의 크기 자체도 중요하다는 점이다. 실제로 혈압측정띠가 너무 좁으면 동맥(artery)을 더 압박하여 환자 본래의 혈압보다 높게 측정되며, 반대로 너무 넓으면 동맥을 효율적으로 압박하지 못해서 본래의 혈압보다 낮게 측정된다.

혈압측정띠 넓음 → 혈압 낮게 측정됨

혈압측정띠 좁음 → 혈압 높게 측정됨

7. 혈압측정띠의 의미와 종류

혈압측정띠는 혈압계 커프(BP cuff)와 같은 용어로써, 흔히 임상에서는 줄여서 커프(cuff)라고 불리운다[여기서 cuff는 영어 단어로 '소매'라는 의미를 갖고 있으며, 동사로는 '둘러싸다(cuffing)'라는 의미로 사용됨].

커프는 아래 그림처럼 신축성이 없는(늘어나지 않는) 천 안에 공기로 부풀려지는 고무주머니(낭대)를 포함하고 있다. 커프는 혈압을 측정하려는 환자의 팔둘레에 맞춰 적절한 크기의 제품을 사용해야 하는데 대개는 아래 그림처럼 세 가지 크기의 커프가 있다.

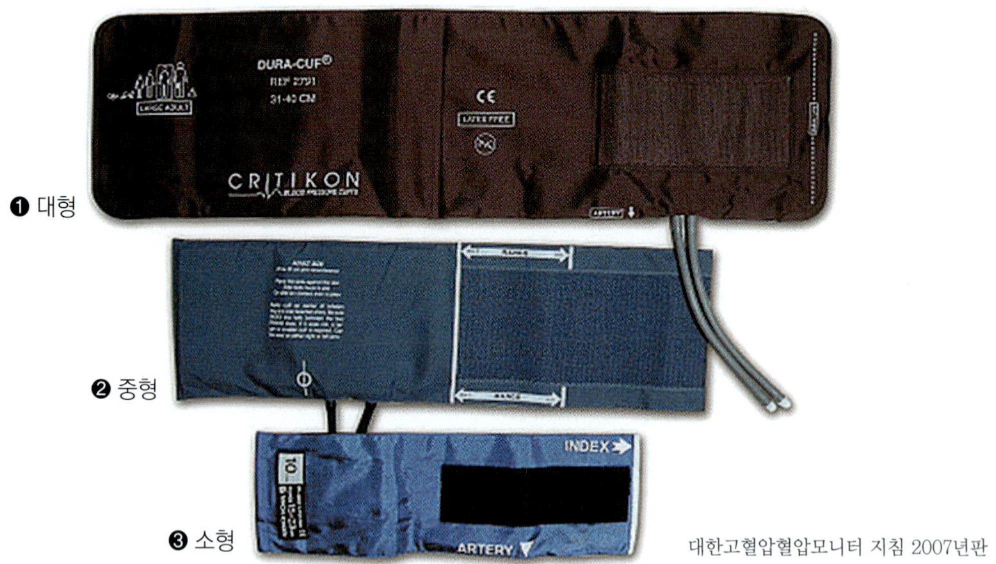

[그림 1-13] 혈압측정에 사용되는 혈압측정띠의 종류

보통 커프의 가로(길이, length)는 위팔 둘레의 80~100% 정도가 되는 것이 좋으며, 세로(너비, width)는 위팔 둘레의 40% 정도가 되는게 좋다(가로: 세로의 비로 본다면 2 : 1 정도가 좋음).

미국심장학회(American Heart Association)에서 권고하는 커프의 크기는 다음과 같다.

왜소한 체형의 성인(팔둘레 대략 22~26 cm) = 22×12 cm의 커프 사용

표준 체형의 성인(팔둘레 대략 27~34 cm) = 30×16 cm의 커프 사용

큰 체형의 성인(팔둘레 대략 35~44 cm) = 36×16 cm의 커프 사용

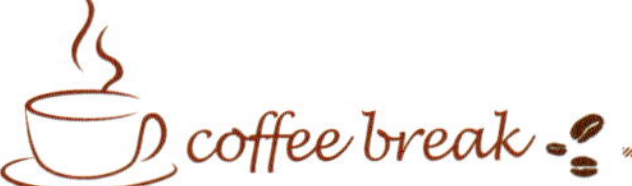

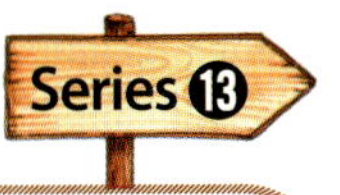

혈압을 측정할 때는 이론상 아래의 예시처럼 3종류의 커프를 다 갖춰놓고, 환자의 팔둘레에 따라 다른 혈압측정띠(커프)를 사용하는 것이 맞습니다.

예시) 30대 건강한 여성

대형커프로 측정 96/66 mmHg

표준커프로 측정 106/66 mmHg

소형커프로 측정 114/72 mmHg

하지만 이론은 이론이고, 실전은 실전입니다. 상식적으로 여러분들이 병 · 의원에 취직해서 실제 임상에서 간호를 하게 된다면 이런 원칙을 지키는 것이 쉽지가 않습니다. 교과서대로라면 혈압을 재는 환자마다 먼저 일일이 팔둘레를 재야 하고, 또 의료기관에서는 3종류의 커프(만약에 소아환자까지 본다면 소아환자 커프도 구비해야 함)를 구비하고 있어야 한다는 것인데 이는 현재 우리나라 의료현실에 전혀 맞지 않습니다.

우선 환자들의 입장에서는 "뭐야, 이거 혈압하나 재는 것 가지고 도대체 왜 내 팔둘레를 재는거야?" 이렇게 귀찮아할 가능성이 큽니다. 한편 의료기관과 간호하는 입장에서는 3종류의 커프를 갖춰 놓으려면 비용도 만만치 않고, 환자의 팔둘레에 맞춰 매번 갈아 끼려면 귀찮고 시간도 많이 소모됩니다.

따라서 실제로는 보통 앞의 [그림 1-13]의 ❷처럼 표준체형용만 구비해 두고 측정하는 것이 일반적입니다. 그리고 이론상으로는 위의 예시에서처럼 혈압측정띠에 따라 혈압의 차이가 10mmHg이상 나지만, 실제로 임상에서 측정해 보면 혈압의 진단을 바꿀 만큼의 큰 차이는 나지 않습니다(실제로 모든 조건을 완벽히 통제한 상태에서 환자의 혈압을 측정하기는 쉽지 않습니다).

그래서 여러분들은 원칙은 알고 있으되, 현재의 의료현실에 맞는 적절한 간호 임상술기 지식을 실전에 적용하는 능력이 필요합니다.

8. 코르코프청진법

청진기로 혈압을 측정하기 위해서 혈압측정띠(커프, cuff)를 이용하여 혈관에 압박을 가한 후 압력이 감소하면서 혈관에서 들리는 음을 청진기(stethoscope)로 청진하는 방법을 코르코프청진법이라고 지칭한다.

코르코프음(Korot-koff sound)은 이러한 청진법에 의해서 들리는 혈관음을 말하며, 탭음과 잡음으로 이루어진다. [그림 1-14]

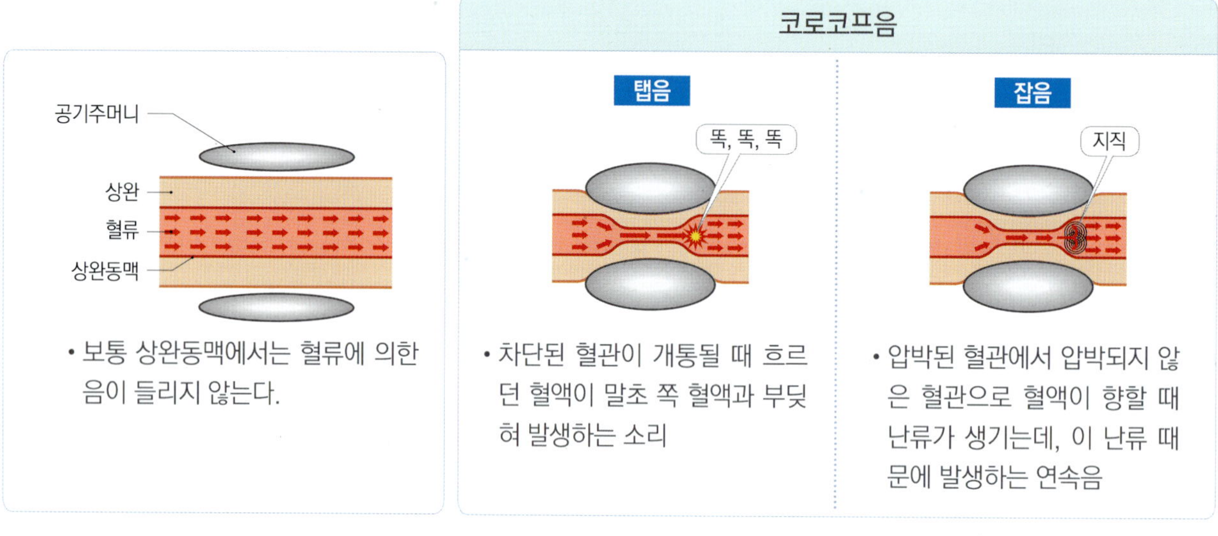

[그림 1-14] 코르코프청진법에 의해서 음을 듣는 원리

코르코프청진법과 그때 들리는 소리에 대해서 이해가 되었을 것으로 생각되므로 다음 그림을 통해 실제로 청진 시 압력과 소리의 관계에 대해서도 알아보도록 한다.

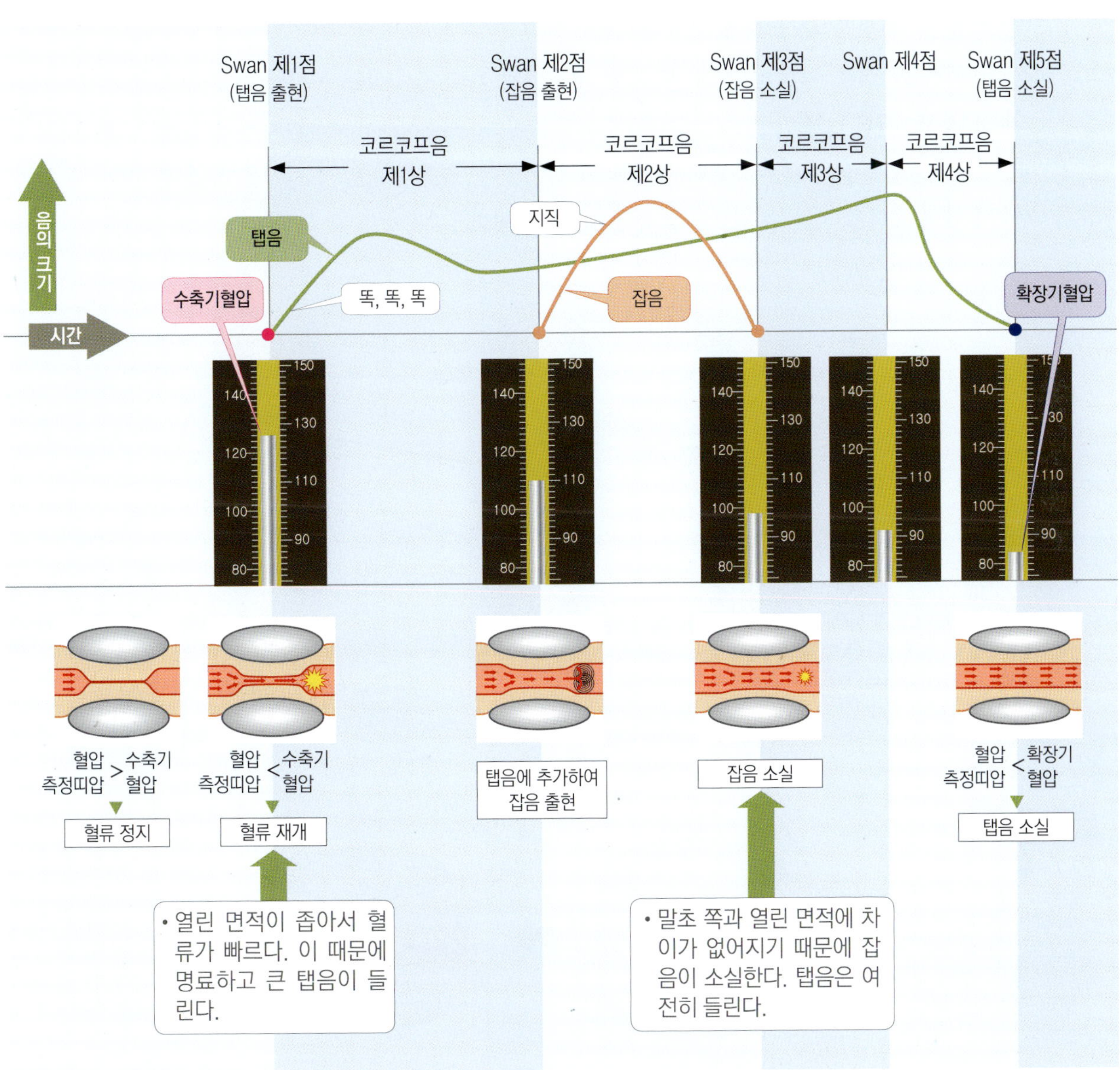

[그림 1-15] 실제 혈압측정 시 압력과 청진음 사이의 관계

9. 청진간극(auscultatory gap, 청진사이틈)의 개념

청진간극이란 코르코프음의 제 1상과 제 2상 사이에 소리가 들리지 않게 되는 현상을 말한다. 문제는 이 범위가 수십 mmHg에 해당되는 경우도 간간이 있는데, 이러면 이완기혈압을 오인하여 측정할 수도 있다. [그림 1-16]

특히 청진간극은 고혈압(hypertension)이나 동맥경화(arteriosclerosis) 환자에게서 많이 나타나므로 이런 환자의 혈압측정 시에는 각별히 주의할 필요가 있다. 촉진법과 함께 시행을 하면 청진간극에 의한 이완기혈압의 오진을 피할 수 있으므로 유념해 두어야한다.

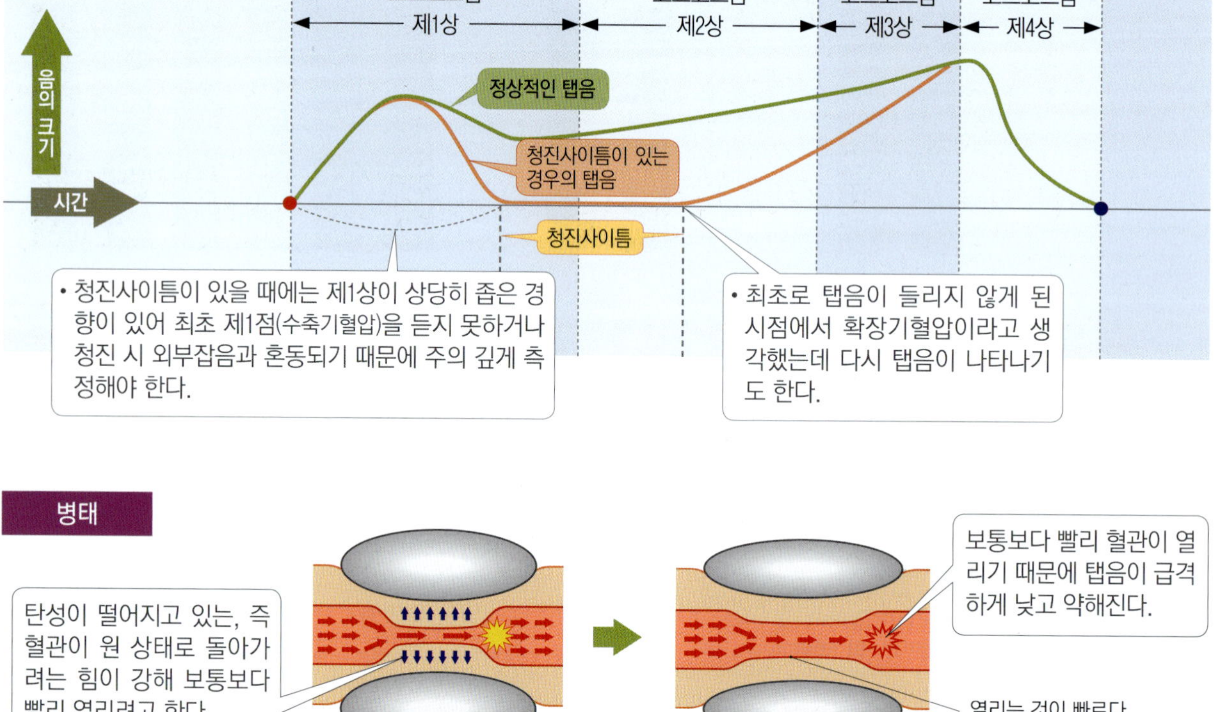

[그림 1-16] 청진사이틈(auscultatory gap)에 대한 이해

10. 혈압변화의 요인

혈압(blood pressure)에 영향을 미치는 요인은 대단히 많지만 대표적인 것은 다음과 같다. 특히 혈압에 영향을 미치는 요인은 시험이나 평가에서 중요하게 다루고 있으므로 잘 알아두어야 한다.

1) 성별

① 사춘기(puberty) 이전에는 남성과 여성의 혈압 차이는 별로 없으나, 사춘기 이후가 되면 여성 호르몬(female hormone)의 영향으로 대체적으로 남성이 여성보다 혈압이 높게 된다.

사춘기 이전: 남성 혈압 = 여성 혈압

사춘기 이후: 남성 혈압 > 여성 혈압

② 폐경(menopause)이 되면 여성호르몬의 분비가 감소되므로 폐경기의 여성은 남성보다 대체적으로 혈압이 높아지게 된다.

폐경기 이후: 여성 혈압 > 남성 혈압

2) 나이

① 연령이 증가함에 따라 혈압은 대체적으로 상승하게 된다.

② 노인의 경우는 혈관탄성이 감퇴되어 수축기혈압(systolic blood pressure)이 높은 경우가 많은데, 특히 수축기혈압만 140mmHg가 넘는 경우는 [표 1-6]에서 보았듯이 단독 수축기고혈압(isolated systolic hypertension)이라고 한다.

3) 체중

① 대체적으로 체중이 증가할수록 혈압이 증가하는 경향을 보이며, 반대로 체중이 감소할수록 혈압이 감소하는 경향을 보인다.

② 따라서 고혈압 환자의 경우는 체중 감량이 필요하다.

마른 사람의 혈압 < 보통 체중을 가진 사람의 혈압 < 비만한 사람의 혈압

4) 인종

① 인종도 혈압과 연관이 있다. 예전에는 우리나라의 경우 단일민족이어서 크게 중요하지 않았지만, 최근에는 외국인이 국내에 거주하는 경우도 많고 다문화사회가 되면서 외국인을 간호하는 경우도 늘어났으므로 간단하게라도 기억해 두는 것이 좋다.

② 일반적으로 흑인이 백인의 경우보다 혈압이 높은 경향을 띈다.

5) 운동 및 활동

① 운동을 하게 되면 산소요구도가 증가하게 되는데, 이는 혈압을 상승시키는 요인이 된다.

② 하지만 이는 단기적인 영향을 말하는 것이고, 장기간에 걸친 꾸준한 운동은 오히려 혈압강하에 도움이 된다.

6) 흡연과 음주

니코틴(nicotine)은 강력한 혈관수축 작용이 있으므로, 혈압상승의 원인이 된다.

음주의 경우는 소량의 음주는 혈관확장 작용이 있으므로 혈압이 하강하게 되지만, 과량의 폭주나 지속적인 음주는 역으로 혈압을 상승시켜 혈관 및 심장에 안좋은 영향을 끼치게 된다.

7) 일주기적 리듬(diurnal rhythm)

혈압은 같은 사람이라 하더라도 하루 중에 변화를 보이는데, 혈압은 새벽에 가장 낮고, 오후로 갈수록 상승하여 밤에는 가장 높다.

하지만 잠을 자게 되면 정상적으로는 혈압이 떨어지게 된다(보통 10~20 mmHg). 그러나 만약 평균보다 많이 떨어지거나 또는 떨어지지 않고 오히려 오른다면 둘 다 심혈관질환(cardiovascular disease)의 위험성이 올라가게 된다.

8) 스트레스 및 감정

당연한 말이겠지만 스트레스를 받거나 감정적으로 화를 내거나 분노하면 혈압이 상승한다. 특히 고혈압 환자들은 주의해야 한다.

9) 온도

기온이 하강하면 보통 혈관이 수축하므로 혈압은 상승하게 된다. 따라서 고혈압 환자가 겨울철에 준비운동 없이 실외에서 운동을 하는 것은 적절치 않다고 설명해 주어야 한다.

10) 체위(자세)

누워 있다가 앉거나 일어서게 되면 정상적으로도 혈압은 감소하게 된다. 만약에 감소하는 정도가 15mmHg를 넘어가면, 기립성저혈압(postural hypotension)이라 부르는데, 이 경우 갑자기 일어서다가는 어지러워서 쓰러질 수 있으므로 주의해야 한다.

11) 약물 및 음료

교감신경 자극제(sympathetic irritation , 주로 감기약에 많이 포함)나 카페인 등이 많이 함유된 음료들은 혈압을 상승시킨다. 한편 진정제나 수면제 등은 혈압을 강하시킨다.

11. 올바른 혈압측정법(sphygmomanometry)

'혈압에 영향을 미치는 요인'은 시험이나 평가에서 중요하게 여기는 부분이므로 잘 알아 두어야 한다.

앞(10번)의 항목이 넓은 범주에서 혈압에 영향을 미치는 요인들을 모두 다루었다면 이번에는 올바른 혈압측정에 있어서 필요한 요소들을 다시 한 번 되짚어 본다. 더불어 혈압측정 과정 중에 대수롭지 않게 여기는 요소들이 혈압에 영향을 미칠 수 있는데 이것들도 같이 제시해 보기로 한다.

1) 우선 혈압을 측정하기 전에 환자에게 자세한 설명을 해 준다.

① 환자에 따라서는 혈압을 재는 것만으로도 스트레스를 느낀다. 스트레스는 앞에서 보았듯이 혈압을 높이는 인자이다.

② 또한 혈압측정 시 혈압측정띠(blood pressure cuff)에 공기를 불어넣어서 압력을 가하는데, 이 과정이 다소 불편할 수 있다. 따라서 이러한 점도 설명해주는 것이 좋다.

2) 환자와 주위 환경 조절

① 혈압측정 전에 커피는 최소 1시간, 담배는 최소 30분 정도는 피한 상태에서 측정해야 한다. 앞에서 보았듯이 커피 안의 카페인, 담배 안의 니코틴(nicotine)은 혈압상승의 요인이 된다.

② 또한 가급적이면 조용하고, 적절한 온도(상온 18~20℃)의 쾌적한 공간에서 측정하는 것이 좋다(소음, 저온 및 고온 등도 혈압에 영향을 끼침).

3) 자세

① 혈압은 이론상으로는 동맥혈관이 존재하는 모든 부위에서 측정이 가능하나 상지의 위팔(upper arm of upper extremity)에서 상완동맥(위팔동맥, brachial artery)을 측정하는 것이 원칙이다.

② 혈압은 보통 앉아서 측정하지만 누워서 측정할 수도 있다. 이때에는 팔 밑에 베개를 받치는 것이 좋다. 같은 환자라 하더라도

i) 누워서 측정하면 앉아서 측정한 경우보다 혈압이 5mmHg 정도 더 낮게 측정되고,

ii) 서서 측정하면 앉아서 측정한 경우보다 혈압이 8mmHg 정도 높게 측정된다.

③ 의자에는 등받이가 있어서 등을 기대고 앉고, 다리는 꼬지 않고 양발이 바닥에 닿아야 하며, 상지

의 위팔이 심장의 높이가 되도록 의자의 높이를 조절하여 팔을 책상 위에 올린 후에 측정한다(같은 환자라 하더라도).

i) 등받이가 없는 의자에 앉아서 혈압을 재면 혈압이 6mmHg 정도 더 높게 측정되며,

ii) 다리를 꼰 상태에서 혈압을 재면 2~8 mmHg 정도 높게 측정된다. 또 환자의

iii) 팔이 책상에 지지되지 않는 상태로 측정을 하면 일종의 운동(등장성 운동)을 하고 있는 상태에서 측정하는 것과 같으므로 이 역시 혈압이 상승하게 된다. [그림 1-17]

등받이 없는 의자, 다리를 꼰 자세, 팔을 들고 측정 → 혈압 상승

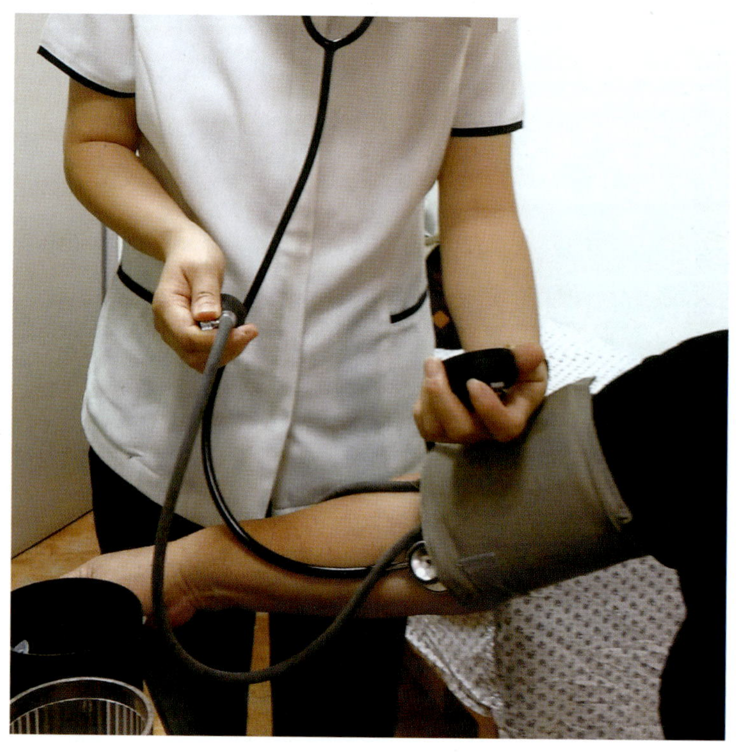

[그림 1-17] 심장과 같은 높이에서 혈압을 측정하는 모습, 그러나 팔이 책상에 완전히 지지되지 않았다.

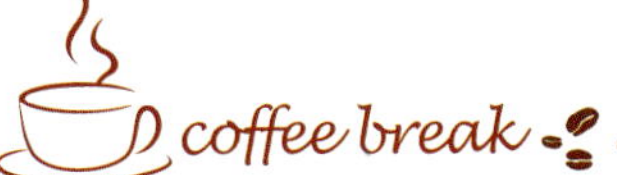

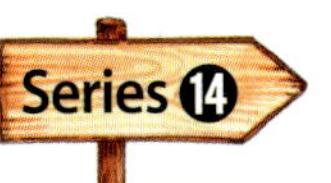

앞에서 언급한 것과 같은 맥락입니다. 여러분이 지금 공부하고 있는 이 항목(적절한 혈압측정)도 알고 기억하는 것은 물론 중요합니다. 하지만, 역시 어디까지나 지식은 지식일 뿐 실전에서는 이렇게 조건을 완벽히 통제하고 혈압을 측정하기는 어려울 수 있다는 것도 알고 있는 것이 좋습니다.

예를 들면 위에서는 언급하지 않았지만 방광(bladder)에 소변이 가득 차있는 경우, 이 역시 혈압을 상승시킬 수 있습니다. 따라서 혈압을 측정하기 전에는 소변을 비우는 것이 좋습니다. 하지만 어떻게 매번 환자에게 소변 여부를 확인하고 만약 소변을 보지 않았다면 소변을 보고 오라고 그렇게 할 수 있겠습니까? 또 소음이나 소란스러운 환경도 혈압을 상승시킬 수 있다고 합니다. 그런데 마침 진료실 윗층에서 인테리어 공사를 하고 있다면 "아, 지금 제 환자 혈압측정해야 하니까 공사 좀 멈춰 주실래요." 이렇게 말할 수는 없을 겁니다.

따라서 이론을 숙지하고 최대한 적절한 조건으로 환자의 혈압을 측정하려고 노력하는 것은 정말 올바른 간호태도이나, 경우에 따라서 완벽히 환경을 조절할 수 없다는 점도 유념하고 그때그때 상황에 맞도록 대처할 수 있는 능력을 키우면 보다 유능한 간호인이 될 수 있을 겁니다.

12. 혈압계(blood pressure manometer)의 종류

혈압계는 액체를 사용하지 않고 금속 풍금(metal bellow)에 의해서 측정하는 아네로이드혈압계(aneroid, 아네로이드기압계와 같은 원리), 그리고 혈류(혈액의 흐름, blood flow)에서 발생하는 압력 진동을 측정해 혈압을 재는 전지혈압계 등이 있다. 또 이들의 원리를 같이 이용하여 장점들을 살린 하이브리드(hybrid)혈압계가 있다. [그림 1-18] [그림 1-19]

아네로이드혈압계, 전자혈압계, 하이브리드혈압계

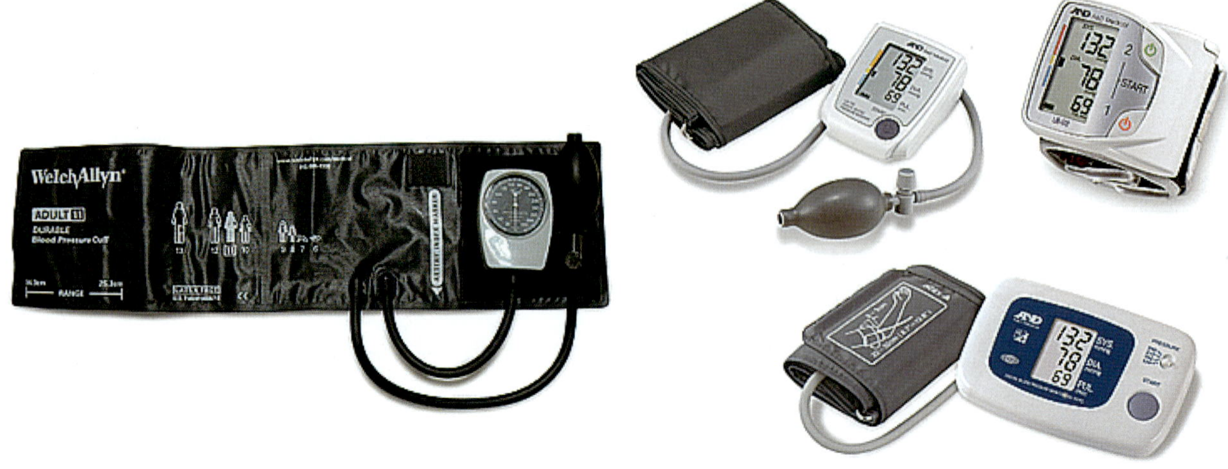

▶아네로이드혈압계
(aneroid sphygmomanometer)

▶전자혈압계
(electronic manometer)

[그림 1-18] 다양한 혈압계

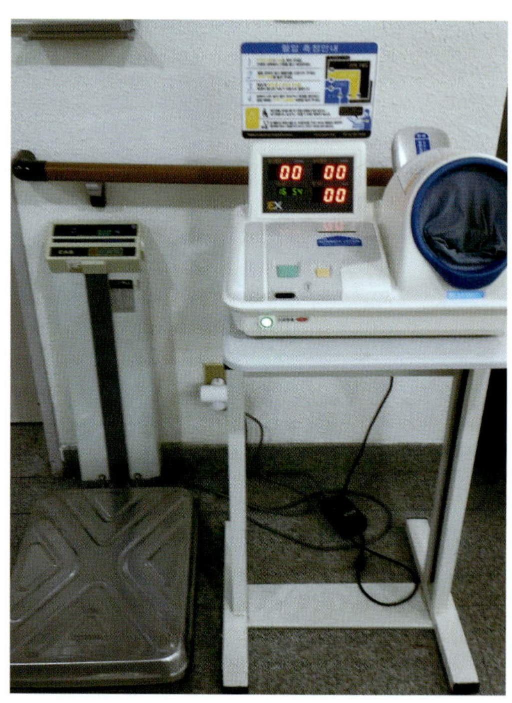

[그림 1-19] 자동혈압 측정기

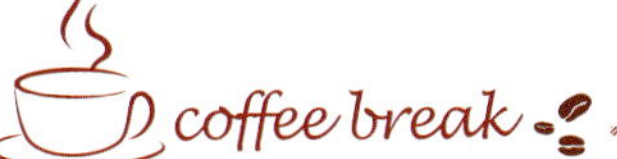

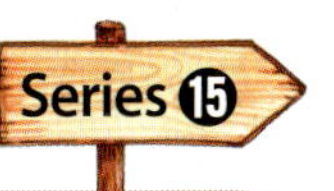

아네로이드혈압계는 수은이 없어서 이러한 위험성(수은노출)에는 안전하나 문제는 비교적 충격에 약하고, 매일 오랫동안 사용하게 되면 느슨해져 혈압이 낮게 측정되므로 일정한 간격을 두고서 계속적인 보정이 필요합니다(마치, 예전의 태엽시계처럼요!).

전자혈압계는 숫자로 간단하게 표시되므로 비의료인도 쉽게 사용할 수 있다는 장점이 있지만, 이 역시 상대적으로 부정확할 수 있으며 혈압이 다소 높게 측정된다는 단점도 있습니다.

그래서 실제 임상에서는 주로 진료실에는 수은혈압계(또는 아네로이드혈압계)가 있어서 간호사들(진료의사가 직접 측정하는 경우도 있음)이 혈압을 측정하고, 진료실 밖의 대기실에는 자동혈압계를 두어서 환자들이 기다리는 동안에 혈압을 측정하는 형태가 많습니다.

여기서 여러분들이 기억해야 하는 재미있는 사실은 우리나라 정부가 2014년 미나마타(minamata) 수은협약(2009년도 유엔환경계획에서 제정)에 서명함으로써 2020년 1월 1일부터는 사용할 수 없게 되었습니다(원래에는 2015년도 1월 1일부로 시행될 예정이었으나, 전혀 사전고지가 없었기에 병원협회의 반발로 기간이 조금 유예되었습니다). 따라서 여러분들이 실전에 나갈 시점에는 서서히 수은혈압계가 시장에서 퇴출되었을 수도 있으니 이점 유의하시기 바랍니다.

플러스 tip

수은혈압계(mercury manometer)는 혈압측정의 표준이며, 다른 혈압계에 비해 상대적으로 정확하고, 시간이 지나도 측정의 변화치가 작다는 장점을 가지고 있다. 하지만 기기가 파손이 되었을 때에는 인체에 유해한 수은(mercury)이라는 중금속(heavy metal)에 환자와 의료진이 노출될 위험성이 있다(수은은 기형아를 유발할 수 있으므로 여성들에게 특히 더 위험하다).

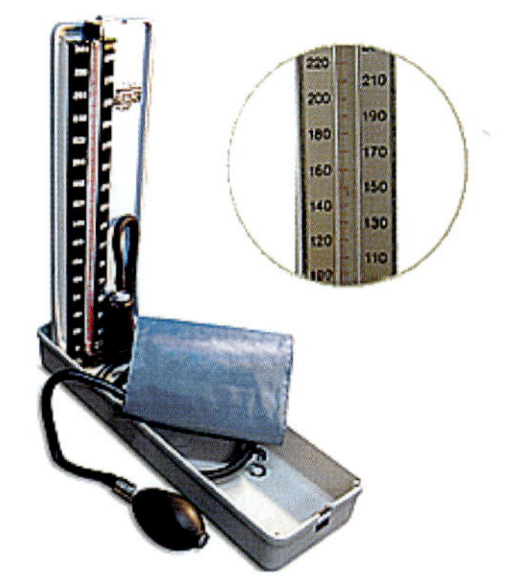

V. 호흡수(respiratory rate, RR)에 대하여 우선 알아야 할 지식들

1. 호흡의 정의

호흡(respiration, 呼吸)을 간단히 정의하면 호흡운동을 통해 산소(O_2, oxygen)를 들이마시고 이산화탄소(CO_2, carbon dioxide)를 배출하는 가스교환(gas exchange)이라고 정의할 수 있다. 호흡은 연수(medulla oblongata, 교뇌와 척수 사이에 위치)에 있는 호흡중추와 폐의 정상적 기능에 의해 조절된다.

이러한 호흡은 외호흡(바깥호흡, external respiration)과 내호흡(속호흡, internal respiration)으로 나뉜다.

i) 외호흡은 외부에서 폐로 공기를 받아들이고 내보내는(외부에서의 이동) 것을 말하고,

ii) 내호흡은 받아들인 공기를 다시 혈액에서 교환하는(내부에서의 이동) 것을 말한다. [그림 1-18]

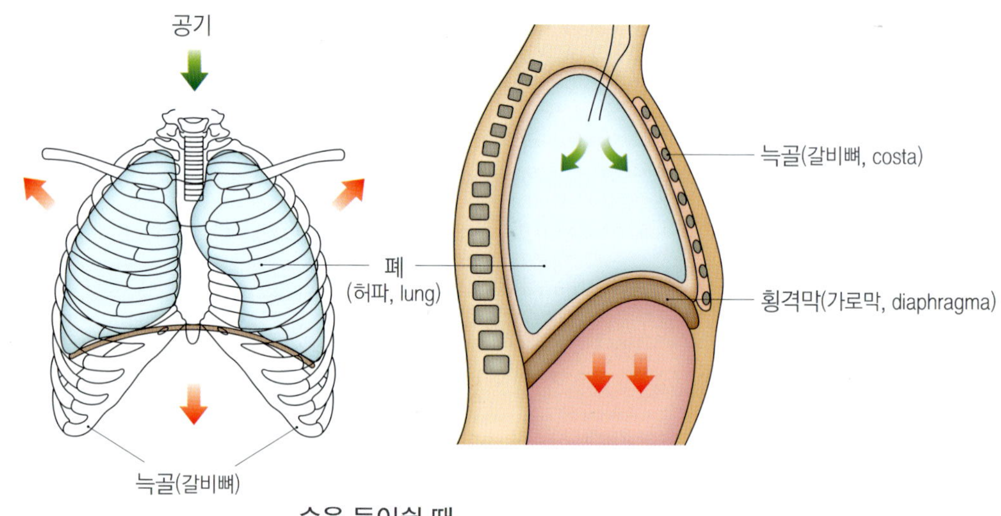

숨을 들이쉴 때

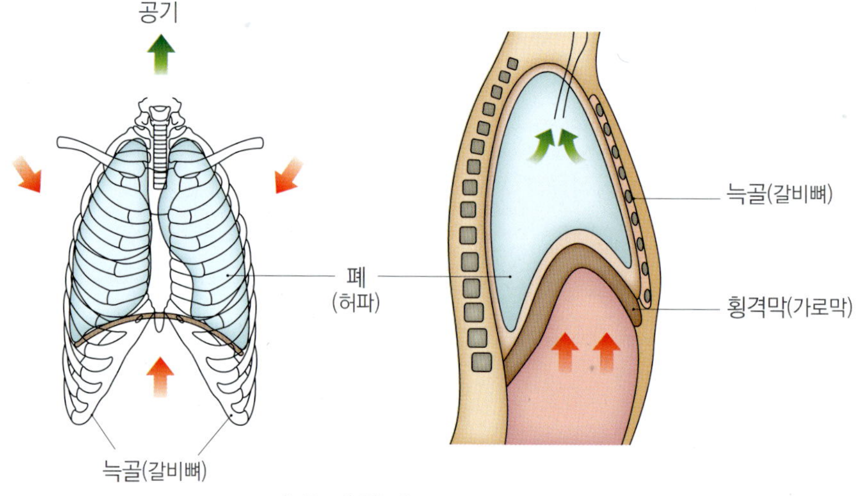

숨을 내쉴 때

[그림 1-20] 호흡운동

2. 정상호흡의 특징

정상호흡의 특징은 다음과 같다.

① 안정적　② 규칙적　③ 자동적　④ 조용함

정상적인 호흡수는 나이에 따라 다른데 대체적으로 유아나 아동의 호흡은 성인보다 더 빠르고 많다. 다음 표는 나이에 따른 정상범위 호흡수와 평균 호흡수를 나타낸 것이다.

[표 1-7] 나이에 따른 정상범위 호흡수와 평균 호흡수

나이	안정 시 정상범위 호흡수(회/분)	평균 호흡수(회/분)
신생아	30~50	40
1세	20~40	30
3세	20~30	25
6세	16~22	19
10세	16~20	18
14세	14~20	17
18세	16~20	18
성인	10~20	16
노인(>60세)	12~20	18

3. 호흡수(respiratory rate) 측정 시 주의점

대부분의 사람들은 본인의 호흡(운동)에 대해서 인지하지 않고 생활한다. 따라서 호흡수를 측정할 때는 호흡수를 세고 있다는 것을 말하지 않는 것이 중요하다. 만약에 이를 알게 되면, 환자의 호흡 양상이 달라질 수도 있어서 부정확한 결과를 얻을 수 있다.

보통은 맥박측정 시에 호흡수를 같이 측정하는 경우가 많다. 따라서 30초 측정했으면 2를 곱해준다. 하지만 오차가 있을 수 있으므로 15초는 피하는 것이 좋고 최소한 30초는 측정하는 것이 좋다. 만약 측정했을 때 호흡수가 정상적이지 않거나 호흡양상(respiratory pattern)이 불안정해 보이면 1분 동안 충분히 측정하는 것이 좋다.

4. 호흡수 변화의 요인

호흡수의 영향을 미치는 요인도 역시 많이 있지만 그 중 대표적인 것은 다음과 같다.

1) 나이

성장하면서 폐(허파, lungs)의 용량이 커지므로 호흡수는 줄어든다. 하지만 노인이 되면 폐의 탄력성 자체가 감소하여, 폐의 환기력이 떨어지므로 호흡수는 다시 증가하게 된다.

2) 성별

호흡수는 남성이 여성보다 적은데, 그 이유는 남성의 경우 폐용량(lung volume)이 여성보다 크기 때문에 한 번의 호흡으로도 많은 양의 공기교환이 가능하기 때문이다.

3) 스트레스

스트레스를 받으면 교감신경(sympathetic nerve)이 자극되어 호흡수가 증가하게 된다.

4) 발열

환자가 열이 나면 호흡수가 증가하는데, 그 이유는 체온이 올라가면 사람은 조직 대사율이 증가하게 되며 과잉된 열을 호흡기를 통해 방출시키려고 하기 때문이다.

보통 체온이 0.6℃ 상승할 때마다 호흡수는 4회 정도 증가하는 것으로 알려져 있다.

5) 운동

운동 시에는 공기의 교환이 좀 더 빈번히 요구되고, 체내 대사량도 증가하므로 호흡수가 증가하게 된다.

6) 통증

통증(pain)이 생기면 기본적으로는 스트레스 호르몬의 증가와 교감신경계의 활성으로 호흡수가 증가하게 된다. 하지만 여기서 중요한 것은 흉부 부위의 통증은 경우에 따라 호흡수를 오히려 감소시킬 수도 있다는 것이다.

7) 흡연

만성흡연자는 폐활량(vital capacity)이 감소되므로 평소 호흡수가 증가하게 된다.

8) 고지대

산소의 농도가 저하되어 있으므로 호흡수가 증가하게 된다.

9) 약물

마약성진통제(narcotic analgesic)와 진정제는 호흡운동의 중추를 담당하는 연수의 호흡중추(respiratory center)를 억제시켜서 호흡수가 감소하게 된다.

하지만 암페타민(amphetamine), 코카인(cocaine) 같은 약물들은 호흡수를 증가시킨다.

활력징후 측정의 성취목표·선행지식과 관련된 문제

01 활력징후(vital sign, V/S)란 무엇인가?

02 활력징후의 주된 구성요소에는 체온 · 맥박 · 혈압 · 호흡이 있다. 다음의 질문에 대해서 답하시오.

1) 체온의 정의와 정상 체온의 범위는?

2) 맥박의 정의와 정상 맥박수의 범위는?

3) 혈압의 정의와 정상 혈압의 범위는?

4) 호흡의 정의와 정상 호흡수의 범위는?

03 활력징후(체온 · 맥박 · 혈압 · 호흡)에 영향을 끼치는 요인들에 대해서 각각 항목별로 답하시오.

04 활력징후(체온 · 맥박 · 혈압 · 호흡)의 각 항목별로 정확한 측정방법에 대해서 답하고, 이에 대한 기록에 대해서 구체적으로 설명하시오.

05 환자에게 맥박을 측정할 수 있는 부위를 모두 나열하고, 그 중에서 실제 임상에서 가장 흔하게 사용하는 1부위를 답하라.

문항에 대한 해설

01 활력징후란 신체가 기본적으로 잘 기능하고 있는지 다양한 생리적인 현상들을 측정하여 수치로 표현해 놓은 것이며, 대표적으로 체온(body temperature), 혈압(blood pressure), 맥박수(pulse rate), 호흡수(respiratory rate)를 확인하는 것을 말한다.

02 본 문항은 '활력징후 측정' 파트의 핵심기본간호술 성취목표에 해당한다. 따라서, 활력징후의 구성요소에 해당하는 체온 · 맥박 · 혈압 · 호흡에 대한 아래의 세부문항에 대한 정답을 꼭 기억해두길 바란다.

1) 체온

체온은 신체 내부의 온도를 말하며, 의학적 의미로는 "신체의 주요 내장의 온도로써, 의미가 없는 우연한 변화를 하지 않는 곳의 온도이며 실제로 측정할 수 있어야 한다"로 정의될 수 있다. 정상 체온의 범위는 체온을 측정하는 신체의 부위(액와, 고막, 구강, 직장)에 따라 다른데, 구체적인 정상체온의 범위는 본 책 14페이지의 [표1-1]를 참조하라.

2) 맥박

심박동에 의해서 혈액이 동맥으로 박출될 때 혈액의 파동(wave)이 동맥의 말초까지 전달되는데, 이때 혈관벽에 생기는 주기적인 파동을 맥박(pulse, sphygmus)이라 정의한다. 정상 맥박수의 범위는 나이에 따라 다른데, 일반적으로는 연령이 적을수록 정상 맥박수의 범위는 빠르다가 연령이 증가할수록 감소하는 경향성을 띤다. 구체적인 것은 본 책 28페이지의 [표 1-4]를 참조하길 바란다.

3) 혈압

① 정의: 혈압은 혈액이 혈관으로 박출될 때 혈관벽(vessel wall)에 미치는 압력으로 정의되며, 이러한 혈압은 심실 수축과 확장의 단계에 따라 수축기혈압(심실수축시)과 이완기혈압(심실이완시)으로 구분할 수 있다.

② 정상범위: 혈압은 성인의 경우 일반적으로는 나이와 성별에 관계없이 같은 정상범위를 가진다. 일반적으로는 수축기혈압(SBP)이 120mmHg 미만이고 이완기혈압(DBP)이 80mmHg 미만일 때를 '정상혈압'이라고 말한다. → 정상혈압의 범위: SBP〈120mmHg and DBP〈80mmHg

③ 추가사항

▶소아의 경우는 정상혈압의 범위가 다소 다르다. 미국소아과학회 2017년도 소아청소년 고혈압가이드라인에 따르면 1~13세 미만의 경우 혈압의 정의는 percentile(백분위수)를 기준으로 진료실에서 측정한 혈압이 동일 연령대의 소아청소년의 95th percentile 이상인 경우로 정의된다. 13세 이상의 경우는 정상혈압의 범위는 성인과 마찬가지로 "〈120/80mmHg"로 정의된다. 다만, 고혈압은 성인의 경우 SBP가 140이상이거나 DBP가 90이상인 경우지만, 이 경우(13세 이상의 소아청소년)는 SBP가 130이상이거나

문항에 대한 해설

DBP가 80이상인 경우에 해당된다. 하지만, 소아의 경우 고혈압 환자가 거의 없고, 혈압을 측정하는 경우도 거의 없기에 본 책자의 교육범위를 넘어선다고 판단되어 본문에는 다루지 않았으니 본 해설을 참조하길 바란다.

▶상지와 하지와는 정상적으로 10mmHg 정도의 차이로 하지의 혈압이 높은데, 정상혈압의 기준은 일반적으로는 상지의 상완동맥(brachial artery)에서 측정한 것을 기준으로 한다.

▶최근 여러 학회들의 고혈압 가이드라인은 노인의 경우 수축기혈압이 140mmHg 미만에 이완기혈압이 90mmHg미만인 경우(SBP〈140mmHg and DBP〈90mmHg)를 제시하고 있기도 하나, 이것은 혈압의 조절 범위이지 정상혈압을 지칭하는 것은 아니다. 따라서, 학생 수준에서는 'SBP〈120 그리고 DBP〈80'을 정상혈압의 범위로 기억하는 것이 좋겠다.

4) 호흡

호흡(respiration, 呼吸)은 호흡운동을 통해 산소(O_2, oxygen)를 들이마시고 이산화탄소(CO_2, carbon dioxide)를 배출하는 가스교환(gas exchange)이라고 정의된다. 정상 호흡수의 범위는 나이에 따라 다른데, 대체적으로 유아나 아동의 분당 호흡수는 성인보다 더 많다. 구체적인 것은 본 책의 51페이지 [표1-7]를 참조하길 바란다.

03

1) 체온에 영향을 끼치는 요인들

나이(age), 일주기(circadian rhythm), 월경주기(menstrual cycle, 여성의 경우만), 운동(exercise), 호르몬(hormone), 스트레스(stress), 환경(environment), 질환(disease), 약물(drug)

2) 맥박에 영향을 끼치는 요인들

맥박에 영향을 미치는 인자는 크게 맥박을 빠르게 하는 것과 느리게 하는 것으로 구분할 수 있다. 맥박수를 증가시키는 요인에는 운동, 호흡 중 호기 시, 주변 온도 상승(여름철 땡볕), 발열, 스트레스 및 불안, 출혈, 자세변경(앉거나 서는 경우), 약물(에피네프린[epinephrine], 아트로핀[atropine] 등) 등이 있다. 반대로 맥박수를 감소시키는 요인에는 안정, 호흡 중 흡기 시, 주변 온도 하강(겨울철), 체온 하강, 취침, 약물(강심제[cardiotonic], 베타차단제[beta-blocker], 칼슘채널차단제[Calcium-channel blockers] 등), 일부 감염병(장티푸스[typhoid], 바이러스성 수막염[virus meningitis], 브루셀라증[brucellosis] 등) 등이 있다.

3) 혈압에 영향을 끼치는 요인들

성별(gender), 나이(age), 체중(weight), 인종(race), 운동 및 활동(exercise and activity), 흡연(smoking), 음주(alcohol consumption), 일주기적 리듬(diurnal rhythm), 스트레스 및 감정변화(stress and emotional change), 온도(temperature), 체위 및 자세(position and posture), 음료(drink), 약물(drug) 등

4) 호흡에 영향을 끼치는 요인들

성별(gender or sex), 나이(age), 스트레스(stress), 발열(fever), 운동(exercise), 통증(pain), 흡연(smoking), 고지대(high altitude), 약물(drug) 등

문항에 대한 해설

04 **1) 체온의 정확한 측정방법과 기록**

① 체온의 측정방법: 체온을 측정하는 신체부위에 따라 크게 이마측정법, 겨드랑이측정법, 고막측정법, 구강측정법, 직장측정법으로 나뉜다. 이 중 임상에서 가장 흔하게 사용되는 측정법은 겨드랑이(액와부)와 고막인데, 각각의 정확한 측정방법은 구체적으로는 다음과 같다.

- 겨드랑이(액와부): 전자체온계의 끝부분을 알코올솜으로 닦은 후 액와부의 정중앙에 삽입한다. → 삽입 후 환자의 팔을 모아 체온계가 빠지지 않게 한 후, 이 자세를 잠시 동안(대개 수 분 이내) 유지하도록 교육한다. ➜ 전자체온계의 경우 "삐~"하는 소리가 나면 환자의 액와부에서 체온계를 제거한 후 측정된 수치를 기입한다.
- 고막: 고막체온계를 꺼낸 후, 측정부위에 탐침 덮개를 씌운다. ➜ 탐침덮개를 알코올솜으로 한번 닦은 후 알코올이 증발되도록 수초간 기다린다. ➜ 고막체온계 중 탐침덮개 덮힌 부위를 환자의 귀를 통해 외이도로 삽입한다. ➜ 이때 환자의 귓바퀴를 성인의 경우는 후상방, 소아는 후하방으로 당기면서 측정한다. ➜ 측정된 수치를 정확히 기입한다.

② 체온의 기록: 체온은 측정한 시간, 방법과 함께 기입하며, 기입하는 단위는 섭씨온도(℃, celsius) 단위를 사용한다.

예시 A환자 BT 39.0℃; AM 9:00, axillary에서 측정함

2) 맥박의 정확한 측정방법과 기록

① 맥박의 측정방법: 맥박을 측정하고자 하는 환자의 요골동맥(radial artery)을 찾는다. ➜ 환자의 요골동맥을 찾은 후 맥박을 촉진한다. ➜ 처음 입원 시 또는 환자의 상태에 변화가 있는 경우, 부정맥이 있는 경우에는 1분간 촉진된 맥박수를 분당 맥박수로 기입한다. 환자가 안정적인 경우, 특별한 심혈관 질환이 없는 경우는 맥박수를 30초간 촉진하여 2배를 하여 분당 맥박수를 기입한다. 임상에서는 흔히 15초간 맥박수를 측정한 후 4배를 하여 분당 맥박수를 기입하나 이것은 원칙적으로는 올바르지 않다. 즉, 최소 30초 또는 1분을 측정하여 분당 맥박수를 구하는 것이 올바른 방법이다.

② 맥박의 기록: 단위 시간에 측정된 맥박수에서 단위 시간을 분으로 환산한 맥박수를 기입한다.

예시 30초간 측정된 A 환자의 맥박수 37회 ➜ 37회 x 2 = 74회/분

3) 혈압의 정확한 측정방법과 기록

① 혈압의 측정방법: 일반적으로 혈압은 환자의 상완동맥(brachial artery)을 측정하게 된다. ➜ 이때 환자의 측정 팔은 왼손, 오른손 중 어느 손도 무방하나 일반적으로는 자주 쓰는 손(오른손잡이의 경우 오른손, 왼손잡이의 경우 왼손)을 측정하게 되며, 중요한 것은 혈압을 측정할 때마다 같은 손에 측정하여야 한다는 점이다. ➜ 환자의 팔오금(cubital fossa)에서 2~3cm 위인 곳에 혈압계의 커프를 감는다. 이때 커프는 환자의 체형에 따라 선택하는 것이 원칙이며, 환자의 커프의 줄이 상완동맥과 평행이 되게 놓이도록 하여야 한다. ➜ 또한, 커프를 감을 때에는 너무 꽉 감는 것보다는 손가락 하나가 들어갈 정도의 여유를 두고 감는 것이 좋겠다. ➜ 청진기를 커프를 감은 부위의 상완동맥에 위치시킨다. ➜ 혈압계의 조절 밸브를 잠그고 혈압계의 압력 bulb를 눌러서 혈압계의 압력을 증가시킨다. 이때 눈금은 상완동맥 또는 요골동맥

문항에 대한 해설

의 맥박이 소실되는 지점에서 혈압계의 눈금을 30mmHg 정도 더 올리는 것이 일반적이다. 만약 이것이 애매한 경우는 160~200mmHg 사이로 혈압계의 눈금을 올리는 것도 한 방법이다. ➜ 조절밸브를 열어 혈압계의 눈금을 낮추면서 혈압을 측정하는데, 이때 1초에 2mmHg의 속도로 내리는 것이 정확한 혈압측정에 도움이 된다. ➜ 혈압계의 눈금을 낮추면서 처음 맥박음이 청진되는 눈금이 수축기혈압(SBP)이며, 이때 탭음(코르코프음 제1상)이 청진된다. 탭음이 소실되는 곳의 눈금을 이완기혈압(DBP)라고 한다.

② 혈압의 기록: 혈압은 측정된 수축기혈압과 이완기혈압을 같이 기입하며, 단위를 꼭 표기해주어야 한다. 구체적인 예시는 다음과 같다.

예시 A환자의 혈압 측정결과 : 135/90 mmHg

4) 호흡수의 정확한 측정방법과 기록

① 호흡수의 측정방법: 환자의 호흡수를 측정할 때는 호흡수를 세고 있다는 것을 말하지 않고 측정하는 것이 좋다. (만약 환자가 이것을 알게 되면, 의식하여 환자의 호흡 양상이 달라질 수도 있으므로) ➜ 일반적으로는 맥박측정 시에 호흡수를 같이 측정하는 경우가 많다. 따라서, 맥박수와 호흡수는 기본적으로 각각 1분간 측정하나, 환자가 맥박수와 호흡수가 안정적인 경우 30초간 측정한 후, 측정된 수치에 2배를 하여 측정할 수 있다.

② 호흡수의 기록: 단위 시간에 측정된 호흡수에서 단위 시간을 분으로 환산한 호흡수를 기입한다.

예시 30초간 측정된 A 환자의 호흡 9회 ➜ 9회 x 2 = 18회/분

문항에 대한 해설

05 ▶환자에게 맥박을 측정할 수 있는 부위는 다음과 같다.

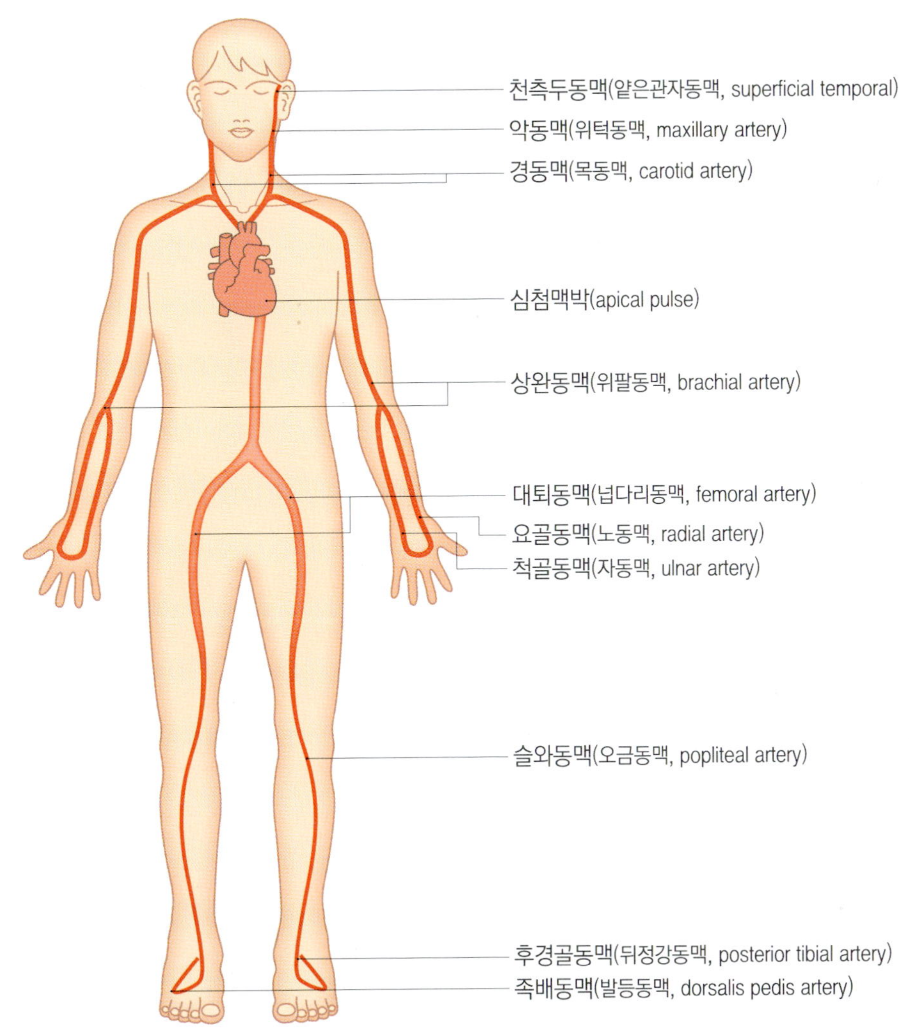

[그림] 맥박을 측정할 수 있는 주요 동맥의 해부학적 위치와 이름들

▶이중에서 임상에서 가장 흔하게 사용하는 부위는 상완동맥(brachial artery)으로 혈압은 주로 이곳에서 측정하게 된다.

활력징후 측정 관련 사례

ex 01

32세 남자 A환자는 내원 당일 오전에 직장 동료들과 등산을 하다가 가파른 곳에서 발을 헛디뎌 굴러 떨어졌고, 즉시 구급차를 통해 본원 응급실로 내원하였다. 응급실 내원 당시 응급실 당직의사로부터 구두(=verbal order)로 다음과 같은 오더가 처방되었다.

Dr's order V/S check

▶ 위의 오더에 적절한 간호중재를 수행하세요.

ex 02

60세 여자 B환자는 오른쪽 중이염으로 수술을 받기 위해 현재 입원한 상태이다. 과거력상 10년 전부터 당뇨와 고혈압을 진단받아 현재 당뇨약, 고혈약을 복용 중이며, 그외 특이사항은 없었다. 담당의사로부터 다음과 같은 닥터오더[doctor's order(=Dr's order); 의사지시사항]가 처방되었다.

Dr's order V/S check q 4hrs

▶ 위의 오더의 의미를 파악하여 적절한 간호중재를 수행하세요.

간호기록

날짜/시간	처 치	간 호 내 용	서 명

MEMO

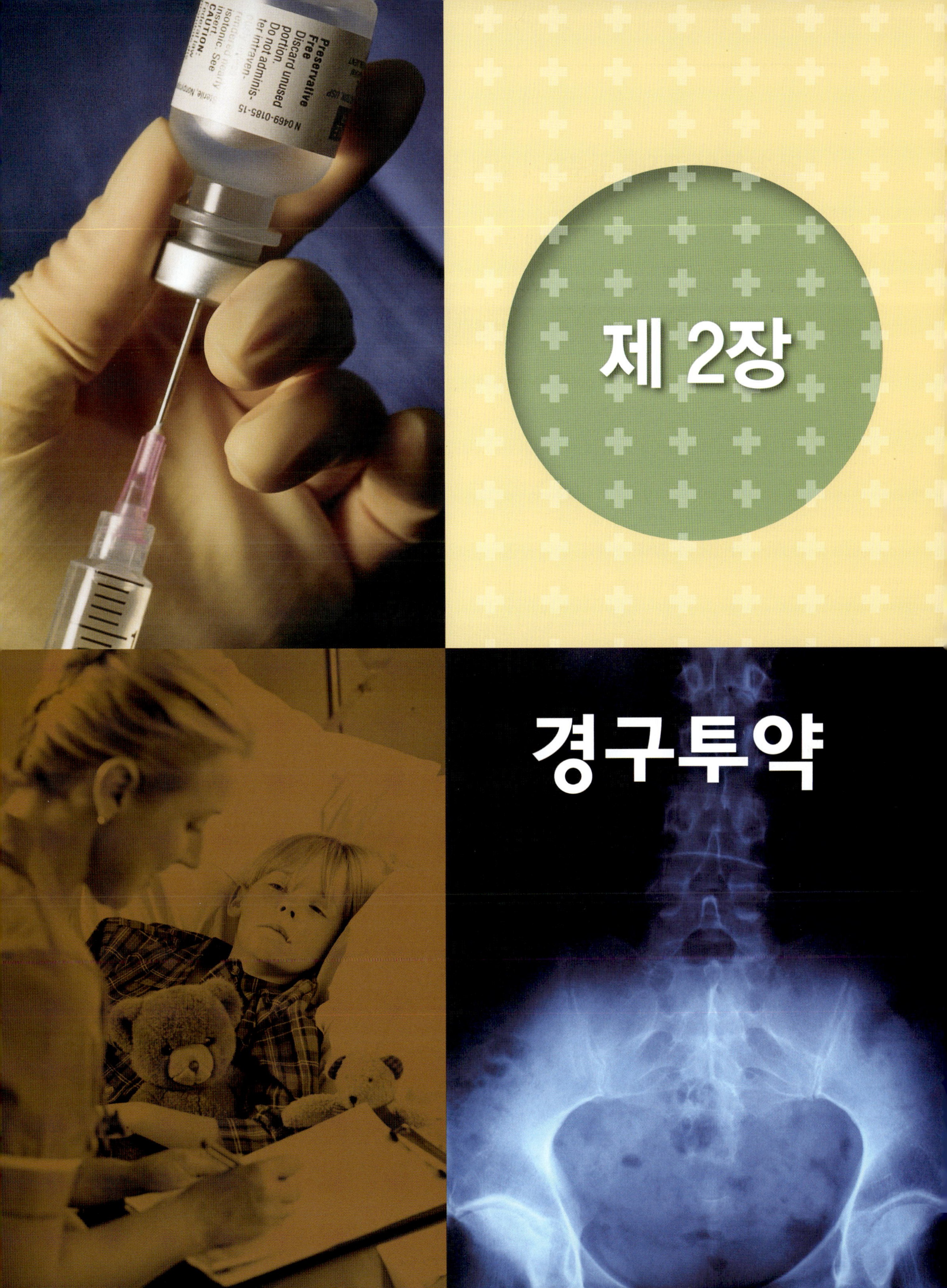
Preservative
Free
Discard unused
portion.
Do not adminis-
ter intraven-
N 0469-0185-15
제 2장
경구투약

★2장부터 6장까지를 공부하기 전에 짚고 넘어가야 할 것들

핵심기본간호술 평가항목을 보면 2번부터 6번까지의 평가항목은 다음과 같다(본 교재에서는 이러한 평가항목을 2장~6장에 걸쳐 설명하였다).

경구투약(2장) / 근육주사(3장) / 피하주사(4장) / 피내주사(5장) / 정맥주사(6장)

여기서 정맥주사(phleboclysis)에 대한 본 평가항목에서의 정확한 표현은 '정맥수액주입'이지만 결국 같은 의미로 쓰이므로 나열을 일관성 있게 하기 위해서 정맥주사로 표현하였다.

각 장(각 평가항목)의 명칭은 다르지만, 큰 의미에서 보면 결국은 어떠한 약물을 우리의 신체 내에 투여하기 위한 다양한 방법으로 볼 수 있다. 물론 이러한 방법 외에도 약제를 체내에 투여하는 방법으로는 척추강내 주입, 뇌실내 주입, 도뇨관 주입, 복강내 주입, 내시경적 투여, 점안/점이/점비… 등 다양한 방법이 더 있을 수 있다. 하지만 우리가 향후 간호사 면허를 취득 후에 실제 임상에 투입되었을 때 흔하게 접하는 투여 방법은 결국 앞의 방법들이며 이를 제 2장에서 제 6장에 걸쳐 자세히 설명하였다.

따라서 여러분은 제 2장에서 제 6장에 걸친 내용을 분리된 내용으로 보기보다는 약제를 체내에 투여하기 위한 여러 가지 방법 중 하나로 이해하면서 내용을 숙지하는 것이 좋다. 또한 각각의 개별적인 내용은 뒤에서 충분히 학습이 되니 여기서 이해가 안 된다고 실망 할 필요는 없다.

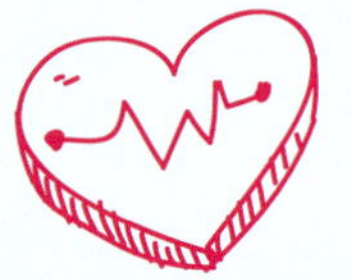

사실상 경구투약, 근육주사, 피하주사, 피내주사, 정맥주사 등은 일종의 간호술기로서 임상간호의 꽃, 핵심이라고도 표현할 수 있습니다.

물론 경구투약(입안투약, oral medication)을 아주 단순하게 생각하자면 환자가 약을 먹는 행위에 불과하고, 근육주사(IM), 피하주사(SQ), 피내주사(ID), 정맥주사(IV)는 의사도 시행할 수 있는 술기입니다.

하지만 실제로 환자를 보는 임상에서 이러한 IM, SQ, ID, IV를 의사가 하는 경우는 거의 없습니다. 대부분의 병원에서 의사가 IM, SQ, ID, IV까지 처리하기는 어렵기 때문에 의사들은 진료 및 검사, 처방을 주로 하고, 담당 간호사들은 의사의 처방을 바탕으로 해당 술기를 처치하는 것으로 역할을 분담하여 업무를 하기 때문입니다.

따라서 이 부분(2~6장)의 술기에 대해서는 간호사의 처치가 주를 이루기 때문에, 간호사의 역량이 절실히 필요하며, 의사들도 이에 대해 의존할 수밖에 없습니다.

그리고 실제로 입장을 바꿔서 여러분이 환자입장에서 처방에 따라 IM(환자들은 주로 '엉덩이주사'라 표현하죠)을 맞거나, IV(환자들은 주로 '링겔 맞는다'고 표현함)를 맞을 때 최대한 통증 없이 한 번에 놓을 수 있는 능력 있는 간호사를 선호하고 고마워하지 않을까요?

따라서 간호사를 채용할 때, 또 같이 근무를 할 때 간호사의 이러한 술기에 대한 능숙도를 아주 중요하게 생각합니다. 때문에 여러분들은 다른 장(chapter)들도 마찬가지이겠지만, 특히 이 부분(2~6장)에 대해서는 좀 더 집중을 할 필요가 있습니다.

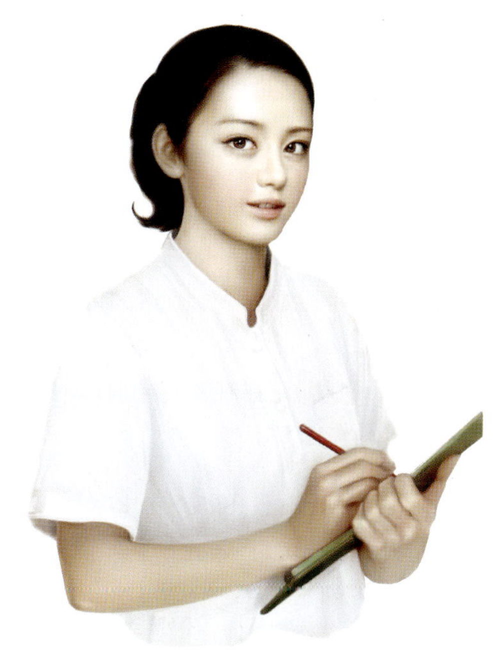

제 2장 경구투약

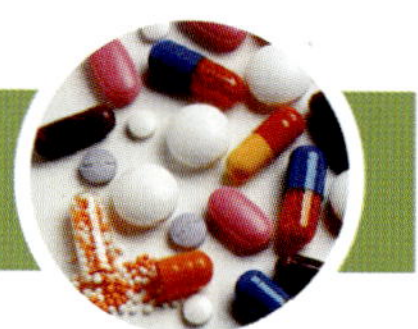

Ⅰ. 경구투약에 대하여 우선 알아야 할 지식들

1. 경구투약의 정의

경구투약은 한자로 지날(經) 입(口) 던질(投) 약(藥)으로 글자그대로 풀이하면, 구강을 통하여 삼켜서 복용하거나, 설하, 볼점막에서 흡수시켜 약물을 투여하는 것이다. 영어로는 oral medication으로 표현되며, 약어로는 경로에 따라 PO, SL, Buc로 기록된다.

구강(PO)으로 투여하는 방법은 물과 함께 약제를 삼키는 것으로 가장 보편적으로 사용되고 있는 방법이며, 편리하고 경제적이며 투약 시 스트레스가 적고 비교적 안전하다. 설하(sublingual)투여는 혀 아래 혈관으로 약물을 흡수하는 것으로 흡수가 빨라 신속하게 효과를 나타낸다. 볼점막 투여(buccal)는 뺨 안쪽에 약물을 삽입하여 잇몸과 볼 사이에서 약물을 흡수하는 것으로 주로 통증조절을 위한 마약성 진통제(narcotic analgesic)가 보편적이다.

경구투약은 연하곤란이나 구토가 있는 대상자, 의식이 불분명한 대상자이거나, 손상, 수술, 악성종양 등에 의하여 구강투여가 불가능한 대상자인 경우 투약이 금기된다.

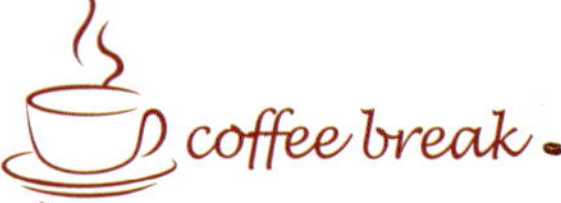

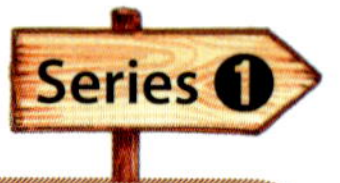

간호영역에서 이 파트는 '가장 쉽고, 별거 아니네.'라고 생각할 수 있고, '뭐, 이런 걸 굳이 따로 공부할 필요가 있을까?' 라고 소홀히 다룰 수 있습니다.

하지만 이 파트야 말로 간호업무에서 가장 중요한 부분 중의 하나라고 할 수 있습니다. 질병의 대부분은 약물로 치료하며 경구투약이 대부분을 차지하고 있기 때문입니다.

따라서 여러분들은 경구투약의 기본적인 원칙뿐만 아니라 이와 관련된 다양한 지식을 습득하여 대상자들이 안전하고 올바르게 경구투약을 할 수 있도록 해야겠습니다. 더불어 대상자들이 약을 복용하면서 궁금한 점에 대해서 질문했을 때 이에 대해 정확하고 성실하게 답변해 준다면 담당간호사에 대한 신뢰도는 더 높아질 것입니다.

2. 약리작용의 개념

약리작용(pharmacological action)이란 약이 생체에 미치는 작용을 의미하며 일차적으로 치료효과(therapeutic effect)를 얻고자 하는 것이다. 예를 들면, 고혈압의 약리작용은 혈압강하이며, 당뇨약의 약리작용은 혈당강하이다. 약물투여로 치료효과를 얻기 위해서는 약물의 혈중 농도를 일정하게 유지하도록 치료가 완료될 때까지 일정시간 간격을 두고 반복 투여해야 한다. 약물투여 시 예측되지 않았던 이차적인 효과가 나타날 수 있는데 이를 부작용(side effect)이라고 한다. 간호사는 약물의 약동학(pharmacokinetics)과 약역학(pharmacodynamics)을 숙지하여 투여 시 나타날 수 있는 부작용을 잘 알고, 조기에 발견하여 그에 대응하는 간호중재를 계획하여 적용하여야 한다.

예시) 고혈압약의 약리작용: 혈압강하

당뇨약의 약리작용: 혈당강하

3. 경구투여 약제의 종류

경구로 투여되는 약물의 유형에는 고형약(solids)과 물약(liquids)으로 나눌 수 있으며 기타 경구용으로 구강용 연고, 함수제, 스프레이 등이 있다. 약이름 뒤에 붙은 말은 약의 제형을 의미하며 제형들은 목적에 맞도록 되어 있으므로 주의사항을 잘 지켜 복용하도록 한다.

1) 고형약

(1) 정제(tablet): 일정용량의 분말약제를 압축하여 크기, 중량에 따라 여러가지 모양으로 만든 약으로 물과 함께 삼키거나, 씹거나(chewable), 구강 안이나 혀 아래에서 녹여 흡수한다.

① 당의정(sugar coated tablet): 먹기가 매우 쓰고 냄새가 불쾌한 약의 경우나 약물의 복용 횟수를 줄이기 위해 약의 표면을 코팅한 약물로 가루약으로 먹거나 씹으면 약물의 영향이 매우 심각할 수 있으므로 절대 파우더로 만들어 복용하지 않도록 한다.

② 서방정(extended release tablet): 약이 바로 분해되지 않고 원형을 유지하며 약물이 천천히 방출하도록 하여 치료혈중 농도에 도달한 후 일정시간 지속되도록 하는 약물이다. 생체반응이 균일하고 부작용이 적으며 보통 제제보다 약물의 투여횟수가 적어 투약 순응도를 높일 수 있다. 약물의 원형이 변형되는 경우 약효의 변화로 인해 부작용이 발생할 수 있으므로 분쇄하거나 분할하지 않아야 한다. 반대로 즉방성 정제(속방성 정제, immediated release tablet)는 복용 후 바로 붕해가 시작되어 약효가 빠르게 작용하도록 한 것으로 지속시간이 짧다.

③ 붕해정: 따로 물 없이 입안의 침으로 약을 녹여 흡수되도록 하는 약물이다. 약 삼키는 것이 어려운 노인, 소아 대상자에게 복용을 쉽게 할 수 있다. 때로 대상자의 복약 순응도를 높이기 위

해 사용되기도 한다.

④ 발포정(effervescent tablet): 물에 넣어서 녹인 후 마시는 약물로 물 안에 넣었을 때 기포가 발생한다. 녹인 후 알갱이가 없고 탄산으로 인하여 맛이 나아지며, 진한 시럽보다 먹기가 쉽다. 절대 입안에서 직접적으로 먹지 않도록 한다.

⑤ 장용정(enteric coated tablet): 강산인 위에서 용해되지 않고 알카리성 환경인 장에서 용해될 수 있도록 약물에 코팅제로 피복한 정제로 빻아서 가루(powder)로 만들어 복용하면 안된다.

⑥ 저작정(chewable tablet): 씹어서 복용하는 약물로 보통 비타민제, 제산제, 진통제에 많이 사용되며 소아 대상자나 성인 중 약물을 잘 삼키지 못하는 대상자에게 적용할 수 있다.

⑦ 박칼정(buccal tablet): 뺨 안쪽에 삽입하여 약물을 구강의 점막으로 흡수시키는 정제로 경구보다 약효가 신속하게 나타난다. 대표적인 약물로 마약성 진통제인 펜타닐(fentanyl)이 있다. 적용 시 깨물어 부수어 복용하지 않도록 하며 자극을 줄이기 위하여 양쪽을 번갈아 가며 물고 있도록 한다.

⑧ 설하정(sublingual tablet): 혀 아래에서 녹여서 흡수하는 제형이다. 이 약물은 삼켜서 복용하면 약효가 거의 없으므로 절대 삼켜서 복용하지 않도록 한다. 흔히 사용되는 약물로 NTG(nitroglycerin)가 있다.

(2) 환제(pill): 한 가지 이상의 약물을 응집물질을 이용하여 원형 또는 난원형으로 만든 약물이다.

(3) 캡슐, 교갑(capsule): 분말이나 액상형태의 약물을 젤라틴(gelatin)으로 만든 용기에 넣어 만든 것으로 불쾌한 맛이나 냄새로 인하여 자극성 있는 약물을 은폐하여 먹기 쉽게 해준다. 캡슐의 종류에는 경질의 수용성 용기 내에 약물을 넣은 경질캡슐, 연질의 용기 내에 약물을 넣은 연질캡슐, 서방형캡슐, 장용성캡슐이 있다. 경질캡슐에는 분말 또는 과립을 충전하고, 연질캡슐에는 액상제제를 봉입한다.

(4) 과립(granule): 작은 미세 혹은 일반 입자로 된 입상의 제형으로 되어 있는 약물이다.

2) 물약

(1) 시럽(syrup): 불쾌한 맛을 감소시키기 위해 당제에 약물을 섞어서 만든 약물이다.

(2) 엘릭서(elixir): 약물에 물, 알코올, 향료 등을 섞어 달콤하고 향기로운 액체로 만든 약물이다.

(3) 현탁액(suspension): 약제가 액체에 녹지 않고 혼합이 되어 있는 약물로 먹기 전 반드시 흔들어서 복용하도록 한다.

(4) 엑스제(extract): 생약의 침출액을 농축하여 만든 것으로 물엿과 같은 조도로 농축하거나 1ml 중 생약 1g 중의 가용성 성분을 함유하도록 한 것이다.

3) 산제(powder)

분말형태의 약물로 경구형 약물에서 흡수율이 매우 높으나 입안에 약이 붙기 때문에 약맛으로 인한 불쾌감이 발생할 수 있다. 소아에서 정확한 분량의 약물을 만들 수 있으며, 알약을 삼키는데 익숙하지 않은 아동에게 목에 걸리지 않고 삼킬 수 있게 하는 장점이 있다. 비위관 삽입 환자의 약물 복용을 위한 방법으로도 사용된다.

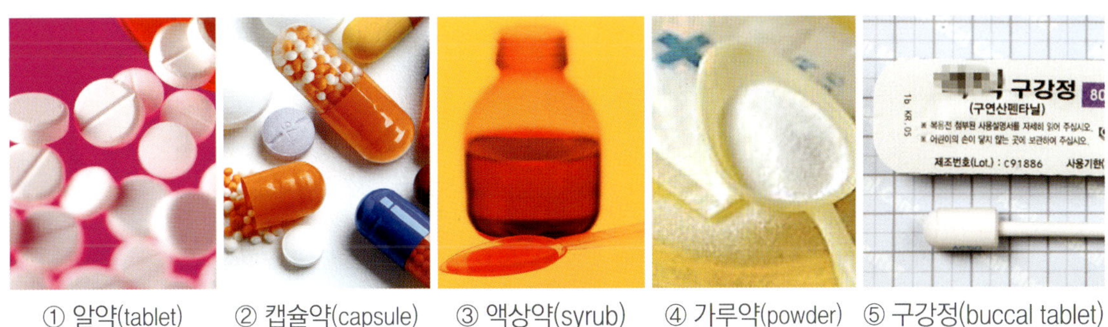

① 알약(tablet) ② 캡슐약(capsule) ③ 액상약(syrub) ④ 가루약(powder) ⑤ 구강정(buccal tablet)

[그림 2-1] 경구복용 약제의 종류

4. 경구투약의 장단점

앞에서 언급한 것처럼 약제는 다양한 경로로 투약할 수 있다. 대표적인 예로 주사로 약제를 투입하는 경우도 많지만 대부분의 약제를 복용하는 기본적인 방법은 경구투약이다. 경구투약의 장단점을 정리하면 다음 표와 같다.

[표 2-1] 경구투약의 장단점

장점	단점
1. 다른 투약법에 비해서 가장 편리하다. 2. 비교적 경제적이다. 3. 피부를 손상시키지 않으며 비교적 안전하다. 4. 투약 시 스트레스가 적다.	1. 오심이나 구토가 있는 대상자에게는 부적합하다. 2. 대상자가 약 자체의 불쾌한 맛이나 냄새를 그대로 느껴야 한다. 3. 금식상태, 무의식인 경우, 연하곤란이 있는 경우, 손상, 수술, 악성종양에 의해 구강투여가 불가능한 경우 적용할 수 없다. 4. 다른 투약법에 비해 약물의 효과가 늦게 나타난다. 5. 흡수의 차이로 인하여 약효가 일정하지 않다.

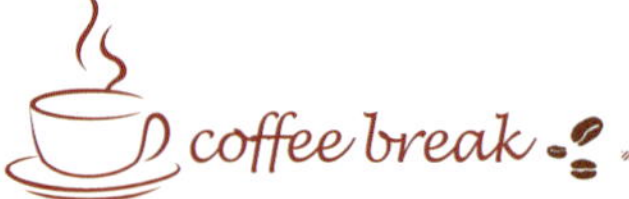

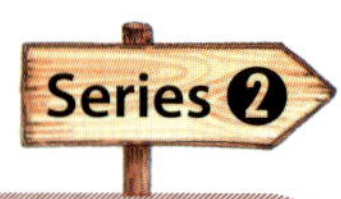

경구로 투여하는 약제는 모양과 형상, 재질에 따라 알약, 캡슐, 시럽제(액상), 산제(가루약) 등 크게 4종류가 있습니다.

각각은 장단점이 있는데 우선 보통 우리 성인이 약을 먹는다고 하면 앞의 그림 2-1의 ①번처럼 정제를 떠올리게 됩니다. 정제는 고체성분의 약제로 분할선이 있는 경우 쪼개어 먹을 수 있습니다. 그러나 정제 중에는 장에서 용해될 수 있도록 약물에 코팅제를 피복한 장용제로 된 약물도 있는데 이것은 분할하거나 산제(powder)로 만들어서는 안됩니다.

캡슐약은 불쾌한 맛이나 냄새로 인하여 자극성 있는 약물을 은폐하여 먹기 쉽게 해주는 것으로 열었을 때 불쾌감을 일으킬 수 있으므로 캡슐을 열어서 복용하지 않도록 합니다.

시럽제와 산제(가루약)는 소아에게 투여하는 경우가 많습니다. 소아의 경우 정제와 캡슐약을 삼키기가 어렵기 때문이죠. 같은 이유로 노인에게 투여되는 경우도 있으며, 경우에 따라서는 경구로 섭취를 못하여 비위관을 가지고 있는 대상자들에게 비위관을 통해 투약하는 용도로도 사용됩니다. 이 경우 엄밀한 의미에서의 경구투약과는 거리가 있지만 이 경우에도 큰 범주에서는 약제를 투약했다고 볼 수 있습니다.

그 외에 함수제(가글액)도 있는데 이러한 약제들은 경구로 투여되는 것은 맞으나 가글 후에 다시 뱉어내므로 경구투약이라 하기에는 다소 어폐가 있지만 일단 이러한 제제도 있다는 정도는 알아두면 좋겠습니다. 대부분 이러한 함수제들은 인후부의 염증을 가라앉히는 약제가 많습니다.

5. 투약의 기본원칙

경구투약의 기본 원칙은 정확한 약물을, 정확한 용량으로, 정확한 환자에게, 정확한 경로로, 정확한 시간에 투여하고, 이를 정확하게 기록하고, 또한 환자에게 투여한 약제에 대해서 정확하게 교육(작용, 부작용, 복용기간 등)하는 것을 의미한다(정확한 약물부터 정확한 시간까지 5R, 정확한 기록까지 6R, 정확한 교육까지 포함되면 7R이라고 불리운다).

[표 2-2] 경구투약의 기본(7R법)

경구투약의 기본(7R법)
정확한 약물(right medication)
정확한 용량(right dosage)
정확한 환자(right patient)
정확한 경로(right route)
정확한 시간(right time)
정확한 기록(right documentation)
정확한 교육(right education)

6. 경구투약 시 적절한 체위

우선 체위란 '몸(體)'에 '자리(位)'의 한자어로, 즉 사람이 취하고 있는 자세를 의미하며 영어로는 position, posture라고 표현하기도 한다.

경구 투약 시 중요한 것은 흡인을 방지하는 것이다. 따라서 금기가 아니라면 투약 시 신체 상부를 높인 파울러씨 자세(foweler's position), 앉아 있는 자세(sitting position), 서 있는 자세(standing position)에서 복용하도록 한다. 만약 상체를 높이는 것이 금기라면 측위를 취하도록 하여 투약하도록 한다. 편마비가 있는 경우에는 건강한 쪽의 입으로 약을 넣은 다음 위축이 온 쪽으로 머리를 살짝 돌려 약물이 건강한 쪽 식도로 내려가기 쉽도록 한다. 약물에 따라 복용 후 일정시간 동안 눕지 말아야 하는 약들이 있으므로 주의사항에 따라 체위를 취하도록 한다.

7. 경구투약 가능여부의 판단

환자가 정상적으로 식이를 진행하여 음식을 섭취하고 있다면 특별한 간호사정 없이 경구투약이 가능하다고 간주할 수 있다. 만약 경구투약이 가능한지 분명하지 않은 경우에는 스스로 약을 삼킬 수 있는지 확인한 후 투여하여야 한다. 방법은 면봉으로 대상자의 목젖(uvula)이나 입천장(palate)을 자극하여 구역반응이 일어나는지 확인하는 것(구개반사, palatal reflex)과 투약 전 침을 삼키거나 약간의 물을 마시게 하여 흡인이 되지 않는지를 확인하는 것이다.

8. 경구투여 약물의 준비와 절차

1) 흡인 예방을 위한 간호중재를 시행한다.

2) 약병의 라벨을 읽을 수 없거나 라벨이 없는 경우에는 약병을 약국으로 반송한다.

3) 일단 덜어낸 약이나 준비한 약물을 투여하지 않은 경우 다시 약병에 붓거나, 약물을 다른 약병으로 옮겨 담지 않도록 한다. 약물의 자체 코드가 뒤섞여 약물의 문제발생 시 추적이 어렵다. 정제나 캡슐로 된 약은 필요한 양만큼 병뚜껑에 꺼낸 다음 투약 컵에 준비하도록 한다.

4) 액체로 된 약을 따를 경우 약병의 라벨 방향이 손바닥 쪽으로 향하도록 하여 잡고, 눈높이에서 약물을 따른다. 침전물이 있거나 색깔이 변색된 약은 유통기한이 남아있더라도 사용을 금지한다.

5) 치아착색을 유발하는 약물이나 에나멜층을 손상시킬 수 있는 약물은 빨대로 먹거나 약을 먹은 후 물로 충분히 입안을 헹구도록 한다.

6) 투약 전 얼음을 입에 물고 있도록 하여 약물의 불쾌한 맛을 덜 느끼도록 한다.

7) 점적기로 약물 투여 시 약물이 인두후면에 닿아 구개반사가 유발되지 않도록 잇몸과 뺨사이로 주입하도록 한다.

8) 금기가 아니라면 분할하거나 산제로 만들어 복용하거나 음식물과 함께 투약한다.

9) 약물을 흘리지 않도록 휴지나 타월을 가슴에 대어준다.

10) 투약 시간에는 투약에만 집중하도록 한다.

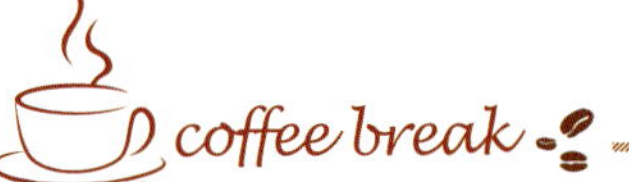

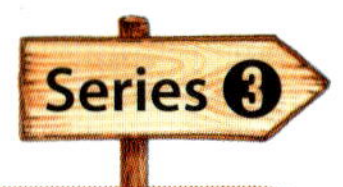

여러분 혹시 '스멕타 투약오류' 사건에 대하여 들어본 적이 있으신가요? 3살 정모군은 새끼발가락 교정 수술 후 설사증세를 보여 지사제인 '스멕타'를 복용해 왔습니다. 다른 간호사로부터 업무 인계를 받은 간호사가 정모군의 오른손 혈관에 경구약인 스멕타를 주사하여 16시간 만에 사망에 이르게 한 사건입니다.

약물의 투여는 간호사에게 주어진 중요한 업무인 동시에 책임을 수반합니다. 투약업무 과정을 안전하고 정확하게 수행할 수 있도록 투약의 기본원칙(7R)을 철저히 지키며, 투약 전, 중, 후에 걸친 약물확인, 모든 용량계산은 두 번 하고 다른 간호사와 확인할 것, 대상자의 이중 확인, 약물의 용량이 너무 많거나 적은 경우, 알아보기 어려운 기록은 처방의사에게 확인 후 시행할 것, 표준약어 사용, 명확한 의사소통, 투약 후 바로 기록할 것, 투약을 중점으로 하는 교육에 참여할 것 등의 투약과오(medication error)를 예방하기 위한 활동을 해야만 합니다.

투약과오 발생 시에는 대상자의 상태를 즉시 점검하고 담당의사에게 알려서 대상자에게 발생할 수 있는 상태에 대한 대처를 하도록 합니다. 투약과오 발생에 따른 수행된 내용들을 간호기록지에 기록하고 환자안전사고 처리보고체계에 따라 보고를 합니다. 발생하게 된 근본원인을 분석한 후 개선활동을 계획하고 시행하여 투약과오가 다시 발생하지 않도록 예방할 수 있어야 하겠습니다.

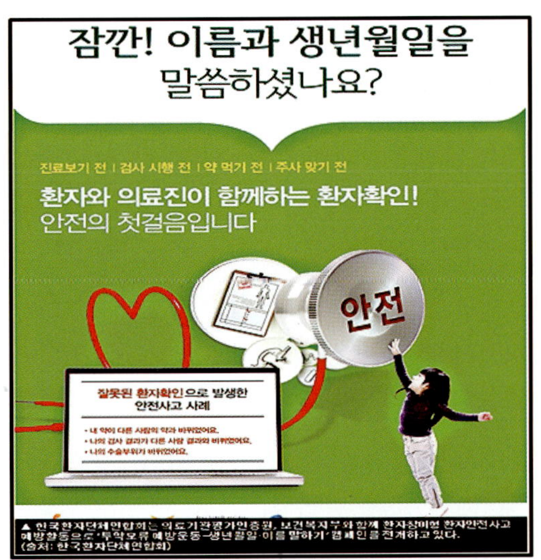

잠깐! 이름과 생년월일을 말씀하셨나요?
진료보기 전 | 검사 시행 전 | 약 먹기 전 | 주사 맞기 전
환자와 의료진이 함께하는 환자확인!
안전의 첫걸음입니다
안전
잘못된 환자확인으로 발생한 안전사고 사례
• 내 약이 다른 사람의 약과 바뀌었어요.
• 나의 검사 결과가 다른 사람 결과와 바뀌었어요.
• 나의 수술부위가 바뀌었어요.
▲ 한국환자단체연합회는 의료기관평가인증원, 보건복지부와 함께 환자참여형 환자안전사고 예방활동으로 '투약오류 예방운동-생년월일·이름 말하기' 캠페인을 전개하고 있다. (출처: 한국환자단체연합회)

9. 경구투약 시 흡인예방을 위한 중재

1) 대상자가 약물을 스스로 삼킬 수 있는지 확인한다.

2) 흡인이 되지 않는 적절한 체위를 취한 후 약물을 복용하도록 한다.

3) 약물은 한 번에 한 알씩 복용하도록 한다.

4) 알약을 복용한 후 물약을 복용하도록 한다.

5) 빨대는 섭취량 조절이 어렵고 흡인 위험이 있으므로 가능한 사용하지 않도록 한다.

6) 가능하면 대상자가 스스로 컵을 잡고 마시도록 한다.

7) 약물을 완전히 삼킬 때까지 곁에 있도록 한다.

8) 약물 복용여부를 확인하기 위해 대상자에게 말을 시켜보거나 입을 벌려보도록 한다.

9) 투약 시 묽은 음료보다는 농도가 진한 음료를 마시도록 한다.

10. 투약처방의 종류

1) 정규처방(routine order, standing order): 투약처방 후 의사가 투약취소처방(D/C)을 내리거나 정해진 처방날짜가 만료될 때까지 유지되는 처방이다.

2) 필요시 처방(PRN order): 대상자의 요구가 있거나, 대상자의 상태가 약물이 필요하다고 간호사가 판단될 때, 대상자의 상태가 약물을 투여하도록 의사가 정해놓은 상태에 이르렀을 때 투약할 수 있도록 하는 미래 지시형 처방이다. 보통 처방에 투약조건에 대한 주석을 다는 경우가 많다.

   예 (PRN)Agiocur granule 6g/1p(PO) tid ac, 2일 이상 대변을 보지 못할 시: 2일 이상 대변을 못 보면 Agio 6g 1팩을 하루 세 번 식전에 경구투약 하시오.

3) 일회 처방(single order): 단 1회 투약하도록 작성된 처방으로 검사 전, 수술 전에 흔히 내려진다.

   예 Atropine 0.6mg/1ml 1ampule [IM] on call: 대상자를 검사실로 보내달라는 연락이 오면 Atropine 0.6mg 1ampule을 근육주사 하시오.

4) 즉시 처방(stat order): 처방된 즉시 투여하는 처방이다.

5) 구두처방(verbal order), 전화처방(telephone order): 투약에 관한 처방은 원칙적으로 구두처방이 불가하지만 응급상황이거나 의사가 무균적 시술이나 수술 중인 경우, 전산처방이 불가한 경우에는 처방을 받을 수 있다. 의료진간 정확하게 의사소통이 되지 않으면 안전사고의 위험이 있으므로 정해진 절차에 따라 수행되어야 한다. 처방의 절차는 환자확인 후 받아 적고(witten down) 처방을 내린 의사에게 정확하게 다시읽기(reed back)를 한 후 처방을 내린 의사는 내용을 되물어 처방내용이 잘 전달되었는지 다시 확인한다(confirm). 간호사는 처방내용을 시생한 후 간호기록지에 처방받을 당시의 날짜와 시간, 약품명, 약물 용량, 투여 횟수, 용법, 처방자명과 구두/전화 처방임을 기록하고 처방의사는 24시간 이내에 처방을 입력하도록 한다.

[표 2-3] 구두처방(verbal order)의 단계

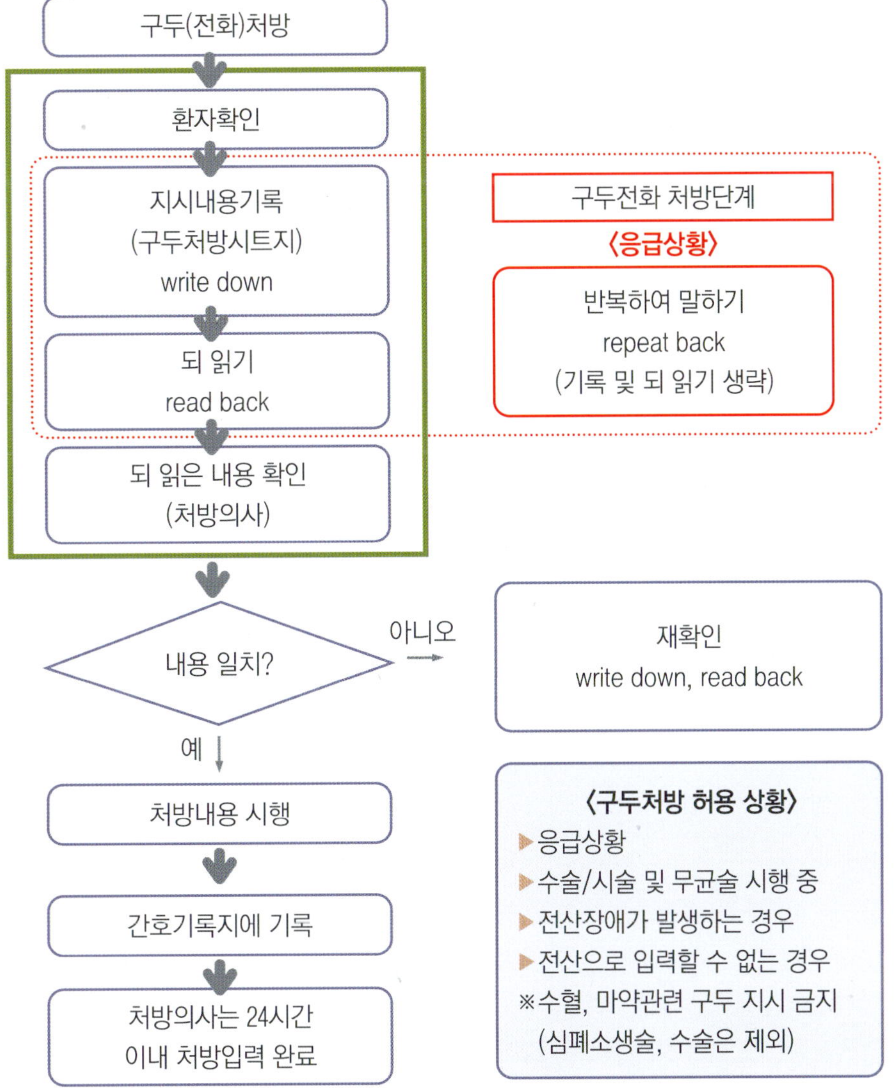

11. 경구투약 시 사용되는 의학용어

경구투약 시 사용되는 용어는 다음과 같다.

[표 2-4] 경구투약과 관련된 대표적인 의학용어들

약어	원어 또는 영어	뜻
cap	capsule	캡슐
tab	tablet	정제
susp	suspension	현탁액
soln	solution	용액
syr	syrup	시럽
powder	powder	가루약
granule	granule	과립제
po	par os, by mouth	경구로
q	quaque, every	매, 마다
q ○ h	quaque ○hora, every ○hour	매 ○시간마다
qh	quaque hora, every hour	매 1시간 마다
qd	quaque die, once a day, once daily	하루에 한 번
bid	bis in die, twice a day	하루에 두 번
tid	ter in die, three times a day	하루에 세 번
qid	quatre in die, four times a day	하루에 네 번
qn	quaque nocte, every night	매일 밤마다
qod	every other day	격일로
hs	hora somni, at bedtime	취침시간
D/C	discontinue	중단
PRN	pro re nata, when needed	필요시 마다
stat	statim, at once	즉시
NPO	nor par os, nothing by mouth	금식
ac	ante cibum, before meals	식전
pc	post cibum, after meals	식후
$\bar{c}$	with	같이, 함께
$\bar{s}$	sine, without	~없이
SL	sublingual	설하투약

※qd(매일)는 사용금지 약어로 daily로 기록하도록 권장되고 있음

플러스 tip

경구투약 시 처방전 해석

투약간호를 수행하기 위하여 간호사는 경구투약 약제의 처방에 대한 이해가 필요하다. 다음 예시는 실제 흔히 볼 수 있는 경구약제 처방이다. 이 처방전의 해석은 아래와 같다.

예시)

① Tylenol 1T TID × 4d

② Tylenol 3T#3 × 4d

③ Muteran 1C QID × 7d

④ Stilnox 1T HS × 30d

해석)

① 맨 앞에는 처방약제를 기술한다.

② 그 후에 1회 복용량 또는 전체 복용량을 기술한다. [앞에서 언급한 것처럼 알약이면 T(tablet), 캡슐약이면 C(capsule), 용액(액상약)이면 mL이런 식으로 각 약제에 맞는 단위를 붙임]

③ 1회 복용량이라면 QD(하루 한 번), BID(하루 두 번), TID(하루 세 번), QID(하루 네 번) 등 이런 식으로 횟수를 기록하고, 만약에 총 복용량이라면 당연히 분할(divide) 복용횟수를 #3와 같이 표시한다(대부분은 전자를 사용).

④ 마지막으로 처방 총일수를 기록한다.

⑤ 처방횟수에 대한 예시로 QD, BID, TID, QID 가 있으며, 경우에 따라 QDM(하루에 한 번 식사와 함께, with meal), HS(자기 전에 복용) 등 다양한 약어를 사용할 수 있다.

12. 소아에게 경구약물 투여 시 고려할 점

1) 앉거나 비스듬히 앉은 자세에서 투약한다.

2) 물약의 양을 측정할 때에는 정확한 측정을 위하여 주삿바늘을 제거한 주사기를 이용한다.

3) 어린이가 이해할 수 있는 연령이라면 충분히 설명한 후 투약한다.

4) 아이가 좋아하는 음식과 음료에 섞어서 투여하지 않아야 한다. 나중에 아이가 섞었던 음식을 싫어하게 될 수도 있다.

5) 점적기나 주사기를 사용할 때에는 잇몸과 뺨사이로 약물을 투여하여 흡인을 예방한다.

6) 잘 삼키지 못하는 어린이는 금기약물을 제외하고 부숴서 감자, 푸딩같은 음식에 섞어서 준다.

13. 노인에게 경구 약물 투여 시 고려할 점

1) 노인에게 약물을 투여할 때에는 행동이 느리고, 약물치료에 대한 이해가 저하되어 있으므로 시간적인 여유를 가지고 진행한다.

2) 잘 삼키지 못할 때에는 금기약물을 제외하고 부숴서 감자, 푸딩같은 음식에 섞어서 주면 쉽게 삼킬 수 있다.

3) 약물을 삼킬 때 후두나 턱아래 돌출부위를 마사지하면 삼키는데 수월해 진다. 연하곤란이 있는 경우 산제(powder)나 붕해정, 저작정 등을 이용하여 흡인을 예방한다.

4) 약물의 대사능력, 흡수력, 배설능력이 떨어지고 순환관계가 불안정하며, 전체 체액량 감소로 수용성 약물의 농도가 증가하여 심장기능부전을 유발하며, 혈장단백질이 감소하여 단백결합약물의 유용한 부위가 감소하고, 약물의 혈중농도가 증가되므로 신장과 연령을 함께 고려하여 약물용량을 결정해야 한다.

5) 가정에서 투약계획에 따른 순응도를 높이기 위하여 투약시간표를 작성하고 주간 투약 분배 갑(weekly medication dispenser tray) 등을 이용한다.

6) 시각장애로 인하여 약물의 색깔구별이 어려워지므로 약물의 색깔보다는 이름을 이용하여 약물을 구별하도록 알려준다.

경구투약의 성취목표·선행지식과 관련된 문제

01 경구투약의 기본원칙을 설명하시오.

02 경구투약 전 준비사항에 대해서 구체적으로 답하시오.

03 환자의 경구투약 가능여부를 파악하는 적절한 간호사정법을 설명하시오.

04 경구투약 시 적절한 환자의 체위는 무엇인가?

05 경구투약 시 유의사항은 무엇인가?

06 경구투약 시 흡인을 예방하기 위한 방법을 기술하시오.

07 경구투약의 장단점에 대해서 설명하시오.

08 경구투약 수행 후 간호기록에 대해서 구체적으로 설명하시오.

문항에 대한 해설

01 경구투약의 기본원칙은 소위 '7R'이라 불리우는 7가지가 있는데, 구체적인 것은 다음과 같다.

① 정확한 약물(right medication)
② 정확한 용량(right dosage)
③ 정확한 환자(right patient)
④ 정확한 경로(right route)
⑤ 정확한 시간(right time)
⑥ 정확한 기록(right documentation)
⑦ 정확한 교육(right education)

02

① 흡인 예방을 위한 간호중재를 시행한다.
② 약병의 라벨을 읽을 수 없거나 라벨이 없는 경우에는 약병을 약국으로 반송한다.
③ 일단 덜어낸 약이나 준비한 약물을 투여하지 않은 경우 다시 약병에 붓거나, 약물을 다른 약병으로 옮겨 담지 않도록 한다. 약물의 자체 코드가 뒤섞여 약물의 문제발생 시 추적이 어렵다. 정제나 캡슐로 된 약은 필요한 양만큼 병뚜껑에 꺼낸 다음 투약 컵에 준비하도록 한다.
④ 액체로 된 약을 따를 경우 약병의 라벨 방향이 손바닥 쪽으로 향하도록 하여 잡고, 눈높이에서 약물을 따른다. 침전물이 있거나 색깔이 변색된 약은 유통기한이 남아있더라도 사용을 금지한다.
⑤ 치아착색을 유발하는 약물이나 에나멜층을 손상시킬 수 있는 약물은 빨대로 먹거나 약을 먹은 후 물로 충분히 입안을 헹구도록 한다.
⑥ 투약 전 얼음을 입에 물고 있도록 하여 약물의 불쾌한 맛을 덜 느끼도록 한다.
⑦ 점적기로 약물 투여 시 약물이 인두 후면에 닿아 구개반사가 유발되지 않도록 잇몸과 뺨 사이로 주입하도록 한다.
⑧ 금기가 아니라면 분할하거나 산제로 만들어 복용하거나 음식물과 함께 투약한다.
⑨ 약물을 흘리지 않도록 휴지나 타월을 가슴에 대어준다.
⑩ 투약 시간에는 투약에만 집중하도록 한다.

03

① 환자가 정상적으로 식이를 진행하여 음식을 섭취하고 있다면 특별한 간호사정 없이 경구투약이 가능하다고 간주할 수 있다.
② 만약 경구투약이 가능한지 분명하지 않은 경우에는 스스로 약을 삼킬 수 있는지 확인한 후 투여하여야 한다.
③ 구체적인 방법은 설압자로 혀를 누른 후 목젖(uvula, 구개수라고도 함)이나 목젖 주위의 양측 연구개(palate, 입천장이라고도 함)를 면봉으로 자극하여 구역반응(gag response)이 일어나는지 확인하는 것으로 이것을 구개반사(palatal reflex)라고 한다(그림 참조). 환자에게 정상적인 구개반사가 있다면, 경구로 약이나 음식이 투여 가능한 상태로 판단할 수 있다.
④ 또한, 다른 방법으로는 투약 전 침을 삼키거나 약간의 물을 마시게 하여 흡인이 되지 않는지를 확인하는 방법도 있다.

문항에 대한 해설

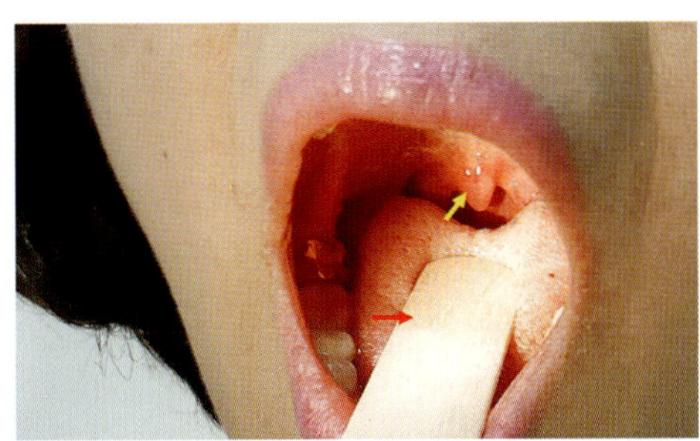

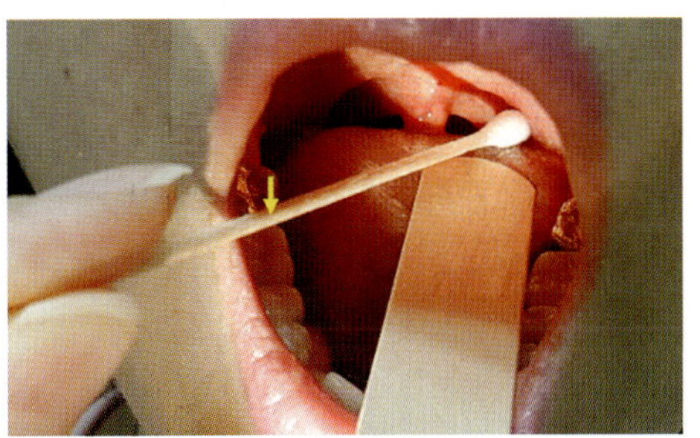

(좌측) 설압자(빨간화살표)로 혀를 눌러서 구개수(노란화살표)를 확인하는 모습
(우측) 좌측의 상태에서 면봉(노란화살표)을 이용하여 구개반사를 확인하는 모습

[그림] 구개반사를 확인하는 모습

04

① 일반적으로는 신체 상부를 높인 파울러씨 자세(foweler's position), 앉아 있는 자세(sitting position), 서 있는 자세(standing position)가 경구투약에서 적절한 환자의 체위이다.

② 만약 환자의 상체를 높이는 것이 금기인 경우라면 측위(lateral position)를 취하도록 하여 투약하도록 한다. 환자가 편마비가 있는 경우에는 마비가 없는 쪽의 입으로 약을 넣은 다음 위축이 온 쪽으로 머리를 살짝 돌려 약물이 마비가 없는 편측의 식도로 내려가기 쉽도록 한다.

05

▶흡인에 주의

경구투약 약물은 반드시 구강에서 식도를 통하여 위장관으로 이행하여야 한다. 따라서, 기도 등으로 흡인되지 않도록 유의하여야 한다.

▶정량복용

정량(처방된 용량)이 투여되어야 한다. 예를 들어 한번에 1정 투여되도록 처방된 약물이 2정 처방되어서는 안 된다.

▶처방된 횟수만큼 복용

특별한 지시가 없었다면, 원칙적으로 경구투약 시 처방된 횟수만큼 복용하여야 한다. 예를 들어 1일 3회 복용하기로 처방된 약제는 증상이 호전되었다고 2회로 임의로 횟수를 줄여서는 안되며, 반대로 증상이 악화되었다고 처방의 수정 없이 4회로 횟수를 늘여서 복용해서는 안 된다. 또한, 일반적으로는 매일 복용(daily)하는 약제들이 대부분이지만, 경우에 따라서는 주(weekly)마다 또는 달(monthly)마다 복용하는 약제들이 있는데 이를 오인해서 날마다 복용하여 약효에 문제가 있는 것은 물론이거니와 환자에게 위중한 부작용이 발생할 수 있으므로 철저한 복약지도를 하고 유의할 필요가 있겠다.

문항에 대한 해설

▶처방에 맞는 적절한 시간에 복용

대부분의 약제들은 복용의 편의성과 환자들의 기억을 위해서 식사와 관련되어 처방된다. 즉, 다시 말해서 아침약/점심약/저녁약 등으로 구분되어 처방된다. 이때 중요한 것은 원칙적으로는 각 약제들은 정해진 시간에 복용해야 한다는 것이다. 물론 대부분 일반적인 약제들은 1일 3회 복용하는 경우가 많으므로, 일반인들은 '아침약을 점심 또는 저녁에 복용하나, 저녁약을 아침에 복용하나 결국 그게 그거 아니냐?'라는 잘못된 생각을 하는 경우도 있다. 하지만, 예를 들면 전립선비대증 치료약제로 사용되는 알파차단제(α-blocker)의 경우 기립성 저혈압 등의 우려와 함께 야간뇨의 감소를 위해 저녁에 복용하는 것이 원칙이며, 고지혈증 치료약제 중 simvastatin의 경우는 치료효능을 위해 저녁에 복용하는 것을 권장하는 등 약제 저마다의 적절한 복용시간이 있으므로 반드시 처방된 시간에 복용하게 복약지도를 하는 것이 중요하다. 더불어 식전/식후/식사와 함께 복용 등 경구투약의 세부사항도 잘 이수하도록 유의할 필요가 있다. 물론 대부분의 약제는 식후 복용이지만, 예를 들어 acarbose나 voglibose 등의 일부 당뇨병(구체적으로는 α-glucosidae inhibitor계열의 약제) 약제들은 약효를 위해 식전 복용이 필수적이다.

▶정해진 용법대로 복용

분할이 금지된 약제를 분할하여 복용해서는 안 된다. 예를 들어 서방정(徐放錠)은 한자 뜻 그대로 '서서히 방출되는 정제'인데 이를 분할하여 투여하여 본 약제의 특성이 소실될 수 있다. 또한, finasteride성분은 5mg은 전립선비대증 치료제(대표적인 상품명: 프로스카)로 사용되며 1mg은 탈모의 치료제(대표적 상품명: 프로페시아)로 사용되는데, 탈모치료제인 프로페시아가 보험이 적용되지 않아서 비용이 고가이므로 프로스카를 처방받아 분할하여 복용하는 경우가 있는데 이것은 유해하며 권장되지 않는다. 따라서, 복약지도를 할 때 이 점을 유의할 필요가 있다.

▶기타

약의 성분 중에는 물을 흡수하는 흡습성(hygroscopicity)을 가진 약제가 있다. 대표적인 것은 혈압약으로 사용되는 telmisartan인데, 이러한 약제의 경우 냉장보관을 권해야 한다. 또한, 골다공증의 치료 약제로 사용되는 bisphosphonate 약제의 경우 약이 식도를 포함한 위장관의 점막에 접촉하여 있으며 궤양을 유발할 수 있으므로, 복용 후 반드시 30분 이상 눕지 않도록 교육하여야 하며 복용 시 비교적 많은 양의 물과 함께 복용하게끔 하여야 한다. 이외에도 각 약제들마다 다양한 유의사항이 있으므로 간호사정시 이러한 점을 참조하여 환자에게 경구투약 시 유의점에 대해서 자세히 설명할 필요가 있다. 때로는 구두설명만으로 어려움이 있는 경우에는 각 약제의 경구투약 유의점에 대한 내용을 프린트물로 환자나 보호자에게 직접 주는 것도 유용한 방법이다. 대부분의 약제들은 약제과에 요청하면 각 약제에 맞는 유의사항과 복약지도 내용이 담긴 프린트물을 받을 수 있다.

문항에 대한 해설

06 ① 대상자가 약물을 스스로 삼킬 수 있는지 확인한다.
② 흡인이 되지 않는 적절한 체위를 취하여 복용하도록 한다.
③ 약물은 한 번에 한 알씩 복용하도록 한다.
④ 알약을 복용한 후 물약을 복용하도록 한다.
⑤ 빨대는 섭취량 조절이 어렵고 흡인 위험이 있으므로 가능한 사용하지 않도록 한다.
⑥ 가능하면 대상자가 스스로 컵을 잡고 마시도록 한다.
⑦ 약물을 완전히 삼킬 때까지 곁에 있도록 한다.
⑧ 약물 복용여부를 확인하기 위해 대상자에게 말을 시켜보거나 입을 벌려보도록 한다.
⑨ 투약 시 묽은 음료보다는 농도가 진한 음료를 마시도록 한다.

07 ▶**장점**
- 다른 투약법에 비교해서 가장 편리하다.
- 비교적 경제적이다.
- 피부를 손상시키지 않으며 비교적 안전하다.
- 투약 시 스트레스가 적다.

▶**단점**
- 오심이나 구토가 있는 대상자에게는 부적합하다.
- 대상자가 약자체의 불쾌한 맛이나 냄새를 그대로 느껴야 한다.
- 금식상태, 무의식인 경우, 연하곤란이 있는 경우, 손상, 수술, 악성종양에 의해 구강투여가 불가능한 경우 적용할 수 없다.
- 다른 투약법에 비해 약물의 효과가 늦게 나타난다.
- 흡수의 차이로 인하여 약효가 일정하지 않다.

08 환자에게 경구투약이 종료된 후에는 간호챠트에 해당사항을 기입한다. 만약, 환자가 약을 복용하지 못하였거나 약을 복용한 후 부작용이 발생하였다면 이러한 사항도 빠짐없이 간호챠트에 기록한 후, 담당주치의에게 보고하여야 한다. 정규처방인 아닌 PRN 처방의 경우도 환자가 PRN에 해당되는 사항이 발생하여 해당 PRN약제를 복용하였다면, 원칙적으로는 사유와 함께 복용약물을 복용시점, 복용량, 복용횟수와 함께 기입하여야 한다.

경구투약 관련 사례

ex 01

58세 남자 C환자는 뇌출혈로 인한 오른쪽 편마비로 거동이 불편한 환자로 현재 요양병원에 입원 중이다. 환자는 금일 오전부터 기침과 함께 인후통, 열감을 호소하여 체온을 측정하였으며, 고막체온계 측정상 38.4℃로 측정되어서 담당 주치의에게 노티(notify)하였다. 담당 주치의는 구강진찰과 청진을 시행하였으며, 흉부 X선 촬영(chest X-ray)을 지시하였다. X-ray와 청진상 특이소견은 없고, 인후부에 발적이 관찰되어 담당의는 인후염 진단 하에 다음과 같은 추가 약물이 처방되었다.

Dr's order	
Cough Syrup;	[PO] 20ml tid pc
Mucolase Tab.;	[PO] 1T tid pc
Tylenol 625mg/Tab.;	[PO] 1T tid pc
Anyfen 300mg/Tab.;	[PO] 1T tid pc
Lanston 15mg/Cap.;	[PO] 1C qd pc

▶위의 처방에 대한 적절한 간호중재를 수행하세요.

ex 02

27세 여자 D환자는 현재 임신 5개월로 빈혈을 진단받아 캡슐형 철분제를 복용중이다. 환자는 약을 삼키기가 어렵고 복용할 때마다 목에 걸리는 느낌이 있다고 호소하여, 담당주치의가 액상형 철분제로 변경해 주었다.

Dr's order	
(변경 전 오더)	
Ferroba-SR Tab.;	[PO] 1T qd ac
⇨	
(변경 후 오더)	
Hemo-Q solution 15ml/pack;	[PO] 1Pack qd ac

진료후 환자분에게 처방전을 드리는데, 환자가 "액상형 철분제를 복용하면 치아에 착색이 된다는 데 걱정이 됩니다."라고 말하였다.

▶위의 처방전에 대한 적절한 복약지도를 포함한 간호중재를 수행하세요.

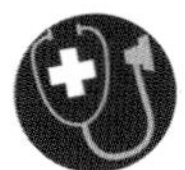

경구투약 관련 사례

ex 03

60세 여자 E환자는 두통을 주소로 외래를 통해 입원하였다. "머리가 아프고 소화가 잘 안됩니다. 평소 집에서 소화제를 복용했는데요. 제가 가지고 있는 약을 먹어도 되나요?" 라고 질문하고 있다. 담당 주치의에게 보고하니 다음과 같은 오더가 처방되었다.

> Dr's order
> 자가약 확인후 간호기록지에 남겨주세요.
> 그리고 담당의에게 노티해 주세요.
> (Check self-medication, then Dr. notify.)
> ⇨ 노티 후
> 환자분 자가약 허용합니다.
> (Permission of self-medication)

▶위의 처방에 대한 적절한 간호중재를 수행하세요.

ex 04

상기 E환자는 입원 당시 측정한 활력징후는 BP 120/80 mmHg, PR 67회/분, RR 18회/분, BT 36.7℃로 특이소견은 없었으나, 두통의 정도가 10점 만점에 6점으로 사정되었다. 담당 의사에게 알리자 다음과 같은 약물이 처방되었다.

> Dr's order
> Tylenol 625mg/Tab. [PRN] PO 1T
> *Remark) NRS 4점 이상인 경우 투여

▶위의 처방에 대한 적절한 간호중재를 수행하세요.

간호기록

날짜/시간	처 치	간 호 내 용	서 명

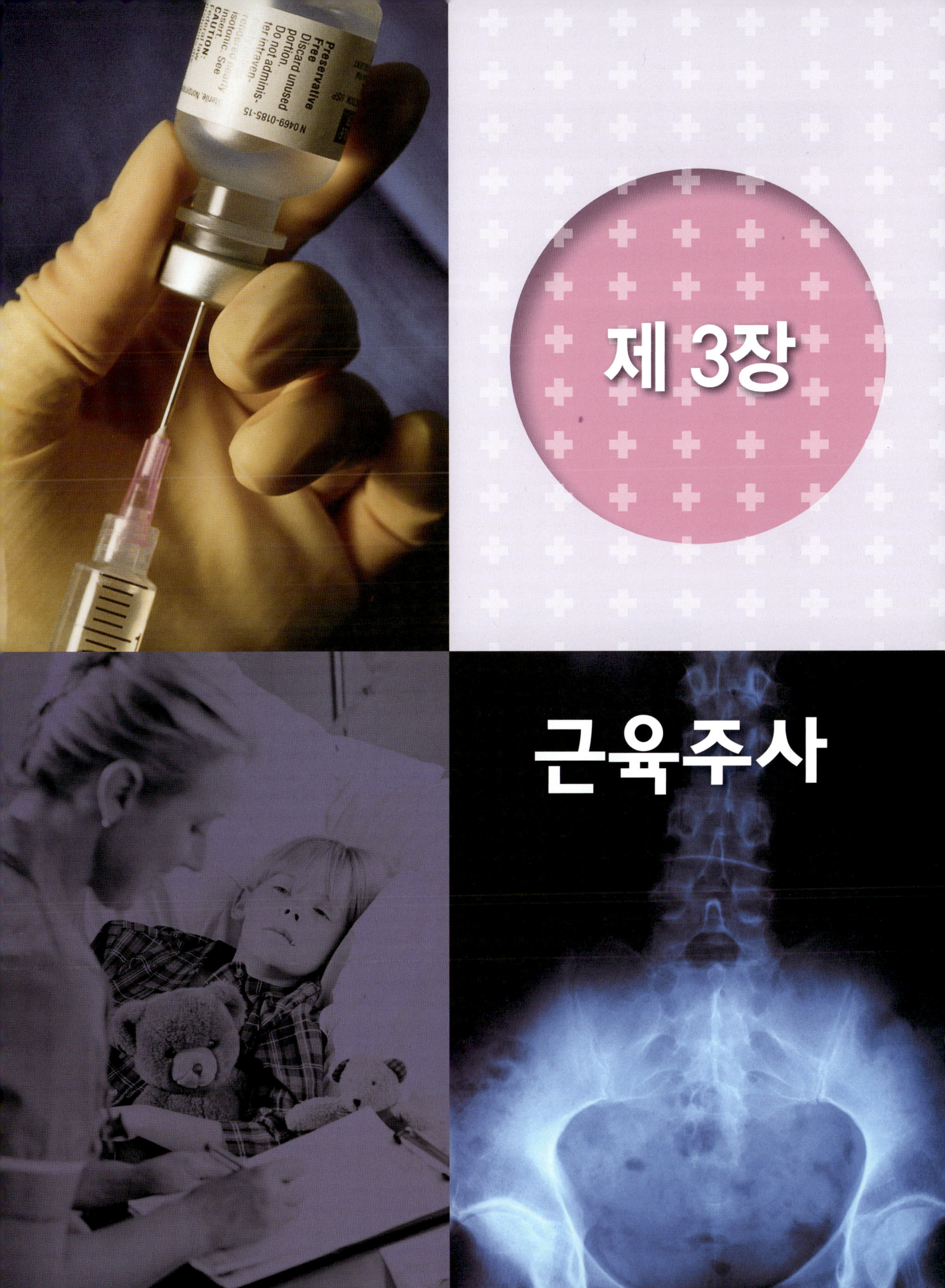

제 3장 근육주사

제 3장 근육주사

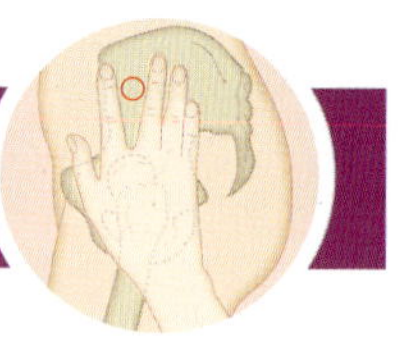

Ⅰ. 근육주사에 대하여 우선 알아야 할 지식들

1. 근육주사의 목적과 효과

근육주사의 목적은 해당 약제를 체내에 주입시키는 데 있다. 대부분의 경우 경구투여보다는 빠른 효과를 기대하며 근육주사를 하게 된다. 물론 근육주사는 정맥주사보다는 약효가 느릴 수 있으나, 그래도 약이 소화관(alimentary canal)을 통해 흡수되어 작용하는 것보다는 직접적으로 체내에 약리기전을 작용하게 되므로 효과가 빠를 수 있다.

예를 들어 감기로 인하여 발열(febricity)이 심해서 몸살이 동반된 경우 경구로 해열제를 복용하여 체온을 떨어뜨릴 수 있지만, 해열제를 근육주사하는 경우는 좀 더 빠른 해열 효과를 가져올 수 있다.

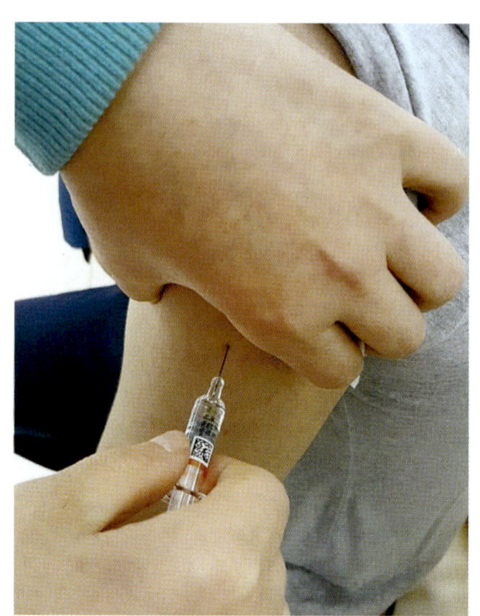

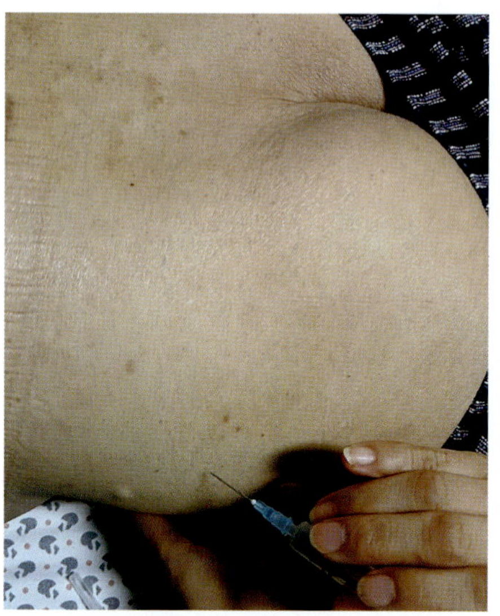

[그림 3-1] 삼각근(좌측)과 둔부(우측)의 근육주사 예시: 삼각근에 시행하는 근육주사는 주로 성인의 예방접종에 사용되며, 둔부에 시행하는 근육주사는 예방접종을 제외한 거의 모든 주사액의 근육주사에 사용된다. 만약, 본문의 예시처럼 해열제를 투여하는 경우 둔부에 근육주사(IM)하는 것이 적합하다.

2. 근육주사의 정의

근육주사(筋肉注射)란 영어로는 intramuscular injection인데 보통은 줄여서 IM 이라 표현하며, 단어 뜻 그대로 근육에 주사를 놓는 것을 의미한다. 약제를 투여하는 주사법 중에서 가장 많이 쓰이는 방법 중 한 가지이다.

근육(muscle)은 몸의 조직 중에서 비교적 혈류가 풍부하고 간질액(interstitial fluid)의 순환이 좋다. 근육의 이러한 특성 때문에 투여된 주사액은 비교적 빠른 속도로 혈액으로 이동하게 되며, 이러한 확산 속도는 정맥주사에 비해서는 느리지만 피하주사 보다는 빠르다.

확산 속도: 정맥주사 > 근육주사 > 피하주사

플러스 tip

3장부터 6장은 주사하는 해부학적 부위가 제 각각 다르지만(3장은 근육/4장은 피하/5장은 피내/6장은 정맥), 결국 주사기를 사용한다는 공통점이 있다. 따라서, 본격적인 내용을 소개하기 전에 그림을 통해 주사의 구조에 대해서 간단히 보여드릴 테니 참고하시길 바란다. [주사기에 따라서는 다소 차이가 있을 수 있음]

주사기 부위와 명칭

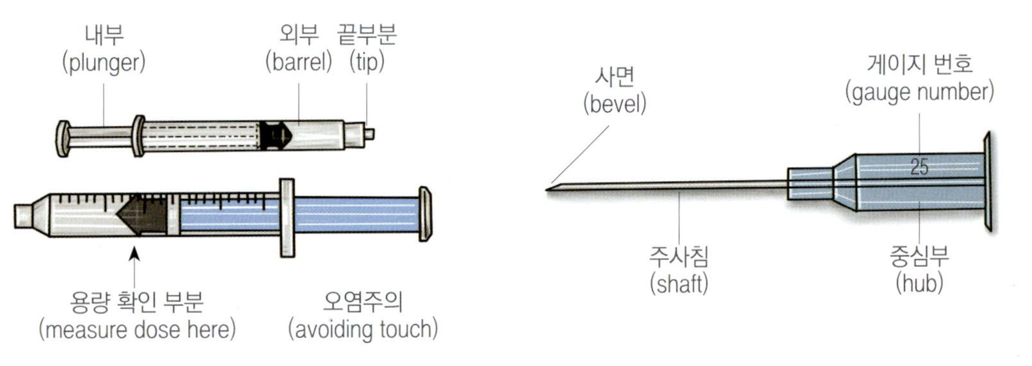

coffee break

Series ❶

여러분이 실제로 임상에서 간호업무를 하다 보면 의사선생님들이 "OOO 간호사선생님, A약을 IM으로 주세요."라는 말을 흔히 듣게 됩니다. 바쁘게 돌아가는 병원에서는 자연스럽게 약어를 많이 쓰게 되는데, 어떤 경우에 어떤 약어를 쓰는지, 원래의 뜻은 무엇인지 잘 알아 두고 있으면 업무에 많은 도움이 됩니다.

3. 근육주사 처방의 이해

보통 의사 선생님들은 투약지시를 수기 또는 전산으로 처방하게 된다. 이때 다음과 같은 표현(앞에서 나온 IM)이 있으면 근육주사의 처방이 있다고 확인할 수 있다.

[확인]

Diclofenac 1 amp. IM

그리고 위의 투약지시에 대한 이해는 다음과 같다.

[이해]

"아, 디클로페낙 1앰플을 근육주사로 환자에게 투여하라는 얘기구나"

의사들의 근육주사 처방에 대해서 예시와 함께 좀 더 자세히 알아보면 다음과 같다.

예시)

Diclofenac 1 amp. IM
① ② ③

해석)

① 보통 환자에게 투여되는 약제 기술: 여기서 diclofenac은 대표적인 NSAID(non-steroidal anti-inflammatory drug, 비스테로이드성 항염제)이며 진통소염해열 작용이 있어서, 감기(특히 발열)나 통증이 있는 환자에게 주로 투여된다.

② 용량 의미: 앞의 경구투약에서 T는 tablet의 줄임말로 알약, C는 capsule의 줄임말로, 캡슐약을 나타냈던 것처럼 주사에서는 amp.라는 용어를 자주 사용한다. amp.는 앰플(ample)이라는 뜻으로 주사제의 기본이 되는 단위이다. 여기서는 1 앰플을 환자에게 투여하라는 의미이다. [주사에서는 바이알(vial) 용어도 사용되는데 앰플과 바이알의 차이에 대해서는 다음 질문에서 알아보도록 한다.]

③ 투여경로 의미: IM은 근육주사를 나타내는 표현이다.

4. 앰플(ample)과 바이알(vial)의 차이

앰플과 바이알을 단순하게 이해하자면 주사액으로 사용되는 물질을 담는 용기로 생각하면 된다. 각각에 대한 자세한 설명은 다음과 같다.

1) 앰플 주사제: 앰플은 일반적으로 정해진 용량의 액체 상태의 약물을 용기에 충전 후 생산 공정을 통

해 밀봉한 것으로, 사용 전에 반드시 절단해야 한다는 특징이 있다. 이러한 앰플은 용기의 재질에 따라 유리앰플과 플라스틱앰플로 나뉘며 보통의 경우는 유리앰플이 흔하게 사용된다. [그림 3-2]

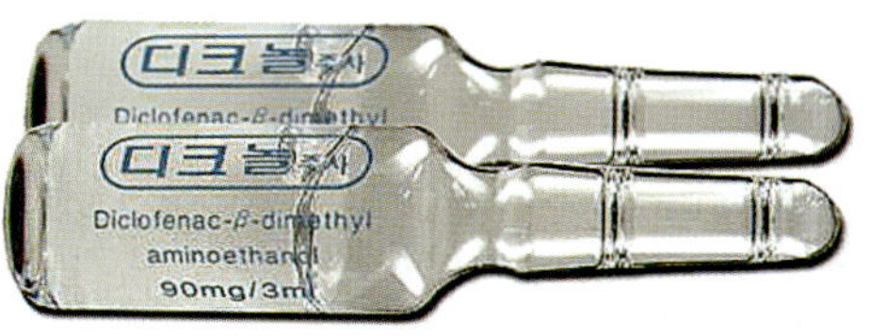

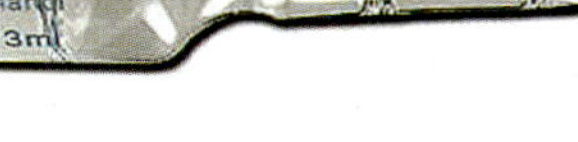

① 유리앰플 ② 플라스틱앰플

[그림 3-2] 앰플의 종류

2) **바이알 주사제:** 바이알(작은 병, vial)은 플라스틱 또는 유리 재질로 된 용기에 가루 또는 액체 상태의 약물을 담고 윗부분을 주로 금속 링에 의해 고정된 고무마개로 막아 밀봉한 제품을 지칭하며, 보통의 경우 유리용기가 흔하게 사용된다. 이때 바이알 용기에 담겨 있는 물질이 가루인 경우 식염수를 주입하여 흔들어 액체 상태로 만든 후 주사기로 뽑아서 사용한다. [그림 3-3]

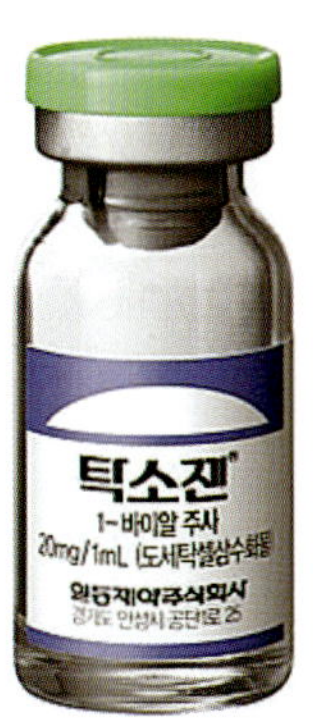

[그림 3-3] 대표적인 바이알의 모습

앰플과 바이알의 차이에서 앰플의 경우는 용기의 특성상 용기의 윗부분을 절단한 후 주사기를 삽입하여 용액을 흡인해야 사용할 수 있으며, 이에 반해 바이알의 경우 뚜껑을 개봉한 후 주사침을 바이알 안으로 삽입하여 흡인하면 사용할 수 있다는 점을 들 수 있다.

앰플과 바이알에 대한 보다 자세한 내용은 식품의약안정처(http://www.mfds.go.kr)에서 2016년 5월 발간한 주사제 안전사용 가이드라인에 소개되어 있다.

플러스 tip

바이알 사용법

- 바이알(vial)은 유리병 고무마개를 알루미늄 등의 캡으로 싼 것이다.
- 뚜껑에는 바늘을 여러 차례 찌를 수 있으므로 필요한 양만 빼낼 수 있다.

❶ 뚜껑을 벗긴다.

• 플라스틱 뚜껑을 벗긴다.

❷ 소독한다.

• 알코올 솜으로 소독한다.

❷ 고무마개에 바늘을 찌른다.

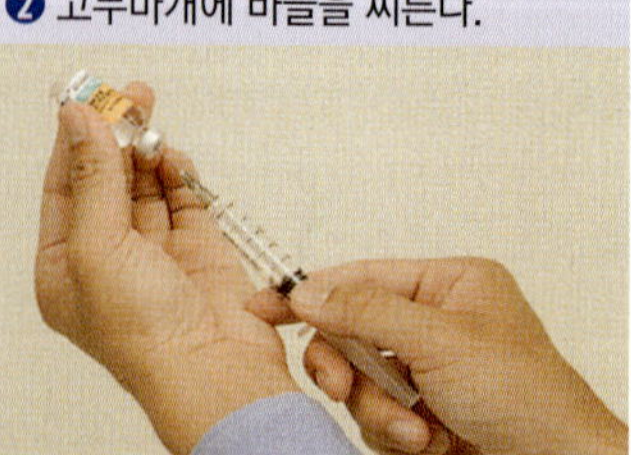

• 고무마개의 중앙을 뚜껑에 수직으로 하여 바늘을 찌른다.

❸ 바이알 내에 공기를 넣는다.

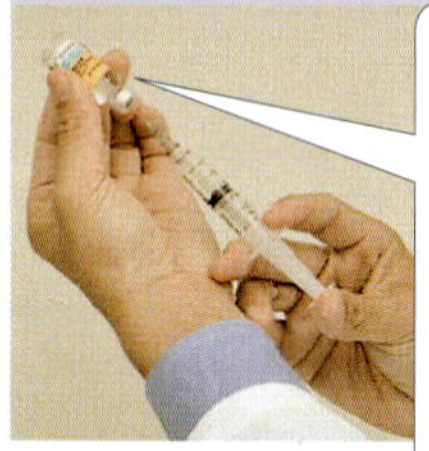

공기

• 바늘 끝은 액면 위

• 바늘이 주사액 안에 들어 있는 상태에서 공기를 넣으면 주사액에 거품이 일게 되므로 액면의 위로 낸다.

❹ 주사액을 흡인한다.

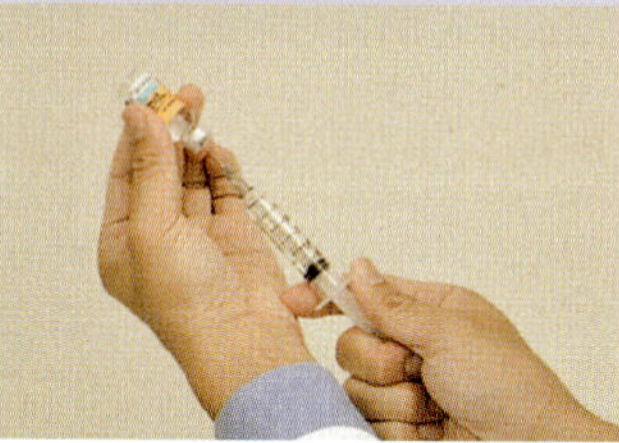

• 안에 공기가 들어가면 양압이 되어 주사액을 흡인할 수 있게 된다.
• 양이 많을 때에는 공기와 약물을 교대로 넣고 빼고 하면 좋다.

❺ 바늘을 바이알에서 뺀다.

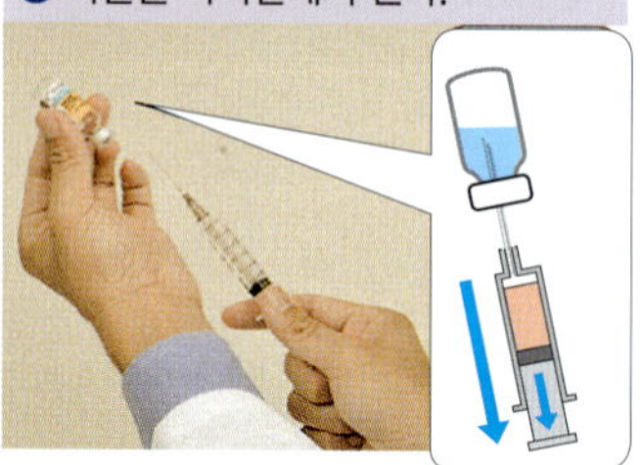

• 바늘을 뺄 때 주사액이 튀는 경우가 있으므로 주사기를 약간 당기면서 바늘을 뺀다.

코어링

- 코어링(coring)이란 바이알이나 수액제제의 고무마개에 주삿바늘을 비스듬하게 찔렀을 때 주삿바늘에 의해 깎인 고무절편이 주사액 중에 섞여 버리는 것을 말한다.
- 코어링을 예방하기 위해 주삿바늘을 수직으로 꽂고, 돌리면서 꽂지 않으며, 동일 부위에 꽂지 않는 등의 방법이 중요하다.

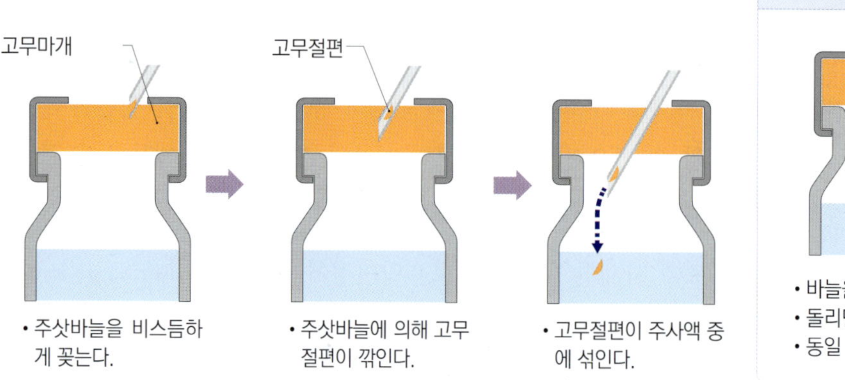

• 주삿바늘을 비스듬하게 꽂는다.

• 주삿바늘에 의해 고무절편이 깎인다.

• 고무절편이 주사액 중에 섞인다.

코어링 방지

• 바늘을 수직으로 꽂는다.
• 돌리면서 꽂지 않는다.
• 동일 부위에 꽂지 않는다.

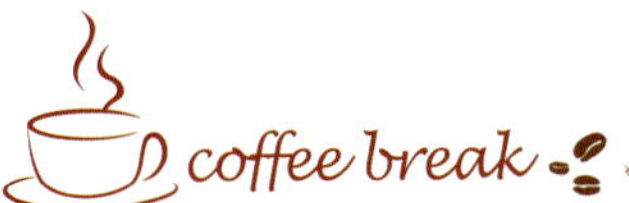

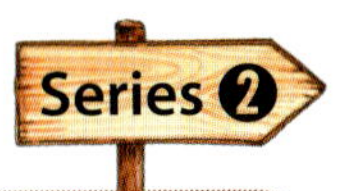

앞에서 앰플(ample)을 보셨습니까? 일반적으로 대부분의 주사제는 유리앰플 안에 들어 있습니다. 따라서 이러한 앰플에 들어 있는 주사액을 근육이나 정맥에 주사하기 위해서는 개봉을 해야 합니다. 이때 앰플은 유리이기 때문에 잘못 개봉하면 유리파편들이 주사액 안으로 들어갈 수도 있고, 또 간호사 여러분들이 다칠 수도 있습니다. 그래서 여러분 스스로의 안전을 위해서라도 앰플을 올바르게 개봉하는 법을 아래 그림을 보고 충분히 숙지하여 실수 없이 앰플을 개봉할 수 있는 실력을 기르시기 바랍니다.

• 점이 박혀 있는 곳이 앞

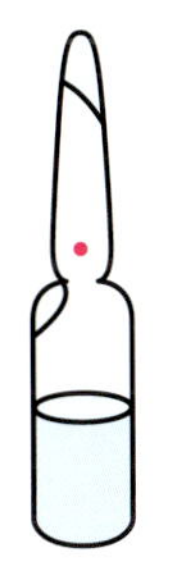

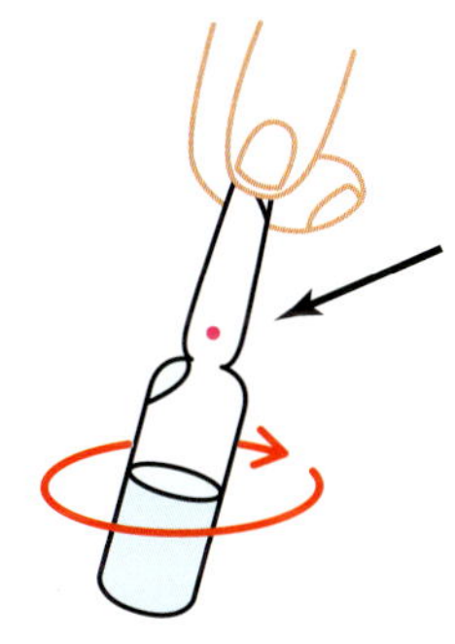

윗 부분에 들어있는 약품을 아래로 떨어뜨리기 위해서 끝을 잡고 빠르게 돌린다.
앰플의 끝부분을 손가락으로 가볍게 톡톡 친다.

• 앰플의 점이 있는 부분의 목 주위를 알코올 솜으로 감싼후 점을 엄지로 가리듯이 잡는다.

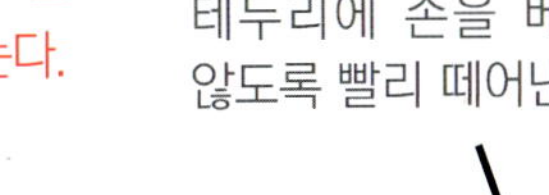

테두리에 손을 베이지 않도록 빨리 떼어낸다.

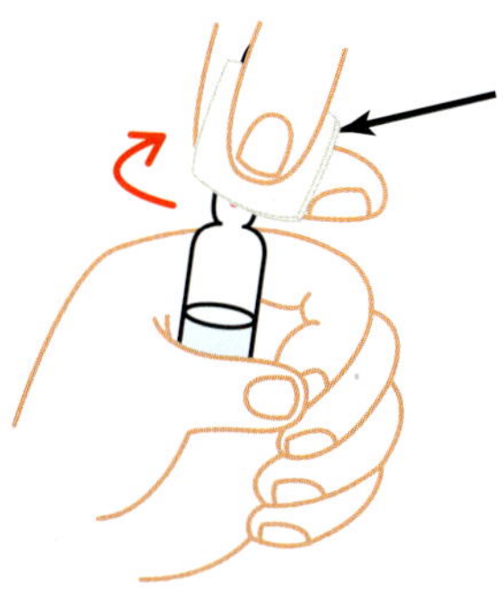

안쪽에서 바깥쪽으로 꺾는다(약간 위로 당기듯이 꺾으면 손을 베이지 않는다).

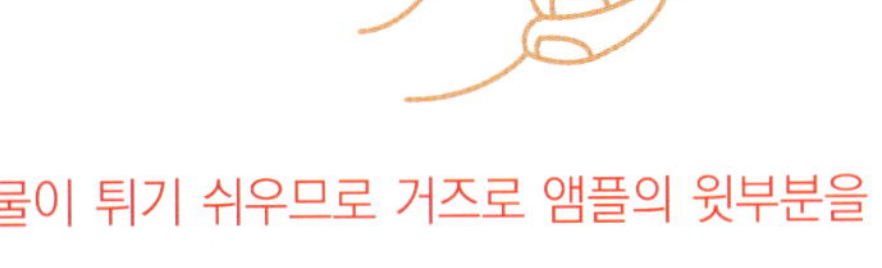

크기가 큰 앰플은 손가락을 베이기 쉽고 약물이 튀기 쉬우므로 거즈로 앰플의 윗부분을 집고 하는 것이 좋다.

• 잘못된 방법으로 절단하는 예

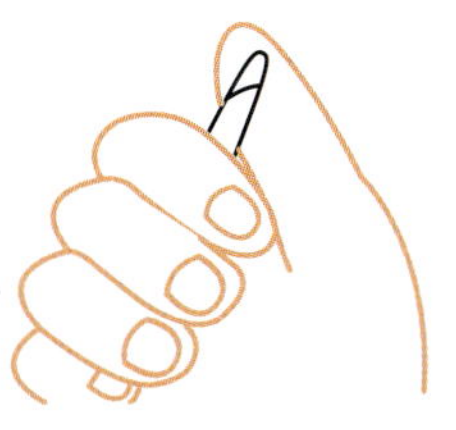

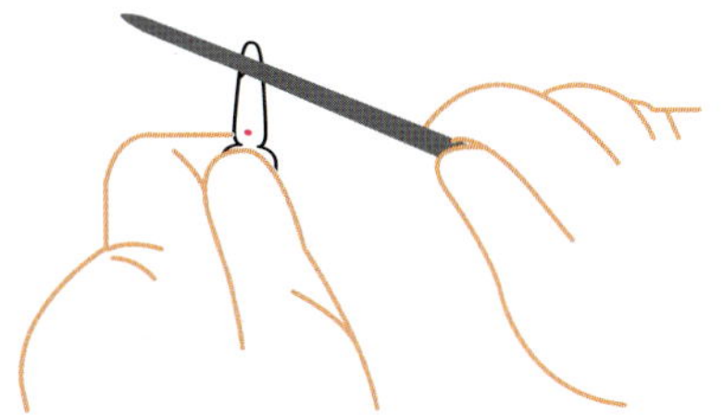

5. 두 종류의 주사액(앰플)을 한 주사기에 혼합(mix)

▶ ① 주사액들은 일반적으로 무색투명하다. 본 증례에서는 주사액들이 mix되는 모습의 시각적 효과를 극대화하기 위해 무색의 주사액(우측. 상품명 아스코르빈산으로 성분은 ascorbic acid인데, 이것이 바로 흔히 말하는 비타민C임)과 색이 있는 주사액(좌측. 상품명은 하이코민주로 성분은 hydroxocobalmin으로 비타민B_{12}를 말함)을 mix하는 증례로 설정하였다.

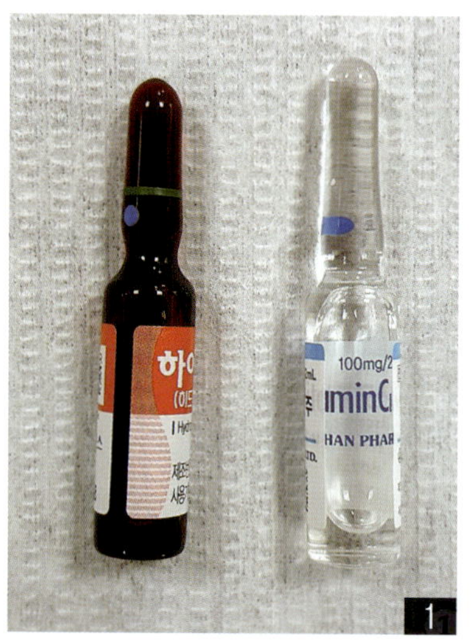

두 종류의 주사액(앰플)을 한 주사기에 혼합(mix)하는 증례

▶ ② ③ 우선 앰플의 주사액을 주사기로 옮기기 위해서는 앰플을 개봉해야 하는데 올바른 방법으로 개봉하여야 유리조각들의 부유물이 주사액에 혼합되지 않는다. 2, 3번과 같이 직접 앰플의 윗부분을 잡고 개봉하면 손이 다칠 수도 있고, 절단면이 매끄럽지 않다(3번의 빨간 점선원 참조).

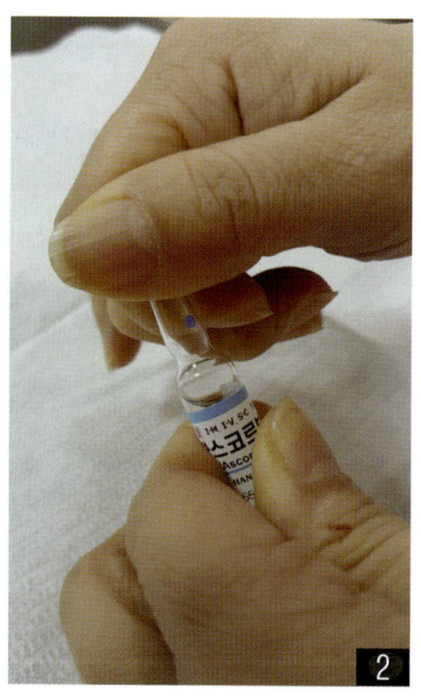

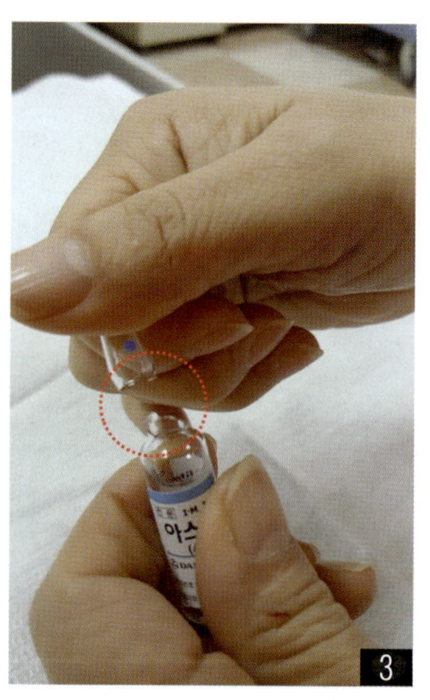

▶ ④ ⑤ 본 사진처럼 앰플의 윗부분을 소독솜 등으로 가볍게 잡고 오픈해야 손이 다칠 위험도 없고 절단면이 수평하게(5번의 노란점선 참조)하고 깔끔하게 개봉된다.

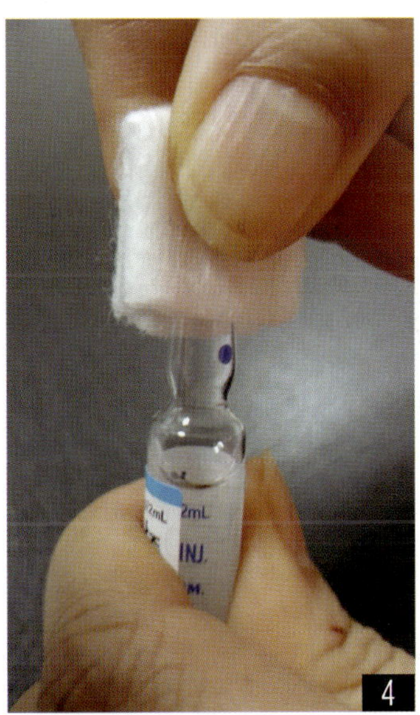
4

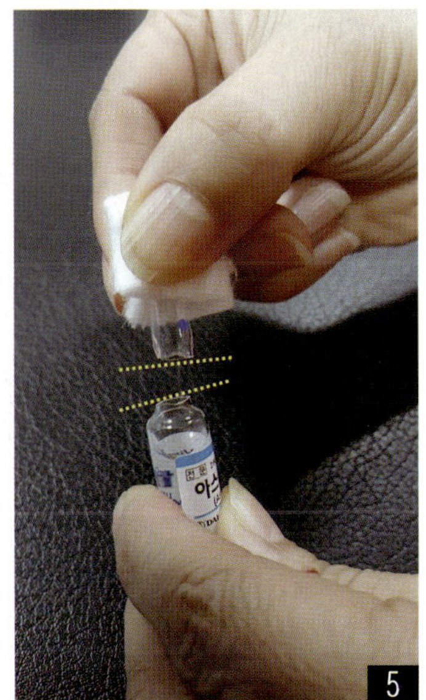
5

▶ ⑥ ⑦ 절단된 앰플에 주사기의 바늘을 삽입하고 흡인하여 주사액을 주사기로 옮기는 모습이다.

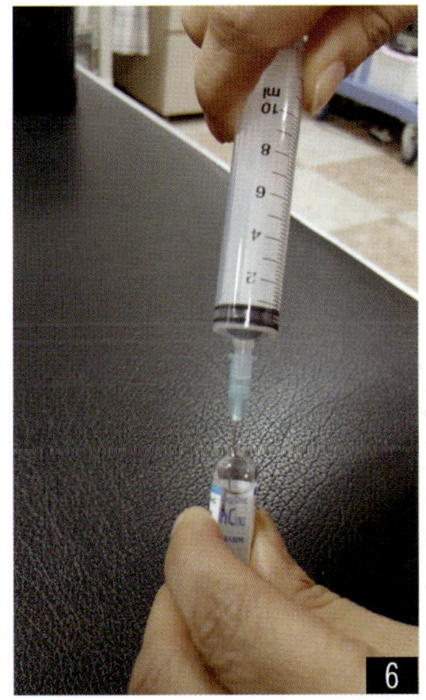
6

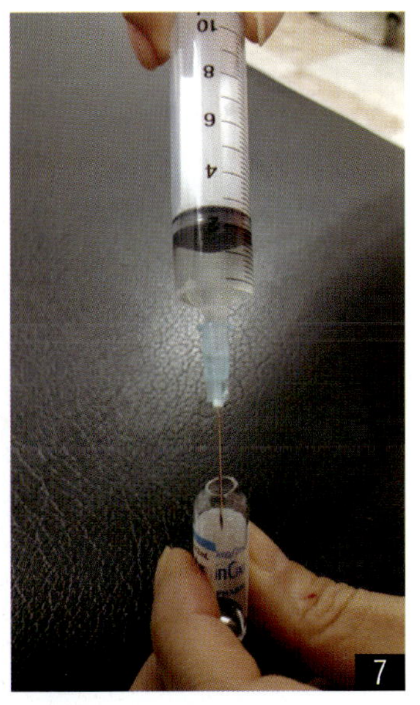
7

▶ ⑧ ⑨ 같은 주사기에 혼합하려고 하는 두번째 주사액을 담고 있는 앰플(본 증례에서는 하이코민 주임)을 개봉하는 과정이다. 첫번째 앰플의 개봉과 마찬가지로 올바른 방법으로 개봉하여야 하는데, 본 8번과 9번 사진처럼 맨손으로 잡고 앰플의 윗부분을 절단하면 다칠 수도 있고 절단면이 불규칙(9번의 빨간 점선원 참조)하여 파편(유리조각들)이 발생할 수 있으므로 주의해야 한다.

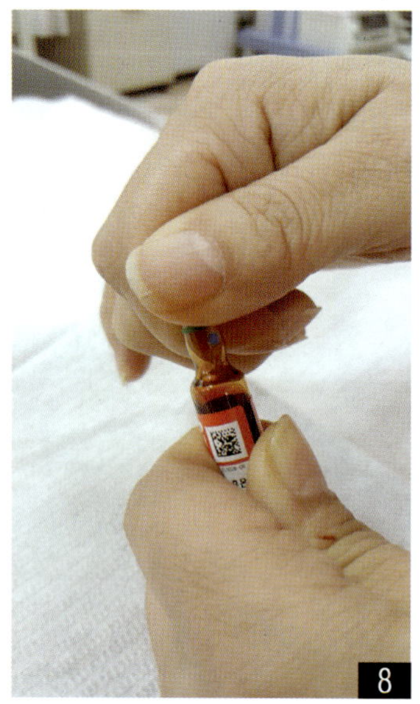
8

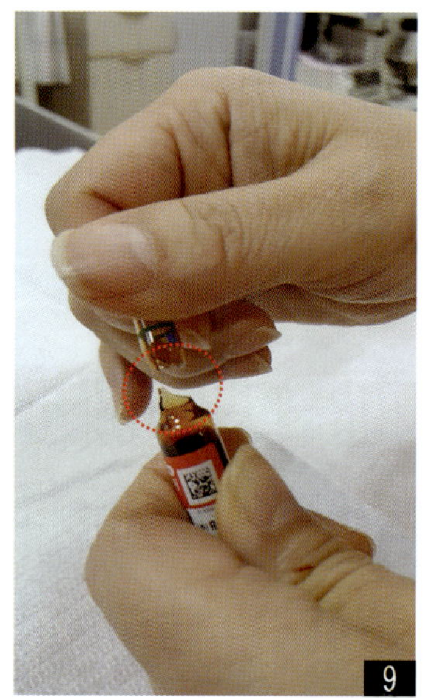
9

▶ ⑩ ⑪ 앰플의 윗부분을 소독솜 등으로 잡고 절단하는 모습이다. 이렇게 절단하여야 11번의 그림과 같이 절단면이 깨끗하게 절단(11번의 노란 점선 참조)되어 유리파편도 발생하지 않고, 손이 다칠 확률도 줄어든다.

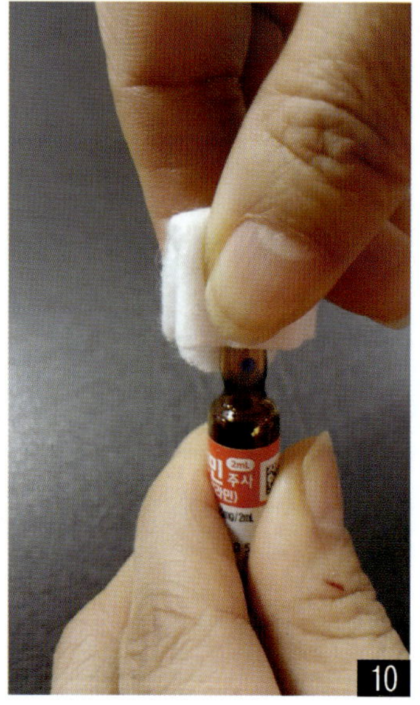
10

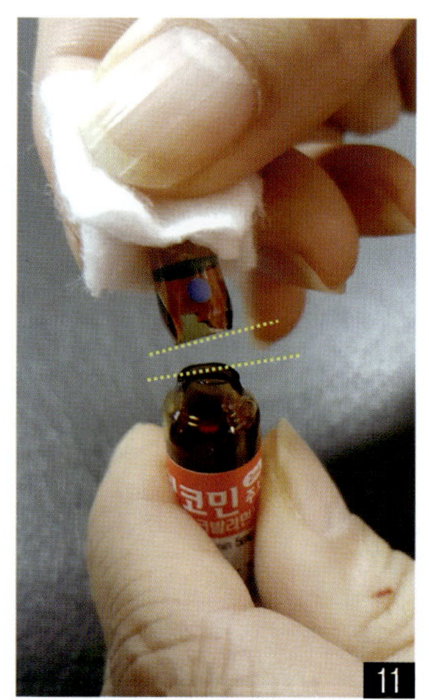
11

▶ ⑫ ⑬ ⑭ 기존의 아스코르빈산주 앰플을 담은 주사기에 추가로 하이코민주를 mix하는 모습이다. 아스코르빈주는 투명한 색깔이지만 하이코민주는 색깔(검붉은색)이 있기에 전체적으로 투명한 주사액이 서서히 검붉게 변하고 있다. 이처럼 색상이 있는 주사액과 색상이 없는 주사액을 mix할 때에는 색상이 없는 주사액을 먼저 뽑고, 그 후에 색상이 있는 주사액을 뽑는 것을 권한다.

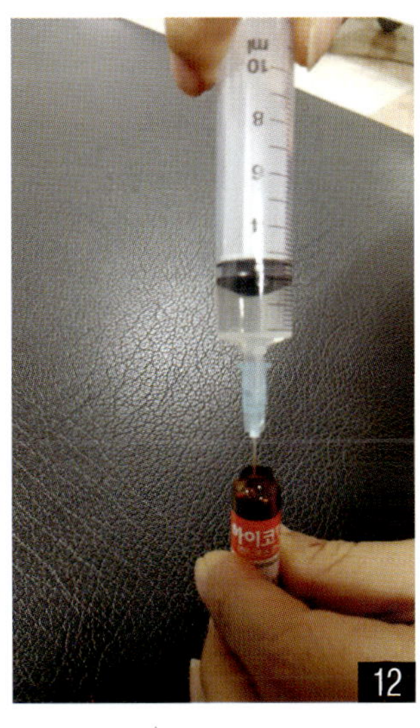

12

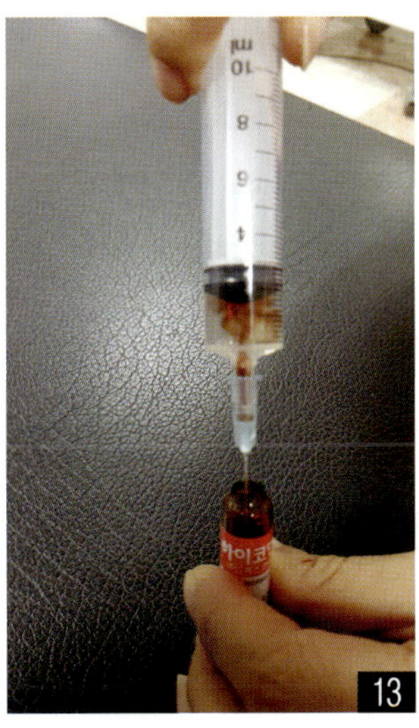

13

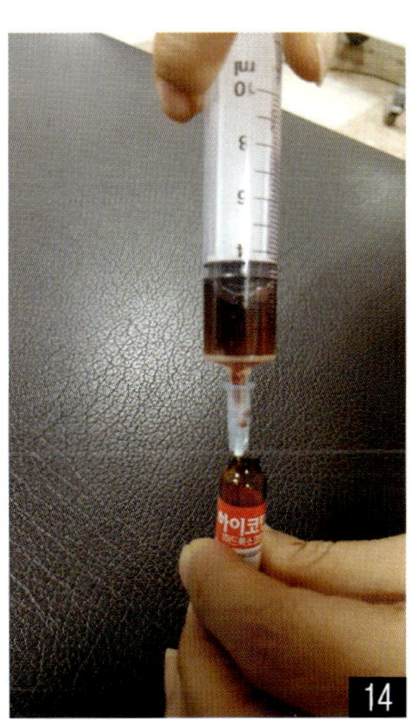

14

▶ ⑮ 두 종류의 앰플을 한주사기에 혼합한 모습이다. 실제로 임상에서 이런식으로 두 종류의 앰플을 혼합하여 주사하는 경우는 드물다. 하지만, 본 챕터의 인슐린의 혼합에 대해서 설명하면서 곁들여서 같이 설명하였으니 이점 감안하시길 바란다.

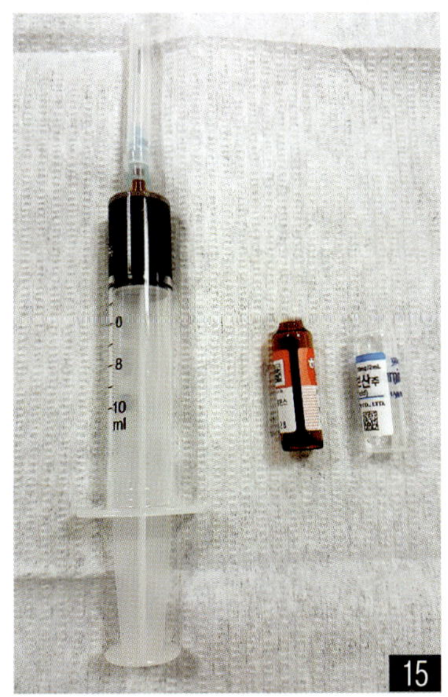

15

6. 근육주사의 신체 부위

근육주사는 이론상으로는 근육(muscle)이 있는 곳이면 어느 곳이나 주사할 수 있다. 하지만 그렇다고 해서 아무 근육에나 주사를 해서는 안 되고, 그렇게 하지도 않는다.

coffee break

Series 3

눈에도 다음 그림에서 보듯이 근육이 있습니다.

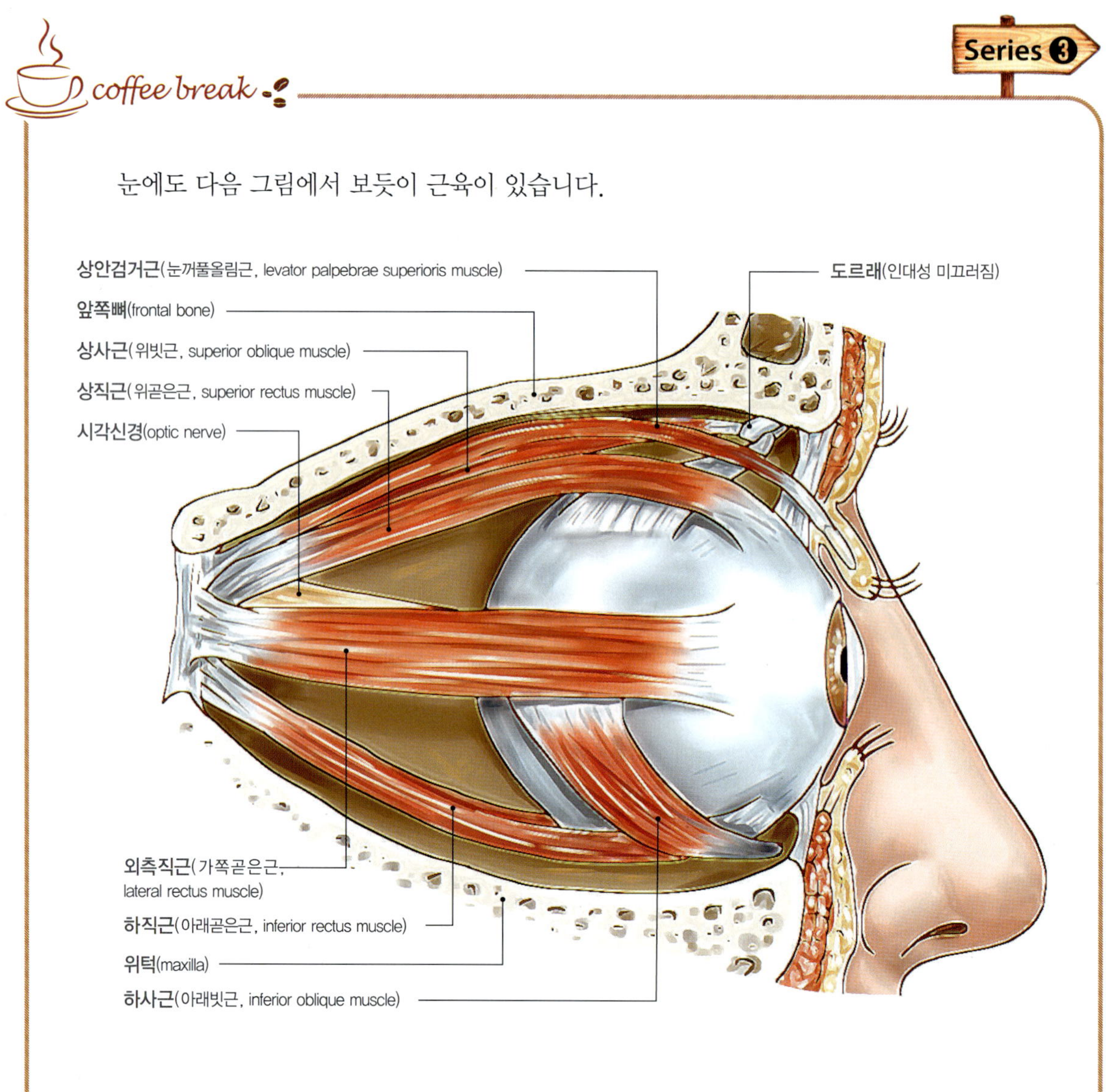

하지만 여러분 눈에 근육이 있다고 해서 "자, 환자분 열이 너무 심해서 해열(열을 낮춘다는 의미) 주사를 맞을 건데요. 눈 좀 여기다 대보세요."라고 말하는 간호사가 있을까요? (아, 물론 경우에 따라 치료목적으로 주사를 하는 경우가 아주 드물게 있지만 일반적으로 말이죠)

의사의 처방을 받아 간호사가 환자에게 근육주사를 놓는다면 어디에 놓아야 할까? 이 내용은 성취목표에도 나와 있을 만큼 중요한 내용이다. 일반적으로 환자에게 간호사들이 가장 흔하게 IM(근육주사)를 하는 부위는 다음과 같다.

1) **둔부의 복면**(ventrogluteal site)

2) **둔부의 배면**(dorsogluteal site)

3) **외측광근**(vastus lateralis muscle)

4) **대퇴직근**(rectus femoris muscle)

5) **삼각근**(deltoid muscle)

여기서 또 한 가지 중요하게 기억해 두어야 할 점은 근육주사를 놓는 부위에 다음과 같은 소견이 있는 경우에는 가급적이면 그 부위에 주사를 해서는 안 된다는 것이다.

① 조직손상 ② 결절 ③ 심한 압통 ④ 농양, 종기 등의 염증
⑤ 이전에 해당 부위 주사 시에 부작용 발생한 적이 있음

만약 상기 소견이 있는 경우에도 부득이하게 IM을 해야 하는 경우에는 처방을 낸 의사에게 반드시 알리고 의견을 구해야 한다.

7. 둔부의 복면(ventrogluteal site)에 대한 해부학적 이해

우선 둔부의 복면이라는 단어 자체가 생소하고 어려울 것이다. 따라서 단어 자체의 의미부터 주사 부위를 찾는 법, 장점 등에 대해서 차근차근 알아보자.

1) 둔부란?

둔부(臀部)는 한자어로 엉덩이를 뜻하며, 영어로는 보통 hip 또는 buttock이라는 표현을 쓰게 된다.

2) 둔부의 복면이란?

이러한 둔부에서 중둔근(gluteus medius muscle)과 소둔근(gluteus minimus muscle)을 포함하는 부위이다. [그림 3-4]

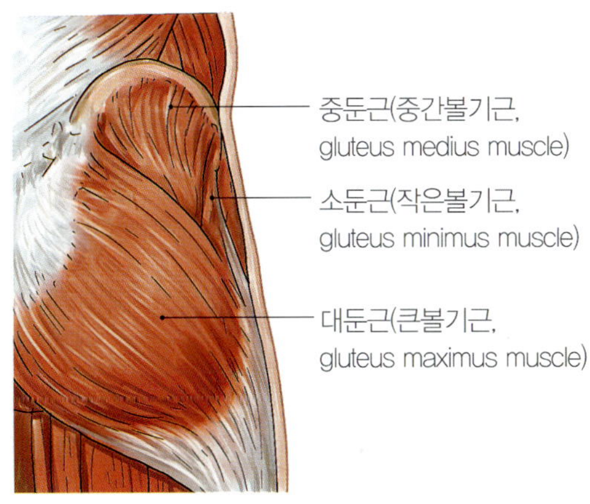

[그림 3-4] 둔부의 복면

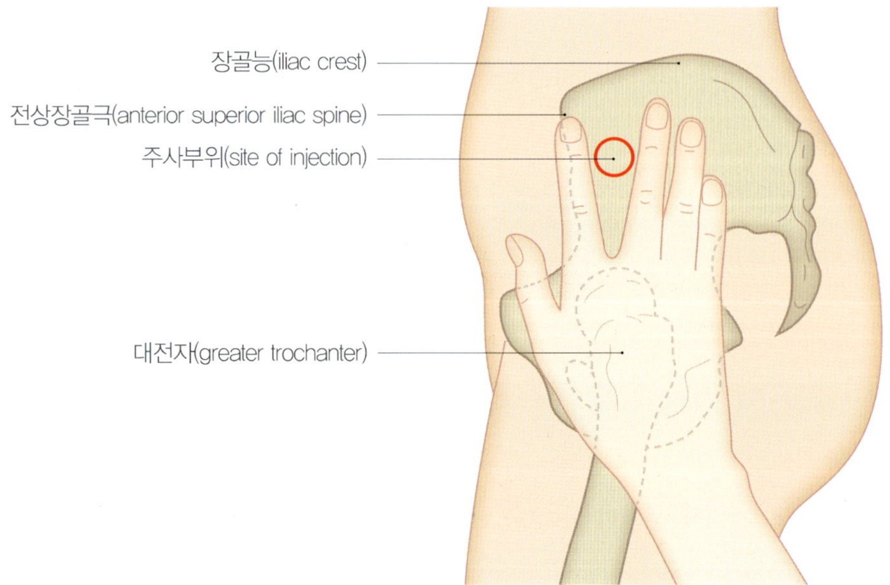

[그림 3-5] 둔부의 복면에 주사 놓는 부위를 선정하는 모습(좌측 엉덩이)

3) 둔부의 복면에서 주사 부위를 찾는 방법은?

임상에서 근육주사를 위해 이 부위를 쉽게 찾는 방법은 손바닥을 대퇴골(femur)의 대전자(greater trochanter) 위치에 올려두고, 둘째 손가락과 셋째 손가락을 벌리는데 이때 둘째 손가락을 전상장골극(anterior superior iliac spine, ASIS)에 놓은 상태에서 셋째 손가락을 장골능(iliac crest)을 따라 벌려놓으면 된다. 이때 생기는 삼각부위가 바로 주사 부위이다. [그림 3-5]

좌측 둔부의 경우는 오른손을, 우측 둔부의 경우는 왼손을 이용하여 주사 부위를 결정하면 된다. 환자의 자세는 무릎을 가슴 쪽으로 약간 구부린 자세가 좋다.

4) 특징은?

① 상기 부위는 7개월 이상 모든 대상자에게 적용할 수 있는 주사 부위이다.

② 큰 신경과 혈관이 없고, 지방조직도 적게 분포되어 있다.

③ 근육이 두툼하게 있고 뼈조직과도 멀기 때문에 근육주사를 놓기 적합하다.

④ 변실금, 요실금이 있는 환자에게도 상기 부위는 비교적 대소변의 오염이 적은 부위이다.

⑤ 골(뼈, bone) 돌출부에 의해 쉽게 찾을 수 있다.

8. 근육주사 부위별 특징

이 부분은 평가항목에는 없지만 실제로 간호업무를 함에 있어서는 중요하기 때문에 그림과 함께 자세히 설명하도록 하겠다.

1) 둔부의 배면 부위(dorsogluteal site)

① 위치: 둔부를 4등분으로 나누었을 때 바깥 윗쪽(상외측) 부위이다. [후상장골극(posterior superior iliac crest, PSIS)과 대퇴골(femur)의 대전자(greater trochanter)를 연결한 선의 상외측(바깥 윗쪽) 부위임], 둔부의 중둔근과 대둔근을 포함한다. [그림 3-6]

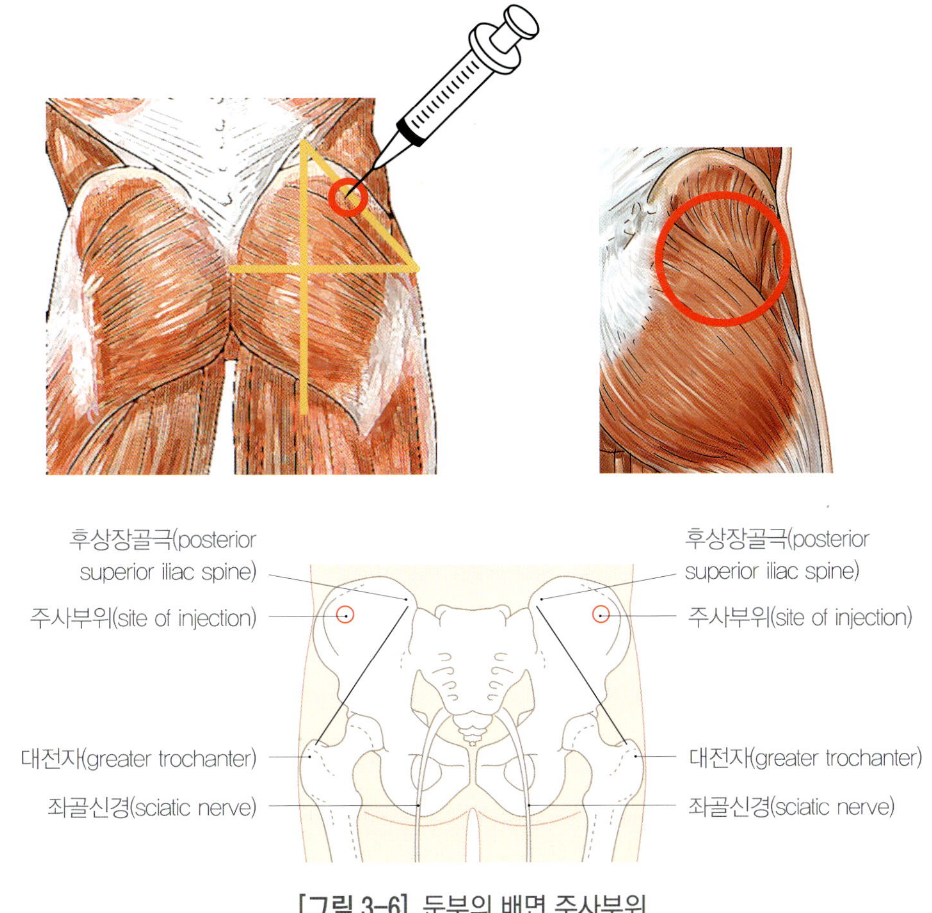

[그림 3-6] 둔부의 배면 주사부위

② 연령: 최소 3세 이상의 아동에게 적용해야 한다. 3세 미만은 대둔근(gluteus maximus muscle)이 작고 덜 발달되어서 적용해서는 안 된다.

③ 특징: 부위를 정확히 선정한다면 좌골신경(궁둥신경, sciatic nerve)의 손상은 피할 수 있다. 일반적으로 임상에서 가장 흔히 사용되는 근육주사 부위이다.

2) **외측광근 부위**(vastus lateralis site)

① 위치: 외측광근은 관절 전체를 덮고 있지는 못하다. 주로 대퇴골(femur)의 앞쪽 중간에서 옆쪽 중간까지 덮고 있다. 외측광근은 가로와 세로로 3등분하여, 주사는 가로 3등분 중 바깥쪽에, 세로 3등분 중 중간 지점에 놓는다. [그림 3-7]

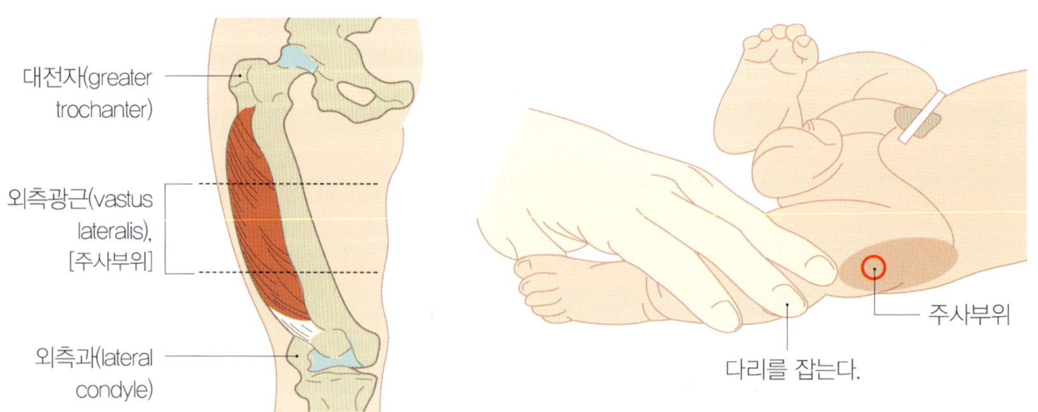

[그림 3-7] 외측광근 외측광근 근육주사부위

② 연령: 소아의 경우 둔근(엉덩이 근육)이 덜 발달되었기에 이 부위가 더욱 유용히 이용된다.

③ 특징: 외측광근도 근육주사에서 종종 이용되는 부위이다. 주로 소아의(근육주사로 하는) 예방접종(vaccination)에 많이 사용된다. 상기 부위는 근육 발달이 좋고, 큰 신경이나 혈관이 없으므로 주사 시 심한 손상의 위험이 적은 부위이다. 이 부위는 앙와위(누운 자세, supine position) 혹은 좌위(앉은 자세, sitting position) 상태에서 주사하는 경우가 일반적이다.

3) **대퇴직근 부위**(rectus femoris site)

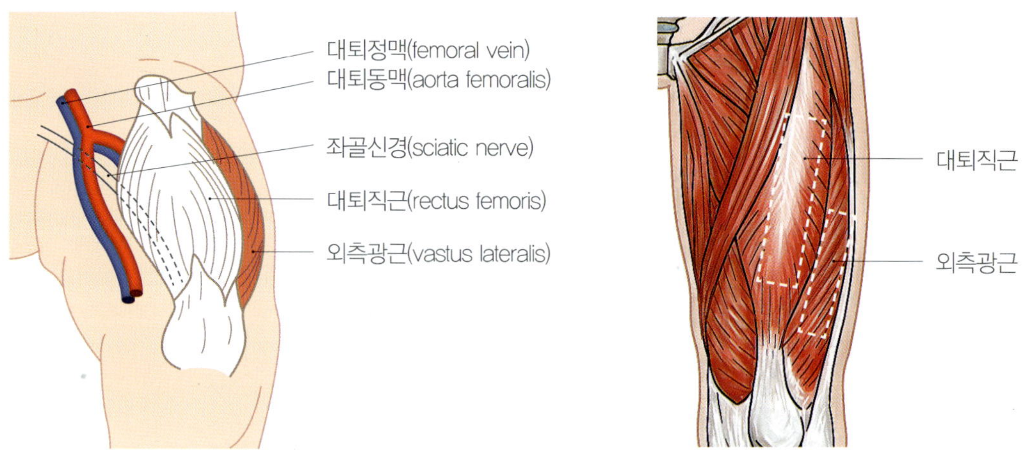

[그림 3-8] 대퇴직근(넙다리곧은근, rectus femoris muscle) 부위

① 위치: 대퇴직근은 대퇴의 앞쪽에 있는 근육으로 대퇴골의 중앙 상부에 위치해 있다. [그림 3-8]

② 연령: 성인, 아동, 영아에게 유용히 사용된다.

③ 특징: 이론상으로는 혼자서도 주사가 가능하나 그런 경우는 거의 없고, 이 부위에 주사를 맞을 경우는 걸을 때 주사 부위가 당길 수 있다는 단점이 있다. 따라서 이 부위는 일반적으로는 주사하지 않고 다른 부위에 주사할 곳이 없을 때 마지 못해 이용되는 경우가 많다.

4) 삼각근 부위(deltoid muscle site)

① 위치: 삼각근은 상완(upper arm)의 외측에 위치한다. 삼각근 위치를 찾을 때는 견봉돌기(acromion process) 하단을 찾는다. 견봉돌기 하단과 액와선(axillary line) 사이에 형성되는 역삼각형 부위가 정확한 주사 부위가 된다. 즉, 대략적으로 견봉돌기의 약 5㎝ 아래 지점을 찾으면 된다. [그림 3-9]

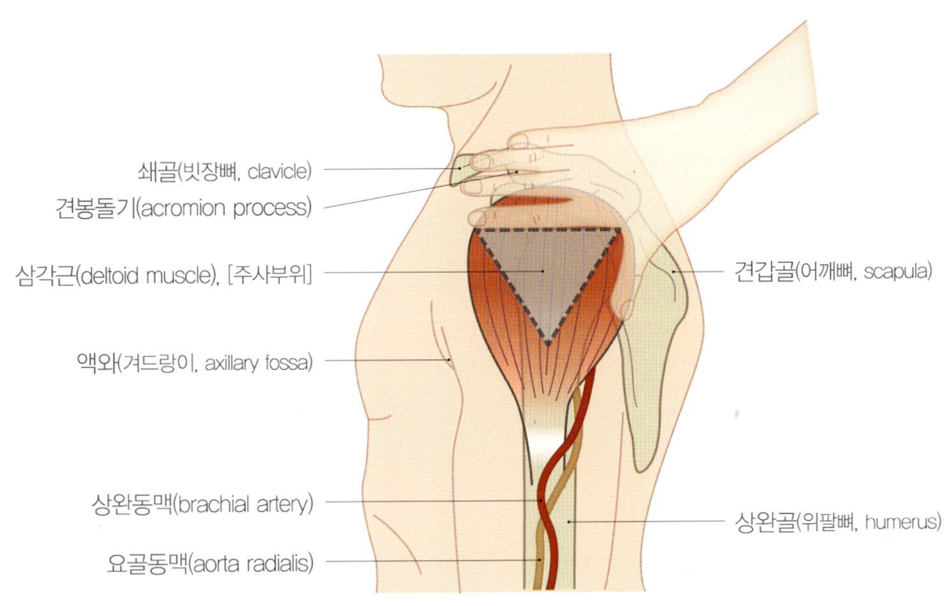

[그림 3-9] 삼각근 근육주사부위

② 연령: 주로 성인에게만 사용하고 소아에게는 절대로 사용해서는 안 된다.

③ 특징: 근육이 적기 때문에 잘 쓰지 않는 부위이며, 많은 양의 약물을 흡수할 수 없다. 보통 1mL 정도의 양만 주사가 가능하다. 또한 요골동맥(노동맥, radial artery)과 요골신경(노신경, radial nerve)을 건드릴 위험성도 있기 때문에 근육주사 시 주의할 필요가 있다.

9. 근육주사의 과정

1) 둔부의 복면 증례-1

둔부의 복면에 근육주사하는 모습으로 예방접종을 제외한 거의 모든 약제의 근육주사는 둔부에 시행하는 것이 일반적이다. 이러한 둔부는 본 증례처럼 복면(ventrogluteal site)에 주사를 시행할 수도 있고 배면(dorsogluteal site)에 시행할 수도 있는데, 여러가지 장점(뒤쪽의 Coffee break series 4를 참조) 으로 인하여 배면보다는 복면이 추천된다.

▶ ① 둔부의 근육주사할 부위를 가리키는 모습이다. 대퇴골의 대전자 부위를 기준으로 상측이 주사부위로 둔부를 중심으로 보았을 때는 상외측(측면)에 해당한다.

▶ ② 주사할 부위를 설정한 후에 알코올솜(=소독솜)으로 소독을 시행하는 모습이다. 보통은 소독솜으로 해당부위를 시계방향으로 원을 그리듯이 가볍게 닦아주면 된다.

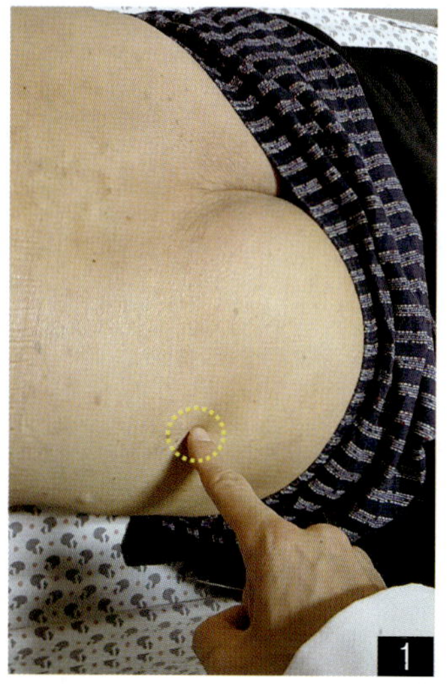
1

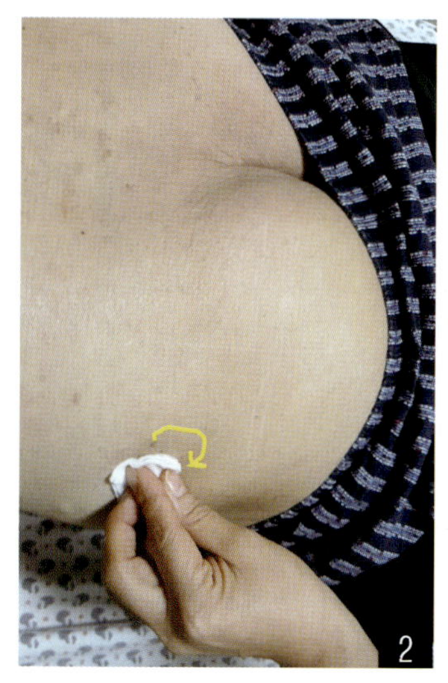
2

▶ ③ 주사할 부위에 주사기의 바늘을 위치시킨 모습이다.

▶ ④ 주삿바늘을 삽입한 모습이다. 환자의 통증을 경감하기 위해 바늘은 정확하면서도 신속하게 주사부위(둔부)에 삽입해야 한다. 본 증례처럼 둔부의 복면(측면)으로 주사하는 경우 둔부를 구성하는 근육(대둔근/중둔근/소둔근) 중에서 주로 중둔근 또는 소둔근에 주사액이 주입되게 된다.

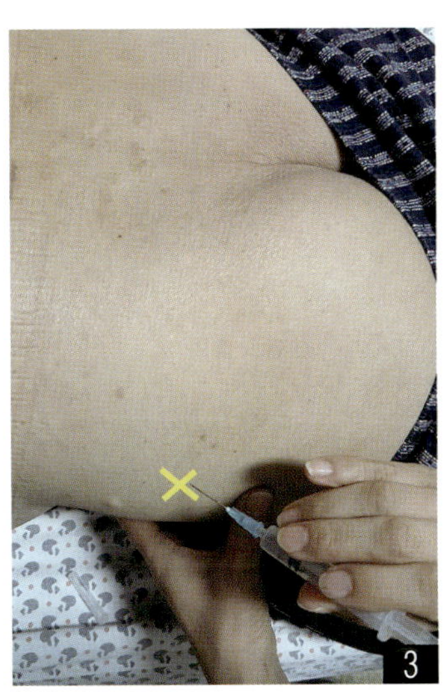
3

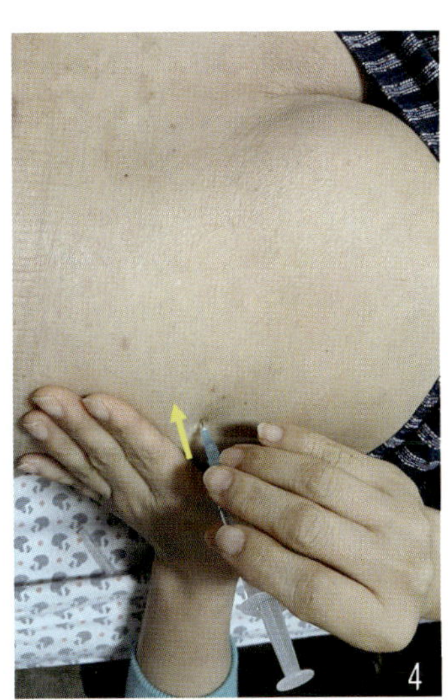
4

▶ ⑤ 바늘삽입 후 주사기로 약물을 주입하는 모습이다. 바늘삽입 후에는 반드시 흡인을 시행하여 혈액의 역류(regurgitation)가 없음을 확인한 후 약물을 주입해야 한다.

▶ ⑥ 주사기의 주사액(약물)을 모두 주입한 모습이다.

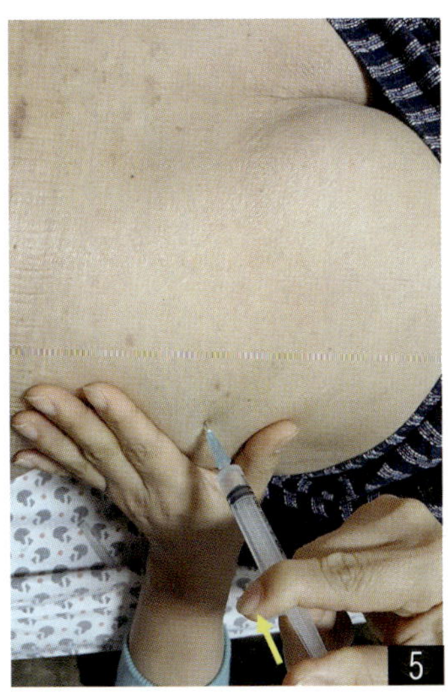
5

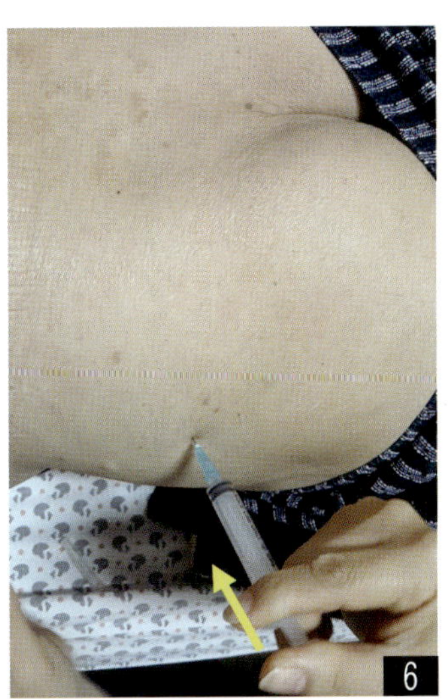
6

▶ ⑦ 주삿바늘을 주사부위에서 회수하는 모습이다. 바늘을 주사부위에서 뺄 때에는 본 사진처럼 알코올솜을 해당부위에 위치시켜서 바늘을 살짝 지탱하면서 빼는 것이 안정적이다.

▶ ⑧ 근육주사 후 해당부위를 소독솜으로 압박하는 모습이다. 근육주사 후에 출혈이 있는 경우는 극히 드물지만, 보통은 주사 후 소독솜으로 수초간 압박해주는 것이 좋다. 혹시 출혈이 발생하였더라도 사진처럼 해당부위를 수초간 압박한다면 대부분은 지혈이 된다. 만약 압박 후에도 지혈이 되지 않는 경우는 담당의에게 보고해야 한다.

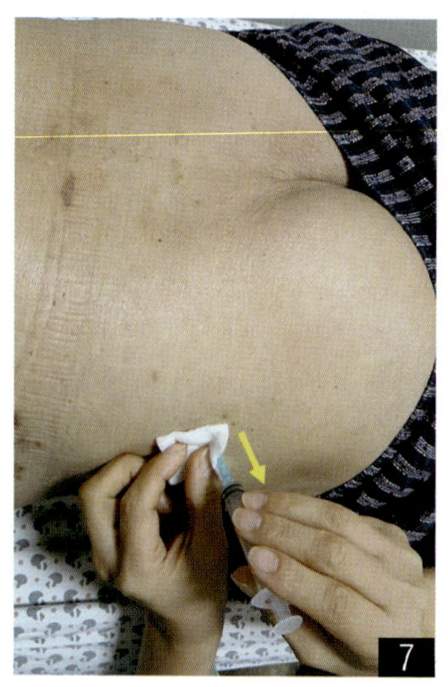

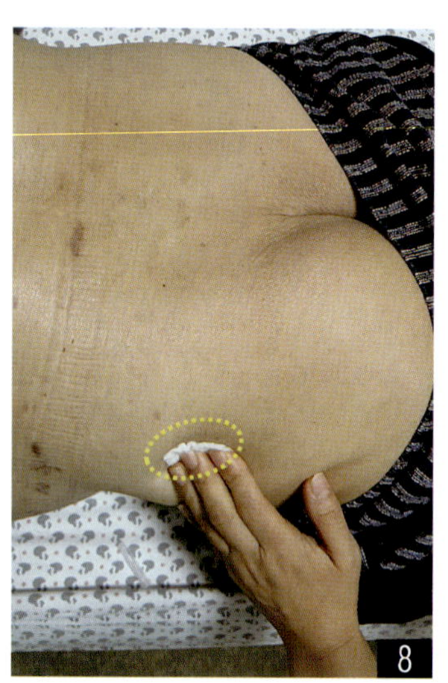

2) 둔부의 복면 증례-2

▶ ① 근육주사를 시행할 부위의 피부를 근육까지 포함해서 두텁게 잡은 모습이다. 여기서는 둔부의 복변에 주사예정이므로 대퇴골의 대전자를 중심으로 상측의 근육(중둔근과 소둔근)을 집어올린다.

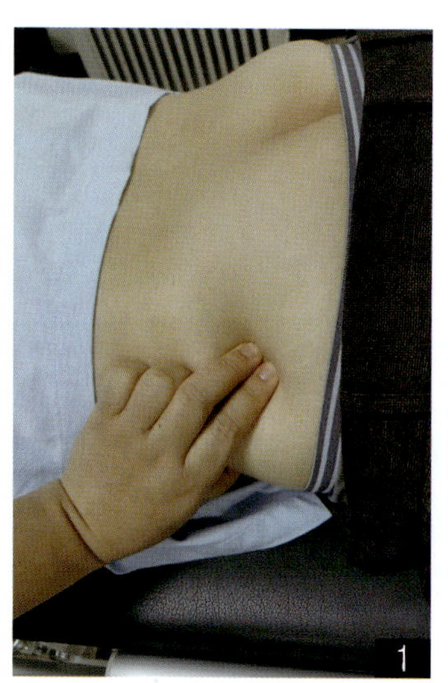

▶ ② 주사 전에 소독솜(보통은 알코올솜을 이용함)으로 가볍게 주사부위를 닦아준다는 느낌으로 소독하는 모습이다.

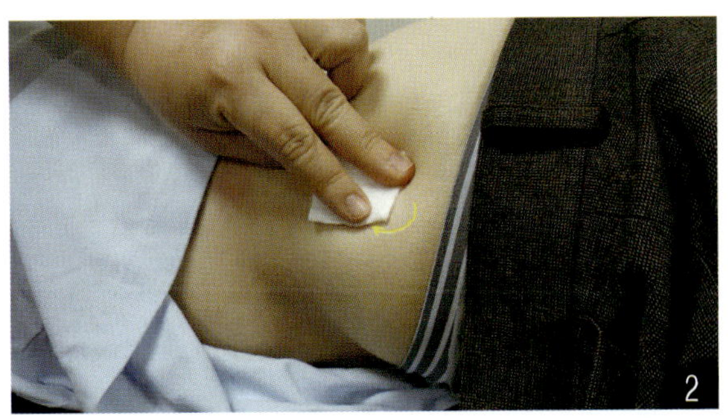

▶ ③ 해당부위(둔부의 복면)에 주삿바늘을 삽입한 모습이다. 본 증례의 경우 하이코민을 근육주사한 증례이다. 대부분의 주사액들은 무색인데 반해, 본 증례에서 사용된 하이코민의 경우 사진에서 보는 것처럼 검붉은색(dark red)인 것이 특징이다.

*여기서 하이코민은 상품명이며 성분명은 hydroxocobalamin인데, 이것은 vitamin B_{12}로서 환자에게 근육 또는 정맥주사가 가능하다. 본 증례에서는 환자에게 근육주사를 시행하였다.

▶ ④ 주사 전 실린지를 당겨 혈액의 역류 유무를 확인하는 모습이다. 혈액이 역류되지 않는 것을 확인한 후 주사해야 한다.

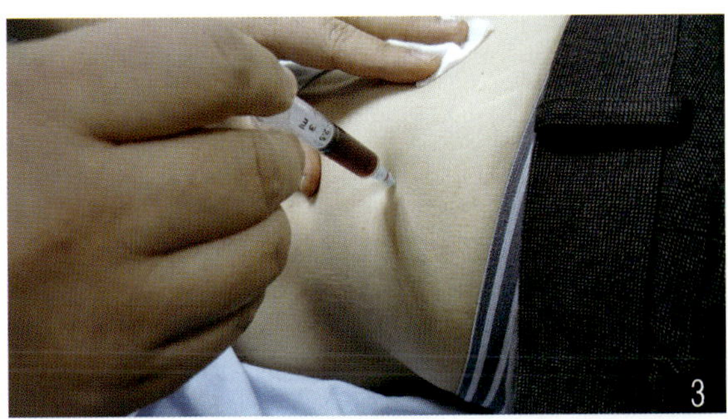

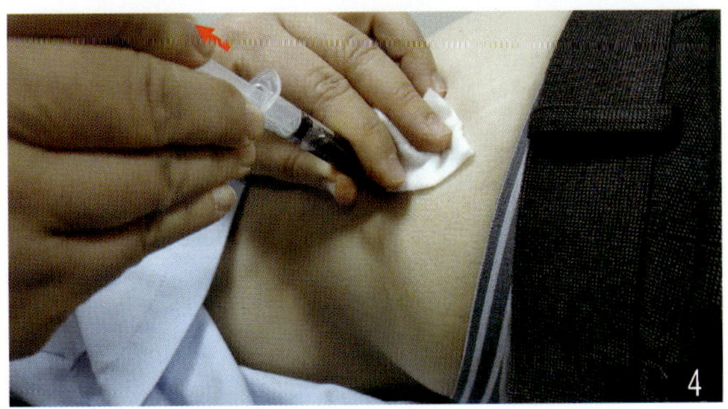

▶ ⑤ 해당 주사액(여기서는 하이코민임)을 근육주사하는 모습이다. 주사 시 강한 저항감이 느껴지거나, 환자가 이상증상(과도한 통증, 감각이상 등)을 호소하는 경우 주사를 즉시 중지해야 한다.

▶ ⑥ 주사 후에는 이처럼 수초간 주사부위를 소독솜으로 눌러주는 것이 좋다.

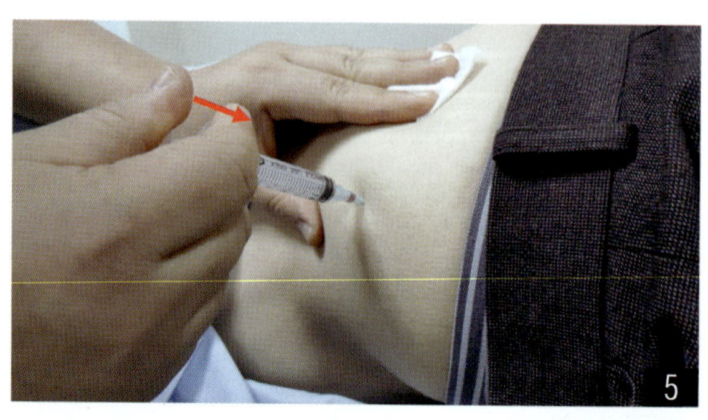

5

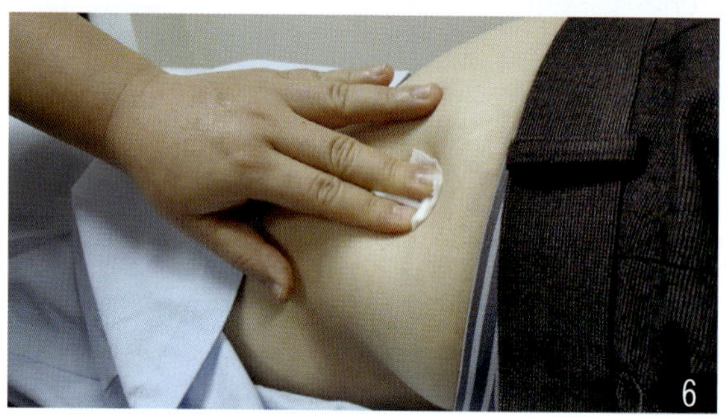

6

3) 둔부의 배면

▶ ① ② 둔부의 근육주사를 위해서는 환자의 둔부를 노출시켜야 한다. 이때 환자는 남녀를 불문하고 수치심을 느낄 수 있으므로, 주사가 가능할 정도로 최소한의 둔부만 노출시킬 필요가 있다.

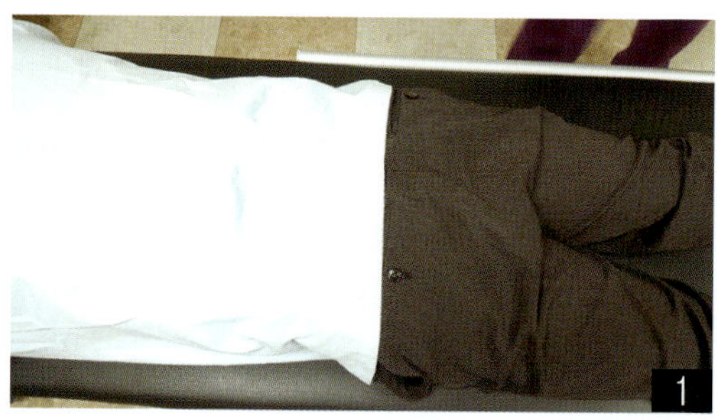

1

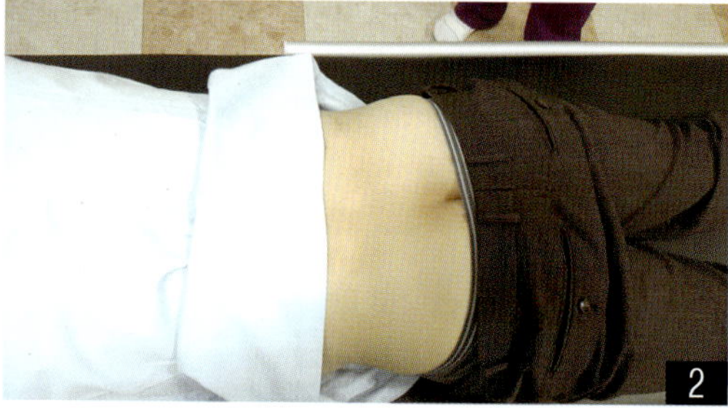

2

▶ ③ 해당 증례 환자의 둔부의 배면[dorsal site of gluteal region(=dorsogluteal site)]에서 근육 주사할 부위를 가리키는 모습이다. 둔부의 배면에서 주사부위는 둔부를 4등분으로 나누었을 때(4분법), 상외측에 해당된다.

▶ ④ 주사할 부위를 소독솜을 이용하여 가볍게 닦아준다.

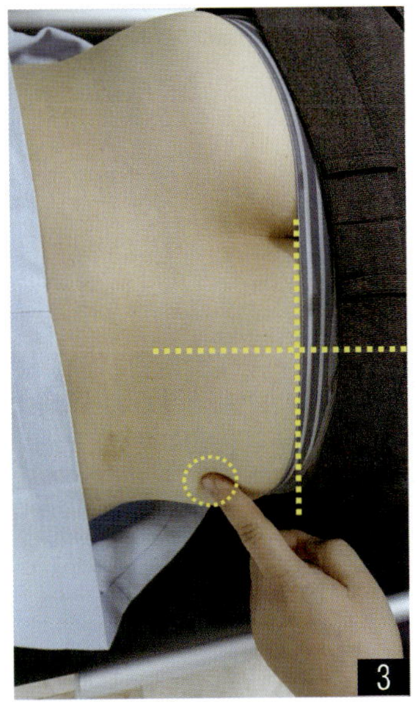

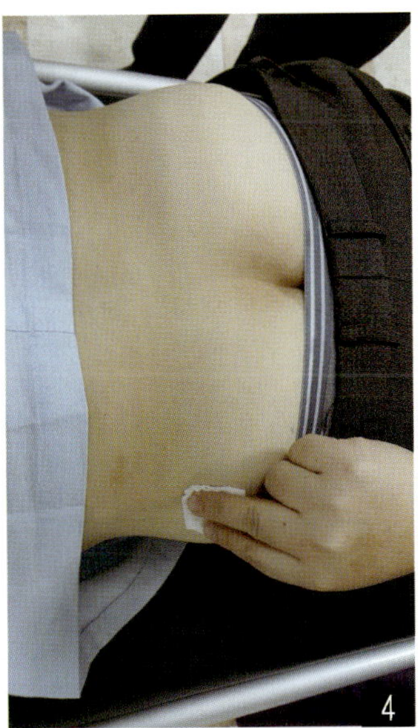

▶ ⑤ 주사할 부위에 주삿바늘을 위치시킨 모습이다.

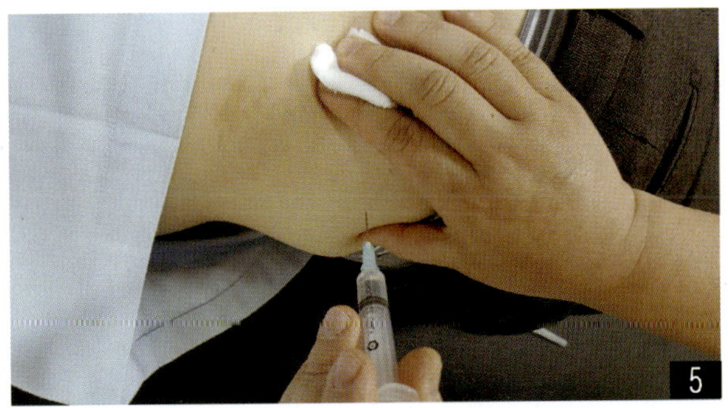

▶ ⑥ 환자의 통증을 경감시키기 위해 되도록 신속히 둔부의 근육으로 주삿바늘을 삽입한다. 둔부의 후면으로 주사할 때에는 둔부를 구성하는 근육 중 대둔근 또는 중둔근에 주사약물이 주입되게 되는 것이다.

▶ ⑦ 주사 전 음압을 걸어(실린지를 당김), 혈액의 흡인 여부를 확인하는 모습이다. 본 증례처럼 음압을 걸었을 때 주사기 안으로 어떠한 물질도 흡인되지 않고, 빈공간이 생기는게 정상이다.

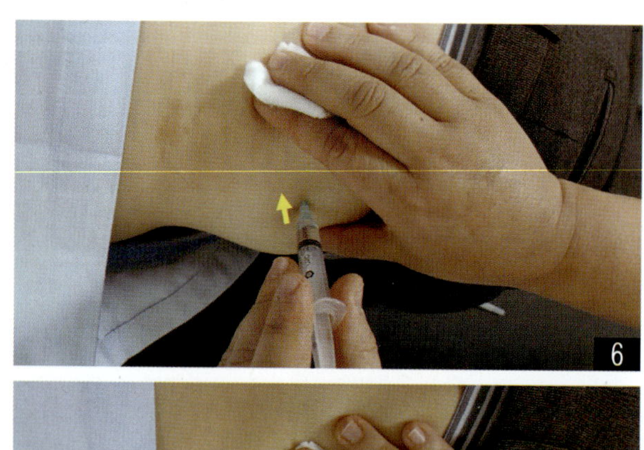
6

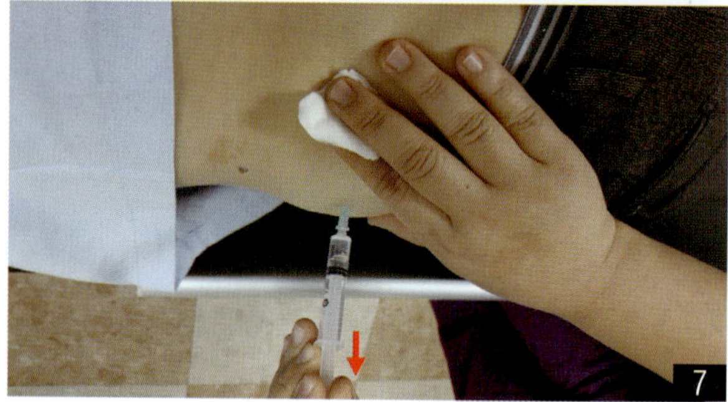
7

▶ ⑧ 주사약물을 주입하는 모습이다. 주사약물은 서서히 근육으로 투여하여야 한다.

▶ ⑨ 주사 후 주사부위를 소독솜으로 가볍게 압박하는 모습이다.

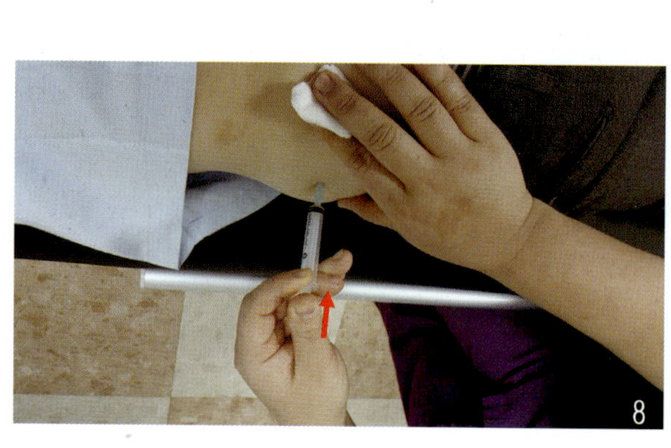
8

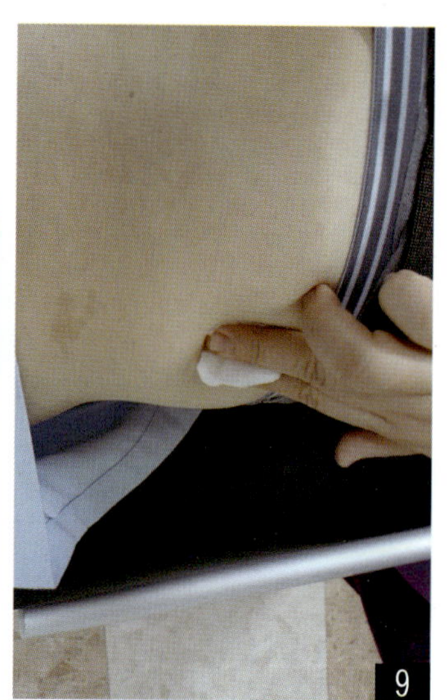
9

플러스 tip

근육주사 후에 해당부위에 약간의 피가 맺힐 수는 있지만 출혈이 지속되는 경우는 거의 없다. 만약 주사 후 출혈이 지속된다면 이것은 주사과정에서 혈관에 손상을 끼쳤을 가능성이 있다. 이때는 당황할 필요없이 해당부위에 소독솜을 이용하여 손으로 출혈이 멎을 때까지 압박해주면 된다. 근육주사 과정에서의 혈관손상은 대부분 경미하며, 정맥손상의 경우가 흔하므로 수초~수분간의 압박만으로 충분히 지혈이 가능하다.

이때(주사부위에서 출혈이 지속되는 경우) 중요한 것은 압박이 너무 불충분해서도, 또 너무 강해서도 안된다는 점이다. 출혈부위의 지혈이 지연되는 경우 피하혈종(subcutaneous hematoma)이 발생할 수 있다. 물론 이러한 피하혈종은 설사 형성되었더라도 대부분은 자연적으로 흡수되지만, 혈종이 크고 신경압박증상을 나타낼 때에는 외과적으로 혈종을 제거해야 하는 경우가 있으므로 주의해야겠다.

환자가 정상적인 신체의 지혈기능 저하시키는 항혈전제(항응고제와 항혈소판제재를 포함한 개념)인 와파린(warfarin, 대표적인 항응고제중 하나임), 다비가트란(dabigatran, 새로운 항응고제재 중 하나임), 아스피린(aspirin, 대표적인 항혈소판제 중 하나임) 등을 복용하고 있는 경우 근육주사 후 출혈을 일으켜 피하혈종을 일으키기 쉽다. 따라서, 담당의가 이러한 사실을 간과하고 근육주사를 처방낸 경우는 반드시 담당의사에 해당사실(환자가 항혈전제를 복용하고 있음)을 보고하는 것이 좋다.

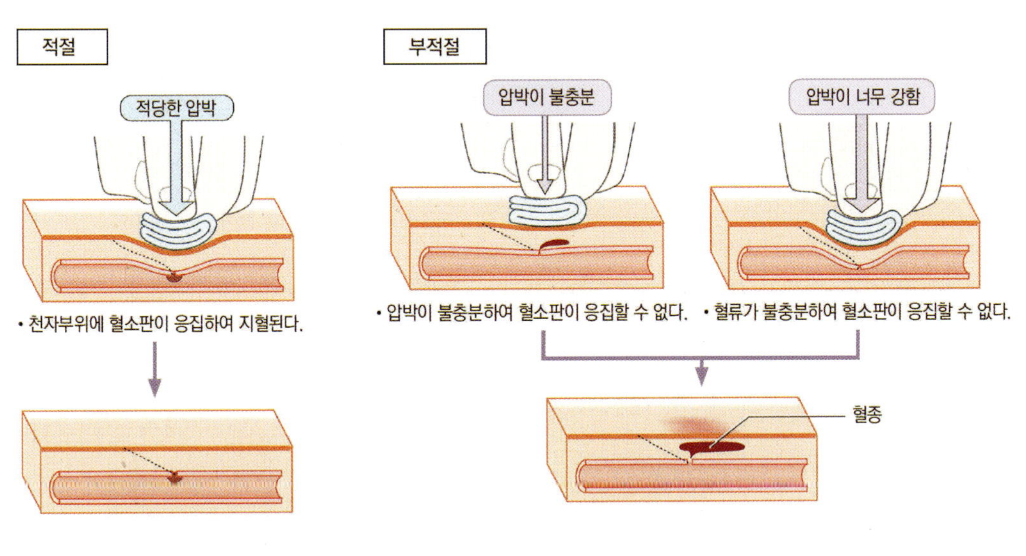

4) 삼각근 증례

근육주사는 이론적으로는 신체 내의 모든 근육이 가능하나 임상에서는 주로 삼각근(deltoid muscle)과 둔부(gluteal region)를 이용하게 된다. 본 증례의 경우 인플루엔자(influenza) 백신을 삼각근에 근육주사(IM, intramuscular injection)하고 있는 모습이다. 이처럼 삼두근은 주로 성인의 예방접종 주사부위로 사용된다. (좌측) 주사 전 바늘을 삼두근의 중앙 부위에 위치시킨 모습이다(노란화살표). 근육을 약간 들어준다는 개념으로 왼손으로 주사부위 주변 피부를 살짝 잡아주는 것도 유심히 봐야할 포인트이다. (우측) 근육주사 중인 모습이다. 혈관으로 주입되면 안되므로, 주사전 반드시 흡인하여 혈액의 역류(regurgitation)가 없는 것을 확인하고 주사해야 한다.

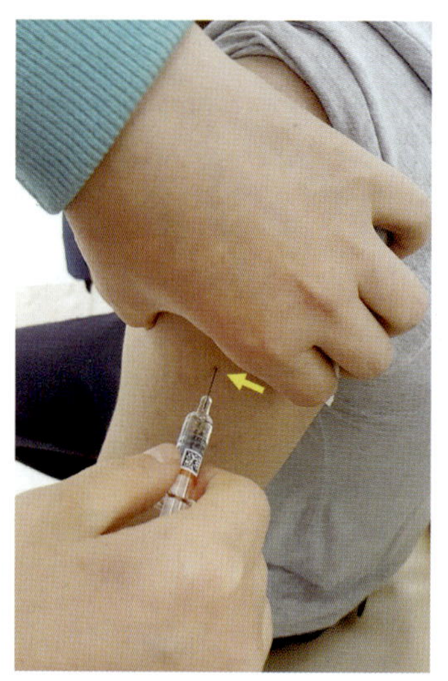
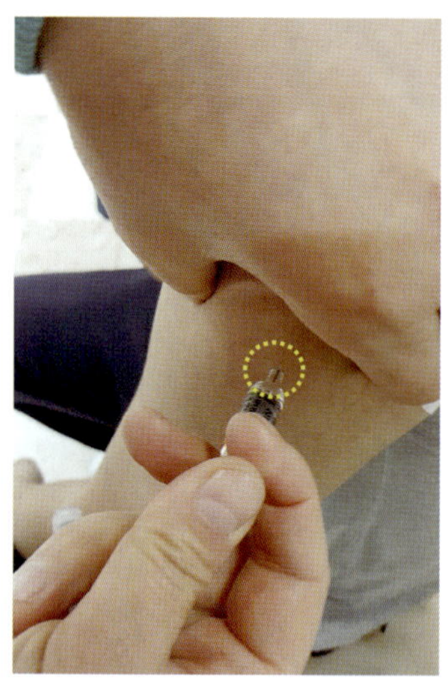

[그림 3-10] 근육주사의 실제 [삼각근 증례]

▶ ① 근육주사(Intramusclar injection, IM)할 부위를 노출시킨 모습으로 본 증례의 경우 왼팔 상완의 삼두근에 근육주사(파상풍백신)를 시행할 예정이다. 이처럼 근육주사 시에는 환자가 자주 사용하지 않는 손을 이용하는 것이 좋겠다.

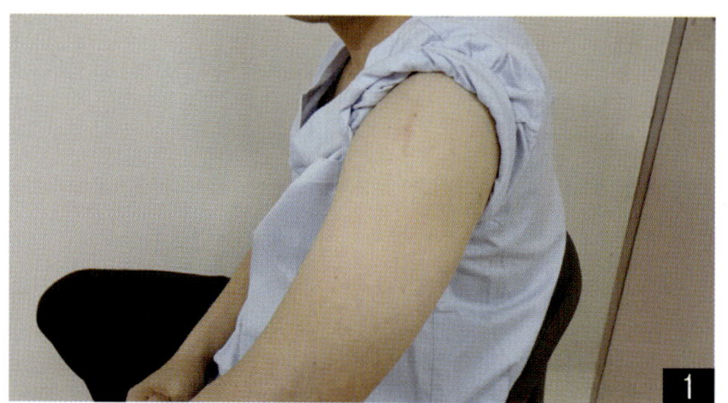

▶ ② 근육주사를 시행하기 전에 해당부위를 소독솜을 이용하여 가볍게 소독한다.

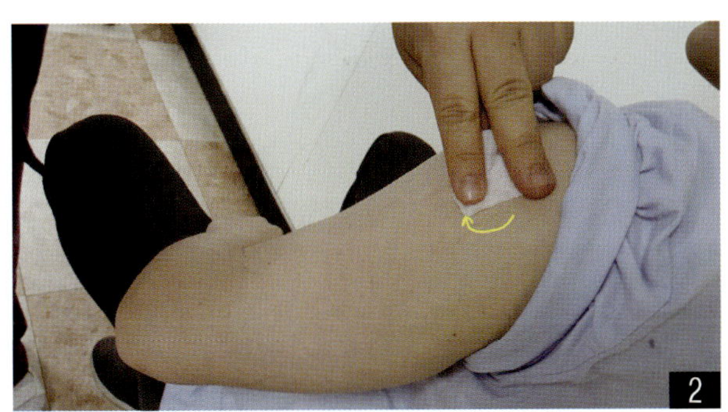
2

▶ ③ 주사할 부위의 피부를 근육까지 포함해서 크게 잡는다. 뒷 챕터인 피하주사의 해당사진과 비교해보면 좀 더 두텁게 피부를 들어올리는 것을 알 수 있다.

▶ ④ 주사부위에 주삿바늘을 위치시킨 모습이다. 근육주사는 45~90도의 각도로 주입하게 된다. 이 역시 피하주사의 해당사진과 비교해보면 근육주사의 경우가 주사각도가 좀 더 큼을 알 수 있다.

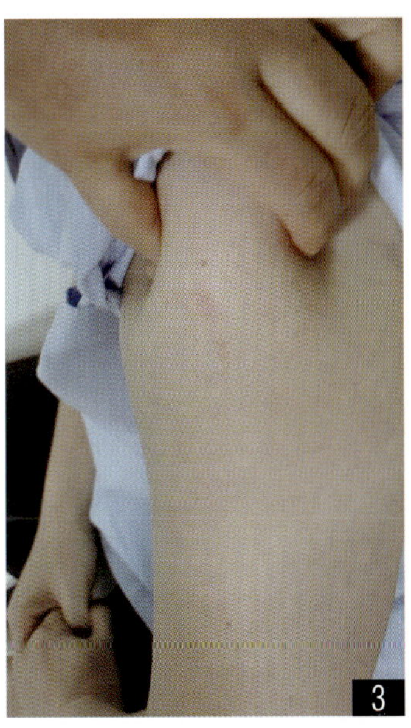
3

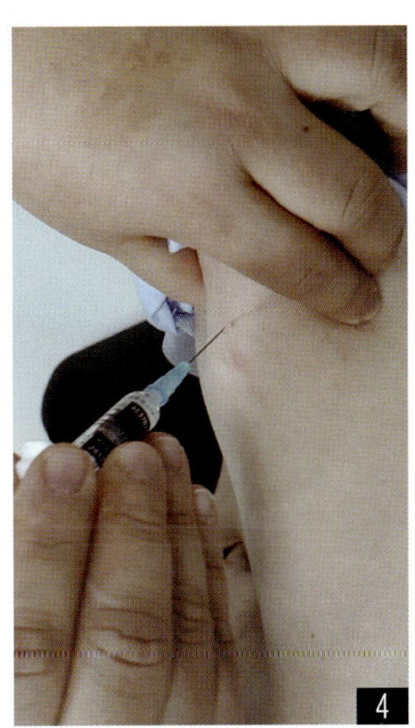
4

▶ ⑤ 환자가 통증을 경감시키기 위해서 신속히 근육(삼각근)으로 주삿바늘을 삽입한다.

▶ ⑥ 근육으로의 주입을 목적으로 주사액을 투여하므로, 혈관으로 주입되는 것을 방지하기 위해서 실린저를 뒤로 당겨 혈액이 역류되는지를 확인해야 한다.

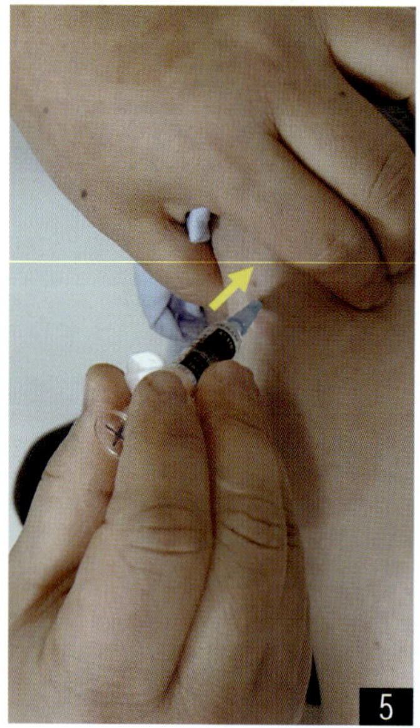
5

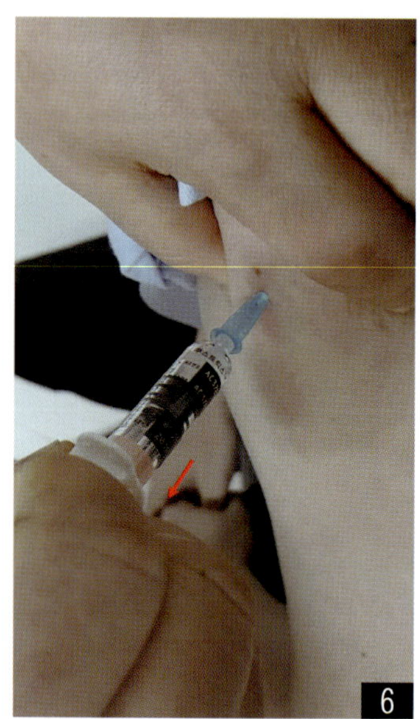
6

▶ ⑦ 역류를 확인하기 위해서는 앞의 방법(⑥)처럼 주사를 시행한 손으로 실린지를 당기는 한손 방법(one-hand method)이 있고, 본 사진처럼 반대쪽 손으로 주삿바늘을 고정한 후 주사한 손으로 실린지를 당기는 두손 방법(two-hand method)이 있다. 임상에서는 보통 전자의 방법(⑥)이 주로 사용된다.

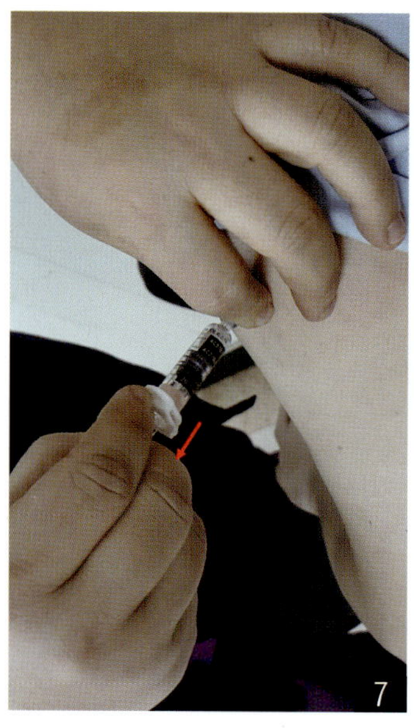
7

▶ ⑧ 주사액을 주입하는 모습이다. 근육으로 주사액을 주입할 시 환자가 과도한 통증을 호소하거나, 근육의 강한 저항감이 느껴진다면 주사액 주입을 멈춰야 한다.

▶ ⑨ 주사 후에는 주사부위를 가볍게 압박해 준다.

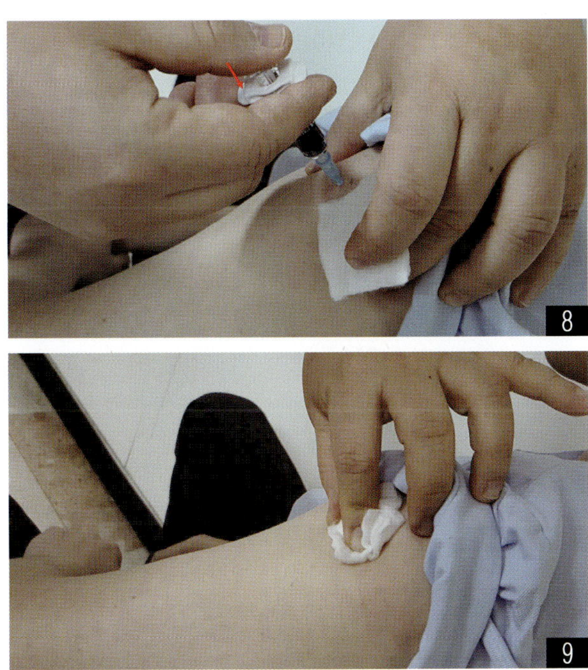

▶ ⑩ 주사부위에 작은 밴드를 붙이는 모습이다. 소아의 경우 주사부위를 긁는 경우가 많으므로 이러한 밴드를 붙여주는 것이 도움이 된다. 성인의 경우는 큰 필요는 없지만, 이처럼 밴드를 붙여주면 환자들은 성의가 있다고 생각하여 간호의 만족도가 높아지므로 참고하길 바란다.

▶ ⑪ 근육주사를 완료한 모습이다.

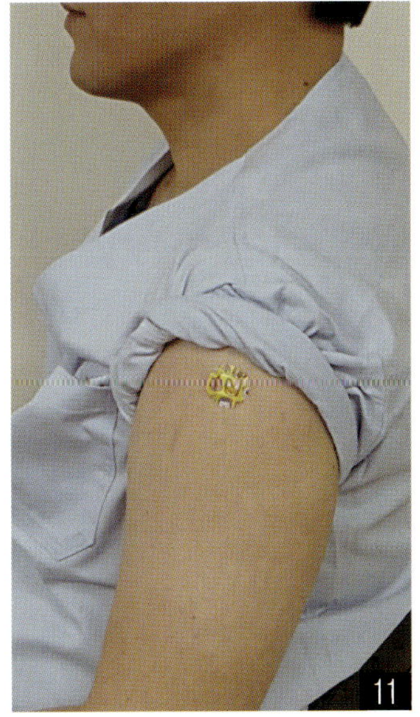

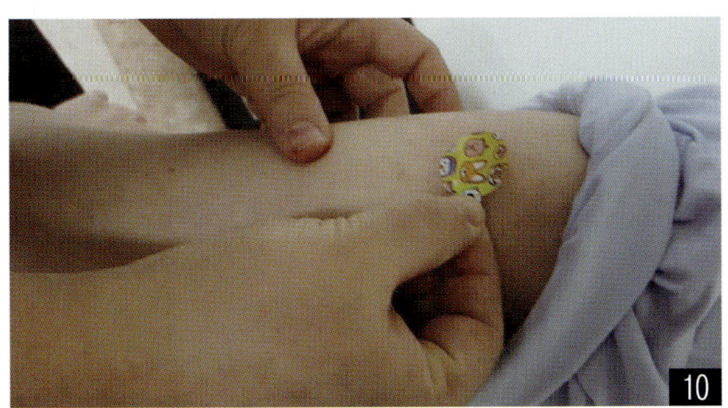

플러스 tip

- Z자형 근육주사법이란 주사부위의 피부를 가로방향으로 당긴 상태에서 바늘을 찔러 약물을 주입하는 방법이다. 피부의 삽입부와 약물이 접촉하지 않는 특징이 있다.
- 피하조직을 손상하기 쉬운 약물(스테로이드 등)을 투여할 때에 이용되기도 한다.

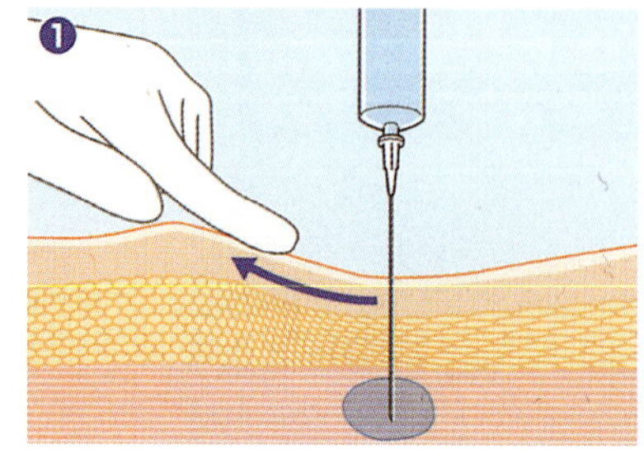

• 피부를 당긴 채 바늘을 찔러 약물을 주입한다.

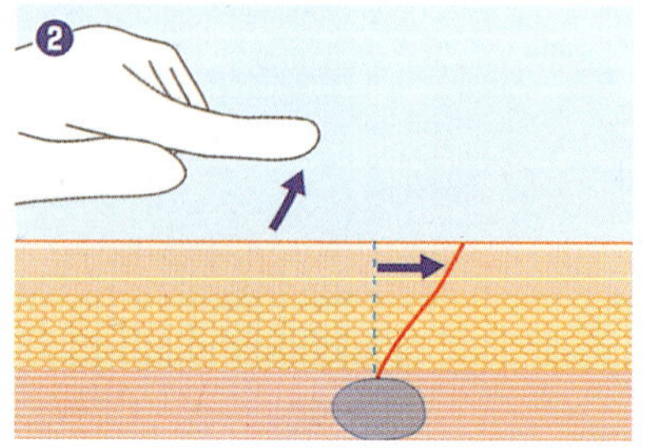

• 바늘을 뺌과 동시에 피부를 원래대로 되돌린다.

coffee break

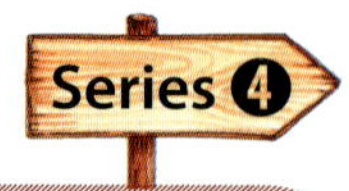

우리가 간호사로서 실제 임상에서 환자에게 근육주사를 하는 경우는 대단히 흔합니다. 그런데 대부분 둔부의 복면보다는 배면에 주사하는 경우가 있습니다(쉽게 말하면 엉덩이의 옆쪽보다는 바로 엉덩이 뒤쪽).

둔부의 복면(측면)이 배면(후면)에 비해 주사하기에 장점이 더 많고, 살이 찐 사람의 경우는 둔부에 피하지방이 많아서 배면에는 제대로 된 근육주사가 이뤄지지 않을 수도 있습니다.

그럼에도 불구하고 기존의 간호사들이 둔부의 배면에 근육주사를 주로 놓는 경우가 많습니다(우리가 일반적으로 주사 맞을 때 "엉덩이 주사 맞자!" 이러잖아요...^^).

물론 둔부의 배면은 확인이 용이하다는 장점이 있어서 자주 이용되는 경향이 있기는 하지만 실제로 예전에는 둔부의 복면부위에 대한 교육이 다소 부족하였고, 배면에 대한 경험이 많기 때문에 그런 것입니다.

따라서 여러분들은 이 파트를 열심히 읽어서 향후에 실전에 나갔을 때는 복면부위를 주사부위로서 자주 활용하는 것이 좋겠습니다.

10. 무균적 주사법의 이해

너무나 당연한 애기겠지만, 인체 내에 투여되는 모든 약제는 오염되지 않고 무균적으로 투여되는 것이 중요하다. 만약에 투여되는 약제가 균에 오염되어 있다면, 약제와 함께 균이 체내에 주입되게 되므로 말 그대로 '병 주고 약 주는 경우'가 될 수 있으므로 주의가 꼭 필요하다.

1) 세균만 주의하면 되나요?

여기서 중요한 것은 무균(無菌, sterile)이라고 하니까 마치 세균(bacteria)만 없는 상태로 생각하기 쉬우나, 세균뿐만 아니라 바이러스(virus), 진균(곰팡이라고도 함, fungus), 원충 및 기생충(parasite) 등도 체내에 투여되면 안 되므로 모든 미생물에 대해서도 오염되지 않는 상태로 투여한다는 의미로 받아들이는 것이 중요하다. 또한 넓은 의미로 봤을 때 오염은 균뿐 아니라 여러 가지 중금속, 발암물질, 독성물질들도 포함하며, 이러한 물질들이 약제와 함께 체내에 투여되었을 때는 치명적인 독성이나 부작용이 발생할 수 있으므로 전반적인 오염에 대해서 주의하는 것도 중요하다.

2) 경구약제도 무균적으로 투여해야 하지 않나요?

물론 경구약제도 무균적으로 투여되는 것이 좋다. 하지만 극단적으로 음압이 걸린 무균병실이 아니고서야 이것은 거의 불가능하다. 왜냐하면 경구약제를 먹을 때는 캡슐이나 정, 또는 가루약을 봉지에서 개봉하여 경구로 물과 함께 복용하는 경우가 대부분인데 이때 공기 중에 잠시나마 노출되기 때문이다. 또한 사실은 아주 어린 소아거나, 아니면 초고령, 심한 치매, 정신질환자가 아니고서는 대부분 약의 복용은 환자 스스로가 하기 때문에 앞의 제2장에서 다룬 경구복용에서도 보았듯이 경구약제는 간호사가 직접적인 처치가 일어나는 술기의 개념으로 보기보다는 복약지도를 하는 등 설명의 개념으로 생각하는 것이 타당하다. 물론 이러한 경구약제의 복용이 무균적으로 할 수 없다고 해서 불결하게 복용해도 된다는 얘기는 절대 아니다. 이때도 기본적인 위생이나 또한 약품의 사용 기간(유효 기간) 등은 반드시 확인해야 한다. 이점을 환자에게 교육하는 것도 중요하다.

3) 그럼 근육주사(IM) 시 실질적인 무균적 주사법에 대해서 설명해 주세요.

간호사가 환자에게 근육주사(IM) 시 약물을 무균적으로 투여하기 위해서는 세 가지 요소를 고려하는 것이 중요하다. 이 세 가지 요소는 다음과 같다.

약제, 투여자(간호사), 투여받는 대상(환자)

① 약제: 우선 환자에게 투여되는(이 경우는 근육주사) 약제는 보관 용법에 맞게 보관되고 있어야 한다. 이 상태에서 약제의 사용(유효) 기간의 확인이 필요하며, 추가적으로 약제가 파손되지 않았는지 확인하는 것도 중요하다.

② 간호사: 간호사는 약제를 투여하는 주체로서 주사 전 깨끗한 위생이 중요하다. 특히 손의 위생이

중요하다. 경우에 따라서 장갑의 착용이 필요할 수도 있고, 또 착용하는 것이 좋을 수도 있다.

③ 환자: 환자는 약제가 투여되는 대상으로서 환자의 주사 부위의 청결, 위생을 확인하는 것이 중요하다. 따라서 주사 부위에 오물이 묻거나, 상처가 심한 경우는 그 부위를 피해서 주사하는 것이 중요하며, 주사하는 부위를 알코올솜으로 가볍게 닦는 것이 권장된다.

4) 무균적 근육주사법을 요약하면 다음과 같다.

① 우선 손을 물과 비누 등으로 깨끗히 씻는다.

② 환자에게 주사할 주사제를 앰플 및 바이알에서 주사기로 옮겨 담는다. 이때 가급적이면 빠른 시간 내에 주사기로 옮기며, 특히 앰플의 경우는 유리의 절단 시 파편이 남지 않도록 주의한다.

③ 환자의 상태와 약물 용량에 따라 적합한 주사부위를 정한 후 적절한 체위를 취하도록 하고, 주사부위를 노출하여 주사부위를 선정한다.

④ 주사기에 옮겨 담은 주사액을 최단 시간 내에 환자에게 근육주사하며, 이때 주사 전에 선정된 주사부위를 소독솜으로 안쪽에서 바깥쪽으로 직경 5~8㎝정도 둥글게 닦아준다.

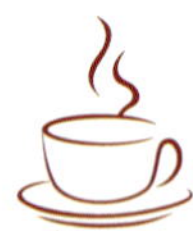

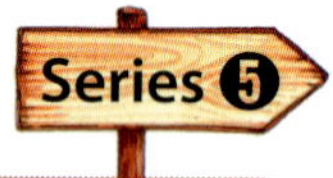

우리가 핵심기본간호술의 평가항목들을 공부하다 보면 '무균술'에 대한 내용들이 계속 반복되어 나옵니다. 사실 '무균술'이란 마치 학창시절의 도덕과목 내용처럼 여러분들이 '뭐, 이걸 모르는 사람이 있나?', '이런 내용을 왜 이렇게 길게 다뤄?' 이렇게 생각하실 수도 있습니다.

그리고 실질적으로 보면 앞의 내용에서는 간략하게 다루었지만 실제로 우리나라의 식품의약품안전처(Korea Food & Drug Administration, KFDA)에서 발간한 주사제 안전사용 가이드라인에 보면 주사제를 환자에게 주입할 때는 간호사의 안전을 위해, 또 환자에게 무균적 투입을 위해 장갑을 착용할 것을 권하고 있습니다.

하지만 실질적으로 여러분들이 간호사면허를 취득한 후 병의원 등의 임상에서 간호업무에 종사하게 될 때를 보면 실제로 주사를 할 때마다 매번 장갑을 착용하는 경우는 거의 없습니다(주사제의 독성이 강하거나, 환자의 상태상 멸균이 절실이 요구되는 경우 외에는 거의 없습니다). 따라서 실제로 임상에서 근무하다 보면 이에 대해서 좀 느슨해질 수도 있는데요. 이 부분에 대한 내용은 반드시 숙지하고 있어야 하며, 향후 졸업 후에도 늘 염두에 두고 있어야 합니다.

실제로 최근(2015년 12월) 양천구 다나의원사건을 보면 병원에서 한 환자에게 사용했던 주사기를 다른 환자에게 사용하여 C형 간염이 대규모로 전파된 예가 있었습니다. 물론 아직은 수사가 종결된 사건은 아니고 이 경우는 근육주사가 아니고 정맥주사의 경우였지만, 결국 무균술을 어겼다는 의미에서는 같습니다(사실 이 경우는 무균이 아니라 거의 미필적 고의라 치더라도 고의로 균을 옮기는 수준까지 발생했다고 볼 수도 있습니다).

주사의 행위는 비단 간호사뿐만 아니라 의사도 할 수 있는 행위이고, 이러한 행위를 누가 하든지간에 무균술이 바탕이 되어야 하는 것은 너무나 당연하므로 여러분들은 이에 대한 숙지가 필요합니다. 위에 예를 든 사건의 경우처럼 본인이 무균술을 지키는 것은 기본이고, 다른 의료진이 이를 어겼을 때에는 이에 대해서 해당인에게 그 사실을 숙지시키고, 적절한 조치를 취하는 것이 꼭 필요합니다.

플러스 tip

근육주사 시의 주의점

- 근육주사는 혈우병(hemophilia), 혈소판감소증(thrombocytopenia) 등의 출혈경향이 있는 환자에게는 금기이다.
- 아동은 근육이 발달하지 않았기 때문에 동일 부위에 빈번하게 근육주사를 놓으면 근육구축을 일으킬 가능성이 있으므로 근육주사의 적용이나 주사부위 선택은 신중하게 판단해야한다.

출혈경향이 있는 환자

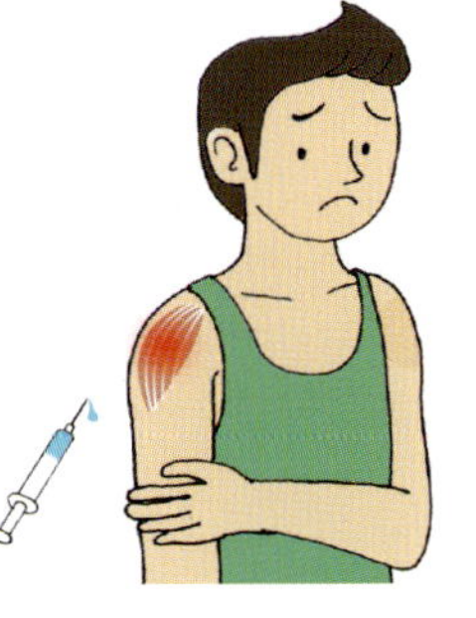

• 근육 내 출혈이 일어난다.

아동

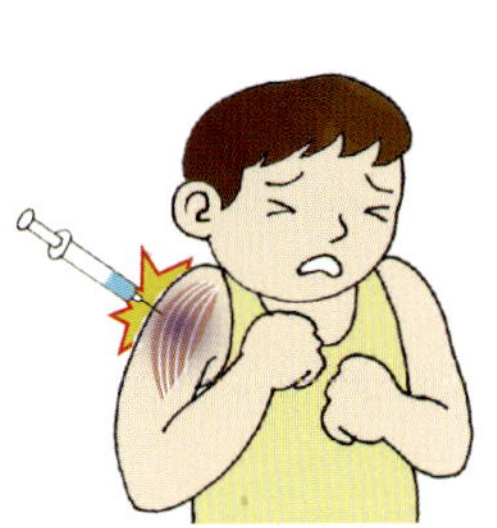

• 근육구축이 일어날 가능성이 있다.

11. 근육주사 시 통증 감소방법

우리 몸에는 통증을 느낄 수 있는 통각기관이 체표면에 다량 분포하고 있다. 따라서 손톱(nail), 발톱(toenail) 같은 극히 일부의 노출 부위를 제외하고는 주사기의 바늘이 체표를 찌를 때 당연히 통증을 느끼게 되는 것이다.

이러한 통증은 주사액의 양(부피)이나 성상에 따라서 심할 수 있으며, 또한 개인차에 의해서 더 심하게 느낄 수도 있다. 만약에 이전의 주사 시 통증을 심하게 느꼈다면 환자 입장에서는 다시는 주사를 맞기 싫을 것이고, 또 그 병원을 내원하기 싫을 것이다.

따라서 통증을 줄이는 주사법이 여러분에게 요구되며, 환자 입장에서도 가급적이면 주사를 덜 아프게 맞고 싶어하는 것은 당연하다. 물론 마취주사를 맞고 나서 맞는 게 아니라면(마취주사를 맞는 당시에도 통증은 있다), 어떠한 주사도 전혀 아프지 않게 놓을 수 있는 방법은 없다.

하지만 조금만 주의하고, 환자를 배려한다면 조금은 덜 아프게 놓을 수 있는 방법도 생각해 볼 수 있다. 이를 정리하면 아래와 같다.

1) 주사 전에 미리 환자를 안심시키는 말은 중요하다.

2) 주삿바늘을 환자에게 직접 보이지 않도록 한다. 이에 대해서는 여러 가지 연구 결과들이 뒷받침하고 있다.

3) 주사침은 가능하면 빨리 찌르고 약물 주입 후 같은 각도로 빠르게 빼낸다.

4) 약물을 서서히 주입하여 조직으로 퍼져 나가도록 해야 한다.

5) 계속해서 주사를 맞을 경우 부위를 바꾸어가며 주사한다.

플러스 tip

공기 제거

- 주사 시에 공기가 체내에 들어가지 않도록 주사기 안의 공기를 제거할 필요가 있다.
- 우선 주사기를 위로 들고 주사기를 손가락으로 튕구거나 주사기를 잡은 손을 주먹으로 두드려서 기포를 모으고 그 후 내통을 눌러 내관을 밀어 공기를 제거한다.

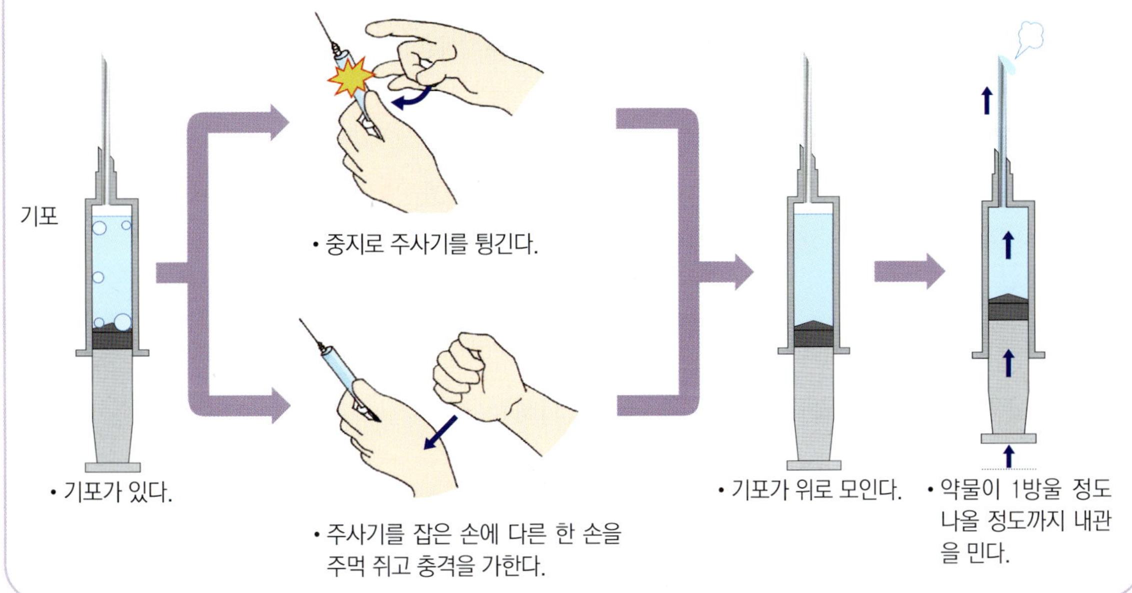

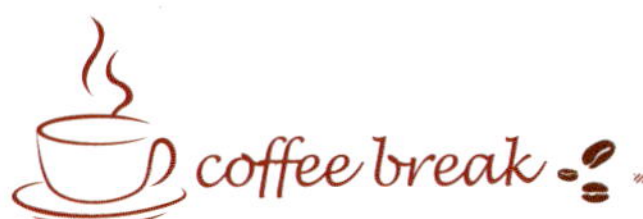

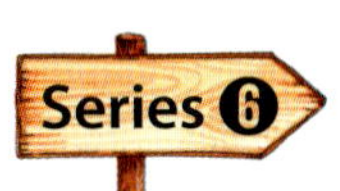

게이지(gauge, G)란?

게이지(gauge, G)는 바늘직경을 나타내는 단위로, 숫자가 클수록 굵은 바늘입니다. 우리가 근육주사를 할 때 흔히 사용하는 굵기는 위에서 언급한 대로 23~25G를 많이 씁니다. 24G나 이보다 작은 바늘은 소아 정맥주사, 또는 혈관 자극성이 있는 약물을 천천히 주입할 때 쓰며, 20G는 주로 동맥천자(동맥뚫기, artoriopuncture)를 할 때, 18G는 수술 중 신속한 수액 또는 혈액공급을 위해 쓰입니다.

일회용 주사기를 개봉했을 때 함께 있는 바늘은 주사기의 크기에 따라 바늘의 굵기도 다른 경우가 대부분입니다. 바늘이 굵을수록 약물을 쉽게 투여할 수 있으나 그 만큼 주사할 때나 약물을 투여할 때 통증을 잘 느끼기 때문에, 근육주사를 한다면 알맞은 굵기의 주삿바늘이 장착되어 있는지 확인해야 합니다.

근육주사의 성취목표·선행지식과 관련된 문제

01 근육주사의 목적은 무엇인가?

02 근육주사를 위한 준비사항과 구체적인 과정(=절차)을 설명하시오.

03 근육주사가 가능한 해부학적 부위에 대해서 기술하고, 그 중에서 임상에서 흔히 이용되는 부위는 어디인가?

04 근육주사 시 주의해야 할 사항에 대해서 답하시오.

05 근육주사에서 발생할 수 있는 합병증에 대해서 설명하고, 예방책 및 대처법에 대해서 설명하시오.

06 앰플과 바이알의 대표적인 차이점을 서술하시오.

07 무균적 주사법에 대해서 구체적으로 설명하시오.

문항에 대한 해설

01 근육주사의 목적은 근육을 통하여 해당 약제를 체내에 주입시키는 데 있으며, 대부분의 경우 약제를 경구투여 하는 것보다 신속한 효과를 위하여 근육주사를 하게 된다.

02 **▶근육주사를 위한 준비사항**

① 물과 비누로 손위생을 위해 손씻기를 적합하게 시행한다.

② 담당의의 투약처방을 확인한다. 정확한 투약을 위해 투약처방을 확인 후 투약카드 또는 컴퓨터 출력물의 형태로 투약처방전을 챙긴다.

③ 투약원칙에 적합하게 정확한 환자의 등록번호와 이름(right patient), 약명(right medication), 용량(right dosage), 투여경로(right route), 투여시간(right time) 등 소위 '5R(five rights)'를 확인한다.

▶근육주사를 위한 구체적인 과정

④ 환자에게 근육주사를 시행하기 위하여 처방된 오더에 합당한 주사약물과 주사약물에 적합한 용량의 주사기[일반적으로는 3cc 주사기(syringe)], 알코올솜 등을 챙긴다. 이때 근육주사 시 사용할 약물을 무균적으로 정확한 방법으로 정확한 용량을 주사기에 준비하여야 한다.

⑤ 준비한 물품을 가지고 환자에게 가서 본인의 신분(담당간호사)과 방문한 이유(근육주사 시행)을 설명한다.

⑥ 외래 주사실 또는 병동에 비치된 손소독제를 이용하여, 손위생을 실시한다.

⑦ 다른 환자에게 근육주사를 시행하는 오류를 피하기 위해서 해당 환자에게 환자 본인의 이름을 개방형 질문(open question)으로 확인한다.

적합한 예시 "환자분, 이름(성함)이 어떻게 되세요?" (O) ➜ 본 질문은 개방형 질문으로 적합하다.

잘못된 예시 "환자분, 이름이 이은미님 맞으세요?" (X) ➜ 이러한 질문은 '예/아니오'의 대답으로 종결되는 폐쇄형 질문(closed question)으로 적합하지 않다.

추가적으로 병록번호 또는 생년월일 등을 확인하여 이중으로 대상환자를 확인한다.

⑧ 시행하는 근육주사 약물의 투여 목적과 작용 및 유의사항에 대해서 간단히 설명하며, 설명 후 환자에게 의문사항에 대해서 질문하도록 한다.

⑨ 외래 주사실인 경우 주위에 환자가 있는지 확인하며, 응급실 또는 병동 베드의 경우 환자의 프라이버시와 수치심을 고려하여 커튼으로 환자를 가려주는 것이 좋다.

⑩ 근육주사를 처방된 약제에 적합한 근육부위에 적용한다. 대부분의 경우 둔부(배면부위 또는 복면부위)나 삼각근 중앙부위에 적용하는 경우가 많다. 그 외에 드물지만 대퇴부위에 적용하는 경우도 있으니 처방된 주사약제에 적합하게 적용하고, 애매한 경우 처방한 담당 주치의에게 확인하여야 한다.

⑪ 근육주사를 시행할 부위를 소독솜(대부분 알코올솜)으로 가볍게 닦는다. 이때 소독솜은 안쪽에서 바깥쪽

문항에 대한 해설

으로 충분한 범위(때개 5~8cm 정도)로 둥글게 닦아낸다. 소독솜이 알코올 같은 경우는 금방 기화되므로 바로 주사하면 되지만, 베타딘 등의 경우는 소독제가 마를 때까지 기다린 후 주사하는 것이 좋겠다.

⑫ 근육주사의 경우 90°로 주삿바늘을 유지한 후 주사기로 해당되는 근육에 신속하게 삽입한다.

⑬ 주사기의 바늘이 근육으로 삽입된 후에는 혈관으로 삽입되었는지 확인하기 위하여 주사기의 내관을 살짝 당겨 본다. 또한, 주삿바늘이 신경으로 잘못 삽입되었는지 확인하기 위하여 환자에게 저릿한 증상(numbness)이 있는지 물어본다.

⑭ 내관을 당겨본 후 혈액이 역류(regurgitation)되지 않는 것이 확인되고, 환자가 특별한 신경학적 증상을 호소하지 않는다면, 그 상태에서 내관을 밀어서 근육주사를 시행하게 된다.

⑮ 이때 중요한 것은 너무 빠른 속도로 주사를 주입하기 보다는 서서히 근육으로 주사액이 주입되도록 하는 것이 좋겠다는 점이다. 또한, 주사 도중 환자가 극심한 통증이나 이상증상을 호소한다면 즉시 약물 주입을 중단해야 한다.

⑯ 주사액의 근육주입이 모두 종료되면, 주사기의 바늘을 삽입할 때와 같은 각도로 재빠르게 주삿바늘을 뺀 후 트레이에 두고 주사부위는 소독솜으로 가볍게 눌러준다. 이때 출혈이 있다면 지혈이 되도록 1~2분 정도 압박하듯이 눌러주면 된다.

⑰ 사용한 물품을 정리한 후 환자에게 부작용 발생 시 바로 간호사실에 연락할 것을 설명하고, 사용된 주사기와 물품들을 챙겨서 나온다.

⑱ 사용한 물품들은 폐기물 분리수거함에 정리해서 폐기 처분하는데 이때 중요한 것은 needle injury를 막기 위해서 주사기의 바늘에 다시 보호캡을 씌우지 않아야 한다는 것(re-capping 금지)이다.

03

▶근육주사가 가능한 해부학적 부위

일반적으로 근육주사가 가능한 해부학적 부위는 다음과 같다.

① 둔부의 복면(ventrogluteal site)　② 둔부의 배면(dorsogluteal site)
③ 외측광근(vastus lateralis muscle)④ 대퇴직근(rectus femoris muscle)　⑤ 삼각근(deltoid muscle)

▶임상에서 흔히 이용되는 부위

위의 5군데 해부학적 부위에서 임상에서 실제 환자에게 IM을 시행할 때 가장 흔하게 이용되는 부위는 둔부의 복면(ventrogluteal site)이다. 보통 환자들은 근육주사라고 하면 '엉덩이주사'라고 표현하는데, 그만큼 이 부위가 근육주사에 흔하게 이용되기 때문이다. 실제로 지금(제 4.1판)은 본 항목의 제목이 근육주사로 변경되었지만, 이전판인 핵심기본간호술 제 3판에서는 본 항목(근육주사)은 제목부터 '근육주사(둔부의 복면, ventrogluteal site)였다. 그 외에 예방접종 등을 근육주사로 시행할 때는 삼각근도 임상에서 IM에 흔하게 이용되는 해부학적 부위이다.

문항에 대한 해설

04

▶일반적인 주의사항

근육주사에서 주의해야 할 사항은 매우 다양하다. 그 중 일반적인 주의사항은 경구투약의 주의사항과 같은데, 즉 처방대로 정확한 주사약물을 정확한 용량으로, 반드시 해당환자에게, 정확한 경로(여기서는 IM)로, 정확한 투여시간에 투여하고, 투여 후에는 정확하게 기록하게, 환자에게 정확한 교육을 할 필요가 있다는 점이다. [우리는 앞에서 이것을 소위 '7R'이라고 하였다. 자세한 사항은 앞의 경구투약편을 다시 참조하길 바란다~!!]

▶추가적인 주의사항

근육주사(IM)는 여기에 덧붙여 주삿바늘을 이용하여 근육으로 투여하는 경구투약보다는 침습적(invasive)인 투여방법으로 몇가지 점에서 추가적으로 더 주의할 필요가 있다. 그 중에서 하나는 약물이 근육이 아닌 다른 부위(혈관이나 신경 등)로 투여되지 않도록 해야 한다는 점이다. 그리고 주사제의 특성상 반드시 무균적으로 투여되어야 한다. 여기에 추가적으로 환자 개개인의 사항에 맞춰서 주의할 필요가 있는데 예를 들어 출혈경향이 있는 환자에게는 되도록이면 IM을 삼가하여야 하며, 만약 불가피하게 시행해야 하는 경우는 반드시 담당주치의의 confirm을 받는 것이 좋겠다. 또한, 소아의 경우는 근육의 발달이 아직 완성되지 않은 상태로, 적절한 근육부위에 IM을 시행한다고 하더라도 같은 부위에 반복적으로 주사하지 않는 것이 좋겠다(본 챕터의 플러스 tip을 참조하라).

05

▶근육주사에서 발생할 수 있는 합병증

통증, 출혈, 감염, 이상감각, 근육구축, 뼈와 인대 등의 손상 등

▶합병증 발생에 대한 예방책

근육주사에서 발생할 수 있는 합병증의 대부분은 근육 이외의 곳(혈관, 신경 등)으로 주사가 되거나 또는 무균적으로 주사가 되지 않는 경우에 발생한다. 따라서, 가장 좋은 예방책은 '근육주사(intramuscular injection, IM)를 무균적으로 근육(muscle)에 주사한다.'라는 어찌 보면 가장 기본적인 원칙이 되겠다.

▶합병증 발생 시 대처법

만약 부득이하게 합병증이 발생한 경우라면 이에 대한 대처법의 기본은 우선 합병증 발생을 조기에 인지하는 것이다. 어떠한 부작용이든 이것을 빨리 발견하고 대처할수록 환자의 예후는 좋아진다. 따라서, IM시 발생할 수 있는 합병증을 주사 전 또는 주사 후 환자에게 자세히 설명하고, 만약 환자에게 IM과 연관된 합병증이 발생한다면 지체 없이 담당 주치의에게 보고(notify)하여야 한다. 추가적으로 위에서 언급한 IM과 관련된 개개의 합병증에 대한 대처법을 구체적으로 알아보자면 다음표와 같다.

문항에 대한 해설

합병증	대처법
통증	경미한 경우에는 얼음찜질(ice bag apply) 정도로 충분하나, 통증이 심한 경우에는 담당 주치의에게 notify하여 진통제 복용 등의 조치가 필요할 수 있다.
출혈	경미한 경우는 출혈이 멎도록 해당 IM부위를 손으로 1~2분 정도 압박을 시행한다. 그래도 출혈이 멈추지 않는 경우는 환자가 출혈성 경향이 있는 질환이 있는지 항혈전제 등의 약물을 복용하고 있는지 파악하여 담당 주치의에게 notify한다. 만약 출혈로 인하여 혈종(hematoma)이 형성되면 해소되기까지 수일~수주가 걸릴 수 있음을 환자에게 설명한다.
감염	항생제 투여. 만약 농양(abscess)까지 형성된 경우에는 배농(I&D, incision and drainage)이 필요할 수도 있다.
이상감각	신경 손상이 일시적인지 영구적인지 확인이 필요하다. 일시적인 경우는 대부분 시간이 지나면 해소되나, 만약 영구적인 경우는 신경과 등의 협진진료를 통해 손상의 정도를 확인해야 한다. 사실상 영구적인 신경손상이 발생한 경우는 회복할 수 있는 특별한 대처법이 없으므로 각별한 주의가 필요하다.
근육구축	짧은 기간 동안 같은 부위에 지속적으로 IM하는 경우 발생할 수 있다. 경미한 경우 온찜질(hot bag apply) 등이 도움이 될 수 있다. 하지만, 이 경우 역시 발생한 경우 장기간 지속될 수 있으며, 경우에 따라 영구적으로 남을 수 있으므로 같은 부위에 IM을 지속적으로 시행하지 않도록 주의한다.
뼈와 인대 등의 손상	뼈와 인대 손상이 경미한 경우는 휴식(rest), 거상(elevation), 캐스트 또는 붕대 등으로 고정(fixation), 얼음찜질(ice bag apply) 정도로 충분할 수 있다. 하지만, 그 정도가 심한 경우는 담당 주치의에게 notify하여 X-ray, MRI 등의 손상평가와 함께 적절한 치료가 필요할 수 있겠다.

문항에 대한 해설

06 앰플과 바이알을 단순하게 이해하자면 주사액으로 사용되는 물질을 담는 용기로 생각하면 된다. 이러한 앰플과 바이알의 여러 가지 차이점 중 대표적인 것은 앰플의 경우 용기의 윗부분을 절단한 후 주사기를 삽입하여 용액을 흡인해야 사용할 수 있는데 반해, 바이알의 경우 뚜껑을 개봉한 후 주사기 바늘을 고무덮개를 통해 바이알 안으로 삽입하여 흡인하면 사용할 수 있다는 점이다.

07 무균적 주사법이란, 근육주사 시 약물이 오염 없이 환자에게 투여하는 것을 말하며, 이를 위해서는 약제와 간호사, 환자의 3가지 요소를 고려하여야 하는데 구체적으로는 다음과 같다.

- **약제:** 환자에게 투여되는 약제는 보관 용법에 맞게 보관되고 있어야 한다. 이 상태에서 약제의 유효기간을 확인할 필요가 있으며, 추가적으로 약제가 파손되지 않았는지 확인하는 것도 중요하다.
- **간호사**: 간호사는 약제를 투여하는 주체로서 주사 전 깨끗한 위생이 중요하다. 특히 손의 위생이 중요하다. 반드시 필요한 것은 아니지만 경우에 따라서 수술용 장갑(surgical glove) 착용이 필요할 수도 있다.
- **환자:** 환자는 약제가 투여되는 대상으로서 환자의 주사 부위의 청결, 위생을 확인하는 것이 중요하다. 따라서 주사 부위에 오물이 묻거나, 상처가 심한 경우는 그 부위를 피해서 주사하는 것이 중요하다. 또한, IM을 시행하는 부위를 주사 전 미리 알코올솜으로 가볍게 소독하는 것이 권장된다.

근육주사 관련 사례

ex 01

44세 남자 F환자는 발열과 몸살, 콧물, 인후통을 주소로 내원하였다. 담당의사는 신체진찰과 혈액검사, X-ray 등을 통하여 상기도감염을 진단한 후 다음과 같은 처방을 내렸다.

Dr's order
Diclofenac 90mg/2mL 1Ⓐ [IM]

▶위의 처방에 대한 적절한 간호중재를 수행하세요.

ex 02

62세 여자 G환자는 슬관절 통증의 치료를 위해 입원한 환자로, 금일 오후 2시 간호회진 중에 우측 슬관절의 통증이 심하다고 호소하였다. 통증부위를 사정한 결과 발적이나 부종 등의 특이 소견은 없었으나, 통증정도는VAS 척도로 7점이었다. 담당 간호사는 다음과 같은 의사의 처방을 확인하였다.

Dr's order
Tramadol 50mg/1mL PRN 1Ⓐ [IM]
*Remark) VAS 6점 이상이면 투여

▶상기 환자에 대한 적절한 간호중재를 수행하세요.

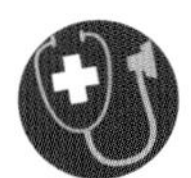

근육주사 관련 사례

ex 03

71세 남자 H환자는 발열과 우하복부 통증을 주소로 응급실을 내원하였다. 환자는 과거력상 혈우병과 고혈압이 기저질환으로 확인되었으며, 그 외 수술력이나 사회력상 특이소견은 없었다. 환자는 응급실 담당의사의 진찰과 함께 혈액 및 CT검사를 종합하여 급성 게실염(acute diverticulitis)으로 진단받고 입원 대기 중에 갑작스럽게 심한 복통을 호소하였다. 담당의를 호출하니 다음과 같은 의사의 처방을 확인하였다.

Dr's order
Pethidine 50mg/mL 1Ⓐ [IM]

▶위의 투약처방에 대한 적절한 간호중재를 수행하세요.

간호기록

날짜/시간	처 치	간 호 내 용	서 명

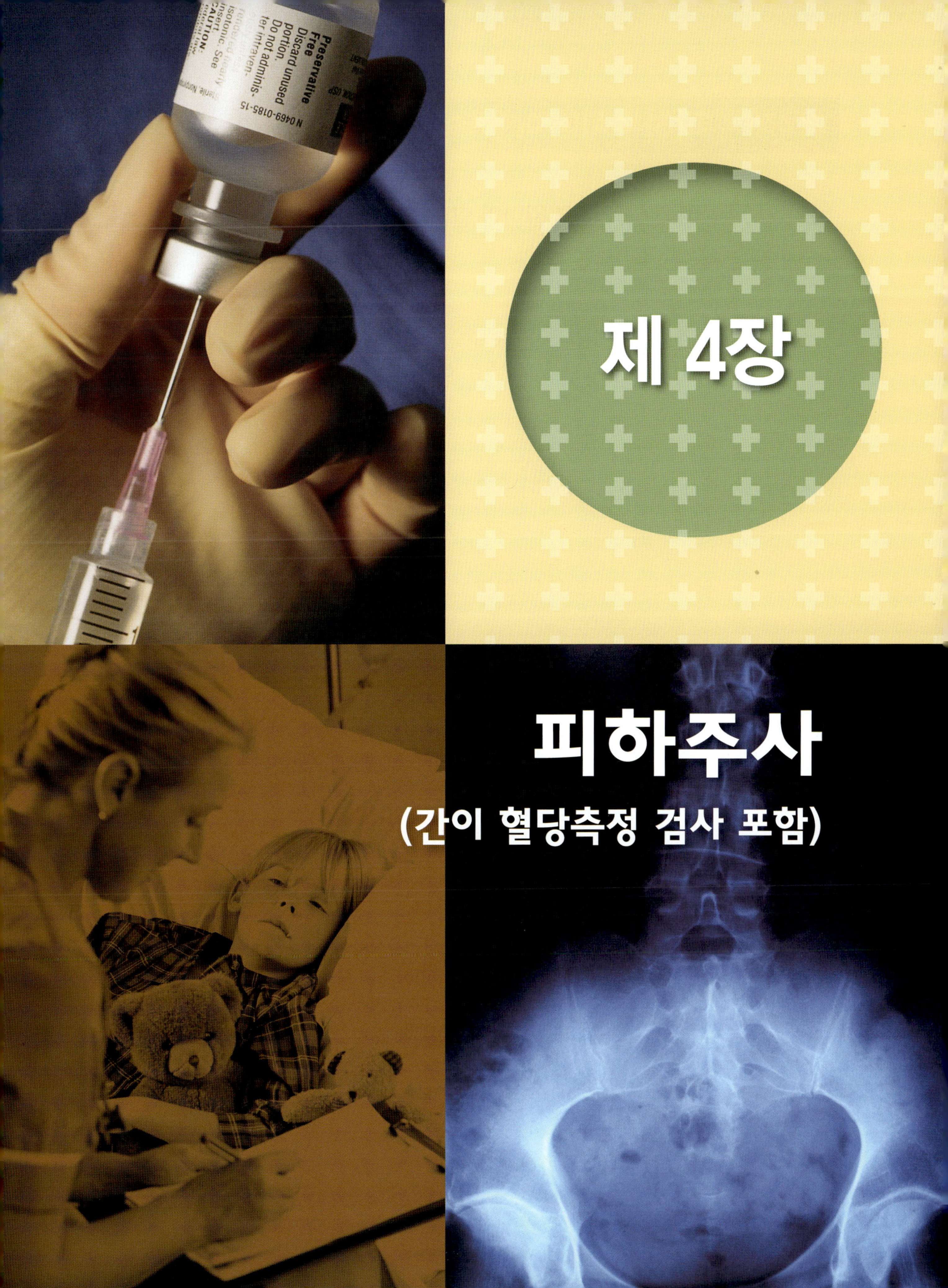

제 4장

피하주사

(간이 혈당측정 검사 포함)

제 4장 피하주사(간이 혈당측정 검사 포함)

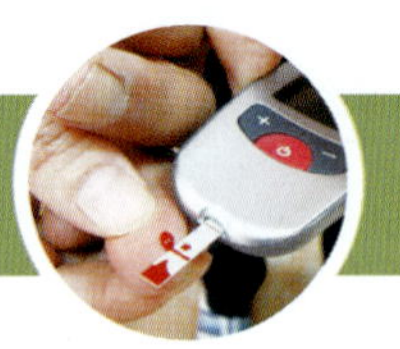

I. 피하주사에 대하여 우선 알아야 할 지식들

1. 피하주사의 정의

피부는 조직학적으로 표피(epidermis), 진피(dermis), 피하조직(subcutaneous tissue)으로 이루어져 있다. '피하주사(hypodermic injection)'란 소량의 약을 직접 피부의 일부분인 피하조직 내에 주사하는 것을 말한다. [그림 4-1]

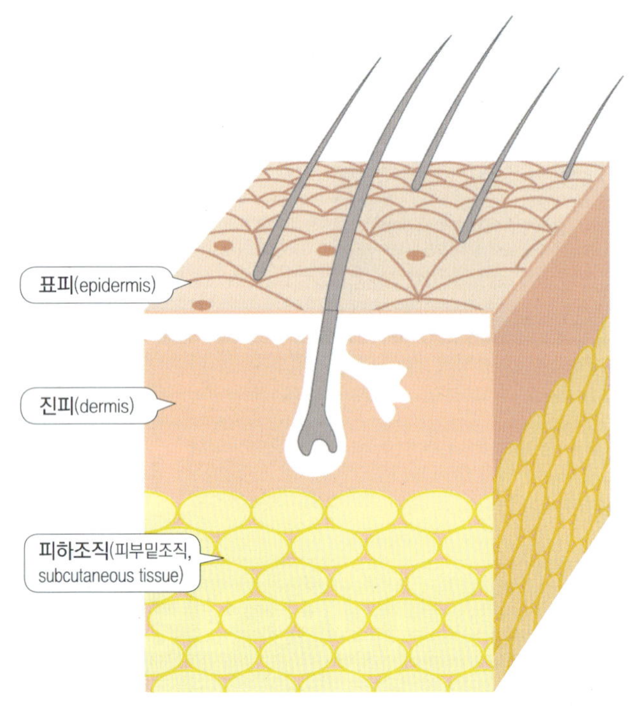

[그림 4-1] 피부의 해부

2. 피하주사의 목적과 적응증

1) 피하주사는 약제를 비교적 느린 속도로 부드럽게 흡수시키고 싶을 경우에 사용한다. 피하주사의 흡수 속도는 정맥주사의 1/10, 근육주사의 1/2 정도이다. 이것은 피하주사의 평균적인 흡수 속도이며, 주사 부위에 따라 미세한 차이가 있다. 약제의 흡수율은 복부가 가장 높으며, 그 다음으로 팔, 다리, 엉덩이 순으로 알려져 있다.

[표 4-1] 피하주사의 목적과 대상

피하주사의 목적	대상
약물 투여	• 경구투여로 효과를 기대할 수 없는 약물을 사용할 때
인슐린 투여	• 당뇨병
예방접종	• DPT 혼합백신(디프테리아, 백일해, 파상풍), MMR 백신(홍역, 볼거리, 풍진), 인플루엔자 백신 등

2) 피하주사는 경구투여할 수 없는 약물 중 정맥 혹은 근육주사로 투여했을 때 흡수 속도가 빨라 위험성이 높거나 충분한 효과가 발생하지 않는 경우 시행한다. 인슐린 자가주사, 예방접종이 가장 흔한 경우이며, 그 외 강심제(cardiotonic agent)나 부정맥(arrhythmia) 치료제 등이 있다. 예방접종의 경우 대부분 피하주사로 시행되지만 종류에 따라 근육주사를 하기도 하며, 그 방법은 약물 제조회사나 국가에 따라 다르다.

[표 4-2] 예방접종의 종류에 따른 부위 및 주사방법

예방접종	주사부위
BCG(피내용)	상완외측면 피내주사
B형간염	영아: 허벅지 전외측, 소아/성인: 삼각근 부위 근육주사
DTaP	영아: 허벅지 전외측, 소아/성인: 삼각근 부위 피하 또는 근육주사
폴리오(IPV)	허벅지근육 또는 상완외측면 피하 또는 근육주사
MMR	상완외측면 피하주사
일본뇌염(사백신, 생백신)	상완외측면 피하주사
수두	상완외측면 피하주사
인플루엔자	근육주사(백신에 따라 비강투여 가능)
장티푸스	경구용 및 피하 또는 근육주사
신증후군출혈열	삼각근 근육주사 또는 상완외측면 피하주사
히브 뇌수막염	영아: 허벅지 전외측, 소아/성인: 삼각근 부위 근육주사
A형간염	삼각근 부위 근육주사
폐렴구균	[다당질] 상완외측면 피하 또는 삼각근에 근육주사 [단백결합] 영아: 허벅지 전외측, 소아/성인: 삼각근 부위 근육주사

3. 피하주사 부위

피하주사는 피부가 부드럽고 혈관이나 신경이 적으며 피하조직이 두꺼운 부위를 선택해야 한다. 또한 그 중에서도 털이 적은 부분이 좋다. 이러한 조건에 잘 맞는 곳은 상완외측이며, 상완외측은 의료인의 접근도 용이하며 가장 흔한 주사 부위이다. 이때 상완을 3등분하여 아래 1/3 지점에 주사하는 것이 요골신경(radial nerve)을 피할 수 있어 안전하다. [그림 4-2]

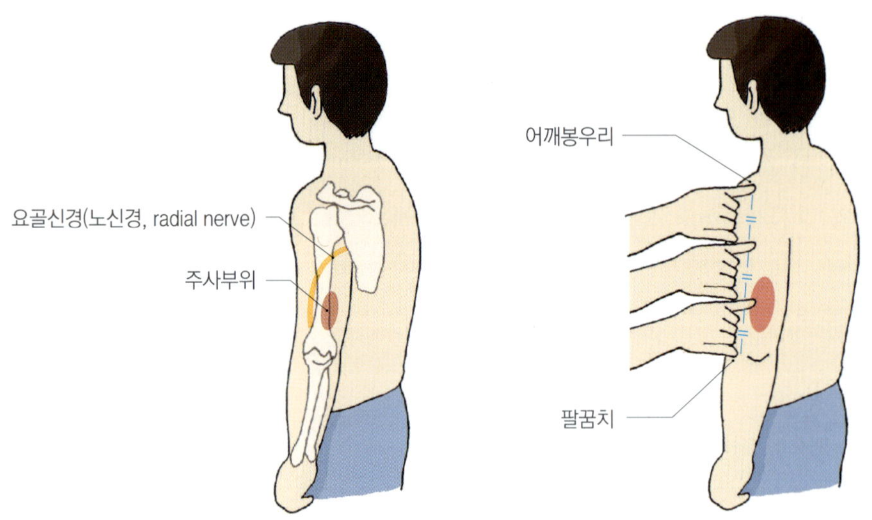

[그림 4-2] 피하주사 부위 ①

복부의 경우는 자가주사하기가 편리하고 운동에 영향을 받지 않으며 온도 변화가 적어 인슐린(insulin) 주사요법에 가장 적합하다. 그 밖에 삼각근 상부, 견갑골 하부, 허벅지 전방부도 사용할 수 있다. [그림 4-3] [그림 4-4]

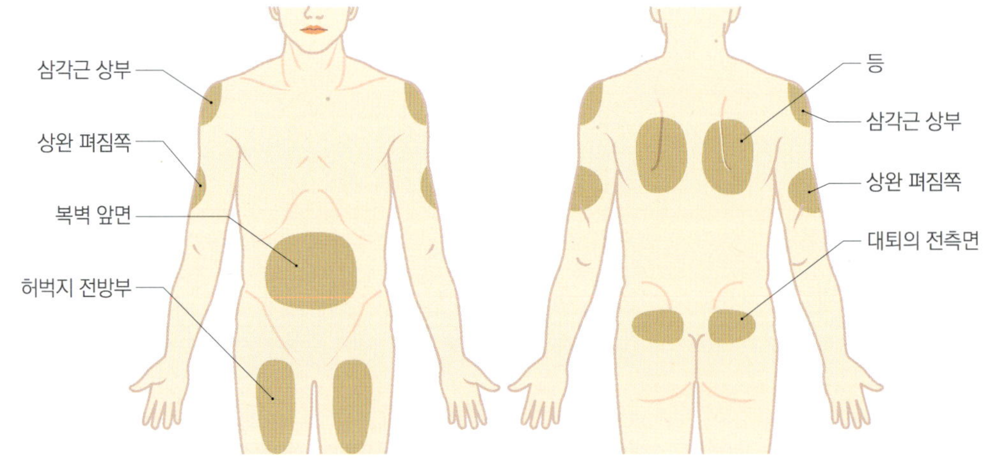

[그림 4-3] 피하주사 부위 ②

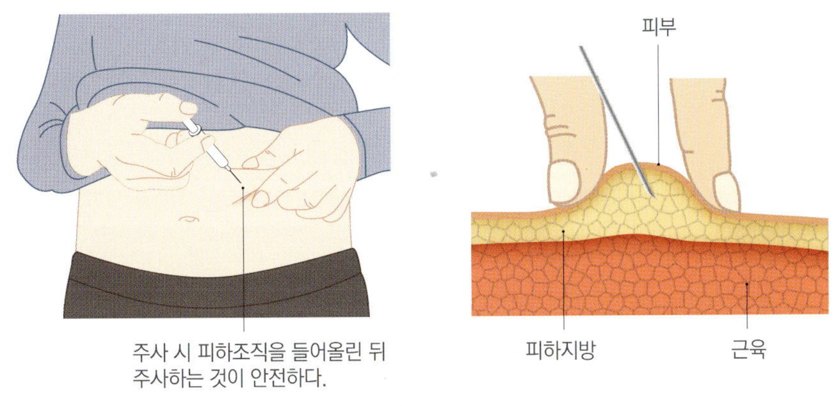

[그림 4-4] 피하주사 부위 ③

[그림 4-5]를 보면 양측에 날짜별로 구멍이 뚫려 있는 것을 볼 수 있다. 자가로 인슐린을 주사하는 환자에게 본 포를 배꼽을 기준점으로 위치시킨 후 양측의 구멍 위에 표기된 날짜에 맞춰서 인슐린을 피하주사하도록 교육하여야 한다.

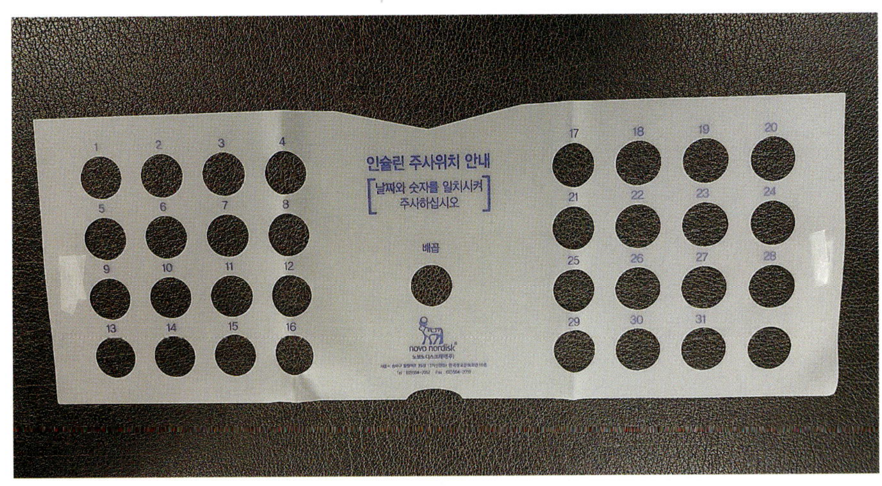

[그림 4-5] 인슐린주사 날짜 구멍포'의 실제 모습

배꼽에 가까운 부위에는 혈관이 많이 분포하므로 일정간격(대개는 2cm)을 띄고 주사하며, 같은 부위를 지속적으로 피하주사하면 피하조직의 위축, 구축, 경화, 염증 등이 생길 수 있으므로 [그림 4-6]처럼 날짜 별로 이동하면서 주사하는 것이 좋다.

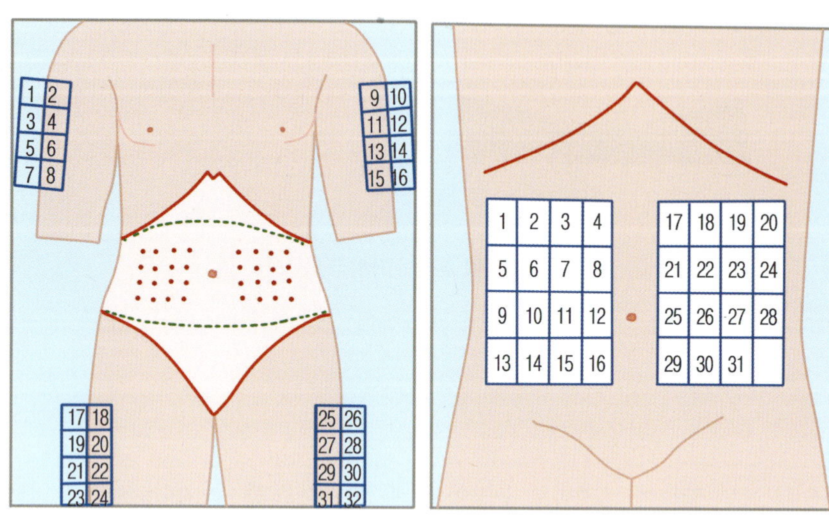

[그림 4-6] 날짜에 따라 인슐린을 피하주사하는 부위에 대한 모식도

플러스 tip

당뇨 합병증인 당뇨성 발 진행과정

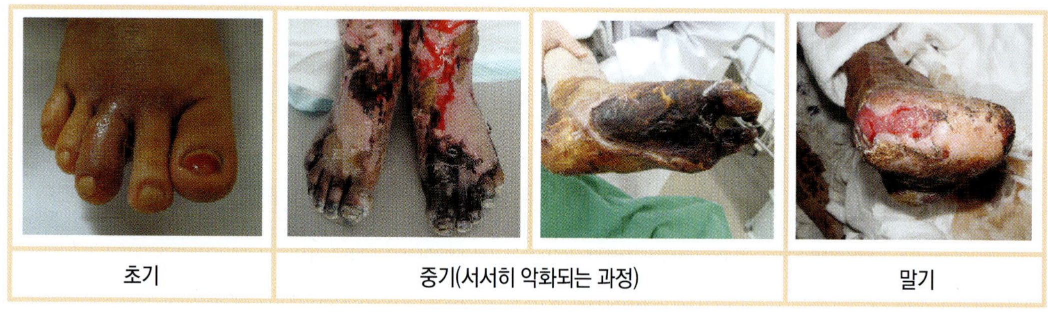

당뇨병은 초기에 치료하지 않으면 결국은 상처 부위를 절단하여야 한다. 2014년 당뇨로 사망한 사람은 10,526명(2015.9 통계청 자료)이지만 당뇨로 인해 다리 등 신체를 절단한 환자는 연간 18,000여 명에 이른다.

4. 피하주사의 과정

▶ ① 피하주사를 시행할 환자의 상지를 노출시킨다. 참고로 본 증례에서는 대상포진(herpes zoster)의 예방백신 접종을 시행하기 위해 피하주사를 시행하였다. 대부분의 백신은 근육주사(intrmucular injection, IM)로 예방접종을 시행하지만, 이처럼 대상포진 백신은 반드시 피하(subcutaneous, SQ)로 주사되어야 한다.

▶ ② 접종할 부위를 소독솜을 이용하여 중심에서 바깥쪽으로 원을 그리면서(노란 화살표) 가볍게 소독한다.

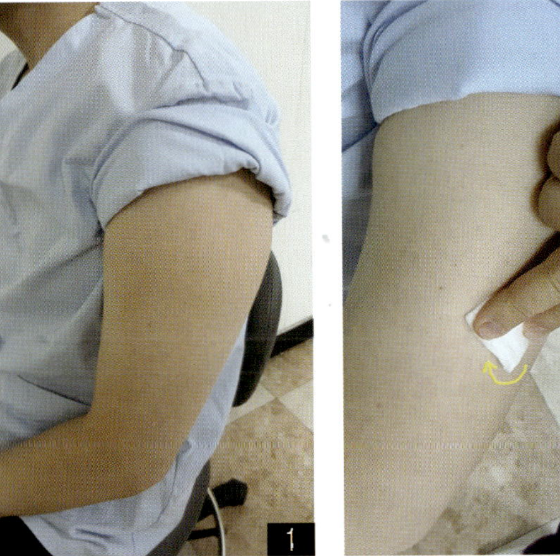

피하주사의 실제[상완외측에 피하주사 시행.
대상포진백신(상품명: 조스타박스, MSD) 예방접종]

▶ ③ 피하주사할 부위를 피부를 들어올린다는 느낌으로 가볍게 들어 올린다.

▶ ④ 주사기(본 증례에서는 대상포진백신)를 주사할 부위에 위치시킨 모습으로 피하에 주사하기 위해 피부와 바늘의 각도는 예각(약 30~35도 정도)을 이루게 하는 것이 좋다.

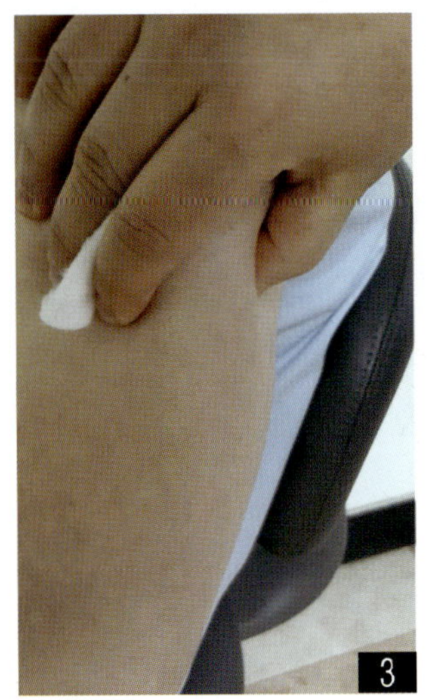

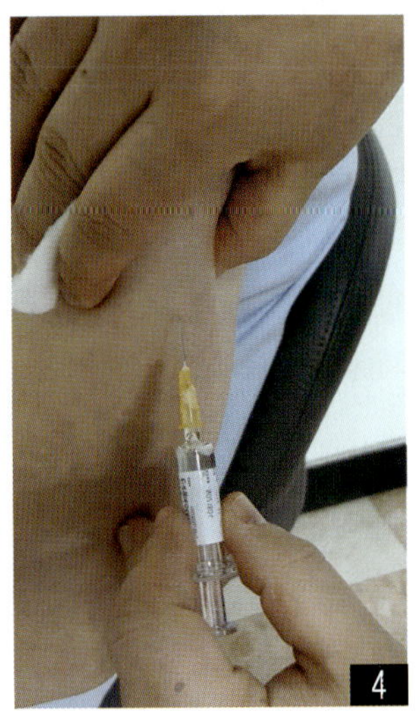

▶ ⑤ 환자의 통증을 경감시키기 위해 신속하게 주사기의 바늘을 피하로 주입한다.

▶ ⑥ 혈관으로의 주입을 피하기 위해서 주사기의 실린지를 당겨서 음압을 가하여 혈액의 역류 유무를 파악한다. 빨간 점선박스를 보면 음압을 가하였기에 air bubble(공기방울)이 생긴 것을 볼 수 있다.

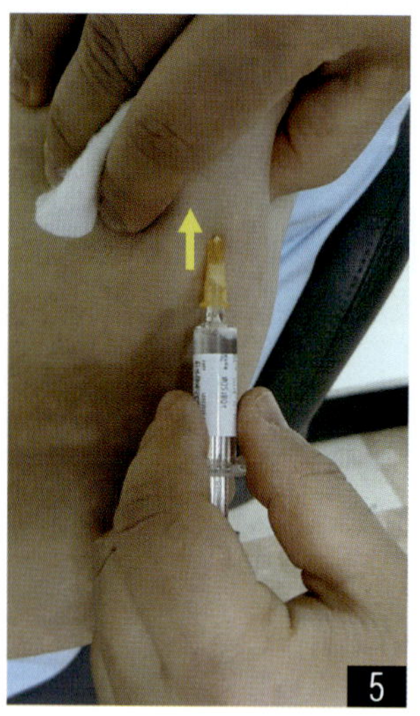

5

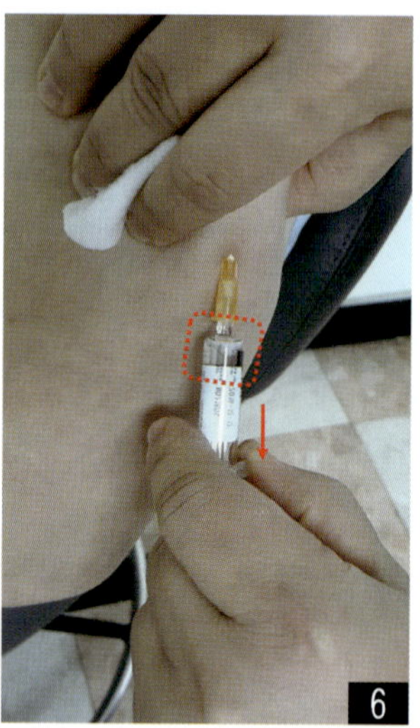

6

▶ ⑦ 주사액을 주입한다. 만약 주사액을 주입할 때 과도한 통증을 호소하거나, 주사 시 압력의 저항이 크게 느껴지면 주사액의 주입을 멈추는 것이 좋다.

▶ ⑧ 주사 후에 바늘을 빼고 소독솜으로 주사 부위를 가볍게 눌러주는 모습이다.

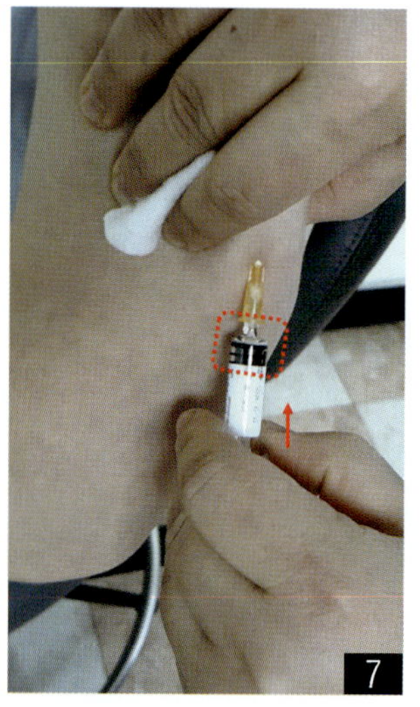

7

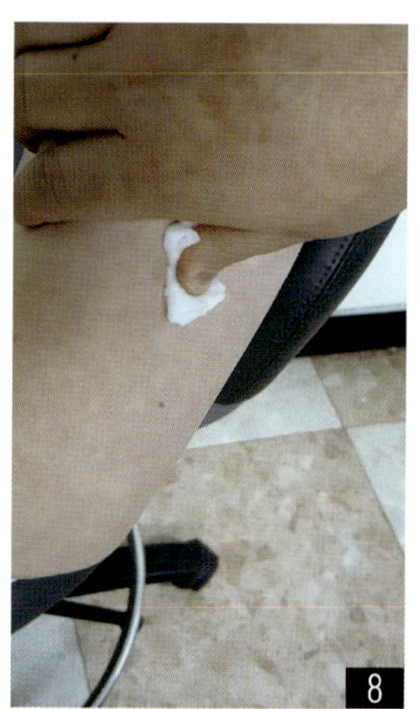

8

▶ ⑨ ⑩ 주사부위에 원형의 작은 밴드를 붙여주는 모습이다. 대부분 성인의 경우 이러한 밴드를 붙일 필요는 없지만, 소아의 경우 주사부위를 긁는 경우가 간혹 있으므로 이런 식으로 밴드를 붙여주면 도움이 된다.

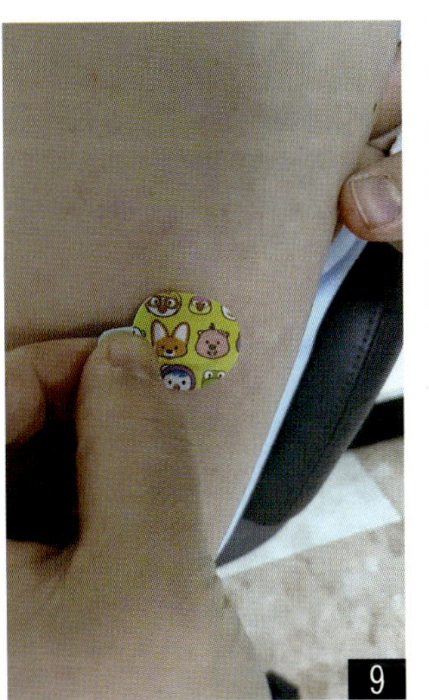

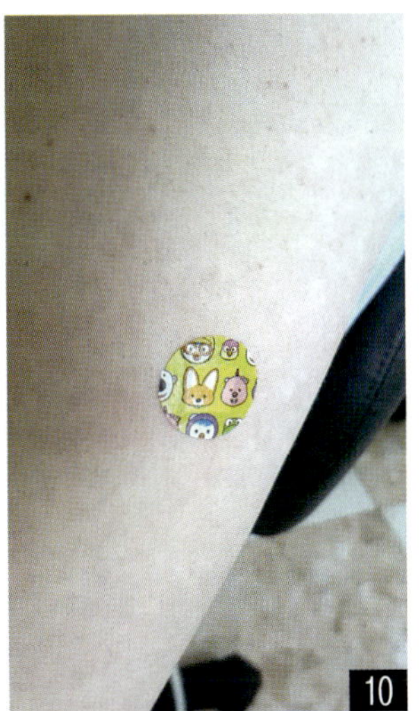

5. 인슐린펜을 이용한 피하주사

1) 인슐린펜의 구조

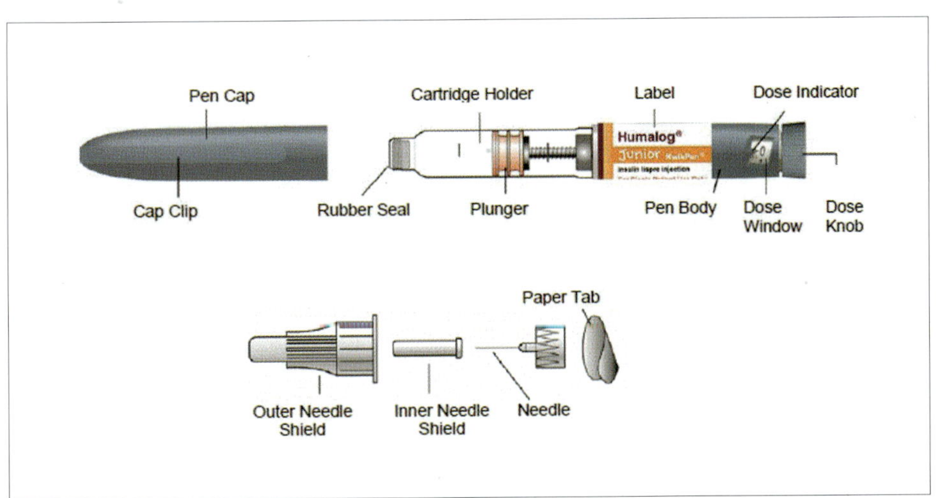

인슐린펜의 구조(상측)와 인슐린펜용 니들의 구조(하측)[인슐린펜의 근본적인 구조는 대동소이(大同小異)하다. 본 구조도의 상품명은 휴마로그(Humalog)로 성분명은 insulin lispro이며, 초속효성 인슐린(ultra short-acting insulin)이다.]

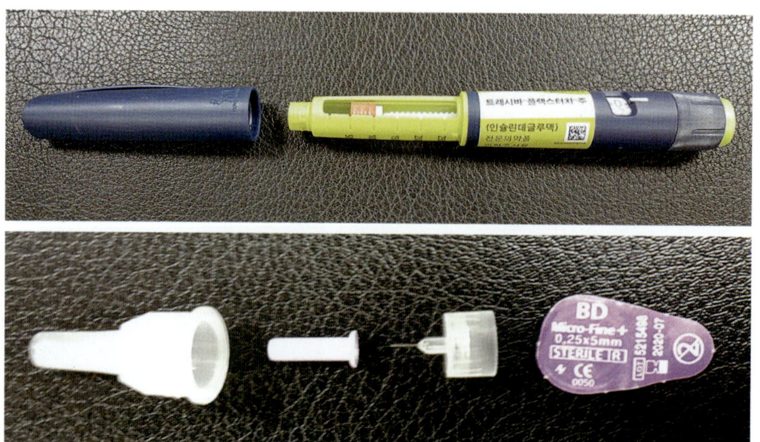

실제 인슐린펜과 인슐린펜용 니들을 분리한 모습

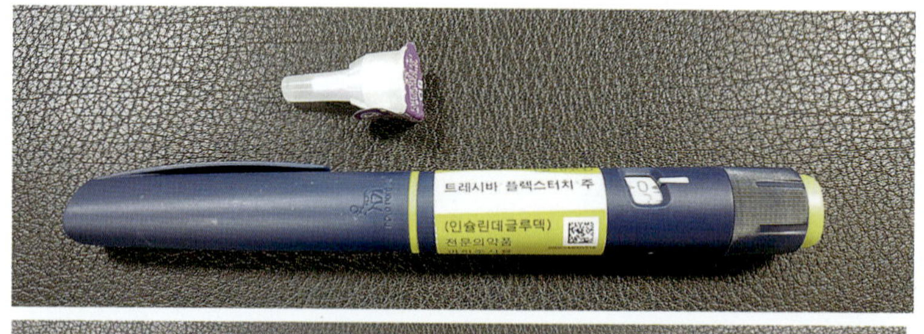

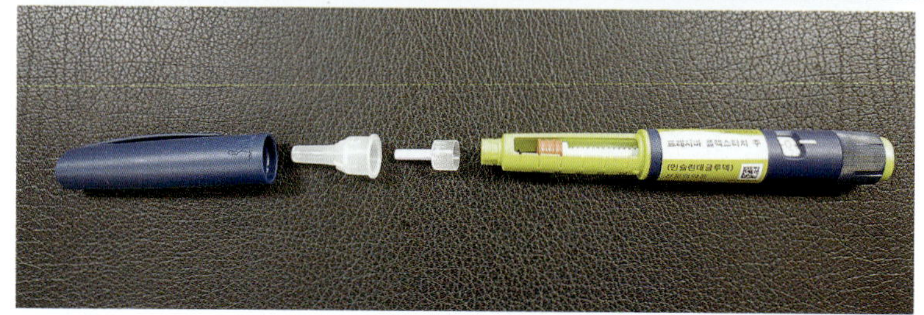

인슐린펜과 일회용 바늘의 모습
[인슐린펜과 인슐린펜에 부착할 일회용 주삿바늘의 모습(위),
일회용 바늘을 펜에 부착 후 다시 분리하여 나열한 모습(아래)]

2) 인슐린주사 과정

▶ ① 인슐린펜과 펜에 부착하는 일회용 바늘(needle, 니들)의 모습: 본 증례에서 사용하는 인슐린펜은 다국적 제약회사 노보노디스크 회사의 '트레시바플렉스터치주'로 성분명은 insulin degludec이다. 이러한 트레시바플렉스터치주는 1ml에 100단위(100units/ml)가 포함되어 있는데, 총 용량은 3ml이기에 인슐린으로 환산하면 인슐린(여기서는 insulin degludec)은 총 300단위가 포함되어 있다고 할 수 있다.

▶ ② 인슐린펜의 모습: 인슐린펜은 인슐린주사기를 이용하여 인슐린을 직접 재어서 주사하는 것보다 훨씬 간편하다. 사용 전에 인슐린펜의 덮개(pen cap, 본 사진에서 좌측손으로 잡은 부위)을 잡고 덮개를 연다.

▶ ③ 인슐린펜의 덮개(pen cap)를 연 상태의 모습: 덮개를 열고 인슐린펜의 끝부분(rubber seal이라고 하며, 일회용 바늘이 부착되는 부위임)을 알코올솜을 이용하여 가볍게 닦아 준다.

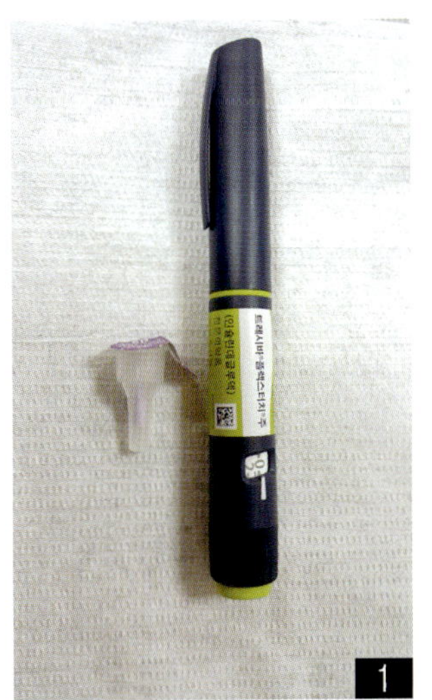

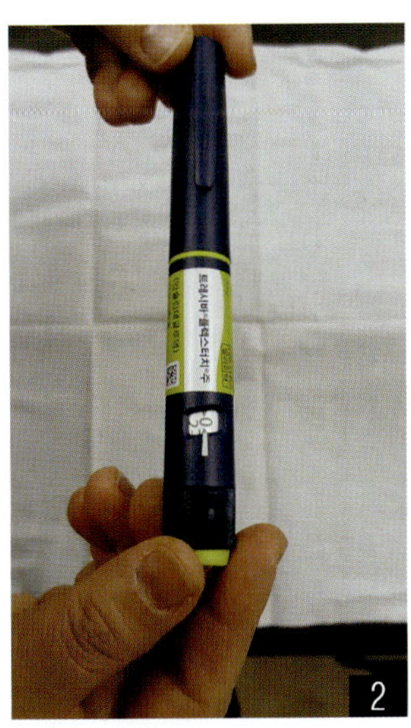

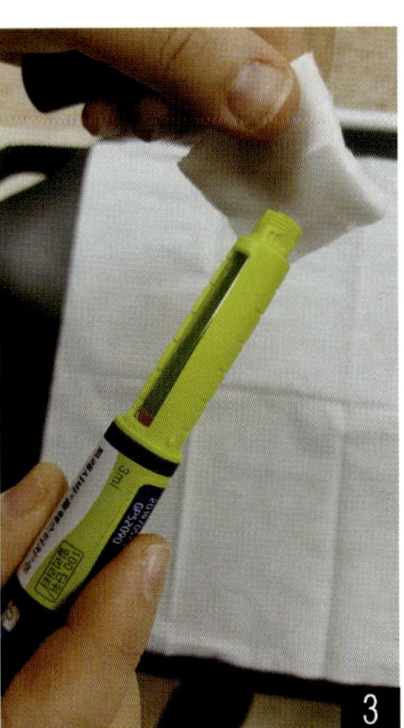

피하주사의 실제[복부의 피하주사 시행. 인슐린펜
(상품명: 트레시바플렉스터치주. 성분명 inulin degludec 300uints)]

▶ ④ 인슐린펜은 처음에는 아래의 사진과 같이 0(인슐린 주입량이 0단위라는 의미)으로 설정되어 있다. 환자에게 주입하는 인슐린양을 설정하기 위해서는 펜의 하단부위(노란 점선박스)를 좌측으로 돌려서 숫자를 조절하면 된다.

▶ ⑤ 인슐린 주사용량을 20단위로 설정한 모습이며 이렇게 설정한 상태에서 환자에게 피하주사하면 20단위가 환자에게 주입되는 것이다.

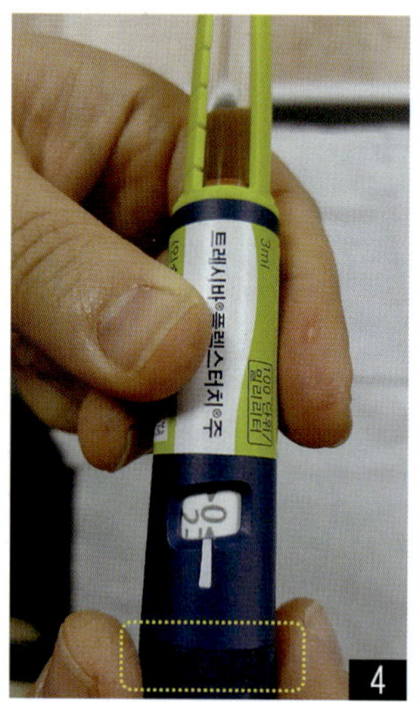

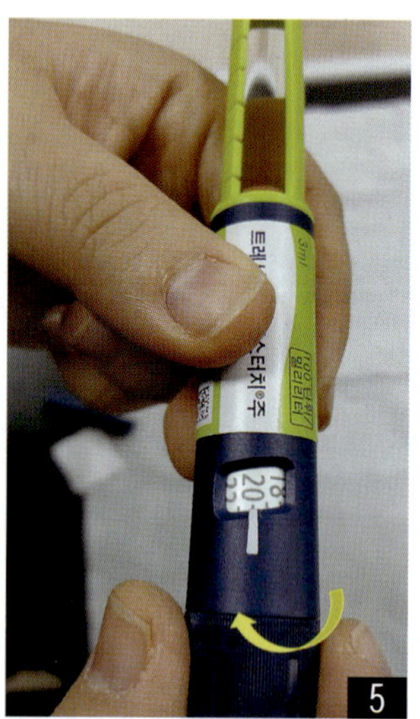

▶ ⑥ 환자에게 인슐린펜을 주사하기 위해서는 본 사진처럼 인슐린펜에 부착하는 니들을 개봉해야 한다.

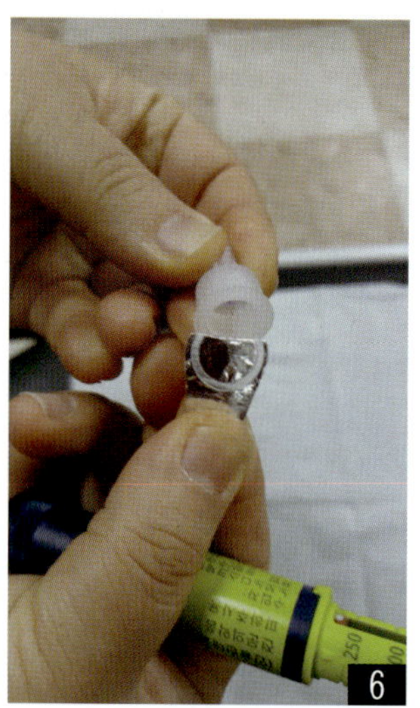

▶ ⑦ ⑧ 니들을 인슐린펜에 부착하는 과정이다. 우선 니들을 인슐린펜의 끝부분(rubber seal)에 위치시킨 후 꾹 눌러서 부착시킨 후, 좌측으로 돌려서 완전히 고정시킨다.

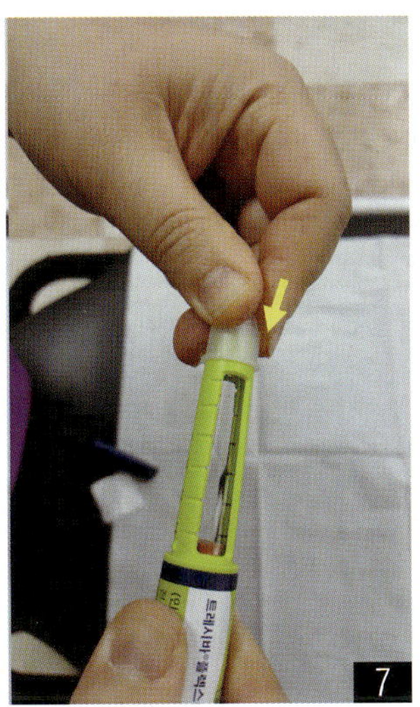

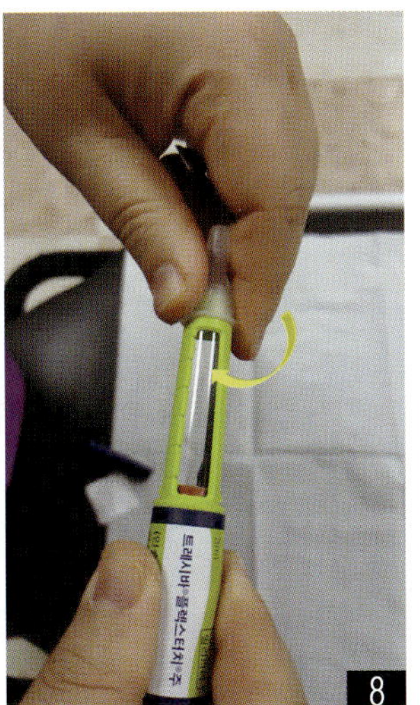

▶ ⑨ 펜에 니들이 부착된 상태의 사진이다. 이 상태에서 니들의 겉커버(outer needle shield라고 한다. 사진의 노란점선박스)를 제거한다. 제거하는 요령은 단순히 당겨서(pull away) 제거하면 된다.

▶ ⑩ 바늘의 겉커버(outer needle shield)를 제거하면, 이처럼 바늘의 속커버(inner needle shield, *노란색 화살표로 표기*)가 관찰된다. 본 증례에 사용되는 인슐린펜용 바늘의 속커버(inner needle shield)는 보라색이다.

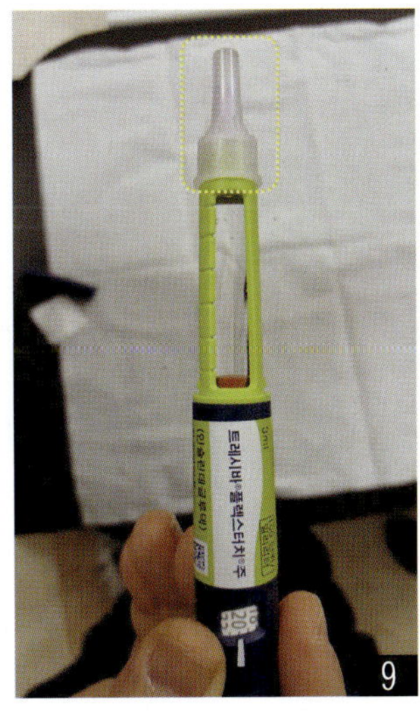

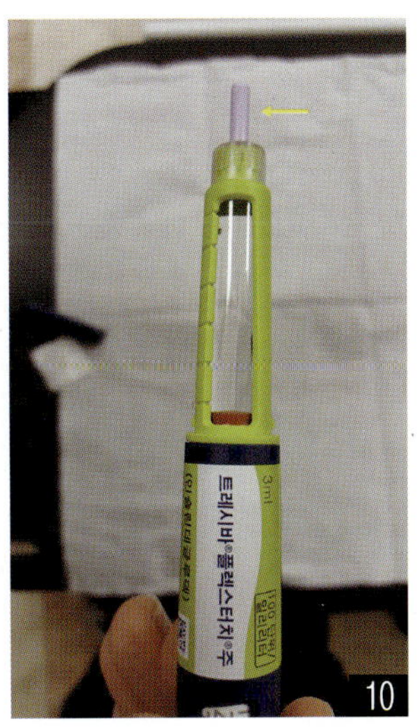

▶ ⑪ 환자의 복부를 노출시킨 모습이다. 인슐린은 피하와 정맥 두 가지 경로로 투여가 가능하다. 이 중 피하는 환자 스스로도 주사가 가능하기에 환자에게는 주로 피하로 인슐린을 주사하는 방법을 교육시킨다. 특히, 인슐린펜의 경우에는 바늘의 길이(짧음)로 인하여 정맥으로 주사는 거의 불가능하며, 반드시 피하로 주사하는 것이 원칙이다. 피하로 주사가 가능한 곳은 양측 상지의 외측과 양측 하지의 굴곡면(앞쪽), 복부가 있는데 본 증례에서는 복부주사에 대해서 설명하겠다.

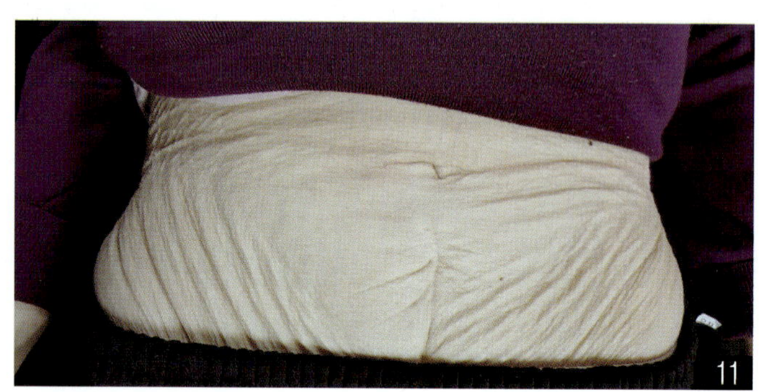

11

▶ ⑫ 환자의 복부에 인슐린 복부주사 날짜구멍포를 깔은 모습이다. 배꼽을 주위로 2~3cm 부근은 혈관이 많이 분포하므로 이곳을 피해서 주사해야 하며, 같은 곳을 반복주사하면 피하조직의 변화(위축/비후/경화 등)가 생길 수 있으므로 이점을 주의해야 하는데, 본 포를 이용하며 2가지 점에서 도움을 받을 수 있어서 간편하다.

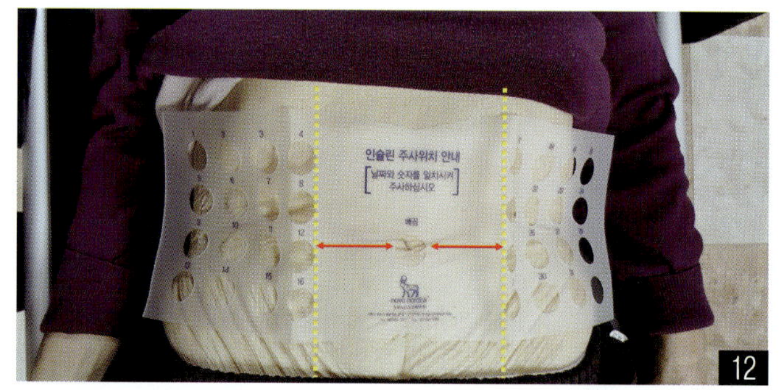

12

▶ ⑬ 본 증례의 경우 17번에 인슐린펜을 사용하여 피하주사하기로 하였다.

▶ ⑭ 주사할 부위를 알코올솜을 이용하여 가볍게 소독한다.

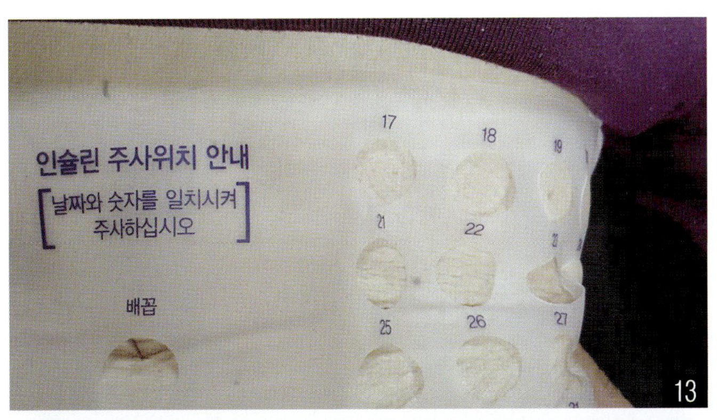

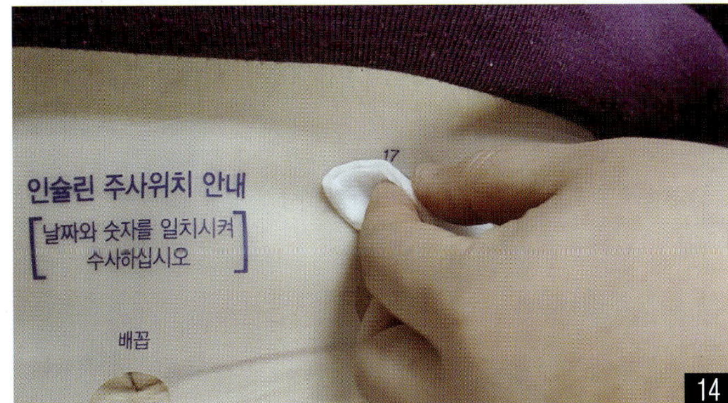

▶ ⑮ ⑯ 바늘을 덮고 있는 바늘의 보라색 속커버(inner needle shiled)를 제거하는 모습이다. 인슐린을 해당부위에 피하주사 하기 위해서는 바늘을 덮고 있는 속커버를 본 사진처럼 가볍게 잡고 당겨서 오픈하여야 한다.

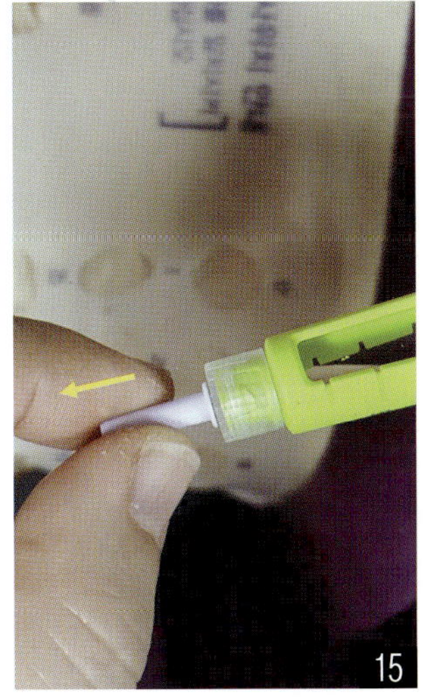

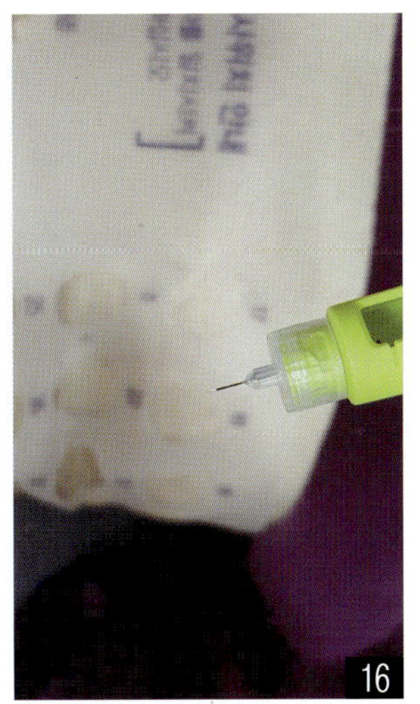

▶ ⑰ ⑱ 바늘은 오픈한 상태의 인슐린펜을 해당 주사부위에 위치시킨다(17번: 위에서 본 모습, 18번: 옆에서 본 모습).

▶ ⑲ 인슐린펜의 바늘을 해당부위에 삽입한 모습이다. 인슐린펜에 부착된 바늘은 길이가 짧기 때문에 설사 각도를 적게 하여 주사하여도 피하로 주사되지 않을 확률은 거의 없지만, 원칙적으로는 본 사진처럼 90도에 가까운 각도로 삽입하는 것이 좋다.

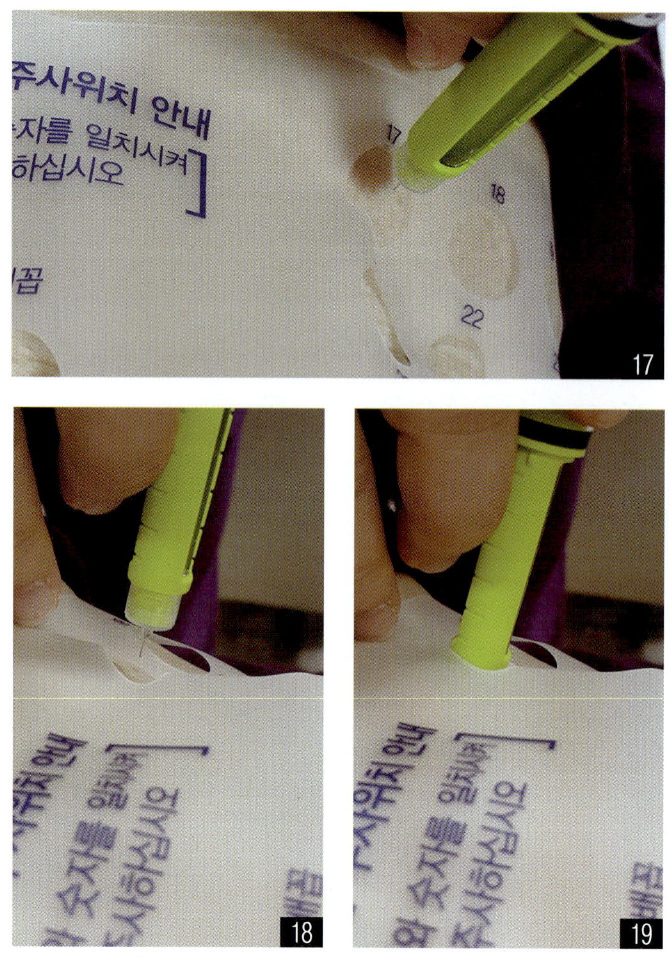

▶ ⑳ ㉑ 바늘이 정확히 해당부위에 삽입된 후에는 투여할 용량의 인슐린을 모두 주입하기 위하여, 사진처럼 인슐린펜 윗부분의 버튼(dose knob라고 한다. 사진 상의 녹색버튼)을 강하게 꾹 눌러주어야 한다.

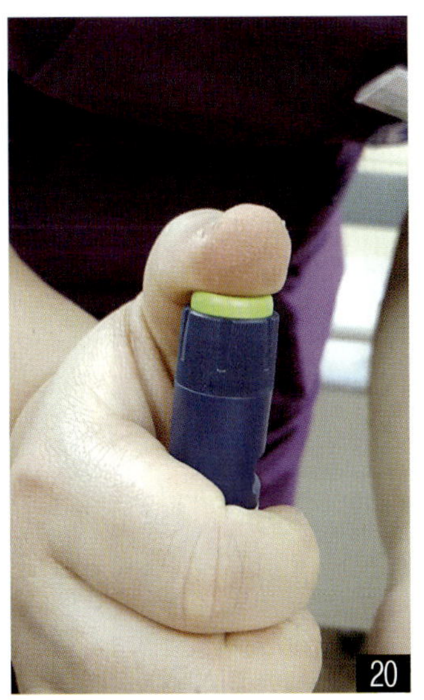

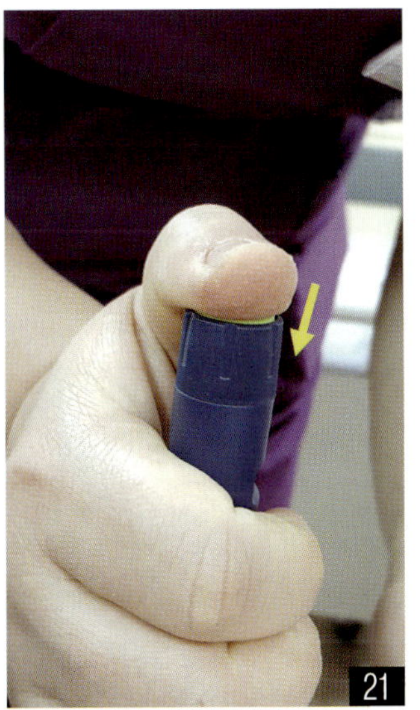

▶ ㉒ 주사 후 주사부위를 알코올 솜으로 가볍게 눌러준다.

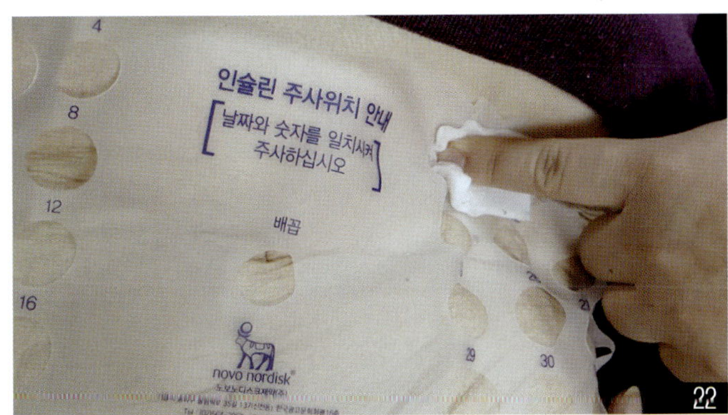

▶ ㉓ ㉔ ㉕ 사용된 바늘을 제거하는 모습이다. 우선 보라색 속커버(inner needle shield)를 다시 씌워야 하는데 이를 re-capping이라 한다. 이때 손으로 직접 끼운다면 주사바늘 사고(needle injury)를 입을 수 있으므로, 이처럼 한손을 이용하여 바늘을 속커버(inner needle shield)의 안으로 접근하도록 하는 것이 좋겠다.

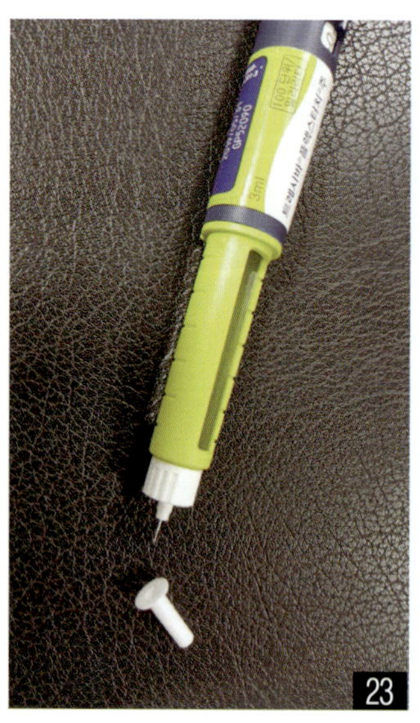
23

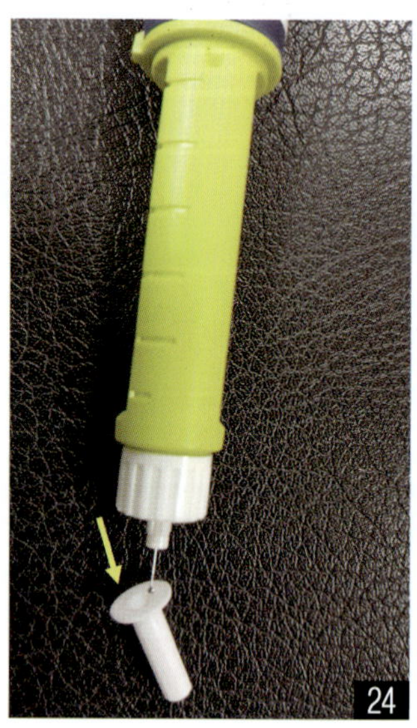
24

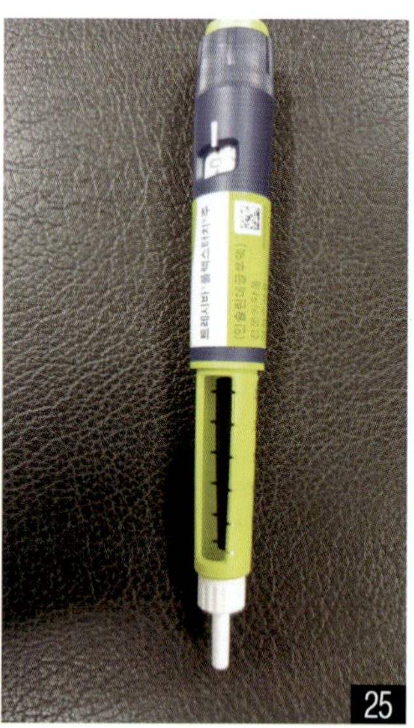
25

▶ ㉖ 속바늘 커버를 다시 씌운 상태에서 겉커버를 씌우고 고정할 때와 반대방향으로 돌려 분리하면, 사용된 인슐린펜용 바늘을 안전하게 제거할 수 있다.

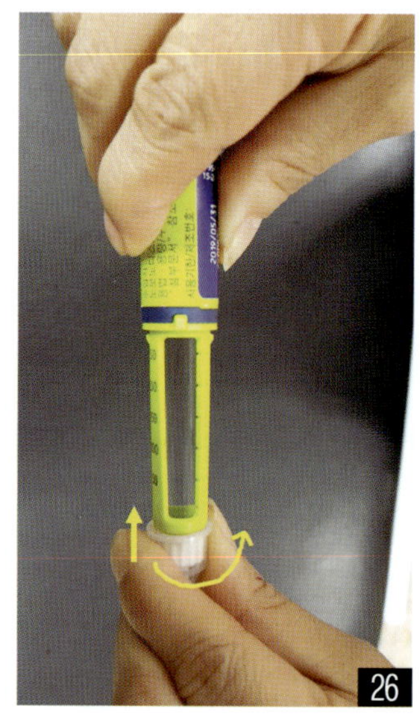
26

▶ ㉗ 인슐린펜과 사용된 바늘이 안전하게 제거된 모습이다. 바늘은 폐기하여 버리고, 인슐린펜은 보관하여 재차 사용한다(본 증례처럼 인슐린펜용 바늘은 일회용으로 한 번 사용하고는 폐기하여야 하는데, 환자들 중에서는 사용한 바늘을 펜에 계속 부착하고 사용하는 경우가 있으므로 환자에게 관련내용을 교육할 필요가 있다).

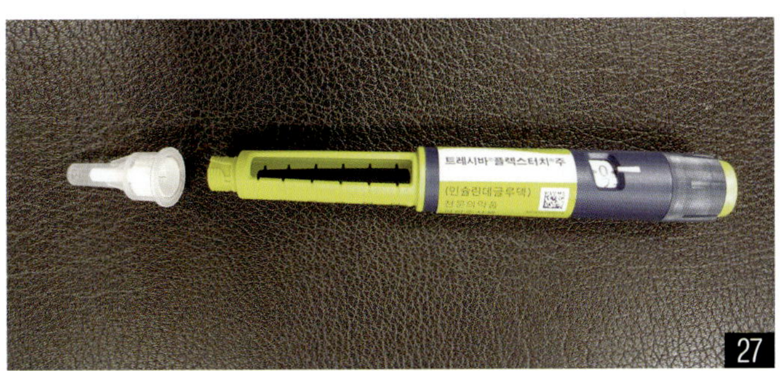

6. 두 종류의 인슐린을 혼합(mix)하는 과정

현재는 인슐린을 간편하게 피하주사 할 수 있는 펜 형태의 인슐린펜이 있기에 환자가 인슐린을 인슐린 주사기에 직접 재서 주사하는 경우는 매우 드물다. 하지만, 이전부터 인슐린주사기에 인슐린을 직접 재서 맞는 환자들이 아직도 있으며, 경우에 따라서는 간호과정 중에 인슐린주사기에 인슐린을 직접 재어서 주사해야 하는 경우도 있다.

보통은 한 종류의 인슐린만 인슐린주사기에 재어서 주사하는 경우도 있지만, 두 종류의 서로 다른 인슐린을 혼합(mix)하여 주사하는 경우도 있으므로 본 증례에서는 두 가지 인슐린을 혼합하여 주사하는 경우의 예를 들도록 한다.

플러스 tip

인슐린은 발현시간(onset time)과 최대효과 시간(peak time), 전체 작용시간(duration) 등에 따라서 초속효성(rapid acting, ultra-short acting이라고도 함)/속효성(short acting)/중간형(intermediate acting)/지속형(long acting, peakless insulin이라고도 함)으로 나뉜다(그림). 다음 본 증례에서는 속효성에 속하는 휴물린알(Humulin R)과 중간형에 속하는 휴물린엔(Humlin N)을 혼합하였다.

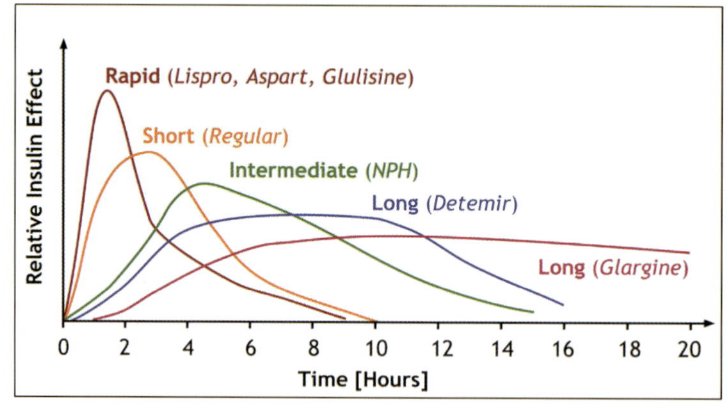

인슐린의 상대적인 작용시간들. 발현속도는 long < intermediate < short < rapid 순이며, 반대로 작용시간은 rapid < short < intermediate < long 순이다.

▶ ① 두 종류의 인슐린과 인슐린주사기이다(용량 1cc, 100단위/cc짜리임, 1눈금이 2단위씩 조절됨).

▶ ② 두 종류의 인슐린 앰플의 모습이다. 좌측은 휴물린알(Humlin R)로서 속효성 슐린이며, 우측은 휴물린엔(Humlin N)으로서 중간형 인슐린이다. 앰플의 라벨을 자세히 보면 1밀리리터[1ml(=1cc와 같은 양)]에 인슐린 100단위(unit)로, 각 앰플의 인슐린 농도는 100units/ml이다.

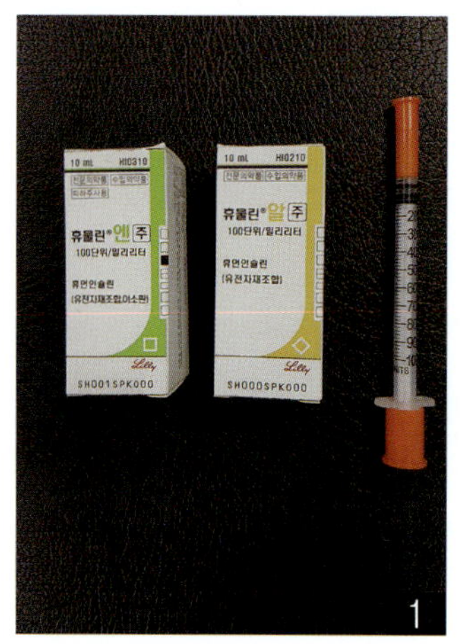
1

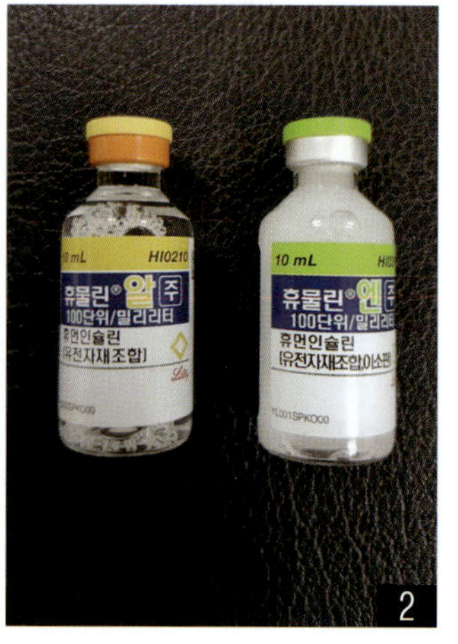

2

▶ ③ 두 종류의 인슐린 혼합과정에서 가장 중요한 사실은 작용시간이 짧은 인슐린부터 먼저 주사기에 담은 후, 작용시간이 상대적으로 긴 인슐린을 담아야 한다는 것이다. 이 순서가 절대 바뀌어서는 안 되며 본 사진은 작용시간이 보다 짧은 휴물린알을 인슐린주사기에 담기 전의 모습이다.

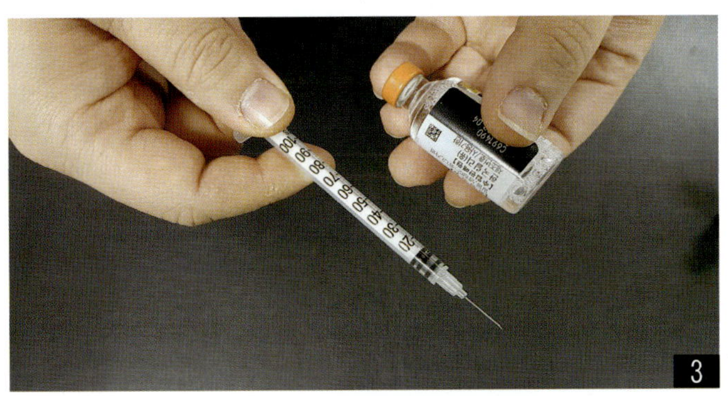
3

▶ ④ ⑤ 인슐린주사기에 인슐린(휴물린알)을 재는 모습이다. 본 증례에서는 휴물린알 20단위를 인슐린 주사기에 옮겨 담았다. 앞(②)에서 각각의 인슐린 앰플의 인슐린 농도는 100단위/ml였으므로 인슐린 20단위는 0.2ml에 해당된다. 따라서, 일반적인 1cc 주사기로는 해당 앰플(여기서는 휴물린알)에서 0.2ml를 재면 되는데, 인슐린 주사기는 인슐린 주사에 특화되었기에 눈금에 10, 20, 30, … 이런식으로 인슐린 단위수가 표시되어 있으므로 해당 눈금(여기서는 20단위)만큼 인슐린을 재면 된다. 참고로 숫자가 표기된 각 눈금의 사이는 5눈금으로 이뤄져 있는데, 작은 눈금 하나는 인슐린 2단위에 해당된다.

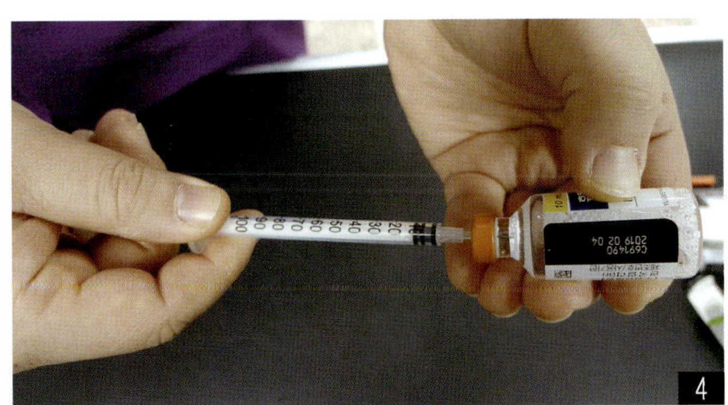
4

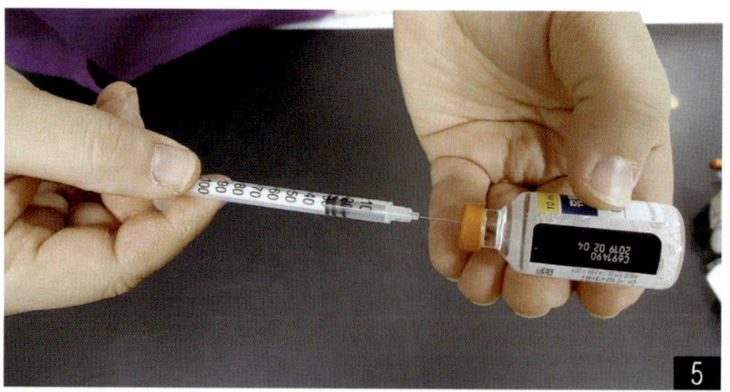
5

▶ ⑥ 추가적으로 휴물린엔을 혼합(mix)하기 전의 모습이다. 좌측(오른손으로 잡고 있는 주사기를 가리킴)의 인슐린주사기를 보면 앞의 과정을 통해 휴물린알이 20단위 담겨있는 것을 볼 수 있다.

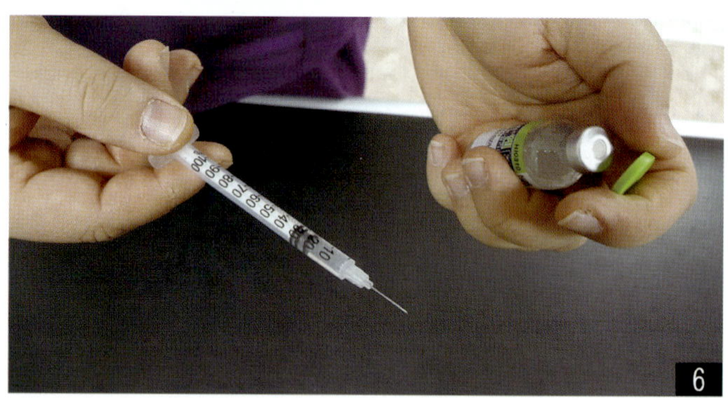
6

▶ ⑦ 휴물린엔을 인슐린주사기에 추가적으로 담기 위해 휴물린엔 앰플에 바늘을 삽입한 모습이다.

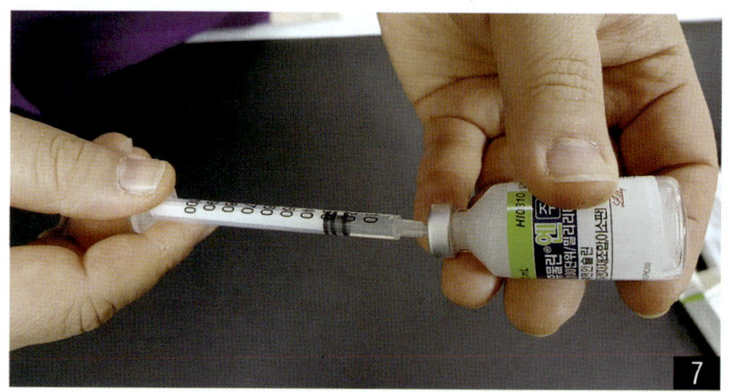
7

▶ ⑧ 휴물린엔을 추가적으로 주사기에 20단위 더 혼합하는 모습이다. 사진을 보면 휴물린엔은 휴물린알(투명)과 달리 하얀색이기에 혼합하면서 주사기에 담긴 인슐린의 투명도가 사라지는 모습을 볼 수 있다.

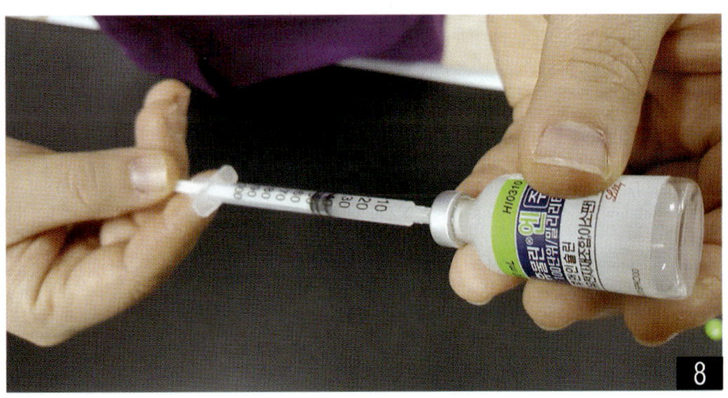

8

▶ ⑨ 최종적으로 두 종류의 인슐린을 혼합한 모습이다. [needle injury를 막기 위해 re-capping(인슐린주사기의 바늘커버(주황색)를 다시 씌움)한 상태임] 휴물린알 20단위(0.2cc)에 휴물린엔을 20단위 추가 혼합하였기에 총 용량은 40단위(0.4cc)가 된다.

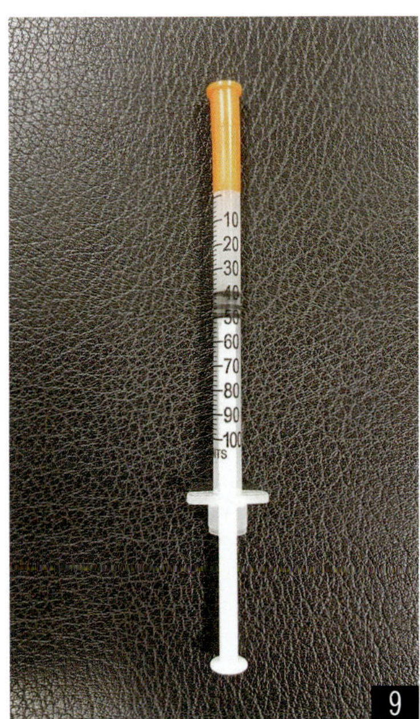

9

플러스 tip

당뇨병(diabetes mellitus)이 있는 환자들 중에서 경구혈당강하제(oral hypoglycemic agents, OHA)로 조절이 잘 안되는 환자들은 인슐린을 직접 주사하는 방법으로 당을 조절하는 경우가 많다. 이런 경우 인슐린은 반드시 피하로 주사하여야 하는데, 매일 같이 병원에서 주사를 맞을 수는 없으므로 자가로 주사(피하주사)하게 된다.

이러한 인슐린 주사목적으로는 1cc 주사기(1cc syringe)를 사용할 수도 있다[그림 1]. 하지만, 1cc 주사기로는 정확한 인슐린 양을 측정하기 어렵다. 또한, 1cc 주사기에 기본적으로 포함된 주삿바늘은 21G로 예각을 많이 주어야 피하로 주사가 가능하므로, 의료인이 아닌 환자들이 스스로 주입하기에는 어려움이 있다. 따라서, 소위 '인슐린 주사기(insulin syringe)'를 이용하게 되는데, 이러한 인슐린 주사기의 종류와 특징은 다음 [그림 2]를 참조하길 바란다.

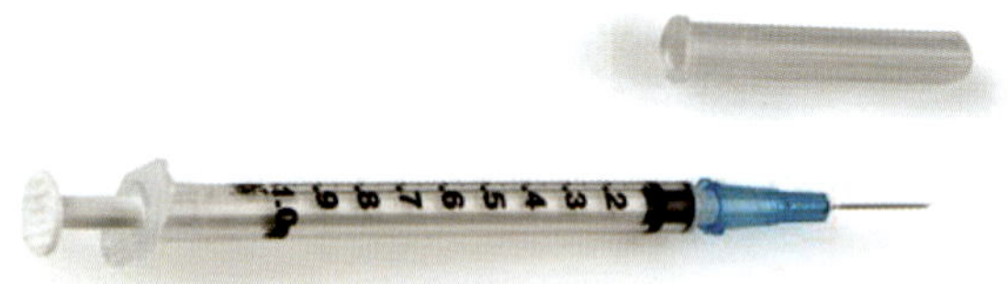

[그림 1] 1cc 주사기

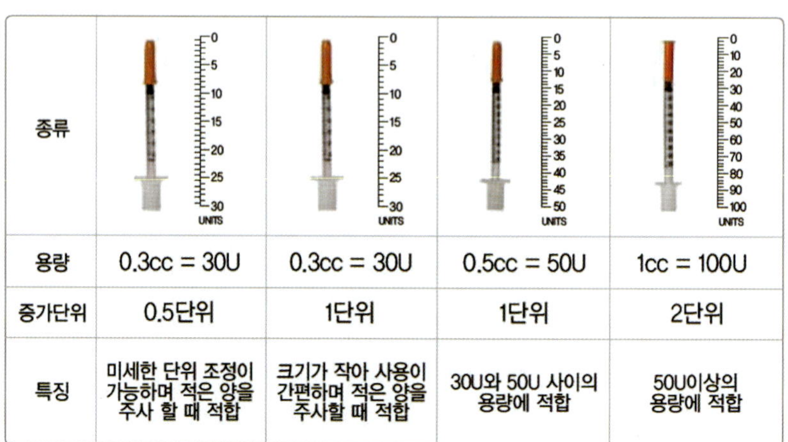

종류				
용량	0.3cc = 30U	0.3cc = 30U	0.5cc = 50U	1cc = 100U
증가단위	0.5단위	1단위	1단위	2단위
특징	미세한 단위 조정이 가능하며 적은 양을 주사 할 때 적합	크기가 작아 사용이 간편하며 적은 양을 주사할 때 적합	30U와 50U 사이의 용량에 적합	50U이상의 용량에 적합

[그림 2] 다양한 인슐린 주사기의 모습과 특징들

하지만, 인슐린주사기를 이용하여도 매번 인슐린이 담긴 앰플에서 인슐린을 환자가 직접 주사기에 재서 피하주사하기에 어려움이 많다. 따라서, 최근에는 이러한 단점을 극복한 펜타입의 인슐린 펜을 주로 사용하기에 이러한 인슐린 주사기의 사용빈도도 점차 감소하고 있다.

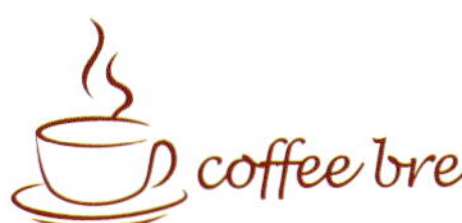

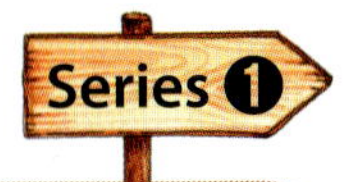

인간을 망각의 동물이라 하는데, 그것은 우리가 매일 반복되는 일상을 곧잘 잊어버리곤 하기 때문입니다. 샤워를 하다가 머리를 감은 지 몇 분이 못 되어 다시 머리를 감기도 하고, '어떤 일을 해야지'하고 생각하며 방에 들어갔다가 왜 방에 들어온 건지 생각이 나지 않는 경우도 있습니다. 약을 먹는 것도 마찬가지입니다. 같은 약을 몇 년씩 먹다 보면 자신이 약을 먹었나 안 먹었나 기억이 나질 않기도 합니다. 물론 중복되거나 빠뜨려도 위험성이 적은 약도 있겠지만, 그것이 '인슐린 주사'라면 이야기는 심각해집니다. 과도한 인슐린은 저혈당(hypoglycemia)을 일으켜 사망에 이르게 할 수도 있기 때문입니다. 그래서 제약회사에서 고안한 아이디어 상품 중 '인슐린주사 날짜 구멍포'라는 것이 있습니다. 이러한 구멍포는 1일에서 31일까지 구멍이 있어 해당하는 날짜부위에 피하주사하면 됩니다. 만일 그날 주사를 놓았는지 기억이 나지 않는다면 날짜구멍 속 피부에 주사자국이 있는지 살펴보면 됩니다. 인슐린 피하주사는 반복해서 같은 부위에 주사하면 피하조직의 위축(atrophy), 피부경화(scleroderma)가 발생할 수 있는데, 이 같은 부작용을 예방해 주는 효과도 있습니다. 일상의 작은 아이디어, 구멍이 뚫린 포 한 장이 사람의 생명을 살리고 있습니다.

플러스 tip

인슐린 주사

- 인슐린 주사는 당뇨병(diabete mellitus)으로 인해 인슐린(insulin)의 절대적 결핍 또는 상대적 결핍을 일으킨 경우에 고혈당(hyperglycemia)을 바로잡기 위해 시행한다.
- 투여방법에는 환자 자신이 놓는 자가주사와 의료인이 놓는 피하주사, 정맥주사가 있다.

주요 주사부위

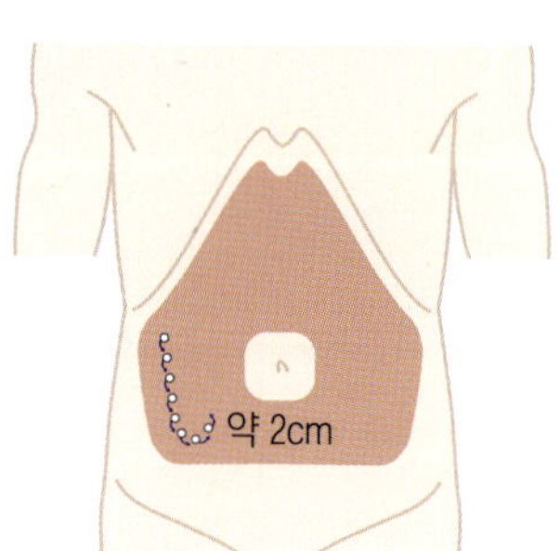

▶주사부위에 따라 인슐린의 흡수속도가 달라진다.

▶흡수가 빠르고 운동에 영향을 잘 받지 않으며 온도 변화가 적은 이유에서 배벽(복벽, abdominal wall)이 가장 적합하다.

▶동일 부위에 반복해서 주사하면 피부밑조직의 위축, 비후, 경화가 발생하므로 매번 약 2cm의 간격을 두고 주사한다.

펜형 인슐린 사용법

❶ 바늘과 주사기를 연결한다.

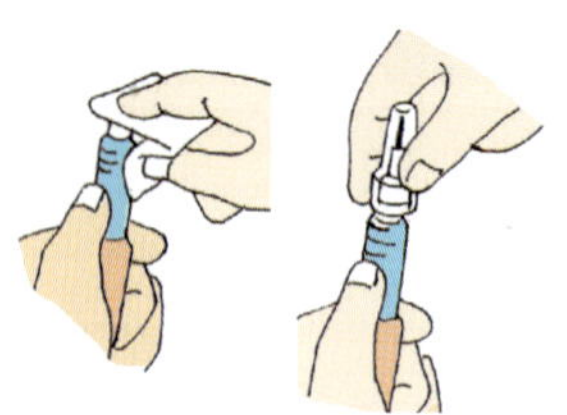

- 카트리지 끝의 고무마개를 알코올 솜으로 소독하고 주삿바늘을 똑바로 꽂는다.
- 혼탁한 중간형 인슐린, 혼합 제제(mixed preparation) · 이상성 제제(biphasic preparation)는 사용 전에 잘 섞는다.

❷ 주사를 놓는다.

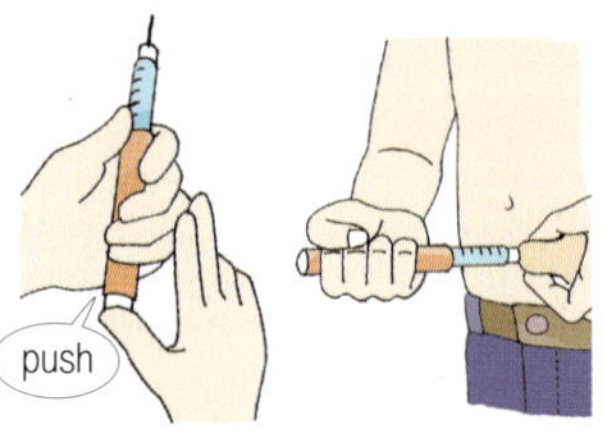

- 다이얼을 돌려 2단위로 조정하고 주사액을 1방울 빼낸다. 그 후 투여량을 준비하고 피부를 가볍게 잡아 바늘 끝을 수직으로 찌른다.
- 주사액을 1방울 버리는 이유는 주삿바늘 안의 공기를 빼고 또 바늘이 바르게 장착되어 주사기가 정상적으로 작동하고 있는지 확인하기 위해서이다.

❸ 주입하고 바늘을 뺀다.

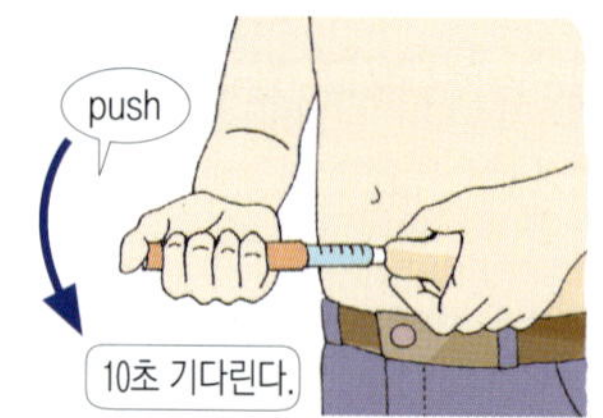

- 바늘을 끝까지 찌르고 주입버튼을 누른 다음 10초 정도 기다린다. 그 후 바늘을 뺀다.
- 인슐린이 급격하게 혈중에 들어가 저혈당(hypoglycemia)을 일으키는 경우가 있으므로 주사부위는 문지르지 않는다.

7. 피하주사 시 바늘의 선택

피하주사에는 가는 주삿바늘이 많이 쓰인다. 깊이 찌를수록 아플 것이라고 생각하지만 실은 정반대이다. 피부 표면 근처에 감각신경(sensory nerve) 말단이 다량 분포하고 있어 얕게 찌르는 주사일수록 더욱 아프게 느끼게 된다. 작은 가시에 찔려 본 경험이 있다면 누구나 공감할 수 있는 사실이다. 환자의 통증을 조금이라도 줄이기 위해 피하주사는 25게이지에서 27게이지 정도의 주삿바늘이 적당하며, 대상자의 피하조직 두께에 따른 주삿바늘 길이도 중요하다.

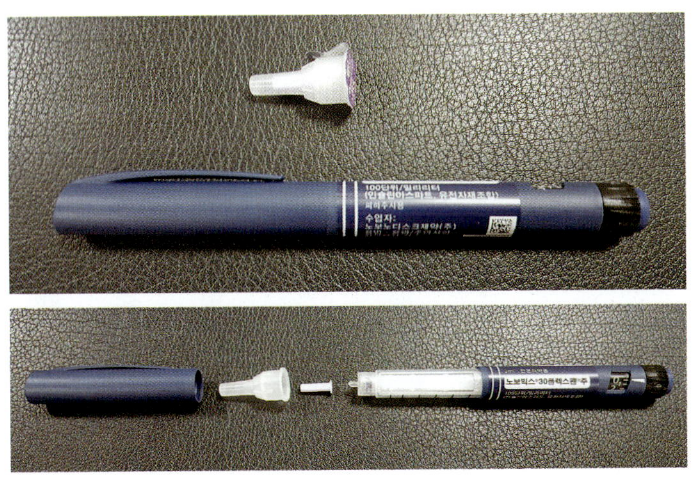

[그림 4-7] 인슐린펜과 일회용 주사바늘의 모습

플러스 tip

경구약제를 복용할 때 물이 필요하듯이, 주사약물을 체내에 주입할 때는 그 경로가 정맥(IV)이든, 근육(IM)이든, 피하(SQ)든, 피내(ID)이든 반드시 주삿바늘(injection needle)이 필요하다. [약어 설명: IV(intravenous), IM(intramuscular), SQ(subcutaneous), ID(intradermal)]

이러한 주삿바늘은 길이(length)와 굵기(diameter)에 따라 다양한 종류가 있는데, 주삿바늘의 굵기는 게이지[gauze(=G)]로 표기하며, 길이는 mm 단위를 사용하여 표시한다. 주삿바늘의 게이지는 구별하기 쉽게 바늘의 밑부분(주사기에 부착하는 부위)를 다양한 색상으로 구분하여 놓았다(그림 1). 주삿바늘의 색상에 대해서는 제조회사마다 다양한 색상으로 구분할 수 있는데 국제적으로는 ISO규격에 의해서 통일되어 있다. [coffee break 시리즈② 참조]

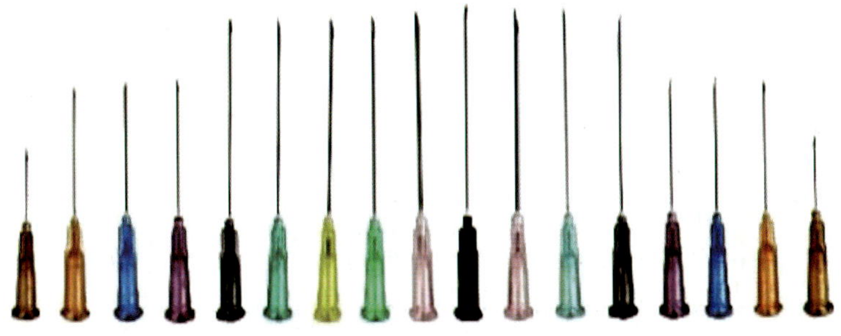

[그림 1] 다양한 종류의 주삿바늘들

이러한 주삿바늘의 굵기는 게이지[gauze(=G)]로 표기하며 숫자가 클수록 직경이 작고, 숫자가 작을수록 직경이 굵다.

18G 1.25mm
20G 1.08mm
21G 0.9mm
22G 0.8mm
23G 0.7mm
25G 0.6mm
27G 0.5mm
30G 0.4mm

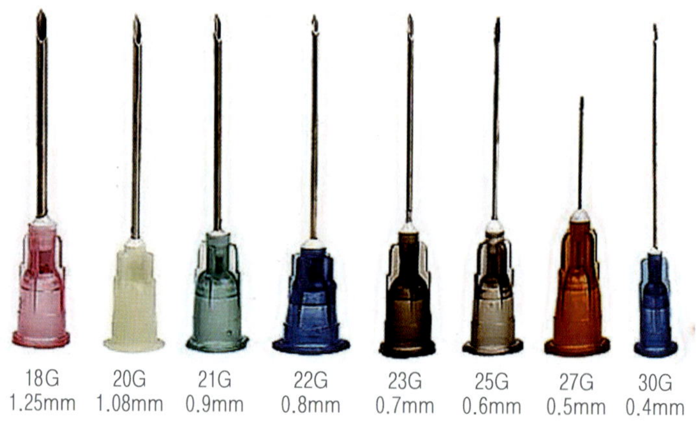

[그림 2] 다양한 주삿바늘의 게이지(gauze, G)와 바늘의 색상들.
본 사진의 바늘색상은 ISO 규격과는 다소 차이가 있다.

직경과 바늘의 길이는 대부분 비례하는 경향이 있는데, 즉, 바늘이 굵을 수록('직경이 클수록', '게이지가 작을수록'과 같은말) 바늘의 길이는 대체로 길다. 하지만, 반드시 그런 것은 아니고 같은 게이지라도 길이에 차이가 있을 수 있다.

또한, 바늘의 길이가 설사 길더라도 각도를 예각으로 줄수록 근육 → 정맥 → 피하 → 피내주사가 가능하나(그림 3), 피하/피내주사의 경우 길이가 짧은 바늘을 사용하는 것이 편하며, 이것은 앞에서 언급한 대로 피하주사의 경우 25~27게이지의 바늘을 사용하는 것이 보편적이다.

주사의 종류에 대해 알려줄까?
근육 주사
피하 주사
정맥 주사
피내 주사
진피층
피하층
정맥
근육층
그... 그럼 내가 맞는 건 무슨 주사인데?
엉덩이에 맞는 주사는 대부분 근육주사래.

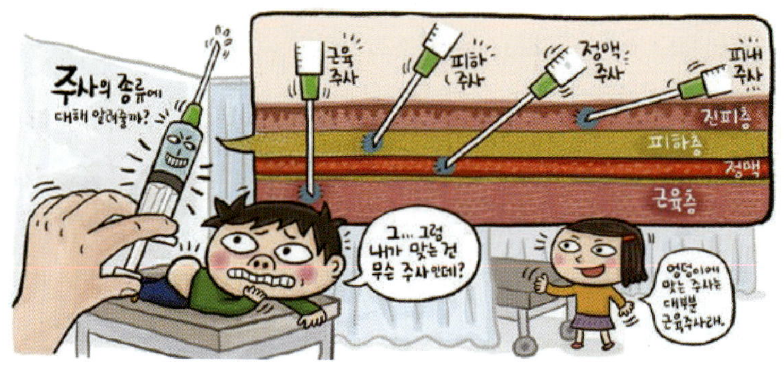

[그림 3] 주사의 각도에 따른 주사부위의 차이(조선일보 2014년 3월 11일 기사에서 인용)

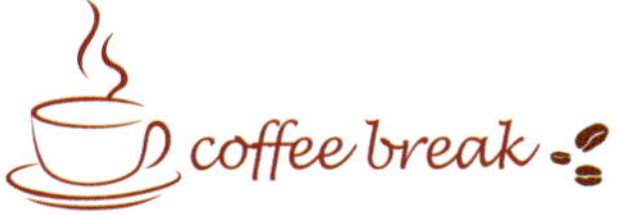

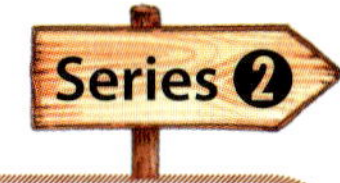

주삿바늘에는 여러 가지 색깔이 있는데 왜 한 가지 색이 아닌 각양각색의 바늘이 있을까? 이것은 주삿바늘을 단순히 예쁘게 만들거나 제조하는 회사의 디자이너가 마음에 드는 색을 고른 것도 아닙니다. 주삿바늘 굵기와 색깔은 ISO규격으로 정해져 있기 때문입니다. 물론 주삿바늘의 굵기로 주사기 포장지에 상세하게 기록되어 있지만 포장지를 뜯고 난 후에는 주삿바늘만 보고 정확한 굵기를 알 수 있는 방법은 없습니다. 그래서 색깔을 통해 알아볼 수 있도록 약속해 놓은 것입니다. 채혈할 때는 하늘색, 피하주사 때는 주황색이나 갈색, 수혈할 때는 노란색이나 분홍색 주사기 등 시각적으로 외워 두고 있으면 일할 때 무척 편리합니다.

바늘의 굵기

굵기	치수	색	용도
가늘다.	27G	medium grey	• 피내주사 • 피하주사
	26G	brown	
	25G	orange	
	24G	medium purple	
	23G	deep blue	• 근육주사 • 정맥주사 • 정맥혈채혈
	22G	black	
	21G	deep green	
	20G	yellow	• 수혈
	19G	cream	
굵다.	18G	pink	

※ISO 규격

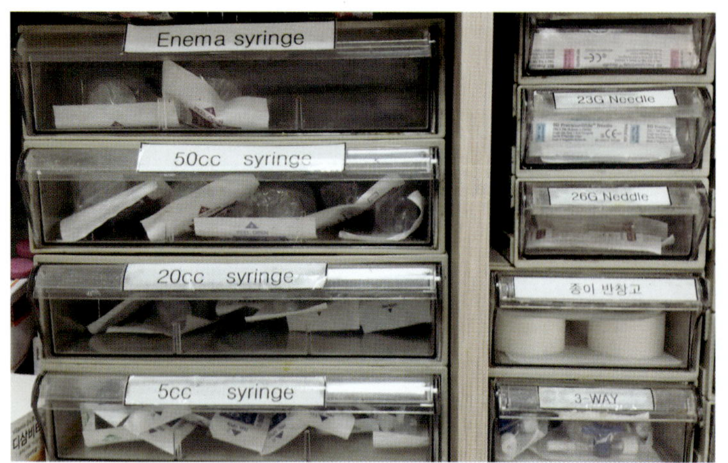

[그림 4-8] 바늘 및 주사기 크기 별로 정돈된 수납함

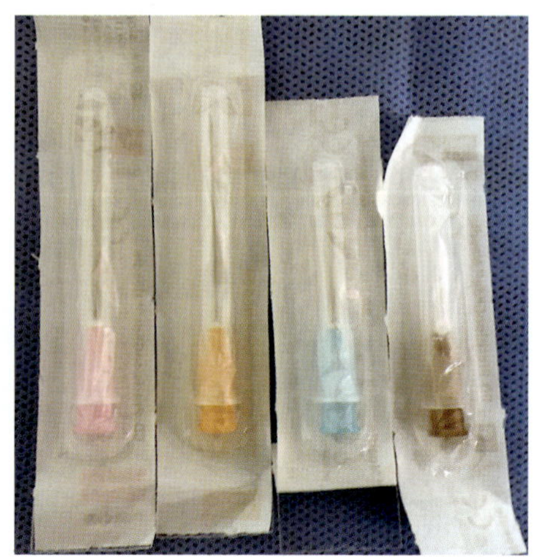

[그림 4-9] 다양한 색의 바늘

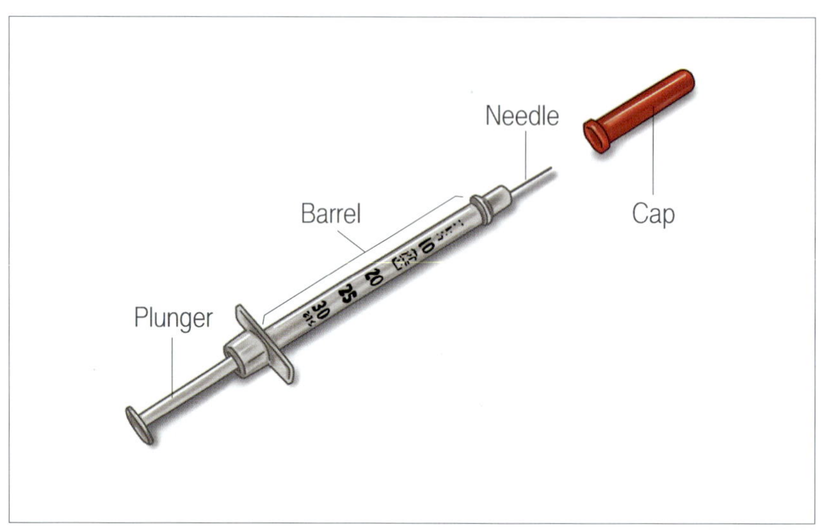

[그림 4-10] 인슐린 주사기의 부위명칭

Ⅱ. 간이 혈당측정에 대하여 우선 알아야 할 지식들

1. 간이 혈당측정의 정의

정맥(vein) 채혈을 통해 검사실에서 혈당 농도를 측정하는 것이 원칙이지만 매번 그렇게 하는 것이 번거롭기 때문에 모세혈관 채혈로 대체하는 검사 방식이다. 모세혈관 채혈(capillary blood sampling)이란 바늘로 피부를 찔러 거기서 스며 나오는 혈액을 채취하는 방법이다.

2. 간이 혈당측정 시 채혈 부위

모세혈관 채혈은 모세혈관이 풍부한 손끝, 발바닥, 귓불 등이 선택될 수 있으며 성인은 흔히 손끝을, 신생아는 발꿈치 안쪽을 주로 사용한다. 미리 손끝을 따뜻하게 하면 혈액이 잘 스며 나온다. [그림 4-10]

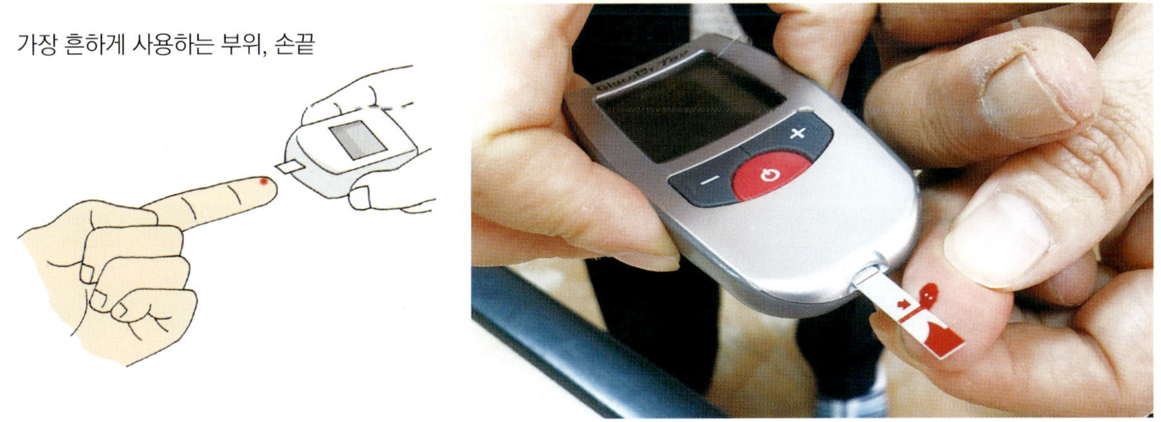

[그림 4-11] 간이 혈당을 측정하고 있는 모습

3. 간이 혈당측정 과정

1) 준비물

① 간이혈당측정기

혈당측정기는 여러 회사에서 생산되는 다양한 제품들이 있으며 그중에 한 기종을 대표적으로 보여드린다. 혈당측정기는 휴대하기 편하도록 이처럼 한 손에 잡힐 정도의 크기이며, 화면표시창과 전진/후진버튼, 전원버튼, 검사지 삽입구로 구성되어 있다. 보통 당은 여러 번 반복하여 측정하게 되는데, 이것이 일정 횟수(본원 혈당측정기의 경우는 10회)까지는 메모리에 저장되어 있다.

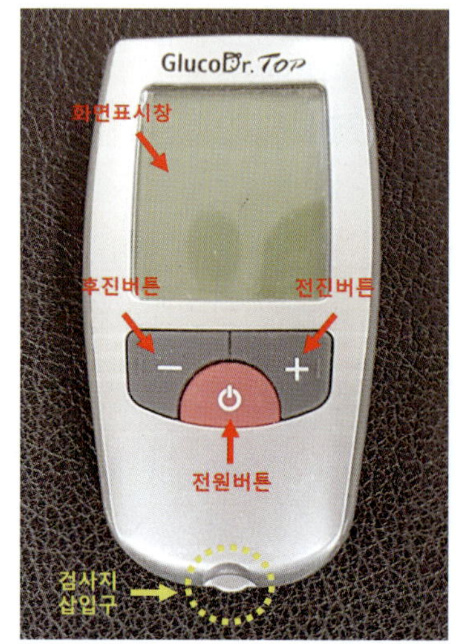

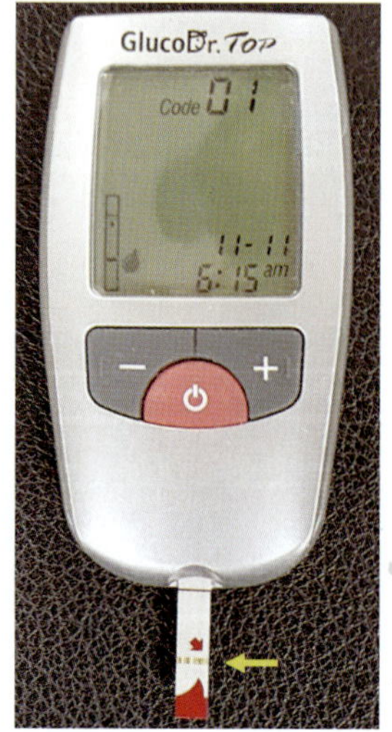

간이혈당측정기의 구조

여기서 표시한 전진/후진버튼을 이용하여 이러한 메모리에 저장된 혈당측정 기록들을 다시 볼 수 있다(우측). 혈당측정기의 전원을 켜고 본 사진처럼 검사지(노란색 화살표)를 삽입하면 혈당을 측정할 준비가 된 것이고, 순차적으로 채혈침을 이용하여 환자의 혈액을 채혈하면 된다. 본 사진에서도 혈당측정기의 화면표시창에 해당 내용이 그림으로 표기되어 있는 것이 확인된다.

② 혈당측정검사지

줄여서 검사지라고도 하며, 영어로는 strip이므로 스트립이라고 불린다.

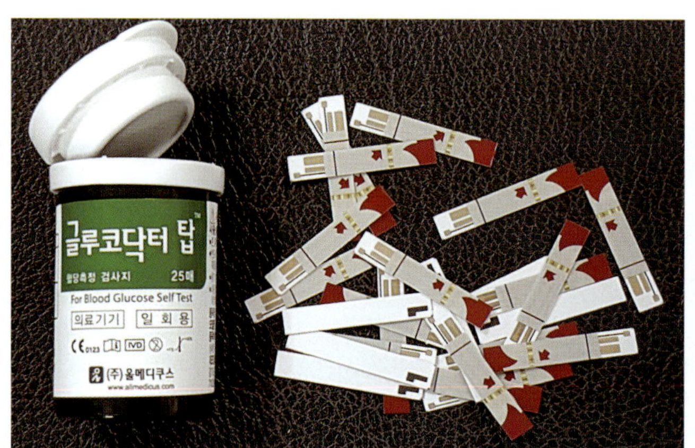

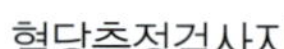

혈당측정검사지

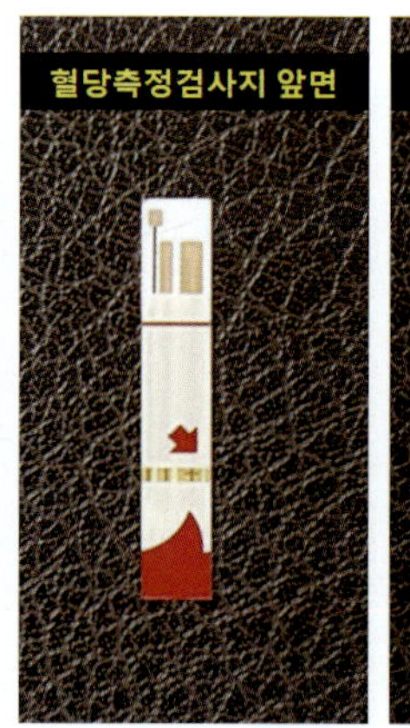

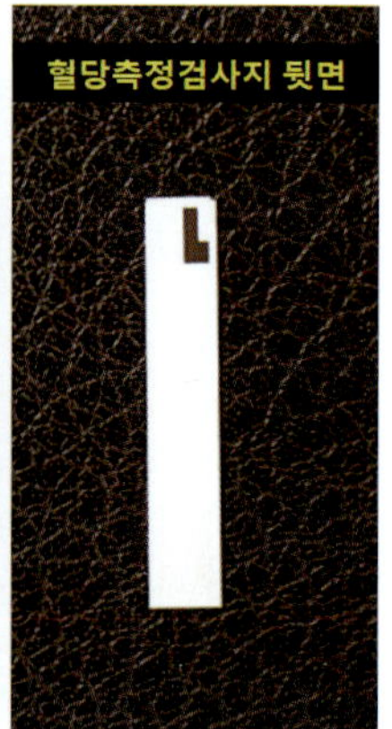

검사지 좌측은 앞면이고, 우측은 뒷면이다.

③ 채혈침

다른 말로 란셋(lancet)이라고 하는데, 혈당측정시 채혈기에 끼워 사용하는 작은 바늘이 붙어 있는 물품을 말하며, 이 역시 소모품이며 1회용으로 사용 후 폐기하는 것이 원칙이다.

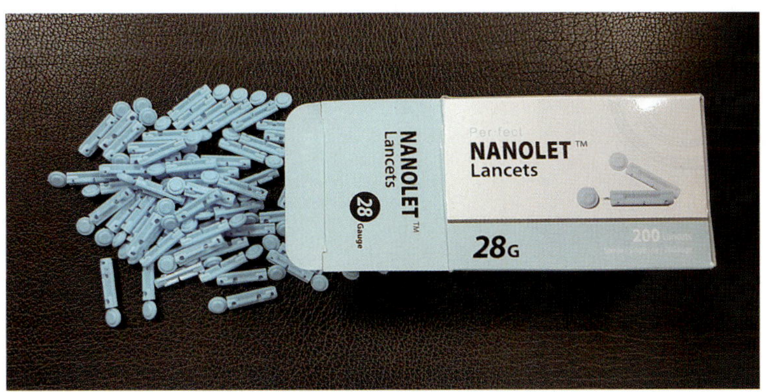

채혈침이 담겨있는 통에서 채혈침들을 개봉한 모습이다.

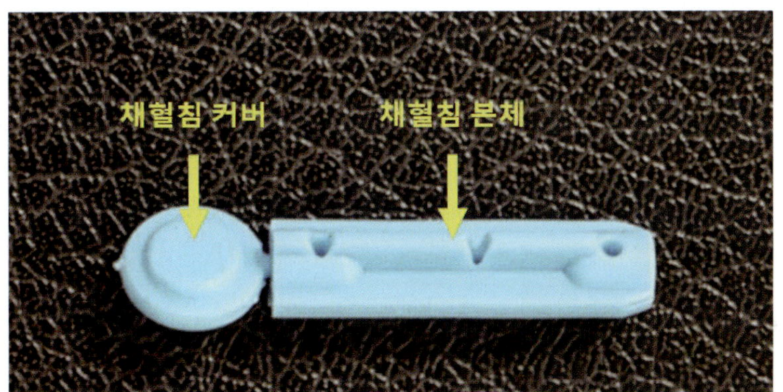

한 개의 채혈침의 확대상. 채혈침은 커버와 본체로 구성되어 있다.,

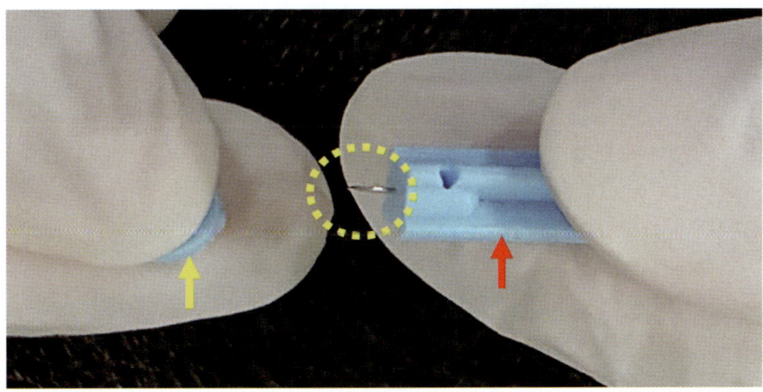

채혈침의 동그란 모양의 커버(노란화살표)를 빼면 본체(빨간화살표)에 달린 뾰족한 바늘(노란 점선원)이 보이게 된다. 이 상태의 채혈침을 채혈기에 삽입한 후 혈당을 측정하게 된다.

④ 채혈기

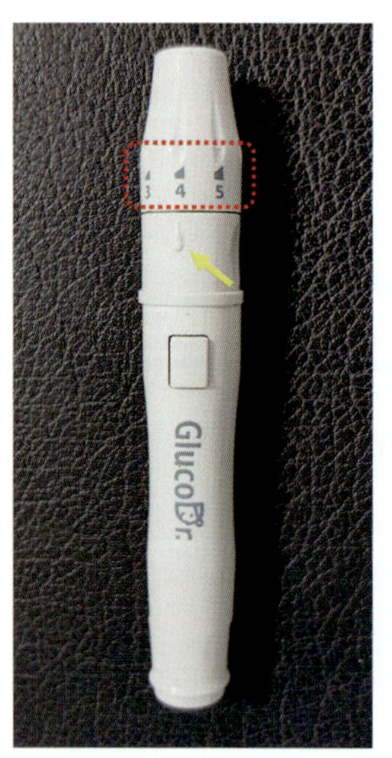

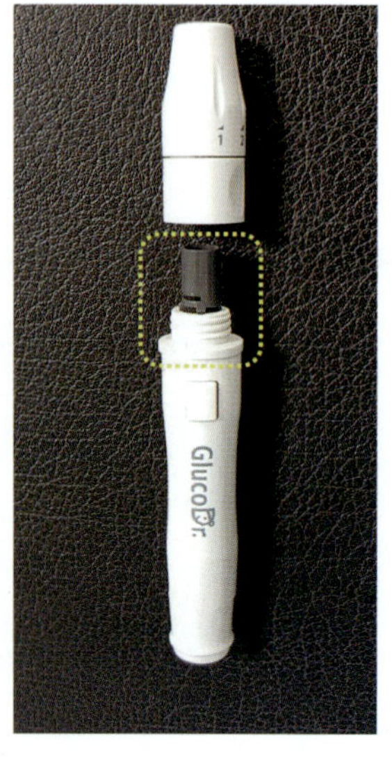

채혈기

(좌) 맨윗의 숫자(빨간점선박스)는 강도를 표시하는 것으로 1~5까지 5단계로 구성되어 있으며, 아래의 레버(노란화살표)를 돌려서 강도를 설정하게 된다. 강도를 높게 설정하면 채혈은 잘되나, 채혈 시 환자의 통증 정도는 심해진다. 반대로 강도를 낮게 설정하면 채혈 시 환자의 통증은 경감되나 환자의 피부가 두터운 경우(주로 남자에게 해당됨) 채혈이 잘 안될 수 있다. 보통 3~4단계로 설정하는 것이 일반적이다.

(우) 채혈기를 분리한 모습이다. 채혈침을 분리된 채혈기의 채혈침 삽입부분(노란점선박스)에 삽입하여 간이 혈당측정 검사(BST)를 진행하게 된다.

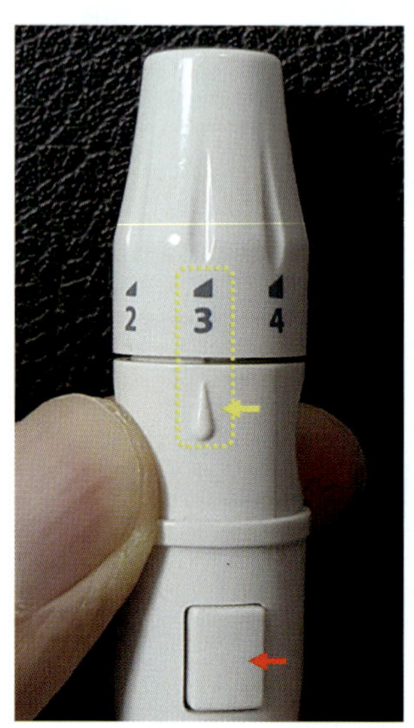

앞에서 설명한 바와 같이 채혈의 강도를 조절할 수 있는데 채혈기 윗부분의 숫자와 바로 밑부분의 물방울 모양의 표식(노란화살표)을 일치시키면 된다. 본 사진에서는 3단계로 설정(노란점선박스)된 것이다. 빨간화살표는 채혈기의 버튼인데, 실제 혈당측정시 이 버튼을 누르면 채혈침이 나와서 혈액을 채취할 수 있게 된다.

2) 채혈기에 채혈침을 장착하는 과정

① 채혈기의 모습 ② 채혈침을 장착하기 위해서 채혈기를 분리한 모습 ③ 채혈침의 커버를 제거하기 위해 커버를 잡은 모습 ④ 채혈침의 커버를 제거한 모습으로 바늘이 보인다.

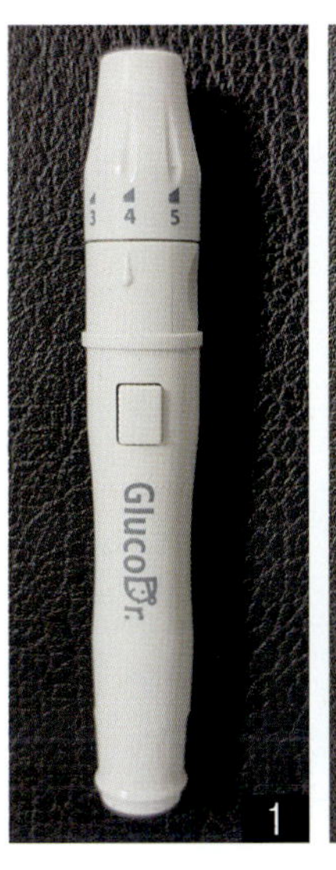

1

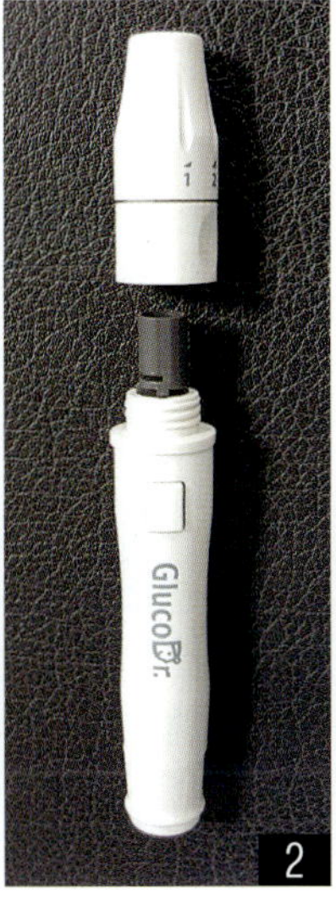

2

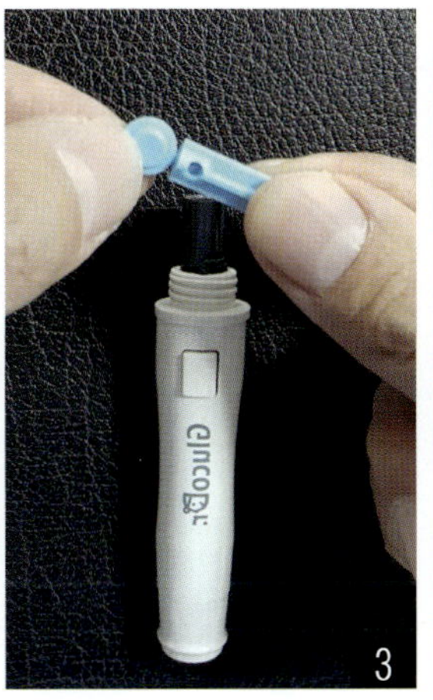
3

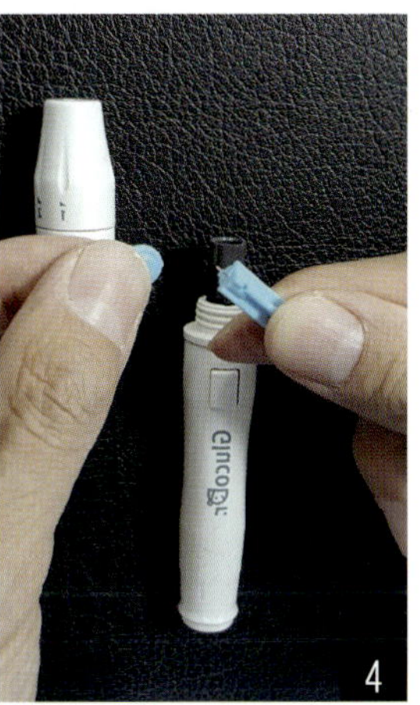
4

⑤ 채혈침을 채혈기에 삽입 중인 모습 ⑥ 채혈침을 채혈기에 삽입한 모습 ⑦ 채혈기의 캡(뚜껑)을 씌우는 모습 ⑧ 채혈기의 캡을 닫는 모습

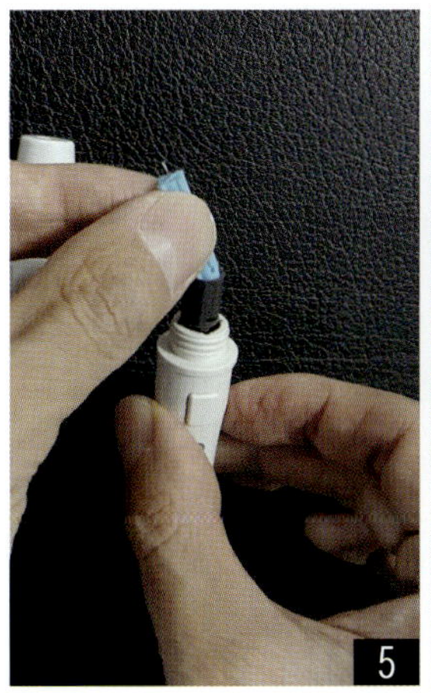
5

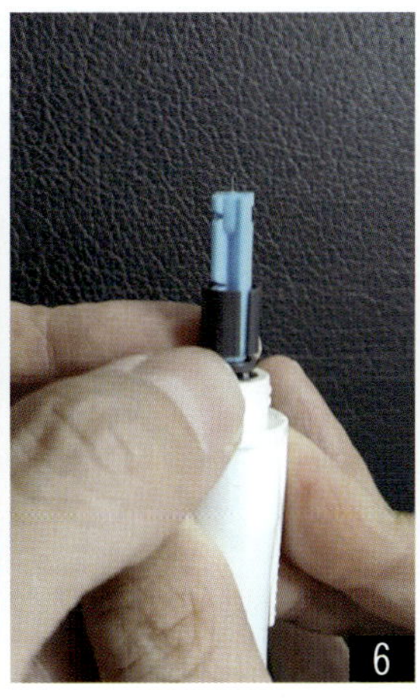
6

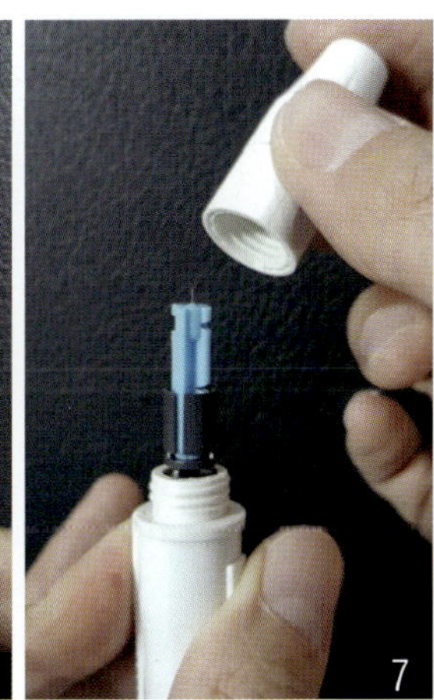
7

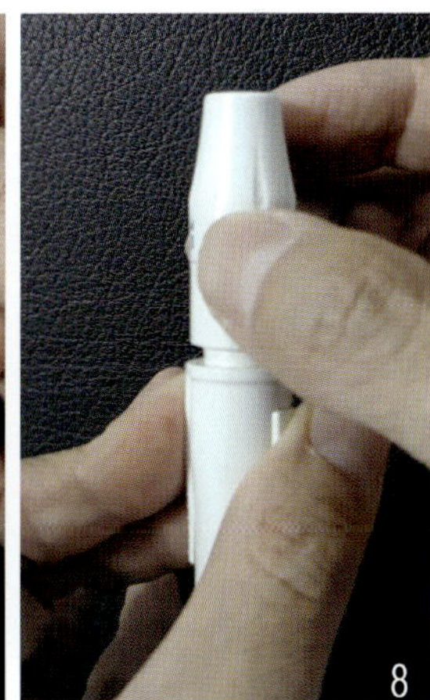
8

3) 간이 혈당측정 검사(BST)

간이 혈당측정 검사(BST)를 위해 검지손가락 끝에 채혈기를 위치한 모습이다. 대부분의 채혈기는 버튼식으로 버튼을 누르면 빠른 속도로 채혈기에 삽입한 채혈침이 튀어나와 피부에 작은 상처를 내게 된다. 이때 손가락 끝에 맺힌 혈액을 혈당측정기에 삽입한 검사지에 스며들게 하여 혈당을 측정하게 된다.

(상) BST는 환자 스스로 측정할 수도 있으며, 또는 (하) 간호사가 환자에게 측정해 주는 경우가 있다. 전자는 주로 당뇨환자가 본인의 혈당을 집에서 자가로 측정하는 경우에 해당하며, 후자는 병동 환자의 혈당을 담당 간호사가 측정하는 경우에 해당한다.

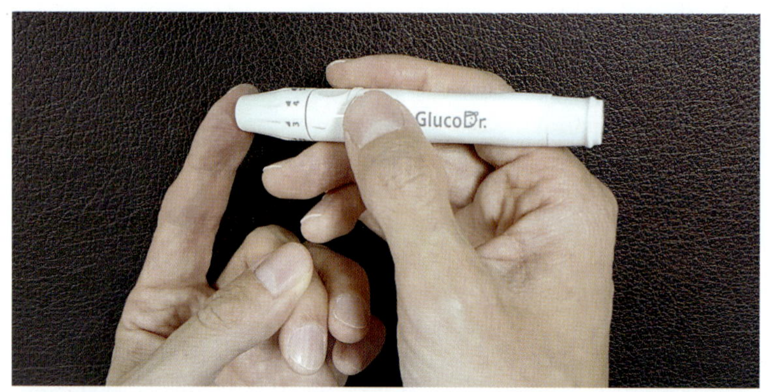

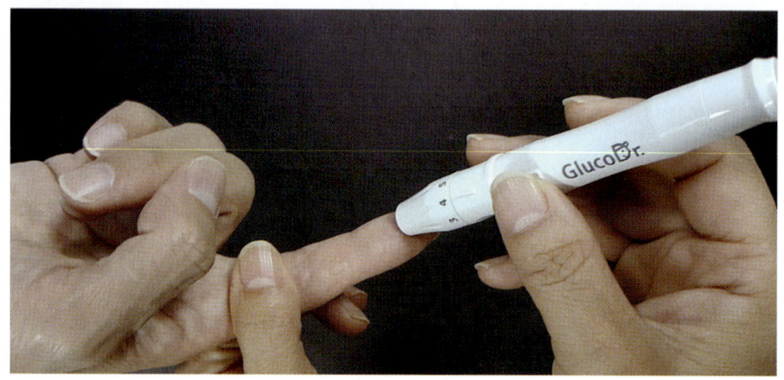

4) 간이 혈당측정 검사(BST)의 실제과정

▶ ① 채혈기에 채혈침을 장착한 후, 채혈기의 맨 아래 부분을 밑으로 당긴다. 그 후에 버튼을 눌러야 채혈이 가능하다.

▶ ② 간이 혈당측정기기의 밑부분에 혈당측정검사지를 삽입한다.

▶ ③ 채혈전 채혈을 할 부위(보통은 검지의 손끝을 이용함)를 알코올솜으로 가볍게 소독한다.

▶ ④ 채혈기를 채혈할 부위에 위치한 후 버튼을 누른다.

▶ ⑤ 버튼을 누르면 채혈침이 나와서 피부에 작은 상처를 내어서 혈액(빨간 화살표)을 채취할 수 있게 된다.

▶ ⑥ 혈액의 양이 적으면 혈당측정이 제대로 이뤄지지 않는다. 따라서 손끝의 혈액을 힘을 주어 약간 짜주면 혈액이 보다 많이 맺히게 된다(빨간점선원).

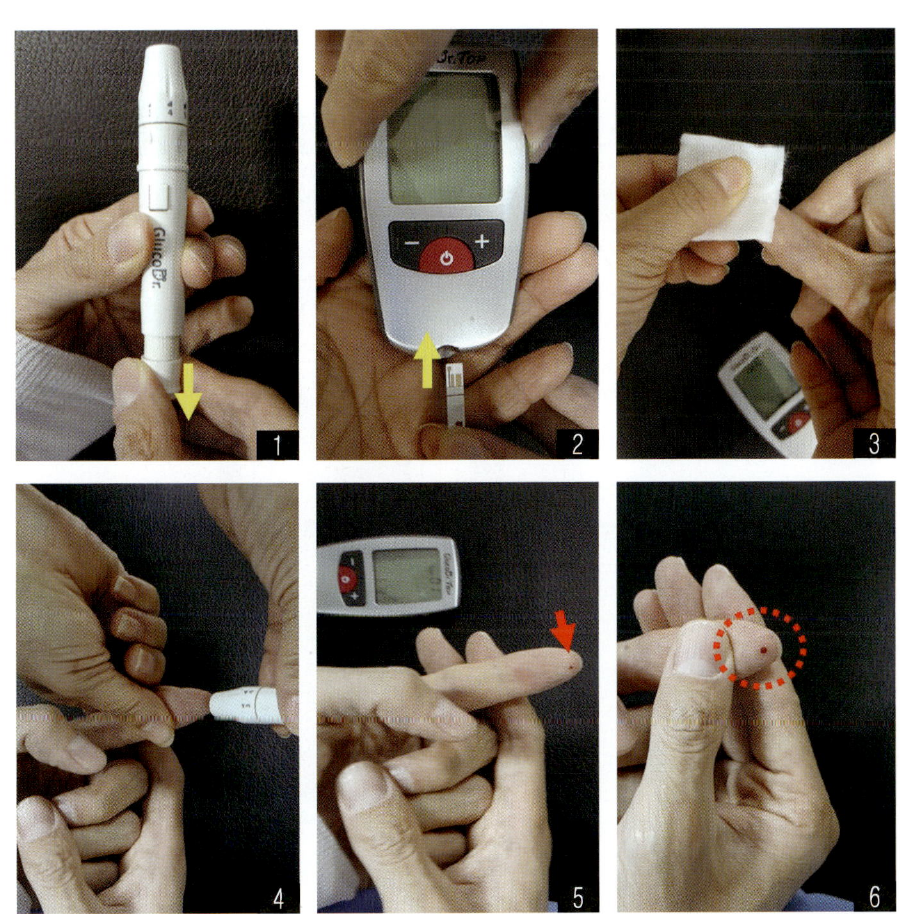

▶ ⑦ 혈액이 맺힌 손끝을 혈당측정기에 삽입된 검사지로 이동한다.

▶ ⑧ 검사지에 손끝을 위치시키면 혈액이 검사지의 검사부위를 타고 스며들어서 혈당측정이 시행된다.

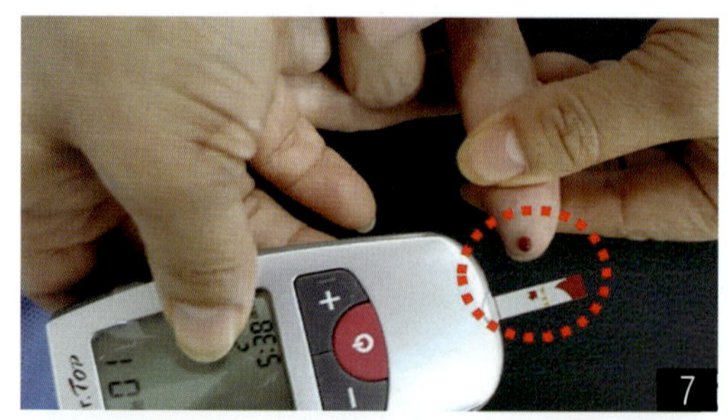
7

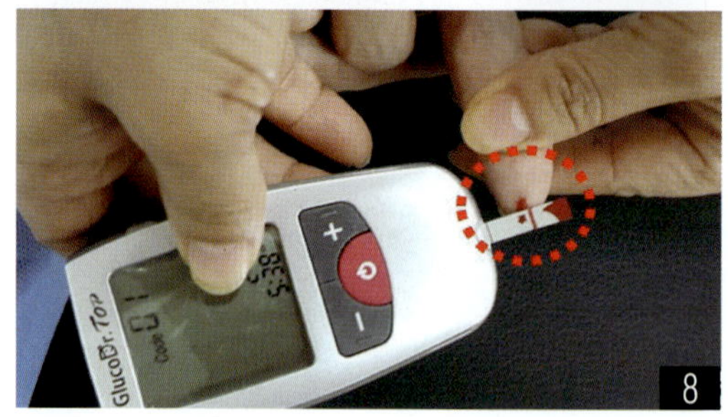

8

▶ ⑨ 좌측은 검사전의 검사지(=혈당측정검사지)로 혈액의 흡습부분이 노란색으로 변화가 없으나, 환자의 혈액을 검사지에 적용하면 우측처럼 혈액으로 인하여 빨간색으로 변하게 된다(노란 양측 화살표 참조).

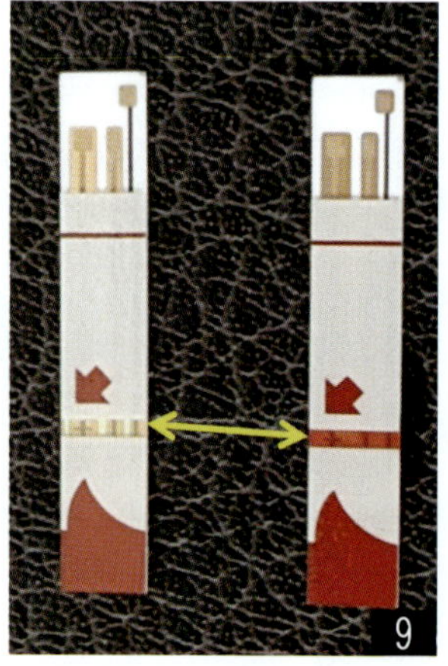
9

▶ ⑩ 간이 혈당측정기로 측정된 혈당수치이다. 앞의 과정을 거쳐서 피검자(검사를 받는 사람)의 BST(간이 혈당측정 검사)를 검사하면 화면에 측정된 혈당수치가 표시된다. 노란 화살표는 측정

된 혈당값으로 금번 검사의 경우 수치는 100mg/dl로 확인되었다. 빨간 화살표와 파란 화살표는 각각 측정날짜와 측정시간을 가리킨다(본 검사의 경우 11월 21일 오전 4시 49분에 측정하였음을 알 수 있음).

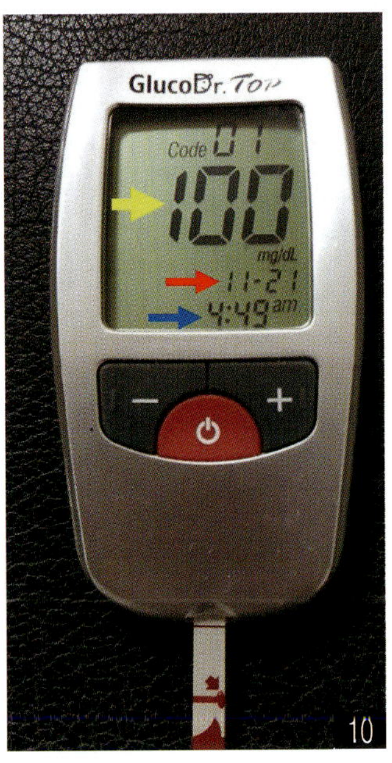

4. 정맥 채혈과의 차이점

정맥 채혈을 통한 검사는 채혈 후 검사실에서 원심분리기(centrifuge)를 통해 혈장만 분리하여 측정에 이용한다. 이에 반해 간이 혈당측정은 스며 나오는 혈액을 채취하여 사용한다. 원심분리된 혈장 내 수분은 93% 정도이며, 적혈구(eythrocyte)는 대부분 제거되어 있다. 이에 반해 스며 나오는 혈액은 수분이 71% 밖에 되지 않고, 적혈구 비율이 높다. 혈액 속 혈당의 농도는 수분 내에 높고 적혈구 내에서는 상대적으로 낮다. 따라서 수분 비율이 낮고 적혈구가 다량 포함된 혈액을 사용하는 간이 혈당검사(blood sugar test)가 더 낮은 혈당 수치를 보일 수 밖에 없다. 이론적으로 혈당측정기들은 검사실 혈장 검사보다 10~15% 정도 낮게 측정되지만, 최근 출시된 기계들은 그만큼 수치를 보정하여 표시해 주기도 한다. 혈당측정기 성능 테스트 기준에 따르면 검사실 검사와 약 20% 이내로 차이 나는 것은 일반적인 오차라 인정하고 있다.

5. 간이 혈당 측정 시 주의점

1) 측정 시간: 혈당측정은 채혈 즉시 이루어져야 한다. 적혈구는 포도당(glucose)을 소모시켜 1시간에 7~10mg/dL 정도 감소되므로 실온에서 검체를 방치하면 혈당측정의 오차가 발생할 수 있다.

2) 검사시험지: 검사시험지는 공기 중에 노출될 때 포도당 산화효소(oxidase)가 경쟁적으로 산소와 포도당을 취하기 때문에 산소가 많으면 포도당 농도가 낮게 측정될 수 있으므로 공기 노출을 최소화해야 한다. 검사시험지는 뚜껑을 열고 보관하거나 낱개 포장된 검사시험지를 미리 노출시키면 시험지의 변질을 가져올 수 있고, 40℃ 이상의 높은 온도나 높은 습도에 노출시킬 경우 보관 방법에 따라 시험지의 사용 수명이 단축되거나 혈당 결과치의 오류가 발생할 수 있다. 따라서 습도나 온도, 광선 등에 의해 색이 변한 시험지가 있다면 사용하지 말고 반드시 폐기해야 한다. 혈당측정 전에 시험지의 유효 기간을 확인하고 사용 후 용기의 뚜껑을 닫아 두도록 하며, 직사광선을 피한 20~30℃의 실온에 보관해야 한다.

3) 혈당측정기: 혈당측정기는 항상 깨끗하고 건조한 곳에 보관해야 하며 너무 높은 온도나 낮은 온도에 노출시키지 않아야 한다. 온도 및 습도의 변화가 혈당측정기의 정상적인 작동에 영향을 줄 수 있다.

▶ 혈당측정방법

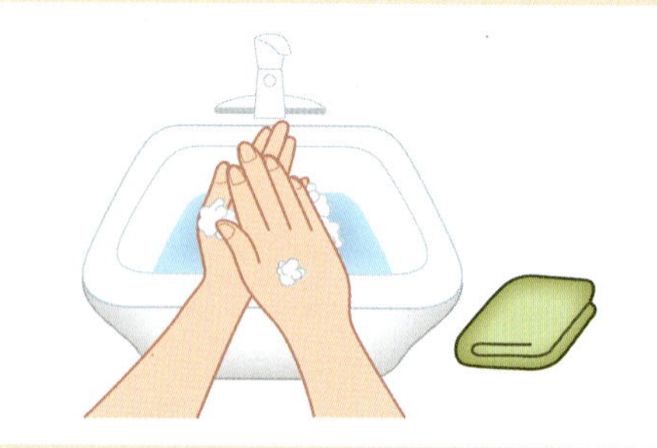

1. 미지근한 물에 손을 잘 씻고 건조 시킵니다.

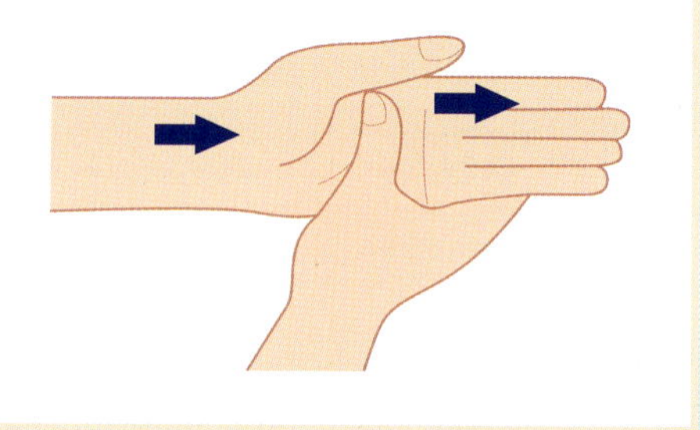

2. 손을 따뜻하게 하고 심장 아래로 향하게 하여 손가락 끝으로 피를 모아줍니다.

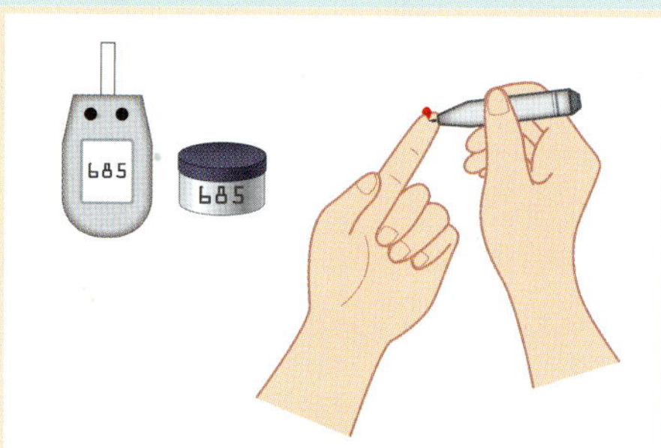

3. 시험지와 혈당기의 코드번호가 일치하는지 확인하고 채혈침을 이용하여 채혈합니다.

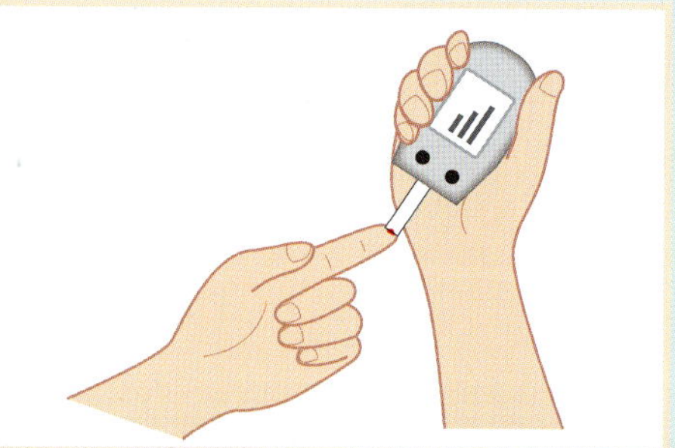

4. 통증이 가장 덜한 손가락의 가장자리를 순번을 정하여 돌아가면서 채혈하고, 혈액을 시험지에 점적시킵니다.

출처: 당뇨병 환자에게 필요한 정보 리플릿(질병관리본부)

6. 혈당검사 결과의 해석

환자를 진찰하고 여러 검사 결과를 가지고 당뇨로 진단하는 것은 의사의 몫이지만, 간호사의 역할도 매우 중요하다. 충분히 보장되지 못한 진료 시간으로 인해 환자들은 간호사에게 줄곧 질문하는 경우가 많다. 특히 당뇨 환자의 경우 진료 전에 '간이혈당측정 검사'를 먼저 실시하게 되는데, 검사를 실시한 간호사에게 혈당이 어떠냐고 물어보는 경우가 있다. 이때 당뇨에 관한 지식이 없다면 숫자만을 가지고 설명할 수는 없다. 따라서 당뇨 진단 기준에 대한 아래 숫자는 의료인이라면 누구나 반드시 알고 있어야 하며, 당뇨(glycosuria) 환자도 알아두면 진료 및 치료에 도움이 된다.

1) 당뇨의 진단 기준(대한당뇨병학회 가이드라인, 2015년)
- 공복혈당: >126 mg/dL
- 식후혈당: >200 mg/dL

2) 당뇨의 치료 목표(대한당뇨병학회 가이드라인, 2015년)
- 공복혈당: 90~130 mg/dL
- 식후혈당: <180 mg/dL

[표 4-3] 당뇨병의 진단기준

당뇨병의 진단기준 *		경구포도당부하 2시간 후 혈당		
		<140	140~199	≥200
공복혈당	<100	정상	(내당능장애) 당뇨병 전단계	당뇨병
	100~125	(공복혈당장애)		
	≥126			

* 간이혈당측정기 수치로 진단하지 않는다.

(단위:mg/dL)

플러스 tip

당뇨의 진단기준에는 당화혈색소(glycosylated hemoglobin, HbA1c)도 이용된다. 당화혈색소를 이용한 당뇨의 진단기준은 다음과 같다.

① HbA1c 수치 ≥ 6.5%: 당뇨진단(diabetes mellitus, DM)
② HbA1c 수치 5.7–6.4%: 전단계당뇨병(pre–DM)
③ HbA1c 수치 ≤5.6%: 정상(normal)

또한, 이러한 당화혈색소는 환자의 2~3개월 간의 평균혈당량을 반영하므로 환자의 당조절을 알아보는데 유용하게 사용될 수 있다. 이러한 당화혈색소의 조절목표치는 다음과 같다.

① 1형 당뇨병의 경우: HbA1c ≤7.0%
② 2형 당뇨병의 경우: HbA1c ≤6.5%

플러스 tip

주사의 주요 합병증

주사 합병증은 부위에 따라 발현 빈도가 다르다. 약물알레르기는 모든 주사에 공통적으로 일어나며 중증화하는 경우도 있으므로 주의가 필요하다.

	약물알레르기 (drug allergy)	피하혈종 (subcutaneous hematoma)	신경손상 (nerve damage)	주삿바늘 찔림사고 (accidental injection)
피내주사	○	×	×	○
피하주사	○	△	○	○
정맥주사	○	○	○	○
근육주사	○	△	○	○
증상	• 약물발진 • 아나필락시스 등 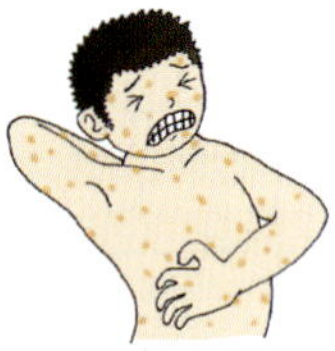	• 통증 • 혈종 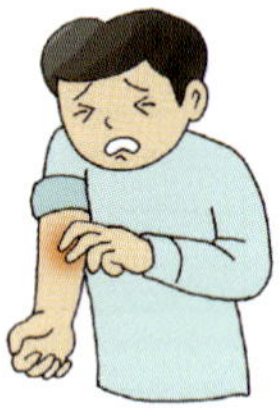	• 통증 • 저림 등 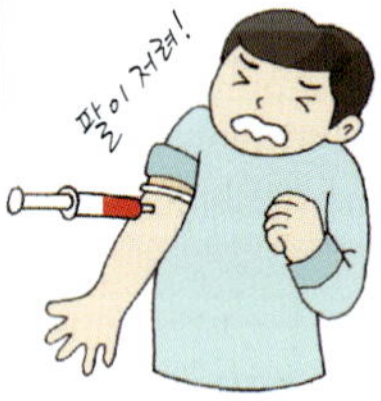 	• 통증 • 감염 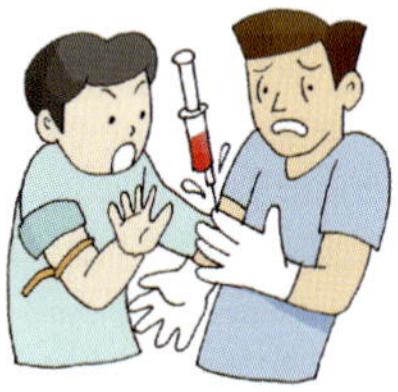
예방 대응	• 약물알레르기 이력을 환자에게 확인한다. • 약물 투여를 바로 중지한다. 중증예, 아나필락시스쇼크와 비슷한 증상이 보일 때에는 긴급 치료가 필요하다.	• 충분하게 압박지혈한다. • 항응고제를 사용하는 경우에는 평소보다 오래 압박지혈 한다.	• 해부학적 위치관계를 파악하여 주사에 임한다. • 주사를 중지하고 필요하면 전문의에게 진찰을 하게 한다.	• 원칙적으로 바늘은 다시 뚜껑을 닫지 말고, 사용 후에는 전용 폐기 용기에 버린다. • 주삿바늘 찔림사고를 일으키면 오염부위를 흐르는 물에 씻고 바로 관리 책임자에게 보고하여 각 시설에서 정해진 순서에 따라 대응한다.

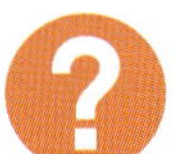

I 피하주사의 성취목표·선행지식과 관련된 문제

01 피하주사의 목적은 무엇인가?

02 피하주사 시 이용되는 해부학적 부위에 대해서 기술하시오.

03 피하주사를 시행하기 위해서 필요한 물품들에 대해서 설명하시오.

04 피하로 주사해야 하는 약물들에 대해서 답하시오.

05 인슐린주사 시 주의해야 할 사항과 적절한 후처치에 대해서 설명하시오.

06 피하주사 시 주의해야 할 점과 발생할 수 있는 부작용에 대해서 설명하시오.

I 문항에 대한 해설

01 피하주사는 약제를 비교적 느린 속도로 부드럽게 흡수시키고 싶을 경우에 사용한다. 피하주사 시 약물의 흡수 속도는 경구투약보다는 빠르지만, 근육주사와 비교하였을 때는 절반 정도이며, 정맥주사보다는 1/10의 속도에 불과하다.

02 피하주사[subcutaneous(hypodermic) injection]는 피하지방(subcutaneous fat)으로 주사액을 주사하는 것으로 이론상으로는 피하지방이 있는 곳이면 어디든지 가능하다(그림 1). 하지만, 일반적으로는 상지(팔, arm)의 상완외측(lateral side of upper arm)의 아래 1/3 지점이 흔히 사용된다. 또한, 복부(abdomen)도 이용되는데 복부의 경우는 주로 환자가 인슐린 등의 자가 피하주사 시 사용되는 부위이다.

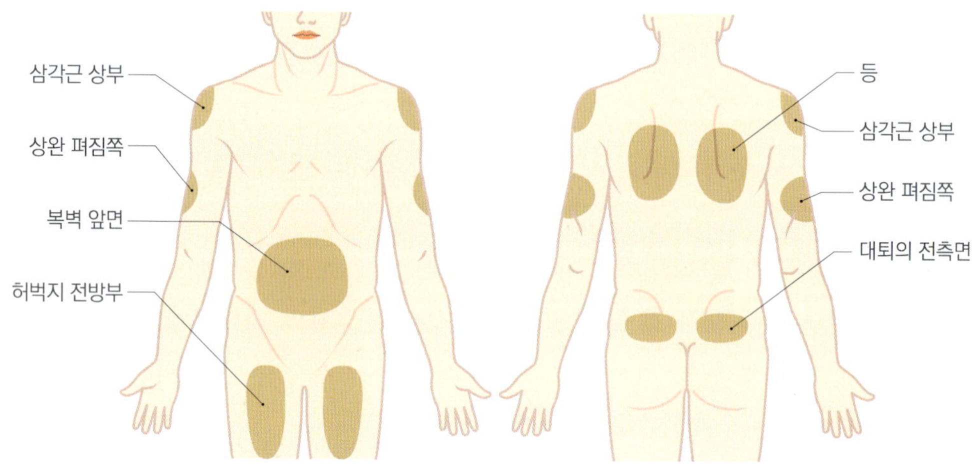

[그림 1] 피하주사가 가능한 해부학적 부위들. 그림에서 표시된 해부학적 부위는 이론상으로는 피하주사가 가능한 부위들이다. 하지만, 실제 임상에서는 주로 상완 폄짐쪽(=상완이완근, extensor muscle side of upper arm)과 복벽 앞면(anterior side of abdominal wall)이 주로 사용된다.

03 **▶피하주사에서 필요한 물품들**

피하주사를 위해 필요한 물품들은 앞 챕터의 근육주사 시 준비하는 물품들과 대동소이(大同小異)하며, 구체적으로는 다음과 같다. ➜ 피하주사 약물, 주사기, 소독솜, 투약처방전 등이 필요함.

I 문항에 대한 해설

▶ 피하주사 시 사용되는 주사기

피하주사 시 사용되는 주사기에 특별한 제한이 있는 것은 아니다. 하지만, 대체적으로 피하로 투여되는 주사액은 용량이 작고, 또한 그 특성상 근육이나 혈관이 아닌 피부 바로 아래인 피하에 주사되어야 한다. 따라서, 일반적인 주사기보다는 용량이 작고(보통 1cc 정도), 주삿바늘이 짧은 주사기가 이용되는 되는데, 대표적인 것이 소위 '인슐린 주사기'로 불리는 주사기이다(그림 2).

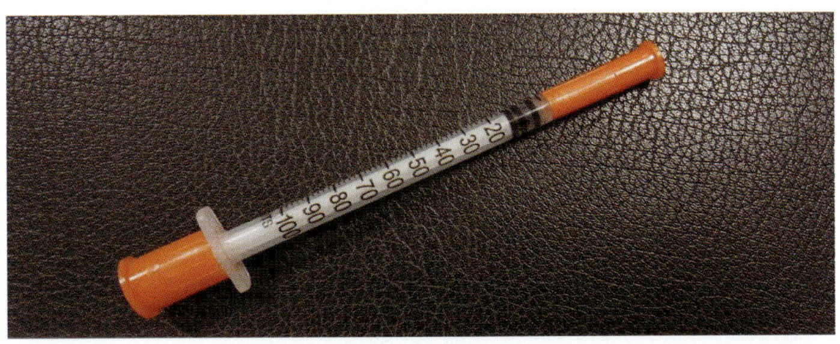

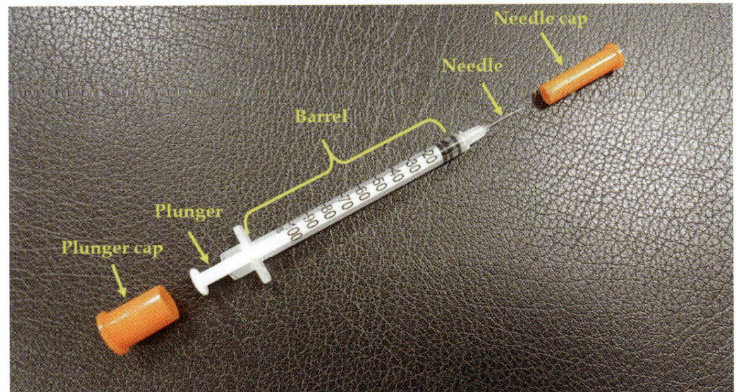

[그림2] 인슐린 주사기의 모습

인슐린 주사기도 일반적 주사기와 마찬가지로 plunger(플런저. 피스톤처럼 주사기 안의 내용물을 압축하고, 내보내기 위하여 왕복운동을 하는 부위), plunger cap(플런저캡, 플런저를 덮고 있는 부속물을 의미함)와 barrel(바렐. 사전적 의미는 '통'으로 주사기에서는 약물을 담아두는 공간을 의미함), needle(바늘, 주삿바늘로 체내에 삽입되는 부위임), needle cap(바늘 뚜껑, 바늘을 덮어두고 있는 부속물을 의미함)으로 구성되어 있다.

이러한 피하주사기(인슐린주사기)는 주로 인슐린을 주사하는데 사용되었으므로 인슐린 주사기로 불린다. 최근에 인슐린의 경우 이러한 주사기에 인슐린을 재서 주사하는 것이 번거롭기 때문에 아예 제약사에서 펜형 타입으로 제조된 인슐린주사기를 사용하는 경우가 많고, 오히려 인슐린 주사기는 다른 주사액의 피하주사 용도로 주로 사용된다. 인슐린주사기는 바늘을 부착하여 사용하는데 바늘의 길이는 크게 4mm, 5mm, 8mm로 나뉜다. 각 주삿바늘의 길이에 따른 차이는 [그림 2]를 참조하길 바란다.

I 문항에 대한 해설

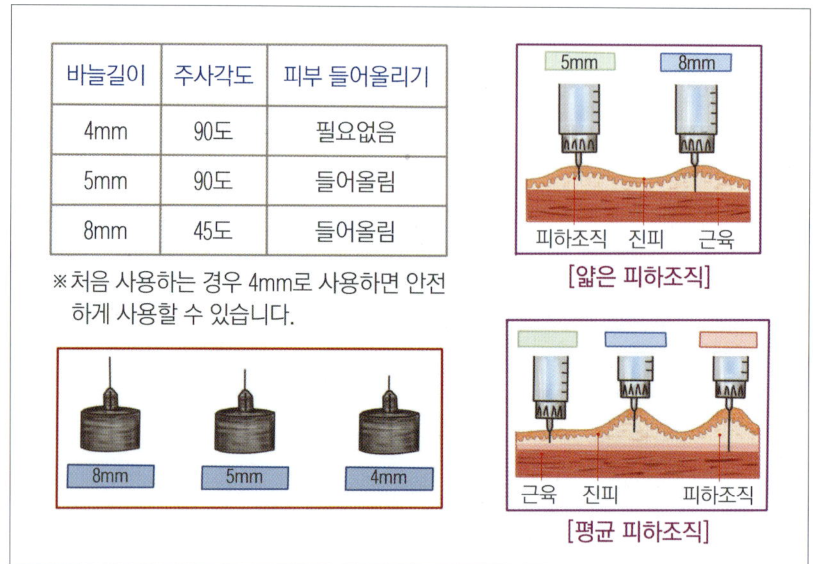

바늘길이	주사각도	피부 들어올리기
4mm	90도	필요없음
5mm	90도	들어올림
8mm	45도	들어올림

[그림 3] 인슐린 주사기에 부착하는 다양한 바늘의 길이들과 그 특징

04 대부분의 주사약물들은 근육주사 또는 정맥주사를 시행하며, 피하주사를 시행하는 주사약물은 흔하지 않다. 피하주사는 근육주사나 정맥주사에 비해 난이도나 위험도가 낮으므로 환자가 직접 시행하는 약물인 경우가 많은데, 대표적인 것이 인슐린이다. 또한, 특정 물질(대부분 콩 등의 음식물, 또는 벌 등의 곤충)에 아나필락시스 반응(anaphylaxis, 극심한 알러지 반응의 일종)을 나타내는 환자의 경우 펜형태로 피하주사할 수 있는 에피네프린 약제를 가지고 있는 경우가 있는데, 이처럼 에피네프린도 피하로 투여되는 약물 중 대표적이다. [물론 에피네프린은 정맥주사도 가능한 약물이며, 인슐린도 마찬가지이다. 약물에 따라서는 투여경로가 이처럼 다양한 경우도 있다.]

또한, 예방접종 중 대부분의 예방접종은 근육주사로 시행하나, 일부의 예방접종에서는 피하주사로 시행하는 경우가 있다. 이처럼 피하주사로 시행하는 예방접종은 대부분 생백신(live vaccination)인데, 대표적인 것으로는 대상포진백신, 수두백신, 뇌염백신 등이 있다.

05 **▶일반적인 설명**

인슐린 주사에서 주의해야 할 점은 결국 인슐린 주사도 대부분의 경우 피하로 주사되므로 피하주사에서의 주의점과 같다. 구체적으로 살펴보자면 다음과 같다. [물론 앞문항에서 설명하였듯이 인슐린은 정맥주사도 가능한 약제이다. 하지만, 본 챕터의 학습목표 상 피하주사로 투여하는 인슐린에 대해서 설명하겠다.]

I 문항에 대한 해설

▶ 인슐린주사에서 주의점

일반적인 약물투약의 원칙과 동일하게 7R의 원칙이 적용된다. 즉, 정확한 약물을 정확한 용량으로 정확한 환자에게 정확한 경로(여기서는 피하)로 정확한 시간에 투여하며, 투여 후에는 정확하게 기록하고 또 환자에게 정확하게 교육을 시킬 필요가 있다. 구체적으로 살펴보자면 다음과 같다. → 인슐린의 경우 촉소효성(ultrashort-acting)/속효성(short-acting)/중간형(intermediate-acting)/지속형(long-acting) 등의 종류가 있고, 각 종류는 저마다의 특성이 있으므로 담당의사의 처방에 맞는 정확한 약물(인슐린)을 선택하여 주사할 필요가 있다. 또한, 인슐린은 정확한 용량으로 투여하여야 하는데 용량이 너무 낮게 투여되면 고혈당(hyperglycemia)이 발생할 수 있고, 너무 높게 투여되면 저혈당(hypoglycemia)으로 위험할 수도 있다. 또한, 인슐린은 정확한 시간에 투여되어야 하는데 대부분은 식사 직전 또는 직후에 투여되는 경우가 많다. 시간도 올바르게 투여되지 않으면 저혈당 등의 부작용이 발생할 수 있겠다.

▶ 인슐린 주사의 적절한 후처치

주사 후 투입용량을 정확히 기록하며, 출혈/통증/감염 등의 합병증이 있는 지 확인한다. 다른 일반적인 주사와는 달리 급격하게 흡수되지 않도록 소독솜 등으로 문지르지 말고 수초 동안 지긋이 눌러주는 것이 좋겠다.

약물투약의 7R

① 정확한 약물(right medication) ② 정확한 용량(right dosage)
③ 정확한 환자(right patient) ④ 정확한 경로(right route)
⑤ 정확한 시간(right time) ⑥ 정확한 기록(right documentation)
⑦ 정확한 교육(right education)

06 **▶ 피하주사에서 주의해야 할 점**

피하주사 시 주의점은 인슐린 주사 시 주의점과 같다. 따라서 앞문항의 해설을 참조하길 바란다.

▶ 피하주사에서 발생할 수 있는 부작용

피하주사(subcutaneous injection)도 주사(injection)이기 때문에 근육주사(intramuscular injection)에서 발생할 수 있는 부작용/합병증 그것과 역시 대동소이(大同小異)하다. 따라서, 구체적인 내용은 앞 챕터의 [문항 5]를 참주하길 바란다. 다만, 피하주사의 경우는 근육주사와 달리 피부의 바로 아래층에 주사하므로 주사의 깊이가 깊지 않다. 따라서, 신경손상, 근육 및 인대의 파열, 출혈, 근육구축 등의 부작용 발생확률은 거의 없으며, 통증, 감염, 피하지방 경화 등의 부작용이 발생할 수는 있겠다. 이 중 피하지방의 구축은 근육주사의 근육구축과 마찬가지로 같은 부위에 반복해서 주사하는 경우에 발생한다. 피하주사를 반복적으로 주사하는 경우는 인슐린 주사이므로 이 경우 본 챕터의 본문 내용에 기술된 것처럼 인슐린 날짜 구멍 등을 이용하여 같은 부위에 반복 주사되지 않도록 하면 피하지방의 구축을 예방할 수 있겠다.

II 간이 혈당측정 검사의 성취목표·선행지식과 관련된 문제

01 간이 혈당측정 검사의 목적은 무엇인가?

02 간이 혈당측정 검사와 혈액을 이용한 당(glucose) 검사의 장단점과 차이점에 대해서 자세히 설명하시오.

03 간이 혈당측정 검사 시 이용되는 해부학적 부위에 대해서 기술하시오.

04 간이 혈당측정 검사를 위해 필요한 물품들에는 무엇이 있는가?

05 간이 혈당측정기의 사용법과 관리법에 대해서 설명하시오.

06 간이 혈당측정 검사 결과에 대한 판정과 비정상 수치에 대한 대처법에 대해서 답하시오.

II 문항에 대한 해설

01

▶간이 혈당측정 검사(blood sugar test, BST)의 목적

BST의 목적은 검사를 시행 받는 환자의 현재 혈당수치를 간편하게 즉석에서 확인하려는 데에 있다. 일반적인 혈액검사가 병의원을 내원하여야만 시행 받을 수 있는데 반해, 이러한 BST 검사는 적절한 교육만 시행된다면 환자 스스로 집에서도 시행할 수 있다는 장점이 있다. [물론 진료실에서도 BST검사가 시행될 수 있다.]

▶추가사항

BST는 일반인에서도 시행될 수 있지만 주로 당뇨환자에게서 시행되는 경우가 많다. 이러한 BST 검사를 통해 당뇨환자의 공복과 식후혈당을 확인할 수 있는데, 이 결과를 토대로 환자의 현재 당 조절 상태를 파악하는데 도움이 될 수 있다. 따라서, 이를 바탕으로 환자 스스로 식이와 운동 등 생활습관을 조절할 수도 있으며, 또한 집에서 지속적으로 측정한 결과를 진료실에서 담당 주치의사에게 보여(보통 당뇨수첩 형태로 제출)준다면, 주치의 당뇨약을 조절하는 데에도 도움이 될 수 있다.

▶임상에서의 이용

BST 결과는 일회성으로 측정하는 것이 아니라 가정에서 지속적으로 공복과 식후혈당을 측정하는 것이 좋다. 이때 공복혈당은 기상 후 측정하며, 식후혈당은 식사 2시간 후에 측정하는 것이 일반적이다. 이러한 측정결과는 당뇨수첩에 기입하게 되는데, 이러한 당뇨수첩(아래의 그림 참조)은 당뇨환자라면 대개는 약을 처방받는 해당 병의원에서 주는 경우도 있고, 또는 간이 혈당측정 기계 구입 시 같이 주는 경우도 많다. 꾸준한 측정결과를 담당의사에게 보여준다면 당뇨약 조절에도 참고가 될 수 있다. [물론 의사의 환자에 대한 당뇨약 조절은 단순히 이러한 환자의 측정결과를 가지고 조절하는 것이 아니라, 2~3개월 간격으로 시행하는 당화혈색소(HbA1c, glycosylated hemoglobin)와 함께 환자의 나이/기저질환/컨디션 등을 종합적으로 고려하여 조절하게 된다.]

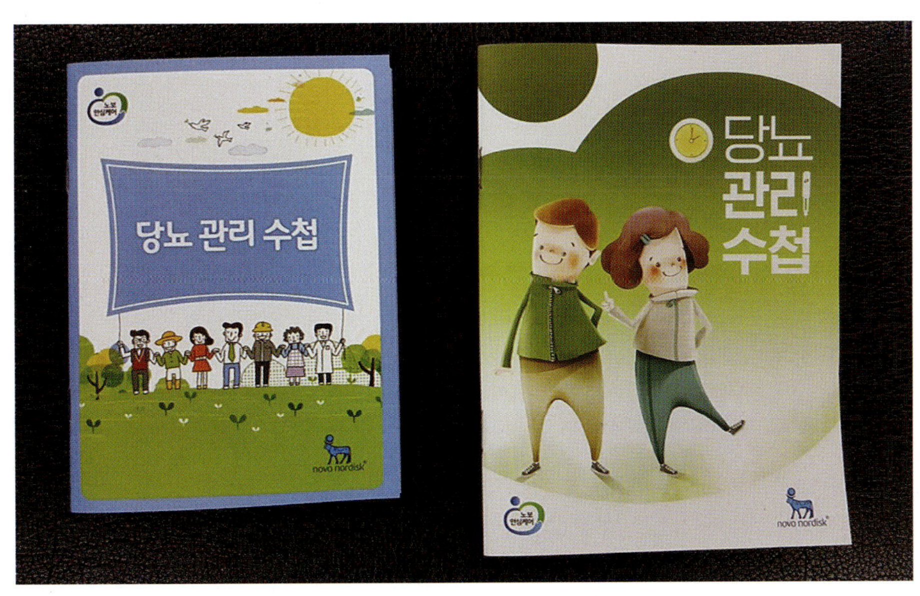

II 문항에 대한 해설

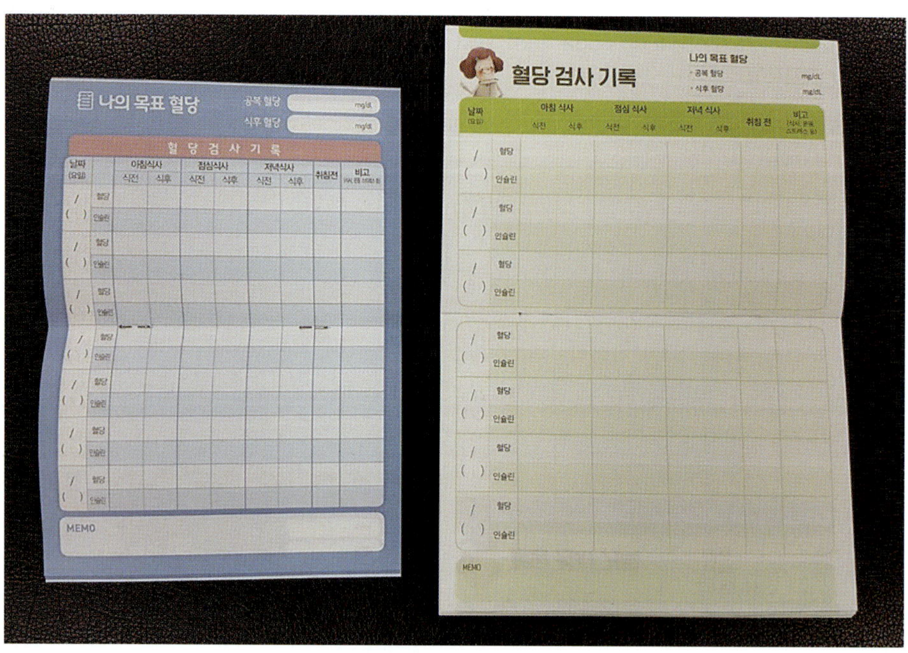

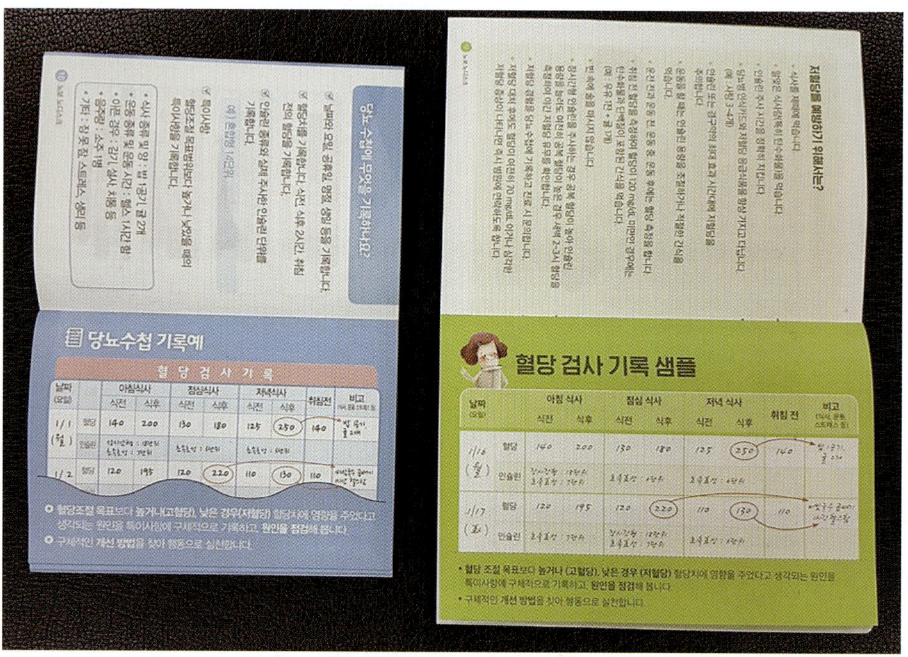

[그림 1] 당뇨수첩 상: 당뇨관리수첩 예시(표지), 중: 당뇨관리수첩 속지[측정시간과 함께 간이 혈당측정 검사(BST)를 기록하게 되어있다.], 하: 당뇨관리수첩의 BST 기록양식 설명

II 문항에 대한 해설

02

▶차이점

혈액을 이용한 당검사(일반적으로 'serum glucose 검사'라고 함)는 일반적인 혈액검사와 마찬가지로 정맥피의 채혈을 통해 시행된다. 채혈 후 검사실에서는 원심분리기(centrifuge)를 통해 혈장(serum)만 따로 분리하여 당(glucose)을 측정하게 된다. 이에 반해 간이 혈당측정 검사(BST)는 채혈침을 이용하여 손가락 끝에서 나오는 혈액을 채취하여 사용한다. 원심분리된 혈장 내 수분은 93% 정도이며, 적혈구(eythrocyte)는 대부분 제거되어 있다. 이에 반해 스며 나오는 혈액은 수분이 71% 밖에 되지 않고, 적혈구 비율이 높다. 그런데, 혈액 속 혈당의 농도는 수분 내에 높고 적혈구 내에서는 상대적으로 낮다. 따라서, 수분 비율이 낮고 적혈구가 다량 포함된 혈액을 사용하는 BST가 혈장 당검사(serum glucose)보다 더 낮은 혈당 수치를 보일 수 밖에 없다. [일반적으로 혈당측정기를 이용한 BST는 검사실에 시행한 혈장 당검사(serum glucose)보다 10~15% 정도 낮게 측정된다. 최근에는 이러한 BST와 혈장 당검사(serum glucose)의 차이를 보정하여 표시해주는 혈당측정기기도 출시되었다.]

▶장단점

[표 1] 간이 혈당측정 검사와 혈장 당검사의 장단점 비교

	장점	장점
간이 혈당측정 검사 (blood sugar test, BST)	①신속하게 결과를 알 수 있다. ②환자 스스로 검사가 가능하다. ③비용이 비교적 저렴하다. (혈당측정 스트립을 지속적으로 구매하면 비용이 생각보다 많이 들 수 는 있음)	①혈장 당검사에 비해 결과가 부정확할 수 있다. ②측정오류가 상대적으로 빈번한 편이다. ③혈당측정만 가능하며, 다른 검사와 병행할 수 없다.
혈장 당검사 (serum glucose)	①결과가 상대적으로 정확하다. ②다른 혈액검사와 병행이 가능하다.	①병의원을 내원하여야만 검사가 가능하다. ②혈관에서 채혈을 통해 시행되므로, BST에 비해 비교적 침습적인 검사이다. ③진찰료 등이 추가적으로 발생하는 등 BST에 비해 비교적 비용이 더 많이 든다.

II 문항에 대한 해설

03 주로 잘 사용하지 않는 손(보통은 왼손)의 손가락 끝에서 시행한다. 일반적으로는 검지에서 주로 시행되나, 다른 손가락을 이용해도 측정 결과에는 큰 문제는 없다.

04 간이 혈당측정기(그림 2), 혈당측정검사지(그림 3), 채혈침(그림 4), 채혈기(그림 5), 알코올 솜 등

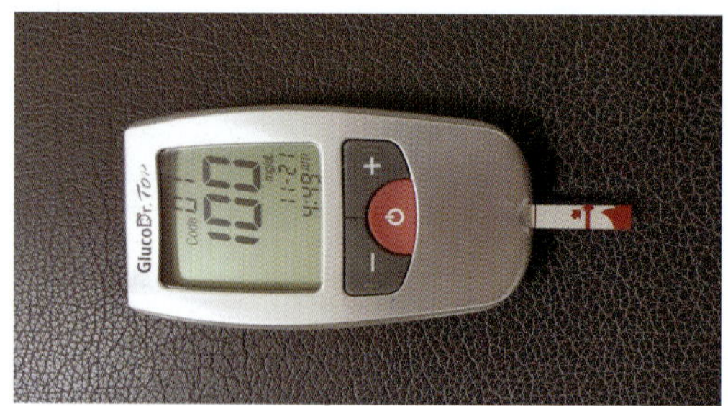

[그림 2] 간이 혈당측정기(혈당측정기에는 여러 회사에서 생산되는 다양한 제품들이 있으며, 예를 들기 위하여 그 중의 한 제품을 대표적으로 제시하였다.)

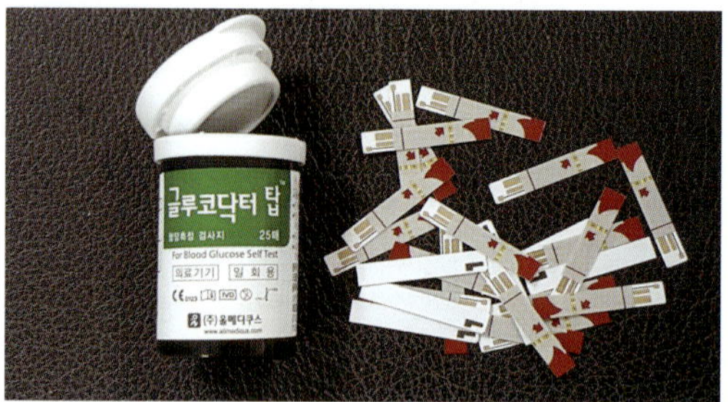

[그림 3] 혈당측정검사지(혈당측정기에 삽입하여 혈당을 측정하는데 사용하는 소모품(1회용)으로 한번 사용하고 폐기하는데, 다른 말로 BST 스트립(strip)이라고도 한다.)

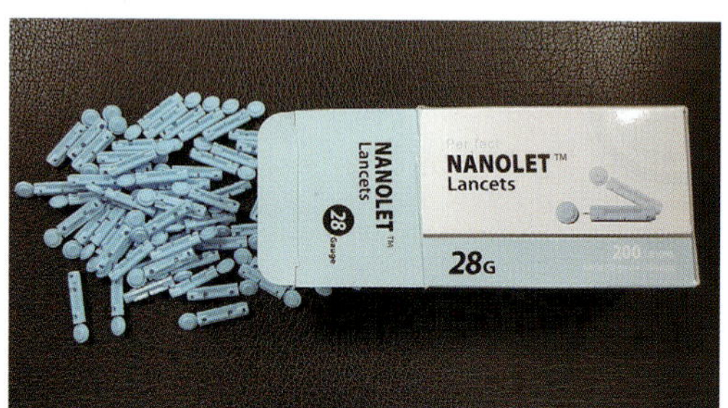

[그림 4] 채혈침(다른 말로 란셋(lancet)이라고 하는데, 혈당측정 시 채혈기에 끼워 사용하는 작은 바늘이 붙어 있는 물품을 말하며, 이 역시 소모품이며 1회용으로 사용 후 폐기하는 것이 원칙이다.)

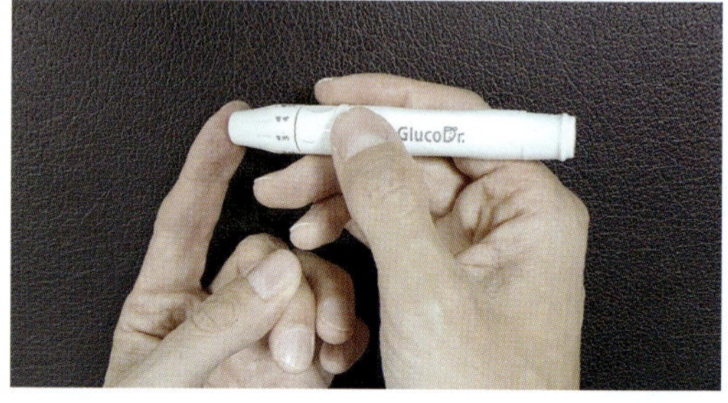

[그림 5] 채혈기에 채혈침을 부착 후 혈당측정을 위해 손가락 끝에 채혈기를 위치한 모습(대부분의 채혈기는 버튼식으로 버튼을 누르면 빠른 속도로 채혈침이 튀어나와 피부에 작은 상처를 내게 된다. 이때 손가락 끝에 맺힌 혈액을 혈당측정기에 삽입한 혈당측정검사지에 스며들게 하여 혈당을 측정하게 된다.)

II 문항에 대한 해설

05 ▶**간이 혈당측정기의 사용법**

간이 혈당측정기는 입원 시에 병동에서 환자의 혈당체크에 사용되는 장비이나, 그 특성상 환자가 가정에서도 스스로 사용할 수 있을 정도로 쉬운 의료장비이다. 따라서, 그 사용법에 대해서는 별다르게 설명할 것이 없다고 할 수도 있다. 하지만 엄연히 핵심기본간호술 평가항목 4 관련 선행지식에서 '간이 혈당측정기의 사용법'이 포함되어 있기에, 금번 문항 해설에서는 관련 수행항목 전반을 자세히 설명하도록 하겠다.

① 담당의의 BST 처방오더를 확인한다.
② 물과 비누로 손위생을 위해 손씻기를 적합하게 시행한다.
③ 필요한 물품(혈당측정기, 채혈기, 채혈침, 혈당측정검사지, 소독솜 등)을 챙겨서 BST 측정을 하여야 하는 환자에게 간다.
④ 환자에게 본인의 신분(담당간호사)과 방문한 이유(혈당 측정)를 설명한다.
⑤ 병동에 비치된 손소독제를 이용하여, 가볍게 손에 도포한 후 양손을 비벼서 손소독을 시행한다.
⑥ 다른 환자에게 BST를 시행하는 오류를 피하기 위해서 해당 환자의 이름을 개방형 질문(open question)으로 확인한다. 추가적으로 병원 등록번호 또는 생년월일 등을 확인하여 이중으로 대상환자를 확인한다.
⑦ 환자에게 BST를 시행하는 목적과 절차, 유의사항에 대해서 간단히 설명한다. 설명 후 환자에게 궁금한 사항에 대해서는 질문하게 한다.
⑧ 혈당을 측정하려는 환자의 손가락 끝이 채혈하기에 적절한지 염증의 유무를 파악한다. ➜ 만약 염증이 있다면 해당 손가락에서는 채혈을 하면 안되고, 염증이 없는 다른 손가락을 찾아야 한다.
⑨ 해당부위(손가락 끝)를 소독솜(일반적으로는 알코올솜)으로 가볍게 닦는 후 마르도록 수 초간 기다린다.
⑩ 채혈기에 채혈침을 끼우고 삽입 깊이를 조절한다. 삽입 깊이는 채혈 손가락 끝의 두께를 촉진하여 어림잡아 결정한다.
⑪ 스트립(혈당측정검사지)을 혈당측정기에 삽입한다. 이때 기종에 따라 전원을 켜고 삽입하는 경우가 있으며, 삽입 후 전원을 켜는 경우가 있으므로 해당 기종에 적합하게 시행한다.
⑫ 채혈기를 손가락 끝부분의 측면에 위치시키고 버튼을 누른다. 대부분의 채혈기는 순간적으로 채혈침이 손가락 끝부분의 피부를 천자하게 된다.
⑬ 천자 부위에서 흘러나오는 혈액을 스트립에 묻혀서 스며들게 한 후, 천자부위는 지혈이 되게끔 소독솜으로 지긋이 눌러준다.
⑭ 측정된 BST결과를 읽고 메모지에 기록한다. 만약 결과가 확인되지 않는다면 환자에게 사정을 설명한 후 다시 앞의 과정을 거쳐 재측정하도록 한다. 측정결과는 환자에게도 알려주도록 한다.
⑮ 사용된 채혈침과 스트립은 일회용으로 한번 사용이 원칙이고 재사용은 금지되어 있다. 따라서, 소독솜과 함께 폐기하도록 한다. 이때 채혈침은 손상성폐기물 전용용기에 버리도록 하고, 사용했던 소독솜과 스트립은 일반 의료폐기물 전용용기에 버리도록 한다.
⑯ 병동으로 돌아와서 메모지에 기입한 환자의 BST 결과는 전산상의 간호혈당기록지에 기입하도록 한다. 간호혈당기록지는 담당의사도 확인할 수 있으므로 일반적으로는 의사에게 notify할 필요 없다. 하지만, 만약 혈당결과 비정상적으로 높거나 낮게 측정된다면, 또는 의사의 특별한 지시가 있었다면 담당의에게 보고하도록 한다.

▶**관리법**

혈당측정기기(혈당기)는 보관에 특별한 주의가 필요하지 않고, 일반적인 수납공간에 보관하면 된다. 다만, 혈당기의 위치를 잊어버려서 찾는데 헤매는 경우가 종종 생기므로 환자에게는 매번 같은 장소에 보관하도록 교육하도록 한다. 또한, 전자기기의 특성상 고온다습한 곳에서는 고장이 빈번할 수 있으므로 습하지 않는 상온의 적당한 서랍장 또는 박스에 보관하는 것이 좋겠다. 또한, 고장을 예방하기 위하여 정기적으로 해당장비를 구입한 의료기상사를 내원하여 점검을 받도록 권한다.

06

▶**간이 혈당측정 검사(blood sugar test, BST)의 정상범위**

BST 결과에 대한 판정을 하고, 비정상 수치에 대해서 적절한 대처를 하기 위해서는 우선 BST의 정상범위에 대해서 알고 있을 필요가 있다. 일반적으로 공복혈당의 경우는 100미만을 정상(normal)으로 보고, 100~125를 공복혈당 장애(impaired fasting glucose, IFG), 126 이상을 당뇨(diabetes mellitus, DM)로 정의할 수 있다. [물론 당뇨의 진단에는 BST가 아닌 혈장 당검사(serum glucose)가 사용되고, 1번의 수치로 진단하는 것은 아니지만 대강의 이해를 돕자면 그렇다는 것이다.] 또한, 식후혈당의 경우 일반적으로는 식후 2시간 혈당을 기준으로 140미만을 정상으로 보고, 140~199를 내당능장애(impaired glucose tolerance, IGT), 200이상을 당뇨로 본다. [이것도 serum glucose를 이용하며 원칙은 식후가 아닌 경구로 포도당 부하(75g oral glucose tolerance test, 75g OGTT) 검사를 통하여 적용하는 것이나, 이 역시 대강의 이해를 돕기 위하여 제시하였다. [표 2]에서 위의 내용들을 요약하여 정리하였으니 참고하길 바란다.

[표 2] 혈당의 정상 · 비정상 범위표[IFG와 IGT는 고혈압과 정상 사이인 고혈압 전단계(Pre-HTN)처럼 당뇨병과 정상 사이인 당뇨전단계(Pre-DM)의 개념으로 생각하면 된다.]

<table>
<tr><td colspan="2" rowspan="2">당뇨병의 진단기준 *</td><td colspan="3">경구포도당부하 2시간 후 혈당</td></tr>
<tr><td><140</td><td>140~199</td><td>≥200</td></tr>
<tr><td rowspan="3">공복혈당</td><td><100</td><td>정상</td><td>(내당능장애)</td><td rowspan="3">당뇨병</td></tr>
<tr><td>100~125</td><td>(공복혈당장애)</td><td>당뇨병 전단계</td></tr>
<tr><td>≥126</td><td colspan="2"></td></tr>
</table>

II 문항에 대한 해설

▶BST의 결과에 대한 판단

앞에서도 언급하였지만 BST는 보조적인 혈당검사이지 혈장 당검사(serum glucose)를 대체할 수 있는 검사는 아니다. 따라서, BST 결과가 환자의 혈당 수치 판단의 절대적인 기준이 될 수는 없다. 하지만, 환자의 혈당 상태를 반영하고 있는 것은 사실이고, 이를 통해 환자의 혈당상태에 대한 판단을 내리는데 도움이 될 수 있다. 독자 여러분들은 이점을 염두에 두고 아래의 내용을 숙독하기 바란다.

① 일반인의 경우

[표 2]의 내용처럼 만약 공복인 상태에서 환자의 BST 결과가 100mg/dl 이하라면 정상으로 판단해도 무방하다. 다만, BST 결과가 혈장 당검사(serum glucose)보다 10~20% 정도 수치가 낮게 나오므로 이 점은 고려할 필요가 있다. 만약, 환자의 공복혈당 수치가 100~125mg/dl 사이에 있거나, 126mg/dl 이상이라면 이상소견임을 인지할 필요가 있겠다. 반복하여 계속 높게 측정된다면 담당 주치의에게 보고할 필요가 있으며, 경우에 따라서는 정확한 결과를 위해 채혈을 통한 혈장 당검사(serum glucose)를 측정하거나 HbA1c를 측정해야 할 수도 있다. 식후 혈당의 경우도 마찬가지로 [표 2]을 근거하여 정상과 비정상으로 나누어 같은 식으로 조치하면 되겠다.

② 당뇨병 환자의 경우

사실 BST는 환자 스스로 집에서 혈당을 체크할 수 있다는 점에서 일반인 보다는 당뇨병 환자에게 보다 유용한 검사이다. 실제로 혈당을 자가로 수시로 확인하다 보면 환자 스스로 경각심을 가지고 식사, 운동 등을 조절하는 경우가 많고, 또한 당뇨치료 약제(경구약, 주사제 등)의 복용 순응도가 높아질 수 있다. 이러한 당뇨환자의 경우 BST의 목표치가 설정되어 있는데 구체적인 것은 [표 3]과 같다.

[표 3] 대한당뇨병학회에서 제시한 당뇨환자의 조절목표

	당뇨환자의 조절목표
BST(간이 혈당측정 검사)	공복혈당 : 80~130mg/dl 식후혈당 : 〈180mg/dl
HbA1c(당화혈색소)	6.5% 미만(〈6.5%)으로 조절 *노인의 경우 저혈당 발생 위험을 고려하여 7.0% 미만(〈7.0%)으로 조절할 수도 있음

II 문항에 대한 해설

즉, 공복에 측정한 BST가 80~130mg/dl 사이라면 잘 조절되고 있는 것으로 보나 만약에 80 미만이라면 혈당조절이 너무 엄격(tight)하여 저혈당의 위험성이 있다고 판단하며, 반대로 131 이상이라면 조절이 잘 안되고 있다고 판단할 수 있겠다. 식후 혈당의 경우 180미만이면 조절이 잘 되고 있다고 판단하면 되나, 만약 180이상이라면 조절이 부족하여 식단조절이나 운동증진 등의 생활습관 변화와 더불어 경우에 따라서는 약제의 조절이 필요하다고 판단할 수 있겠다. [추가적으로 한가지 더 덧붙이자면, 담당 주치의에 따라서는 이러한 BST 결과를 가지고 환자에게 스스로 약제를 추가 복용하게 하거나, 또는 인슐린 투여량을 늘리도록 처방하는 경우도 있다.]

▶비정상 BST에 대한 대처법

비정상 BST에 대한 대처법을 간략하게 설명하자면 다음과 같다.

① 정상범위보다 낮은 경우: 저혈당의 위험성이 있으므로 우선은 경과관찰 및 주의를 기울이고, 만약 수치가 현저히 낮거나(일반적으로 BST〈50mg/dl인 경우) 식은땀 등의 증상이 동반된 경우에는 사탕이나 음료 등을 복용하게 한다. 극심한 경우는 응급상황으로 응급실을 내원할 필요가 있으며, 이러한 상황이 반복된다면 궁극적으로 당뇨약제를 주치의와 상담 및 진료를 통해 감량할 필요도 있겠다.

② 정상범위보다 높은 경우: 고혈당의 위험성이 있으므로 우선은 식이감량 또는 운동량 증진 등의 생활습관 변화 등이 필요하다. 궁극적으로 이 경우도 고혈당이 반복된다면 주치의와 상담 및 진료를 통해서 당뇨약제를 증량할 필요가 있겠으며, 만약 주치의가 미리 이런 경우를 대비하여 추가약제를 처방하였거나 인슐린 증량을 권고하였다면 오더대로 시행하면 되겠다. 환자가 감염이나 스트레스 등의 상황에도 당조절이 되지 않아 고혈당이 발생할 수 있으므로 BST 수치가 정상범위보다 높은 경우 철저한 간호사정이 요구되겠다.

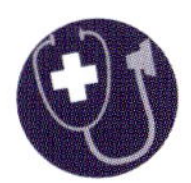

피하주사 관련 사례

ex 01

28세 남자 I환자는 여름휴가를 맞아 야외에 놀러 갔다가 벌에 쏘여 본원 응급실에 내원하였다. 내원 당시 환자의 활력징후는 70/50mmHg – 110회/min – 30회/min – 36.7℃로 확인되었으며, 환자는 호흡곤란을 호소하고 있었다. 담당주치의는 벌 쏘임에 의한 아나필락시스 쇼크(anaphylatic shock)로 진단하고 다음과 같은 처방을 내렸다.

Dr's order
Epinephrine Inj. 1mg/ml 0.3cc [SC]

▶위의 처방에 대한 적절한 간호중재를 수행하세요.

ex 02

60세 여자 J환자는 대상포진 예방접종을 위해 내원하였다. 간호사정상 환자는 과거력상 특별한 질환은 없었으며, 수술력과 사회력 상에서도 특이사항은 없었다. 또한, 환자의 예방접종력 확인에서 다른 종류의 백신들의 예방접종 시 특별한 부작용은 발생하지 않았던 것으로 확인되었다. 신체검진상 팔의 예방접종 시행예정 부위의 피부에 특별한 병변은 관찰되지 않았으며, 체온은 36.5℃로 확인되었다. 진료 후 담당의는 다음과 같은 처방을 내렸다.

Dr's order
Zostvax Inj. 1 vial [SC]

▶위의 오더에 대한 적절한 간호중재를 수행하세요.

ex 03

77세 여자 K환자는 3년 전 뇌졸중으로 인한 좌측 편마비로 거동이 어려운 상태로 현재 방문 요양간호서비스를 받고 있는 상태이다. 환자는 10년전 당뇨, 고혈압 진단을 받고 약제복용 중이며, 특히 당뇨에 대해서는 인슐린펜인 트레시바플렉스터치주(TRESIBA FLEXTOUCH INJ.)를 아침에 1회 50단위 방문간호사에 의해 주사 중이며, 전일 9번에 주사하였다.

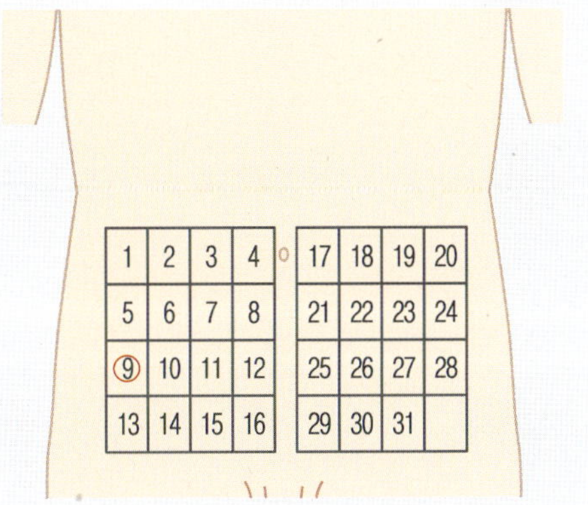

▶금일 상기 환자에 대한 적절한 간호중재를 수행하세요.

간호기록

날짜/시간	처 치	간 호 내 용	서 명

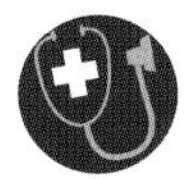

간이 혈당측정 검사 관련 사례

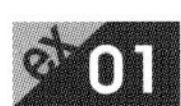

ex 01

67세 남자 K환자는 3년 전 당뇨를 진단받고 경구약제 복용 중에 최근 3종류의 당뇨약을 최대용량까지 증량하였음에도 혈당 조절이 잘되지 않아 본원에 입원하였다. 입원 시 주치의는 다음과 같은 간이혈당검사(blood sugar test, BST)를 처방하였다.

Dr's order Check BST : 4회/day

▶위의 오더에 대한 적절한 간호중재를 수행하세요.

ex 02

50세 여자 L환자는 5년전 당뇨를 진단받고 경구약제로 조절 중인 환자로 최근 고혈당이 지속되어 혈당 조절을 위해 입원하였는데, 담당주치의의 입원오더 중 다음과 같은 오더가 있었다.

Dr's order Check BST : 6회/day with H.S. time and AM 3:00

▶위의 오더에 대한 적절한 간호중재를 수행하세요.

ex 03

상기 환자는 입원 후 인슐린과 경구당뇨약제 병합투여 중이며, PRN 오더로 인슐린 슬라이딩 스케일(insulin sliding scale)이 다음과 같이 처방되어 있다.

Dr's order [PRN] Insulin Sliding Scale - Humalog(lispro insulin) i) BST < 70mg : Dr. notify!! ii) BST 70~≤250 : none iii) BST 251-300 : 2units SC iv) BST 301-350 : 4units SC v) BST 351-400 : 6units SC vi) BST 401-450 : 8units SC vii) BST ≥451 : Dr. notify!!

금일 오전 10시에 측정한 환자의 식후 2시간(PP2, post-prandial 2 hours) BST가 340mg/dl로 측정되었다.

▶상기 환자에 대한 적절한 간호중재를 수행하세요.

간호기록

날짜/시간	처 치	간 호 내 용	서 명

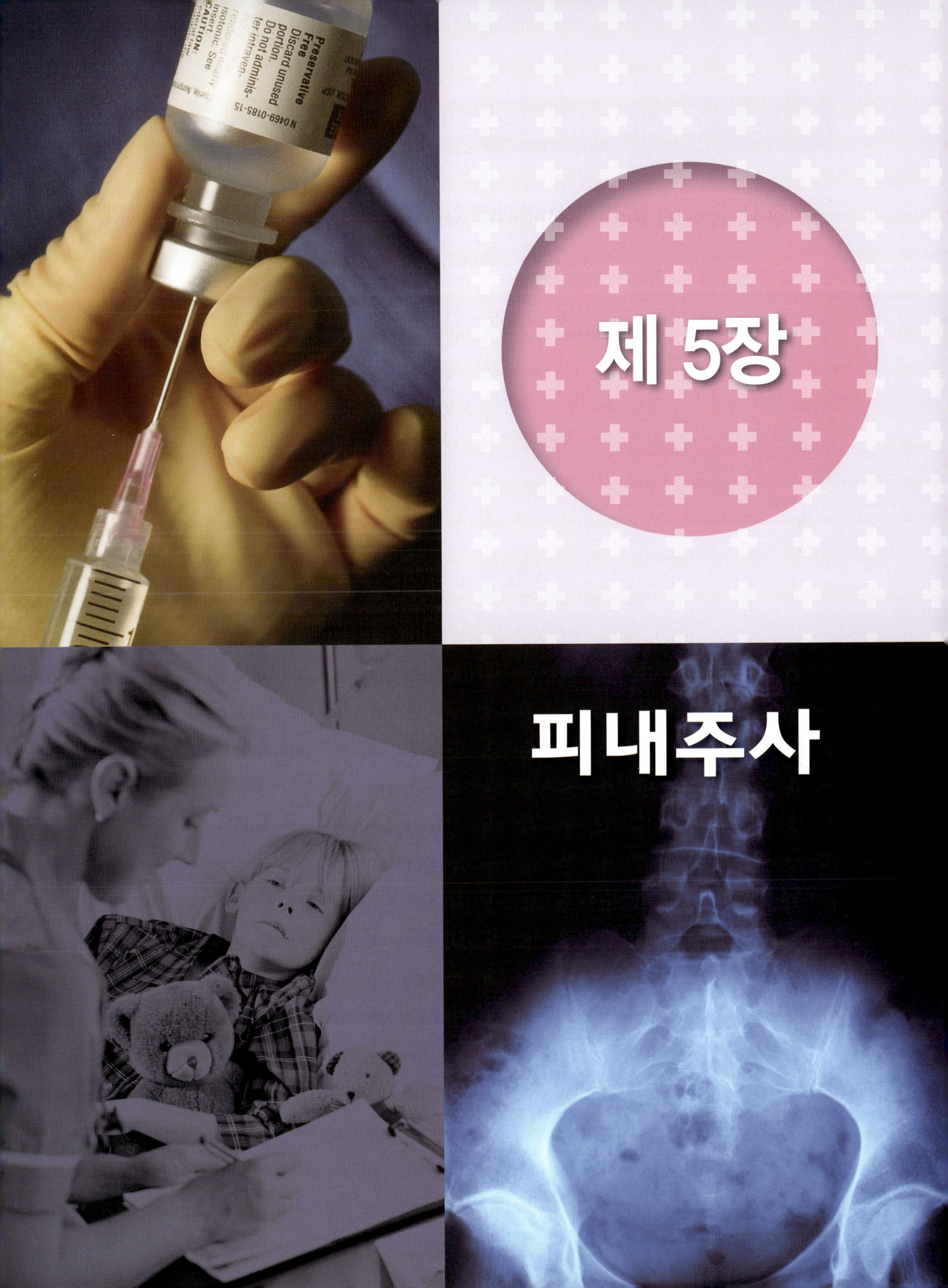

제 5장

피내주사

제 5장 피내주사(전완의 내측면)

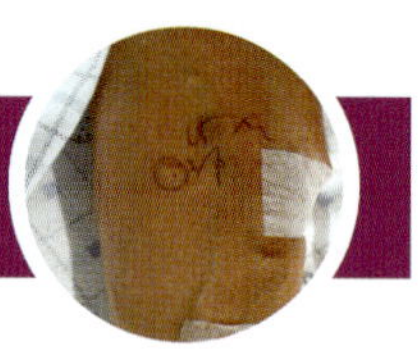

Ⅰ. 피내주사에 대하여 우선 알아야 할 지식들

1. 피내주사의 정의

앞서 살펴본 제 4장에서 피부의 구조에 대해 배웠는데, 그림을 다시 한 번 떠올려 보자. 피내주사란 이론적으로 표피(epidermis)와 진피층(dermis) 사이에 약물을 주입하는 것이다. 하지만 현실적으로 그러한 투입은 어렵고 피하지방에 침입하지 않도록 하여 진피층을 목표로 실시해도 무방하다.[그림 5-1]

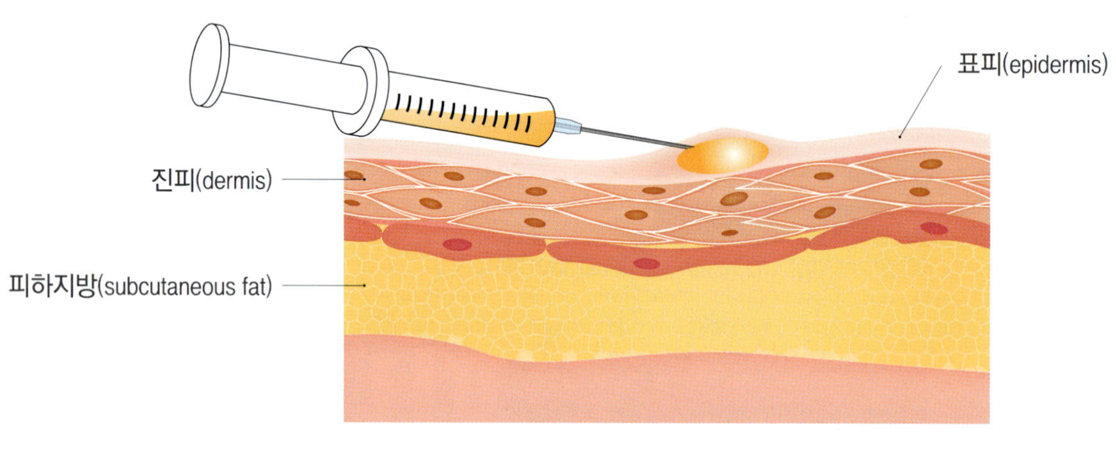

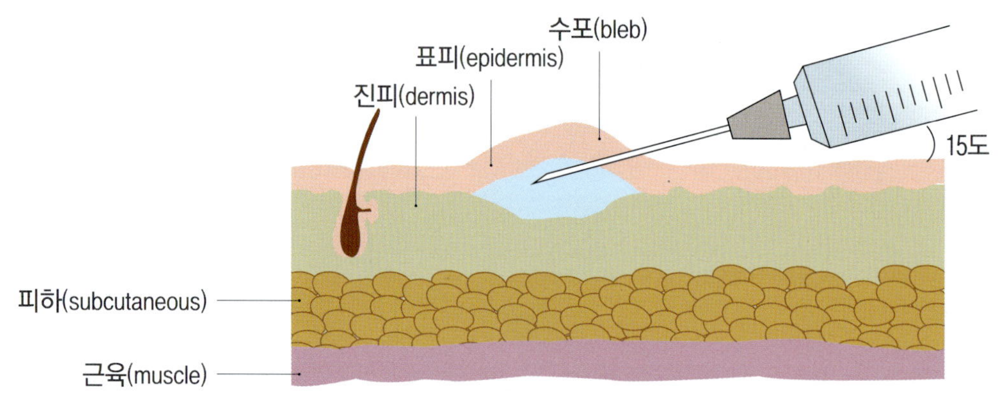

[그림 5-1] 피내주사의 해부학적 모식도

2. 피내주사의 목적과 적응증

피내주사의 경우 약물의 흡수 속도가 매우 느릴 뿐만 아니라 흡수되는 양도 적다. 따라서 전신의 흡수를 최소화한 채 피부에서 일어나는 반응만을 보고 싶을 때 사용된다. 또한, 피부반응 검사를 해야 하는 약물은 강력하므로 혈류공급이 적고 흡수가 천천히 되는 진피에 소량으로 천천히 주입한다. 약물이 지나치게 빨리 순환기계로 흡수되면 심한 과민성반응을 일으킬 수 있다.

1) 목적과 적응증

피내주사는 주사액에 의한 반응을 눈으로 확인할 수 있기 때문에 주로 투베르쿨린검사 등의 검사 목적으로 시행된다.

① 투베르쿨린검사(TBT): 결핵 감염 여부를 검사

② 피내반응검사: 알레르기 항원에 대한 반응 여부를 검사

③ 약물과민성검사: 특정 약물에 대한 과민반응을 검출

이 세 가지가 대표적이며, 그중 '약물과민성검사'가 간호사가 가장 많이 시행하는 술기이므로 '기본간호술 평가항목'에 수록되어 있다.

[표 5-1] 피내주사의 목적과 대상

피내주사의 목적	대상
투베르쿨린검사	결핵 의심, 세포면역력 간이평가 등
피내반응	알레르기항원 검색, 알레르기항원에 대한 반응역치 결정 등
약물과민성시험	약물에 관한 과민반응 검출 등

3. 피내주사 부위

투베르쿨린검사(tuberculin test)와 약물과민성검사의 경우는 전완의 내측면이 흔히 사용되며, 피내반응검사(intradermal test)의 경우는 피부반응 검사의 결과를 정확하게 판독하기 위해서 깨끗하고 넓은 부위가 선호된다. [그림 5-2]

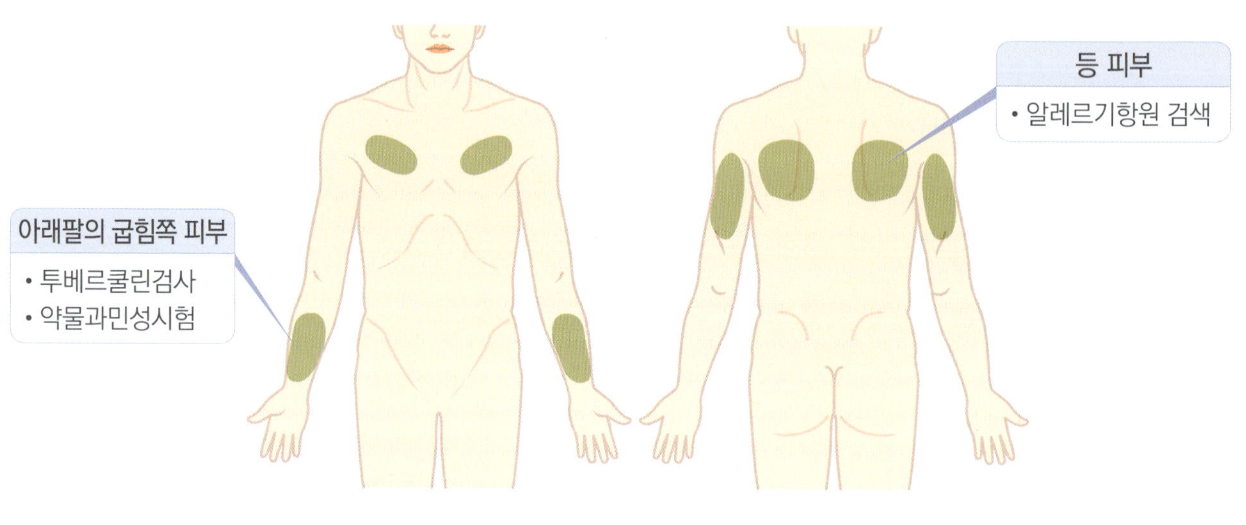

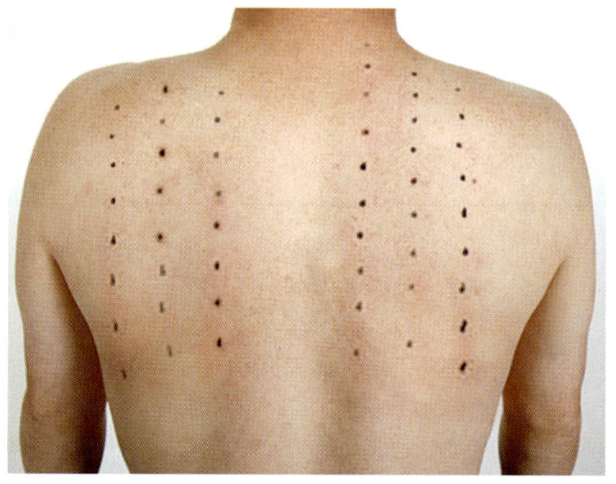

[그림 5-2] 피내주사의 부위

플러스 tip

주사의 분류

➩ 주사에는 크게 나누어 피내주사(intradermal injection), 피하주사(hypodermic injection), 근육주사(intramuscular injection), 정맥주사(intravenous injection)가 있다. 약물의 작용발현시간, 지속성, 약물 자체의 대상이나 술기의 난이도 등에 따라 상황에 맞게 투여방법을 결정한다.

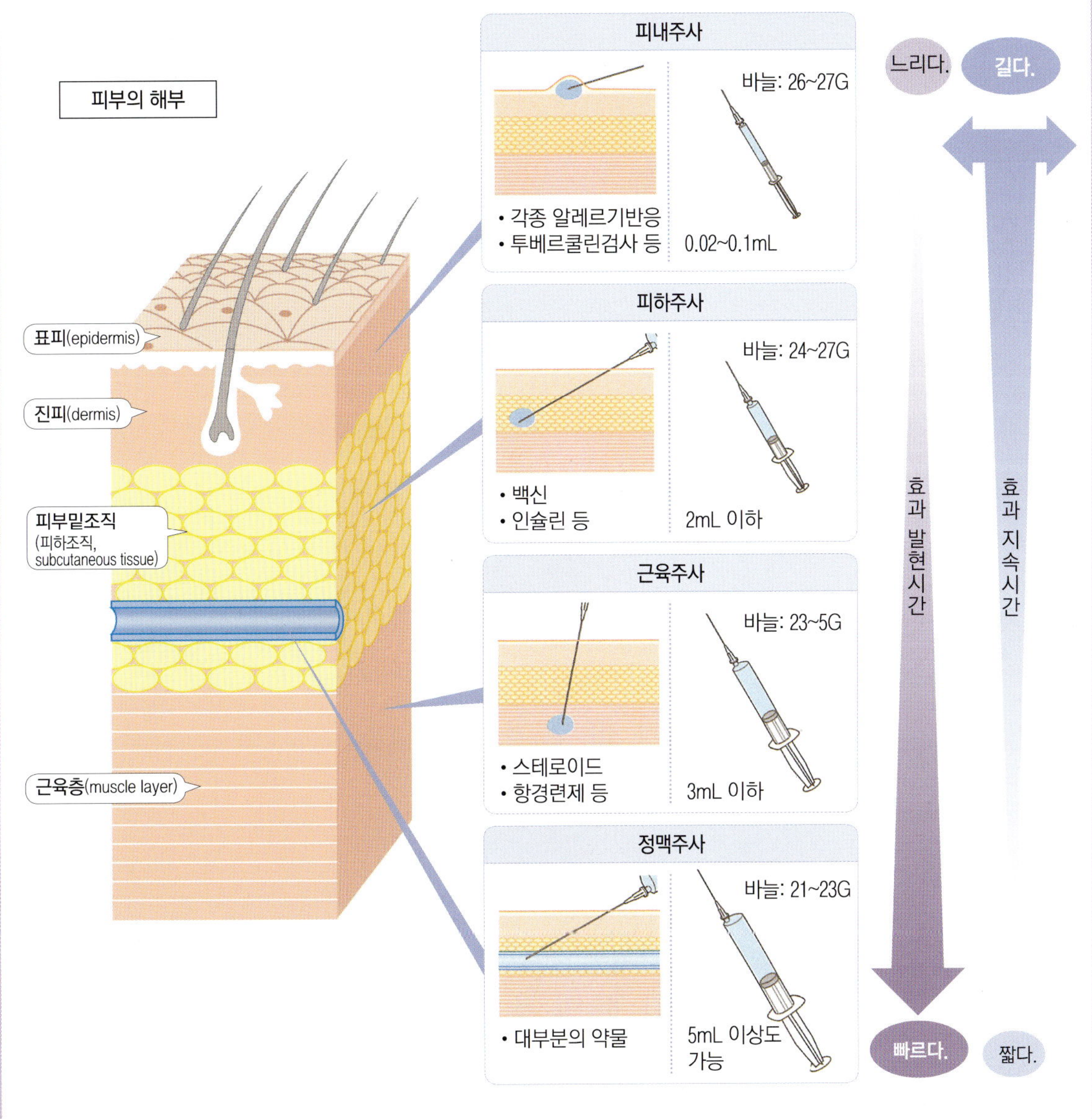

4. 약물과민성검사의 필요성

약물과민성검사는 대부분 항생제 주사 전 아나필락시스(anaphylaxis)와 같은 심각한 합병증을 예방하기 위해 실시한다. 다만 항생제의 종류는 여러 가지이며, 그 계열에 따라 적절한 시약과 유용성은 차이가 난다. 농도가 낮을수록 검사는 안전하며 낮은 농도(1/100)에서 시작하여, 점차 높은 농도(1/10, 1/1)로 높여 가며 검사하는 것이 원칙이다. 핵심기본간호술 평가에서는 1/100 농도로 희석하여 시행하는 것을 기준으로 삼고 있으므로 희석방법에 대한 충분한 연습이 필요하며, 임상에서는 기관의 정책을 따르도록 한다. 단, 제약회사에서 권고한 희석비율이 있는 경우 그 농도에 맞게 희석하도록 한다.

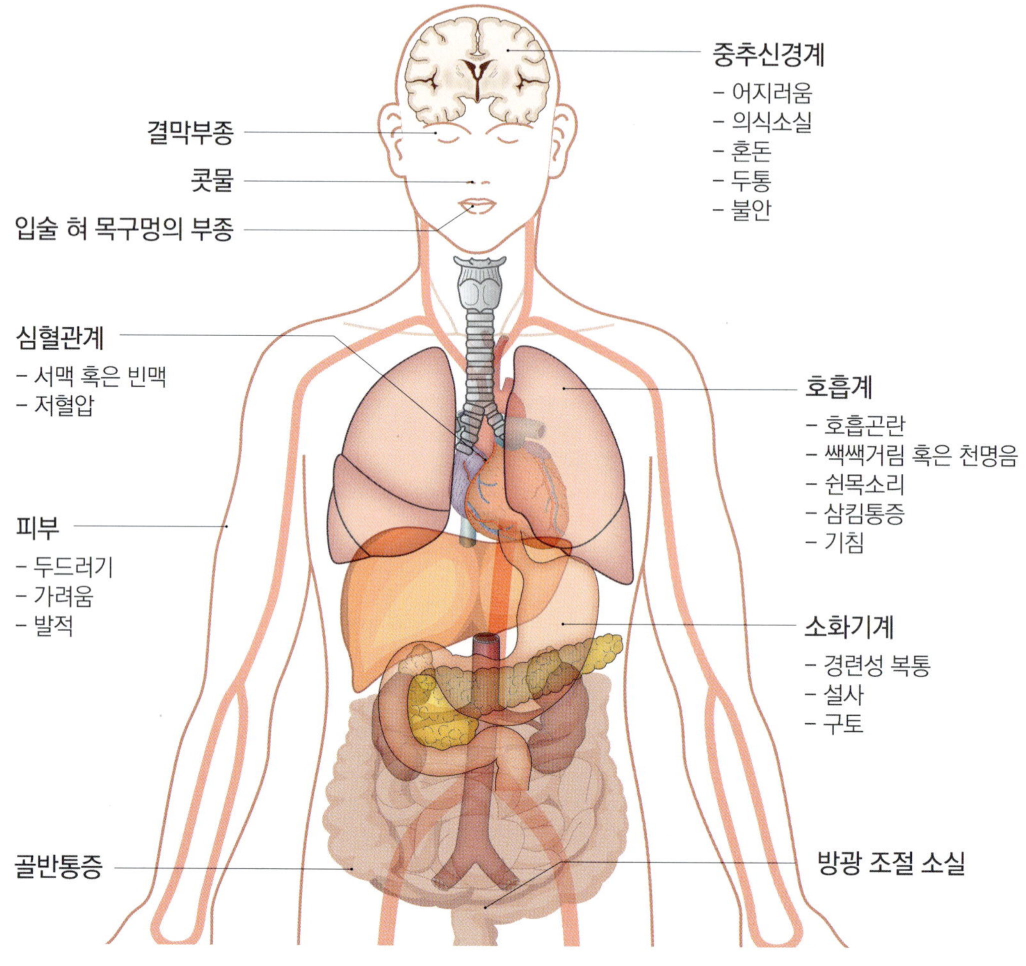

[그림 5-3] 아나필락시스의 증상

플러스 tip

약물과민성검사 결과판독

- 약물과민성검사 시 투약 후 15분 후에 경결이나 발적이 있는 경우는 다음과 같다.

크기	판독	결과 및 대처
10mm 이상	양성	호흡곤란과 가려움, 천명음 빈맥의 과민반응을 보일 경우 의사에게 보고하며 해당약물에 알레르기가 있다고 기록
5~9mm 사이	의양성	주사했던 반대쪽 부위에 생리식염수 0.1ml를 피내주사하여 그 결과를 비교
5mm 미만	음성	

결핵반응검사 결과판독

- 결핵반응검사 시 과거에 BCG 접종을 했는지 유무를 확인한다.
- 최근 바이러스 백신(홍역, 유행성 이하선염, 풍진 등)을 접종했거나 바이러스성 질환에 감염이 있어 면역억제제를 투여했던 경우 검사반응이 저하되거나 억제현상이 발생할 수 있으므로 결핵반응 검사를 하지 않는다.
- 투약 48~72시간 후 경결된 부위의 가장 긴 직경을 mm단위로 측정하여 기준에 따라 판독한다.

크기	판독	결과 및 대처
10mm 이상	양성	결핵균에 노출된 사실이 있으나 현재 활동성 감염이 있다는 것의 확인이 불가하므로 확진을 위한 AFB, Chest PA, Sputum검사가 요구됨
5~9mm 사이	의양성	결핵균 노출된 적이 있는지 확인이 필요하며 다른 부위에 재검사가 요구됨
5mm 미만	음성	노출된 적이 없음

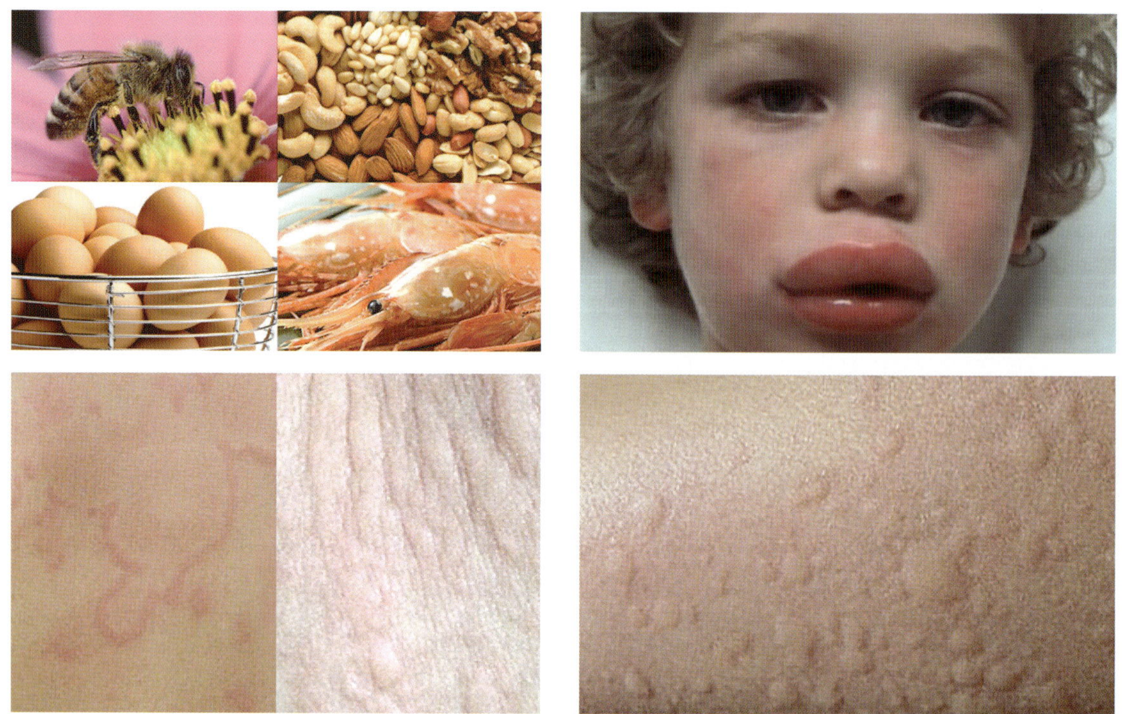

[그림 5-4] 아나필락시스 쇼크의 원인 및 증상

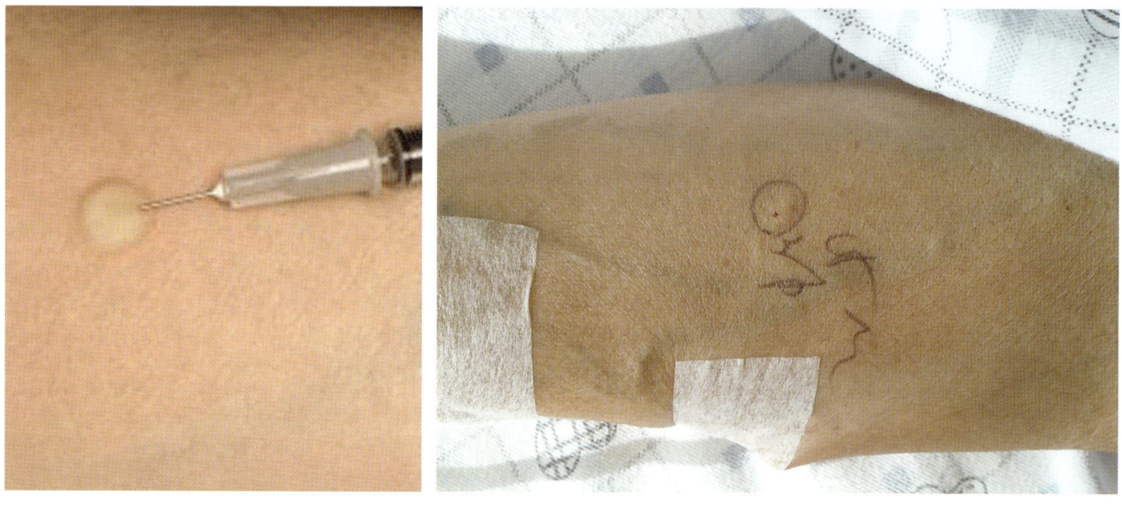

[그림 5-5] 약물 과민성 검사

▶ 항생제 계열에 따른 유용성(항생제피부반응시험지침, 대한천식알레르기학회 2012년 1판)

- 페니실린계(penicillin): 피부반응시험의 적절한 시약과 유용성이 잘 정립되어 있다.
- 반합성 페니실린계(semisynthetic penicillin): 피부반응시험이 진단에 도움이 될 수 있으나 적절한 시약과 유용성은 아직 정립되어 있지 않다.
- 세팔로스포린계(cephalosporin): 피부반응시험이 진단에 도움이 될 수 있으나 적절한 시약과 유용성은 아직 정립되어 있지 않다.
- 기타 항생제(antibiotics): 필요한 경우 비자극성 농도를 확인한 후 피부반응검사를 시행해 볼 수 있으나 표준화된 방법이 정립되어 있지 않다. 기타 항생제는 피부반응시험을 일반적으로 권장하지는 않는다. 단, 관련 전문가의 판단에 의하여 시행할 수 있다.

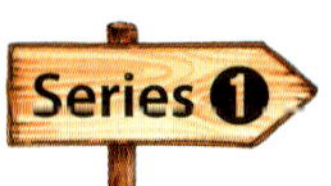

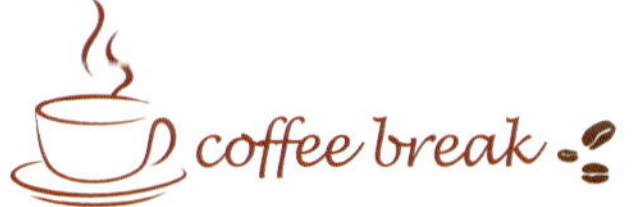

아나필락시스(anaphylaxis)라는 말은 ana(=반대) + phylaxis(=방어)로 이루어진 조합어입니다. 그 의미는 생체의 면역계가 방어하려고 작용하는 것이 반대로 생체에 마이너스 방향으로 작용해 버린다는 것입니다. 우리 몸에서 면역반응(immunological reaction)을 일으켰던 알레르겐(allergen)이 다시 우리 몸에 들어왔을 때 이미 만들어져 있던 항체와 결합하면서 화학물질(chemical)이 분비됩니다. 이 화학물질에 의해 급작스러운 반응이 일어납니다. 이러한 과민성 반응에 의해 기관지근육의 경련과 수축을 유발하여 호흡곤란(dyspnea)과 천명(기관지가 좁아져서 쌕쌕거리는 소리가 나는 호흡음), 저산소증(hypoxia)이 일어납니다. 혈압이 떨어지고 뇌로 가는 혈류량이 줄어들어 두통이나 어지러움이 나타나며, 심하면 정신을 잃습니다(쇼크 상태). 혈압저하로 오심과 구토가 생기고, 위장관으로 가는 혈류량이 감소하여 복통(배앓이, abdominal pain)이 나타나기도 합니다. 피부 또는 점막에 두드러기, 소양감, 홍조, 또는 입술이나 혀에 혈관부종(맥관부종, angioedema)이 생길 수 있습니다.

5. 약물과민성검사 전 중지 약물

항히스타민(antihistamine)이나 스테로이드(steroid) 계열은 약물 과민성반응이 나타나는 경우, 증상을 억제시키는 용도로 사용될 수 있는 약물이다. 그러므로 약물과민성검사를 할 때 이러한 약물이 투여되고 있다면 정확한 검사결과를 얻을 수 없게 된다. 그러므로 검사 전에 미리 해당 약물복용을 중지할 것을 고지하거나 그러지 못했을 경우는 반응 억제 정도를 참고하여 검사 결과를 해석해야 한다. 다음 표는 약제별로 중단해야 하는 기간을 명시한 것이다.

[표 5-1] 약제별 중단기간

약제명		반응억제정도	중단기간
H1 항히스타민제 (H1 antihistamines)	클로르페니라민(chlorpheniramine), 다이펜하이드라민(diphenhydramine), 프로메타진(promethazine)	++ O to + ++	1~3 days
	히드록시진(hydroxyzine)	+++	1~10 days
	케토티펜(ketotifen)	++++	>5 days
	아젤라스틴(azelastine), 세티리진(cetirizine), 레보세티리진(levocetirizine), 로라타딘(loratadine), 데스로라타딘(desloratadine), 에바스틴(ebastine), 테르페나딘(terfenadine)	++++ ++++ ++++ ++++ ++++ ++++ ++++	3~10 days
글루코코르티코스테로이드 (glucocorticosteroids)	전신성(systemic), 장기(long term)	가능(possible)	
	전신성(systemic), 단기(short term)	O	
	국소[성](topical)	O to +	
그 외	이미프라민(imipramines)	++++	>10 days
	페노티아진(phenothizines)	++	

(Adkinson et al, Middleton's Allergy: Principles and Practice 7th Edition)

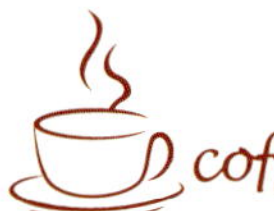

피내주사에서 학문적으로 흔히 다루지 않지만 임상적으로 굉장히 의미 있는 시술이 있는데 바로 '탈모치료'입니다. 탈모치료의 경우 약물복용과 도포약을 혼합하여 사용해 봐도 효과가 없을 경우 주사요법이 사용됩니다.

이때 사용되는 술기가 '피내주사'입니다. 전신으로 흡수되기보다 두피(scalp)에 오랫동안 잔존하여 모발(hair)이 자라도록 자극을 주기 위해서입니다. 앞서 설명 했듯이 피내주사는 매우 통증이 심합니다. 그래서 탈모치료 시 '머리털이 나고 싶으면 더 아프게 주사를 맞아라.' 라는 유명한 말이 생기기도 했습니다. 피내주사가 정확히 이루어질수록 통증은 심하지만 그만큼 효과는 좋기 때문입니다. 혹시 주변에 탈모로 고민하는 분이 있다면 알려줘도 좋을 유용한 의학지식입니다.

6. 피내검사 시 주의점

피내검사는 주사 술기 중 섬세한 작업을 필요로 하는 고도의 기술이다. 신입 간호사의 경우 팽진(경결, wheal)의 크기를 조절하는 것이 익숙하지 않기 때문에 바로 현장에 투입되기보다 모형을 이용하여 충분히 연습하거나 실습생끼리 서로의 팔에 연습을 해보는 노력이 필요하다. 다른 검사의 경우 검사자의 숙련도에 그 결과가 좌우되지 않지만 피내검사의 경우는 예외이다. 간호사가 만들어 놓은 팽진의 크기만을 가지고 결과를 판정하게 된다. 따라서 팽진의 크기를 잘못 조절해 놓으면 정상인이 결핵환자로 둔갑될 수도 있고, 심각한 약물알레르기(drug allergy) 환자를 놓쳐 위험천만한 쇼크에 빠질 수도 있다. 따라서 초보자의 경우 아래 세 가지를 꼭 명심해야 한다.

1) 주삿바늘을 삽입하기 전 꼭 왼손으로 피부를 잡아당겨 준다.

주삿바늘을 삽입할 때 피부를 잡아당기지 않으면 바늘 끝에 의해 피부가 주름지게 되며 이는 미세한 깊이 조절을 어렵게 한다. 또한 주름진 피부가 바늘의 경사면을 가리게 되어 삽입이 완료되었는지 분간하기 힘들어진다. [그림 5-6]

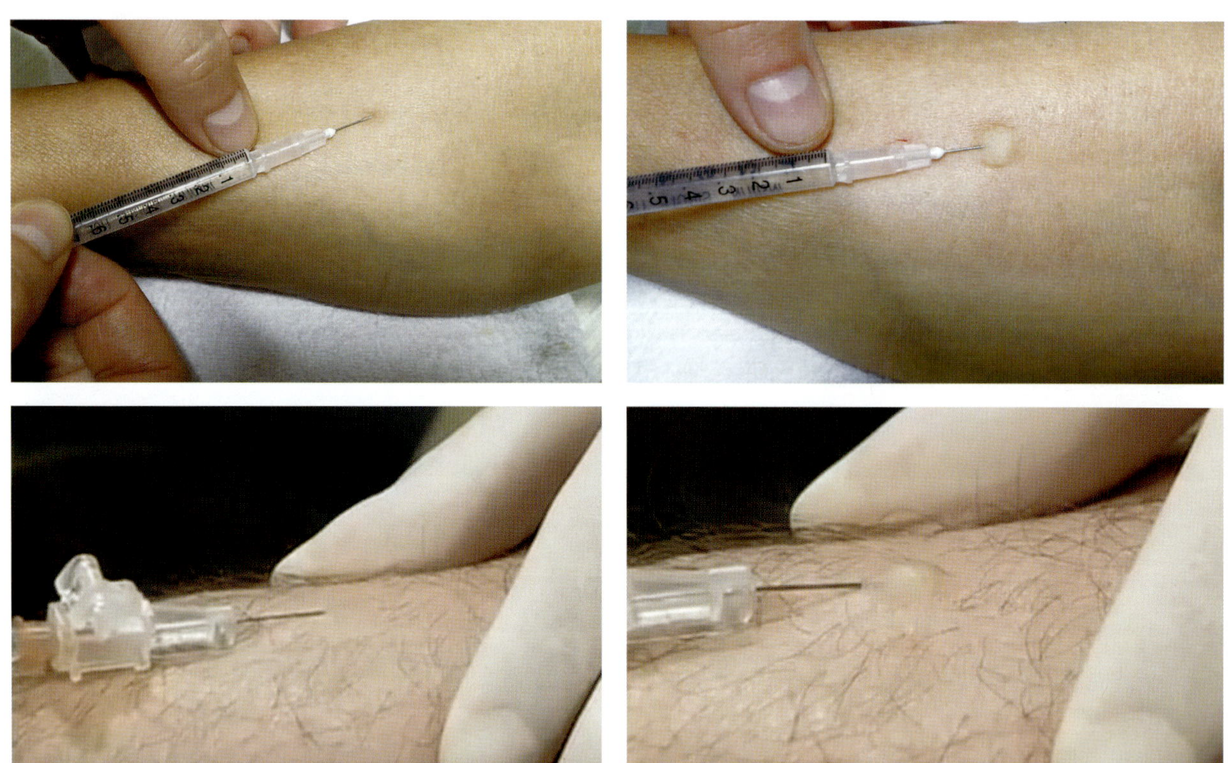

[그림 5-6] 피내주사 전 피부를 당기는 모습

2) 주삿바늘은 10~15° 정도로 사면이 위로 향하게 하여 삽입한다.

주삿바늘 삽입 각도가 10~15° 정도가 되어야 저항감 없이 미끄러져 들어갈 수 있으며 미세한 깊이 조절을 가능하게 해준다. 또한 사면을 위로 향하게 해야 주입구가 완전히 삽입되었는지 육안으로 분간할 수 있다. [그림 5-7-1] 바늘 경사면이 피부 안으로 완전히 들어가면 바늘 끝을 1~2mm 정도 더 전진시킨다. [그림 5-7-2]

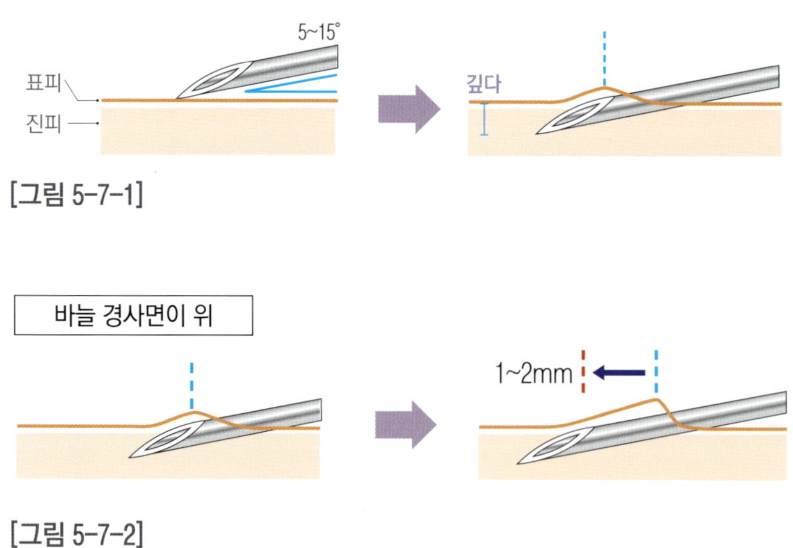

[그림 5-7-1]

[그림 5-7-2]

3) 주사 후 절대로 문질러서는 안 된다.

다른 주사 술기 후 문지르는 데 습관이 되다 보면 실수하기 쉬운 행동이다. 피내주사 후 마사지(massage)해 버리면 약물이 아래층 부위의 조직으로 퍼지게 되거나, 주삿바늘을 찔렀던 부위로 약물이 빠져 나올 수 있어 검사결과를 변화시킬 수 있다.

플러스 tip

주삿바늘

용도에 따라 바늘 끝의 형상과 굵기를 선택한다.

바늘 끝의 형상

	정규 경사면(regular bevel)	짧은 경사면(short bevel)
형상	• 경사면 각도가 12°로 날의 길이가 길다.	• 경사면 각도가 18°로 날의 길이가 짧다.
용도	• 피하주사 • 근육주사 • 인슐린 자가주사	• 피내주사 • 근육주사 • 정맥주사 • 정맥혈채혈 • 수혈

피내주사의 성취목표·선행지식과 관련된 문제

01 피내주사의 목적은 무엇인가?

02 임상에서 흔하게 이용되는 피내주사의 해부학적 부위는 어디인가?

03 피내주사의 정확한 수행법과 절차에 대해서 설명하시오.

04 피내주사의 결과에 대한 판독과 기록에 대해서 답하시오.

05 피내주사에서 주의해야 할 점과 발생할 수 있는 부작용에 대해서 설명하시오.

06 피부반응 검사(skin prick test)에 필요한 준비와 절차에 대해서 설명하시오.

07 투베르쿨린 검사[tuberculin skin test, TST;(=PPD test)]에 필요한 준비와 절차에 대해서 설명하시오.

문항에 대한 해설

01 피부의 표피 바로 밑에 있는 피부의 진피층에 약물을 투여하는 것을 피내주사라고 하는데, 피내주사는 약물의 흡수 속도가 매우 느릴 뿐만 아니라 흡수되는 양도 적다. 따라서, 피내주사는 진단(주로 알러젠)이나 약물의 부작용을 사전에 파악하기 위한 목적으로 주로 사용되며, 경우에 따라 예방접종(결핵 예방접종인 BCG가 대표적)의 목적으로도 사용된다.

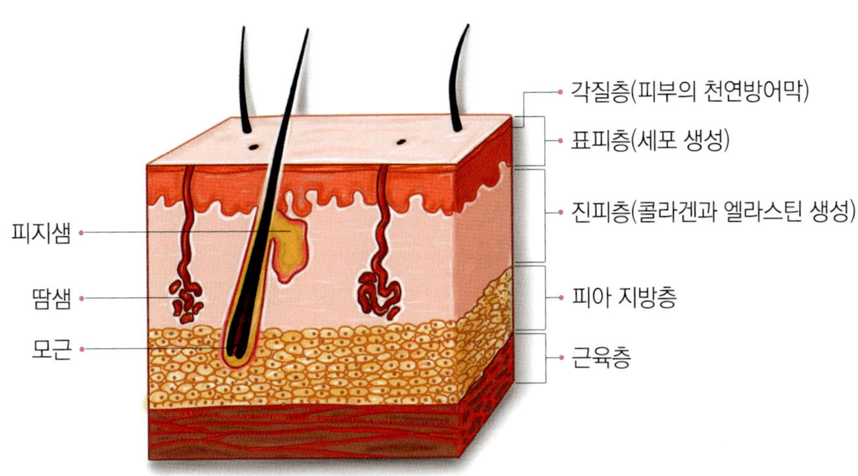

[그림 1] 피부의 구조. 피내주사는 표피(epithelium) 바로 밑의 진피(dermis)에 주사액이 주입되게 된다.

02 피내주사도 이론상으로는 신체의 모든 피부에 주사가 가능하다. 하지만, 임상에서 흔히 이용되는 부위는 ①아래팔의 굽힘쪽 피부(flexor site of lower arm)과 ②등쪽의 피부(back)이다. 이중 전자(1번)는 주로 투베르쿨린 검사나 약물과민성시험에 이용되며, 후자(2번)는 주로 알레르기항원(=알러젠, allergen) 검출을 위한 피부반응검사(skin prick test) 등에 이용된다.

03 **▶피내주사의 목적**

피내주사는 앞 챕터에서 다룬 근육주사, 피하주사 그리고 뒷 챕터에서 다룰 정맥주사와는 그 목적이 다소 다르다고 할 수 있다. 실제로 근육 · 피하 · 정맥주사는 각각 근육, 피하지방, 정맥을 통해 주사액을 체내로 주입하여 투여한 주사제의 효능 · 효과를 발휘하게 하려는 데 그 목적이 있다. 하지만, 이에 반해 피내주사는 ①결핵감염 여부를 확인하기 위한 투베르쿨린검사, ②환자의 알레르기 항원 검출을 위한 피부반응검사, ③약제(주로 항생제) 투여 시 과민반응의 사전예방을 위한 피내반응검사 등 주로 검사의 목적으로 시행한다고 할 수 있다. 이러한 피내주사의 정확한 수행법과 절차에 대해서는 다음 항목에서 자세히 설명해 드리도록 하겠다.

문항에 대한 해설

▶피내주사의 정확한 수행법과 절차

위에서 설명한 여러 가지 용도의 피내주사법 중 약물(주로 항생제)의 피내반응검사의 수행법과 절차에 대해서 설명하도록 하겠다. 실제로 핵심기본간호술의 평가항목에도 이 내용(약물의 피내반응검사)이 소개되어 있다.

➜ 우선 피내주사할 약물을 희석한다. 구체적인 예시는 다음과 같다.

예시

① 1g(=1000mg)의 약물이 들어있는 바이알(vial)을 준비한다. 1g/V ➜ 증류수 5ml를 주사기를 이용하여 바이알에 주입한다. ➜ 주입 후 농도는 1000mg/5ml로, 즉 200mg/ml이다. ➜ 참고로 0.5g인 바이알(0.5g/V)은 증류수 2.5ml를 주입하며, 2g인 바이알(2g/V)은 증류수 10ml를 주입하며 혼합(mix)한다.

② 바이알에 있는 희석된 용액을 1ml 주사기를 이용하여 0.1ml를 뽑고, 여기에 다시 증류수 0.9ml를 더하여 희석한다. ➜ 200mg/ml인 농도가 20mg/ml로 희석되었다.

③ 본 주사기의 용액 중 0.9ml를 버리고, 나머지 0.1ml에 0.9ml의 증류수를 더하여 다시 총량 1ml로 희석한다. ➜ 20mg/ml인 농도가 2mg/ml로 희석되었다.

④ 이러한 과정을 거쳐 1/100로 희석된 용액을 이용하여 피내주사를 시행한다.

⑤ 일반적으로 피내주사는 전완의 내측면을 선택하는데, 피내주사 시에 우선 한 손으로 주사부위의 위쪽 또는 아래쪽으로 2~3cm 떨어진 부위의 피부를 팽팽하게 잡아당기도록 한다. 이때, 다른 손으로는 주삿바늘의 사면이 위로 오도록 하여 용액을 주입한다. 주삿바늘의 각도는 피부와 10~15°의 각도를 유지하도록 하며, 주삿바늘은 표피 바로 아래 진피층에 삽입되도록 한다.

⑥ 주삿바늘의 사면이 피내(진피층)에 삽입되면 피부를 잡아당겼던 손으로 주사기의 피스톤(밀대)을 밀어서 직경 5~6mm 정도의 낭포(팽륜부)가 생길 때까지 약물을 서서히 주입하면 된다. 이때 투여되는 주사량은 대략 0.02~0.05ml 정도이다. 피부표면에 팽륜부가 형성되면 조심스럽게 주삿바늘을 빼내고, 이때 주사부위에 약물이 맺힌 경우는 소독솜으로 가볍게 닦아낸다.

⑦ 참고로 1ml 주사기에 생리식염수를 담은 후 피내주사한 부위의 3~4cm 떨어진 곳 또는 반대편 전완의 내측면에 비교를 위하여 같은 양(0.02~0.05ml)을 피내주사하여 음성 대조군을 만들어 비교하는 경우도 있다. ➜ 하지만, 이것은 필수적인 절차는 아니며, 피내주사 시 환자가 통증을 느끼는 경우가 많으므로 이 과정은 생략하는 경우가 많다.

⑧ 피내주사한 팽륜부(낭포)의 둘레를 볼펜으로 표시한다. 그리고 주사한 약제의 이름과 투여시간을 기록한다.

⑨ 적정시간(대부분은 15분) 후에 피내주사한 부위의 피부반응 결과를 판독하면 된다.

문항에 대한 해설

04 피내주사는 대부분 검사의 목적으로 시행되는 경우가 많다. 예를 들어 항생제 중에서는 환자에 따라 과민반응으로 가볍게는 피부발진, 두드러기에서부터 중증으로는 쇼크 등으로 사망하는 경우도 있게 되는데 피내주사를 이용한 피부반응 검사를 통하여 이를 예방하는데 도움이 될 수도 있다. 또한, 피내주사를 이용한 투베르쿨린 검사를 통해서는 결핵균의 감염 여부를 파악하는데 도움이 되며, 피부반응 검사를 통해서는 해당 환자의 알러젠을 파악하는데도 도움이 된다. 따라서, 이러한 피내주사의 결과의 판독은 환자의 검사와 이에 따른 치료에도 중요한 영향을 끼치므로 정확한 기록과 판독이 중요하겠다. 이를 위해서는 피내주사를 시행한 시간과 주사한 약물 등을 명확히 기록할 필요가 있으며, 적절한 시간(투베르쿨린 검사의 경우 48~72시간, 항생제 피부반응 검사의 경우 주사 후 15분 후 등)에 판독할 필요가 있겠다.

예시 약물반응검사 시
① 주사 후 15분 후에 10mm이상의 경결이나 발적이 있는 경우 → 양성으로 판독
② 주사 후 15분 후에 5mm미만일 경우 → 음성으로 판독
③ 주사 후 15분 후에 5~9mm인 경우 → 다른 부위에 재검사가 시행

05 피내주사는 주사술기 중 팽진의 크기만을 가지고 결과를 판성하세 되므로 크기를 잘못 조정해 놓으면 정상인이 결핵환자로 둔갑될 수도 있으며, 해당약물에 알러지가 있는 환자에게 약제를 투여하여 쇼크에 빠지게 할 수도 있다. 따라서, 반드시 정확한 판독이 요구된다. 또한, 피내주사 자체가 환자에게 통증을 심하게 유발하며, 피부에 발적/두드러기 등의 부작용을 가져올 수 있다. 따라서, 주사 시 삽입 전에 꼭 왼손으로 피부를 잡아 당겨주며 주삿바늘은 10~15°정도로 사면이 위로 향하게 하여 삽입하여야 하며, 주사 후 절대로 해당 주사부위를 비벼서는 안되겠다.

06 피부반응 검사는 알레르기 질환의 원인 항원을 찾는 검사방법 중 가장 기본적인 검사 방법이다. 피부반응 검사는 다양한 항원을 한번에 간편하게 검사가 가능하며, 결과 또한 비교적 짧은 시간에 판독할 수 있으며, 민감도가 높은 장점 등으로 널리 이용되는 검사이며 구체적인 내용은 다음과 같다.

▶준비사항

검사결과에 영향을 줄 수 있는 약물은 검사 전에 중단해야 한다. 대표적인 약물로는 항히스타민제, 스테로이드, 비스테로이드성 진통제 등이 있다.

▶절차

환자의 피부(보통 등이 주로 이용됨)에 검사하고자 하는 알러젠들과 양성 대조액(히스타민), 음성 대조액(생리식염수)을 한 방울씩 떨어뜨린다. 섬사액을 떨어뜨린 피부부위에 란셋 또는 25~26게이지의 얇은 주사기 바늘을 이용하여 살짝 찌르는 식의 피내주사를 시행하게 된다. 검사액이 섞이지 않도록 각 알러젠 당 각각 다른 새 주삿바늘을 이용하게 되며, 검사 후 15~30분이 지난 뒤 팽진(부푼 정도)과 발적을 측정하여 결과를 판독하게 된다.

문항에 대한 해설

07

▶TST에 대한 기본적인 지식

(1) 정의 : 결핵감염의 진단을 위한 검사법으로 PPD(purified protein derivatives)를 이용하여 시행되는데 피내주사 후 48~72시간 후에 형성되는 지연형 과민반응으로 나타나는 경결을 측정하는 검사이다.

(2) 적응증 : 활동성 결핵 환자와 접촉력이 있는 경우, 결핵 발병의 위험성이 큰 경우(HIV감염인, 만성신부전, 당뇨병, 면역억제제 복용중 등), 의료기관 내 결핵환자를 진료한 보건의료인 등

▶TST에 필요한 준비와 절차

(1) 준비물품

① PPD 시약(바이알에 담겨있음. 일반적으로는 1바이알로 10명의 환자를 검사 가능함. PPD 시약은 반드시 냉장보관 하여야 하며, 만약 장시간 이동해야 하는 경우에는 아이스박스와 아이스팩을 이용할 필요도 있다.)

② 1ml 주사기(TST에는 0.1ml의 PPD 시약을 이용하므로 1ml 주사기를 사용함 + 0.1ml단위의 큰 눈금이 있으며, 작은 눈금은 0.01ml로 미세한 용량이 조절가능 하다.)

③ 소독솜(대부분 알코올솜을 이용. PPD시약이 담겨있는 바이알의 고무마개 소독과 TST 검사 후 검사한 환자의 피부의 지혈이나 새어 나오는 시약을 닦기 위한 용도로 사용된다.)

④ 트레이(한글로는 쟁반이라고 함. 환자에게 TST 검사를 시행할 물품들을 이동하거나, 검사 시 놓기 위해 사용됨)

⑤ 의료폐기물 봉투와 주사기 폐기통(TST 검사에 사용한 주사기와 알코올솜 등의 처리에 이용됨), ⑥기록대장(검사결과의 기록에 사용)

(2) 절차

➜ 환자와 검사자 관련사항

① 환자의 이름, 생년월일 등으로 검사대상 환자를 확인한다. 또한, 검사전 환자의 결핵에 대한 과거력 및 치료력/과거 TST 결과/결핵 증상 유무 등을 파악한다.

② 환자 TST의 검사의 목적과 절차에 대해서 자세히 설명하고 동의를 구한다.

➜ PPD 시약관련

① PPD시약이 든 바이알의 캡(뚜껑)을 제거하고, 뚜껑이 제거된 바이알의 고무마개를 알코올솜을 이용하여 가볍게 닦고 공기 중에서 건조시킨다.

② 1ml 주사기를 이용하여 바이알에서 PPD시약을 0.1ml 흡인한다. 이때 주사기 바늘 안의 공기를 제거하기 위하여 0.1ml보다 약간 더 흡인하는 것이 좋다.

③ 주사기의 바늘 내의 공기가 완전히 배출되도록 PPD 시약을 한 두 방울 정도 나오게 하여, 정확히 0.1ml의 양을 맞춘다.

➜ 실제 TST검사 시행관련

① TST의 검사부위는 주로 사용하지 않는 팔(오른손잡이의 경우 왼손)의 주관절(팔꿈치, elbow joint)에서 5~10cm 아래의 전박 내측을 일반적으로 이용한다. 검사할 부위의 피부는 깨끗한 곳을 선택하고, 염증이 있거나 털이 많은 곳, 반흔, 정맥 등이 위치한 곳은 되도록 피하는 것이 좋겠다.

문항에 대한 해설

② 검사부위를 알코올솜을 이용하여 소독하고 공기 중에서 마르게 한다. 그 후 검사할 부위의 피부를 팽팽히 당기고 주삿바늘의 경사면이 위로 오게 하여 피부와는 약 5oC의 각도로 거의 평행하게 삽입한다.
③ 주삿바늘이 피내로 완전히 삽입된 후에는 주사기 바늘을 고정시킨 후 PPD 시약 0.1ml를 피내로 천천히 주사한다. 이때 PPD 용액은 반드시 피내(intradermal injection)로 주사되게 하여야 한다.
④ PPD 시약이 정확히 피내로 주사되었을 때는 주사 시 저항감이 느껴지고 창백한 색조로 피부가 팽진형태(wheal)로 부풀게 된다. 일반적으로 0.1ml의 PPD 시약이 피내로 정확히 주사되면 6~10mm 정도의 팽진이 생기게 된다. 이때의 팽진의 크기를 측정해두어야 이 이후에 TST 검사결과를 판독할 수 있게 된다.

▶기타

TST(투베르클린 피부검사)에 대한 보다 구체적인 내용(정의/적응증/준비물품/주사절차/판독방법/Q&A)에 대해서는 질병관리본부와 결핵연구원에서 발간한 'TUBERCULIN SKIN TEST GUIDELINE(투베르쿨린 피부검사 안내서(그림)'에 자세히 기술되어 있으니, 이를 참조하시길 바란다. 본 자료는 인터넷에서 무료로 다운로드 받을 수 있다.

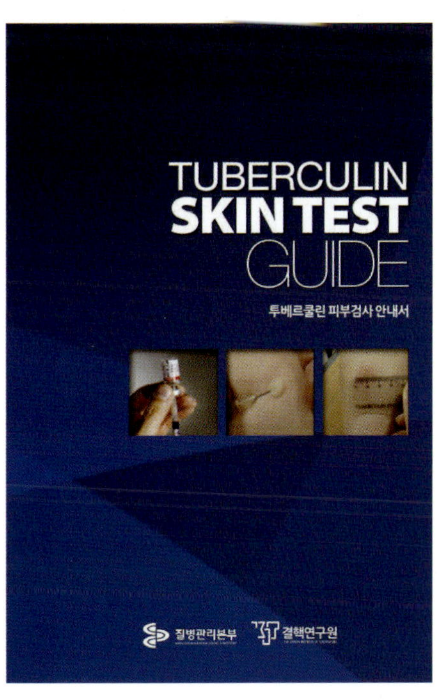

[그림 2] 질병관리본부와 결핵연구원이 공동으로 발간한 투베르쿨린 피부검사 안내서 표지

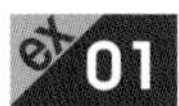

피내주사 관련 사례

ex 01

70세 남자 M환자는 뇌경색으로 좌측편마비이며 거동이 어려운 상태로 현재 요양병원에 입원 중이다. 입원 도중에 39.3의 고열과 함께 객담, 기침이 동반되어 담당주치의는 신체진찰과 혈액검사, 흉부X선 촬영(Chest X-ray) 등을 통해 폐렴을 진단하여 다음과 같은 처방을 하였다.

Dr's order			
Ceftriaxone Inj. 2g/vial	1ⓥ	[IV with AST]	x 14days
Clarithromycin Tab. 500mg	1T BID	[PO]	x 14days

▶위의 오더에 대한 적절한 간호중재를 수행하세요.

ex 02

1) 27세 남자 N환자는 특이병력이 없는 환자분으로 최근 활동성 결핵환자와 접촉하여 본원에 내원하였다. 진료 후 담당의사는 다음과 같은 오더를 처방하였다.

> Dr's order
> PPD test : PPD RT23 20TU/ml 0.1cc [ID]
> *Remark) Forearm의 medial side(=전완의 내측면)에 적용

▶위의 오더에 대한 적절한 간호중재를 수행하세요.

2) 상기 N환자는 PPD검사 2일 후 병원에 내원하였고, PPD 주사부위에 촉진되는 경결은 15mm로 판정되었다.

▶상기 환자에게 적절한 간호중재를 수행하세요.

ex 03

33세의 여자 O환자는 봄철만 되면 안구충혈, 비루, 피부소양증이 동반되는 분으로 금번 봄철에도 상기 증상 발현되어 본원에 내원하였다. 담당의사는 진료후 다음과 같은 오더를 처방하였다.

> Dr's order
> Skin prick test 50종 시행

▶위의 오더에 대한 적절한 간호중재를 수행하세요.

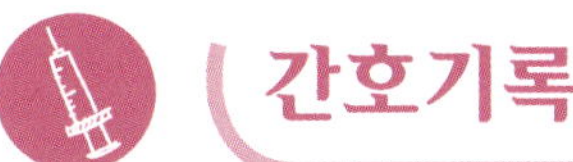

간호기록

날짜/시간	처 치	간 호 내 용	서 명

MEMO

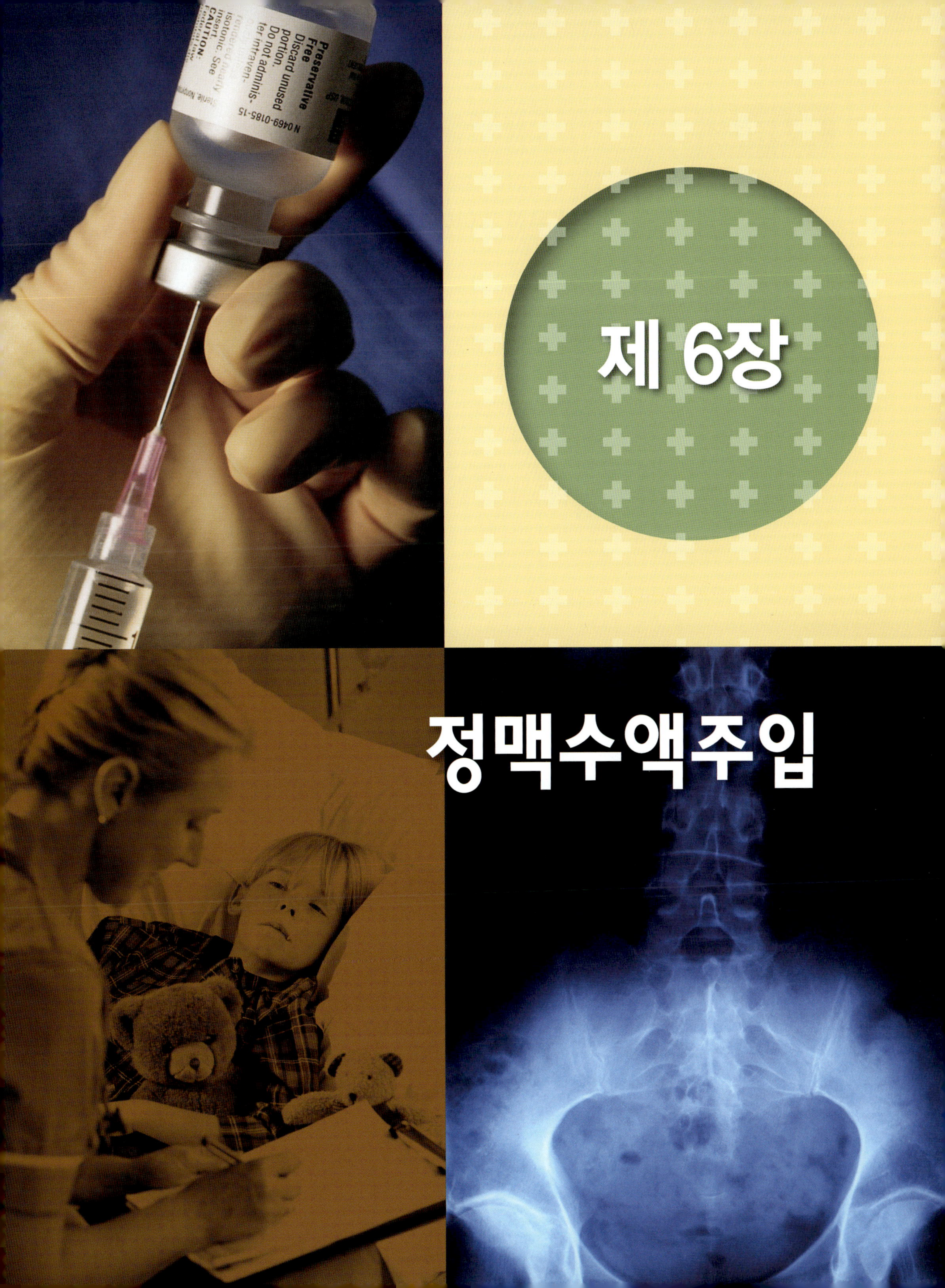
Preservative
Free
Discard unused
portion.
Do not adminis-
ter intraven-
N 0469-0185-15

제 6장

정맥수액주입

제 6장 정맥수액주입

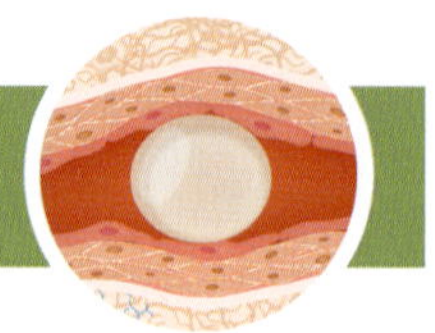

Ⅰ. 정맥수액주입에 대하여 우선 알아야 할 지식들

1. 정맥수액주입의 정의

'정맥수액주입'은 다양한 '말초정맥'에 바늘이나 카테터(catheter)를 유치하여 지속적으로 수액(fluid)이나 약물(medicine)을 투여할 수 있게 해 주는 행위이다. 의료현장에서는 흔히 '라인(line)잡는다' 라고 표현하며 간호사의 가장 중요한 업무 중 하나이다. 더 큰 상위 개념으로 '혈관확보(vascular access)'가 있으며 그것은 정맥로 확보와 동맥로 확보로 나눌 수 있다. '정맥로 확보'에는 '말초정맥로 확보'와 '중심정맥로 확보'가 있으며 주요 목적은 수액과 약물을 투여하는 것이다. '동맥로 확보'는 수술 중이나 집중치료(intensive care)에서 연속적인 혈압측정 등을 목적으로 시행된다. '말초정맥로'가 더 정확한 표현이지만 본 교재에서는 간호평가항목 기준에 따라 '정맥수액주입'으로 대체하여 표기하였다. [그림 6-1]

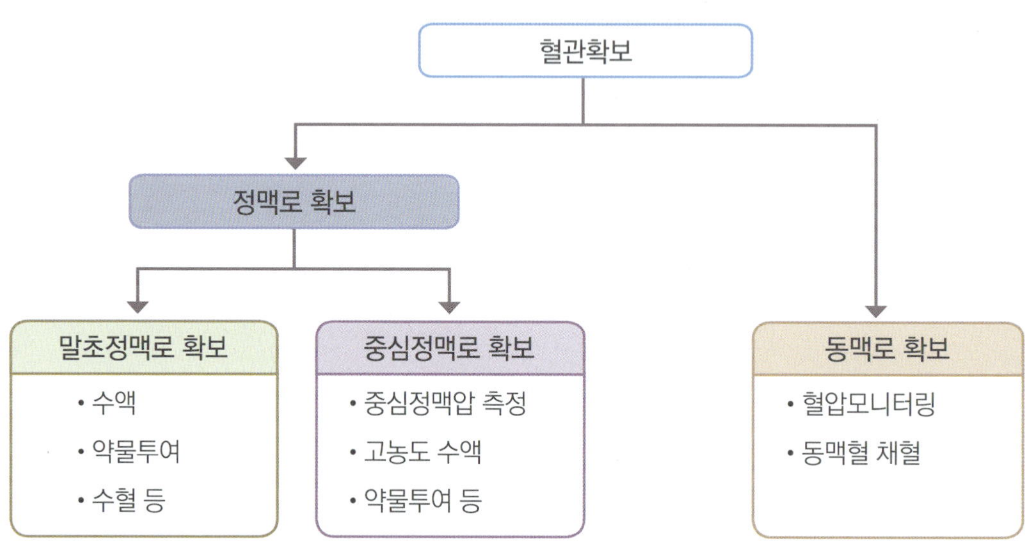

[그림 6-1] 정맥수액주입 시 혈관확보

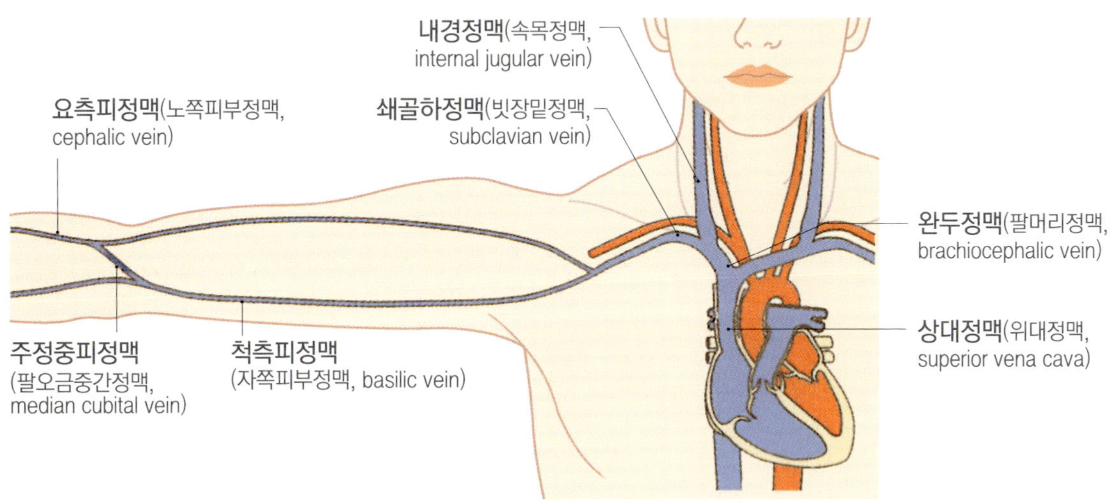

[그림 6-2] 정맥로 확보의 해부학적 모식도

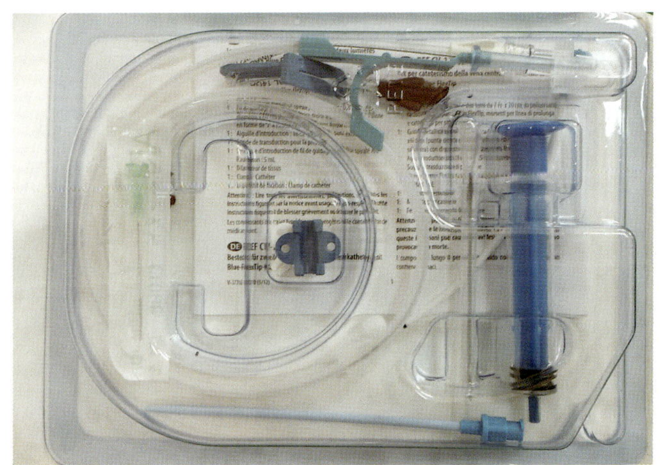

[그림 6-3] 중심 정맥로 세트

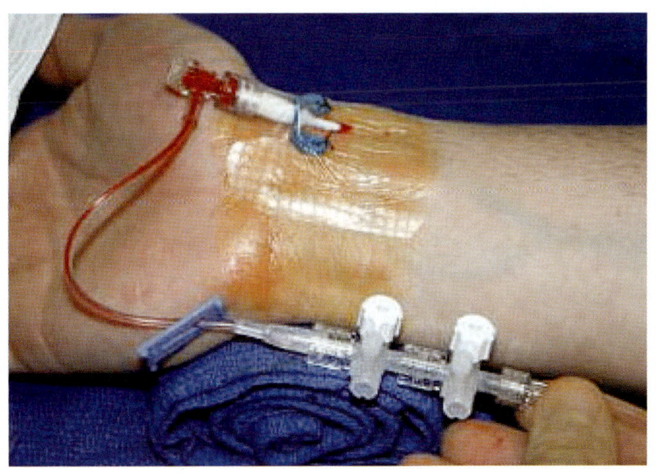

[그림 6-4] 동맥로 확보

2. 정맥수액주입의 중요성

정맥주입은 환자 치료를 위한 항생제, 수액, 비경구 영양, 혈액제제를 투입하는데 광범위하게 이용되고 있으며 입원한 환자에게 가장 빈번하게 행해지는 침습적 처치로서, 임상간호업무 중에서 많은 비중과 시간을 차지하는 주요 업무이다. 따라서 실무지침을 통해 간호사의 정맥주입 간호업무가 보다 과학적인 근거를 기반으로 수행되고, 표준화되며, 업무의 효율성이 개선되어야 한다.

3. 정맥수액주입의 부작용

1) 감염: 부적절한 손위생, 카테터 삽입 부위 또는 주입기구 준비 시의 무균술의 부족, 부적절하게 혼합된 약물 등이 원인이다.

① 국소감염: 바늘이나 카테터를 유치한 피부조직에 국소적으로 감염이 발생한 것이다. 해당 부위에 열감과 발적, 통증 호소시, 말초정맥 주입기구는 제거하고, 중심정맥관은 기관의 정맥관 제거 지침에 따라 결정한다. [그림 6-5]

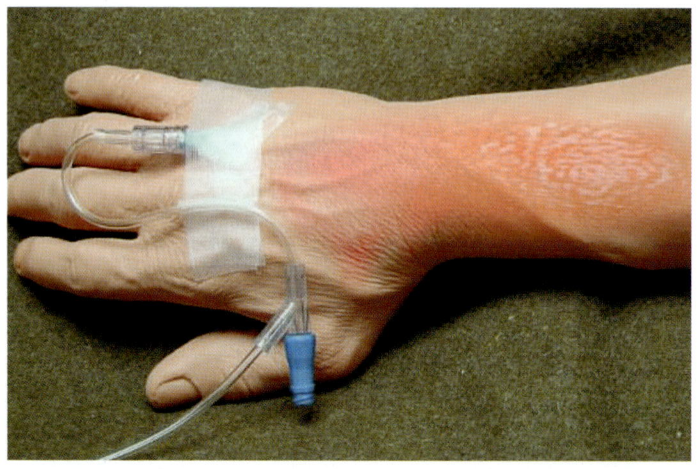

[그림 6-5] 국소감염

② 혈류를 통한 감염: 정확한 용어로는 '카테터 관련 혈류감염병(catheter related-bloodstream infection, CRBSI)'이라고 한다. 부적절한 무균조작으로 인해 피부상재균이나 오염된 기타 세균이 혈류를 타고 이동하여 다른 기관에 감염을 일으킬 수 있다. 감염 임상증상으로 발열, 오한 및 저혈압이 나타나며, 안구내염, 패혈증성 혈전정맥염, 감염성 심내막염, 골수염 등이 발생할 수 있고 발견이 늦어지면 예후가 상당히 좋지 않다. 면역력이 약한 신생아나 노인, 당뇨병, 심질환, 신장애 등 기저질환이 있는 경우 위험성이 높다. 입원 환자 중에 갑작스럽게 발열이 생겼으나 그 원인을 찾지 못할 때에는 카테터관련 혈류감염병(CRBSI)을 의심하고 카테터의 끝과 혈액에서 배양검사를 실시한 뒤 광범위항생제(broad-spectrum antibiotic)를 사용해야 한다. [그림 6-6]

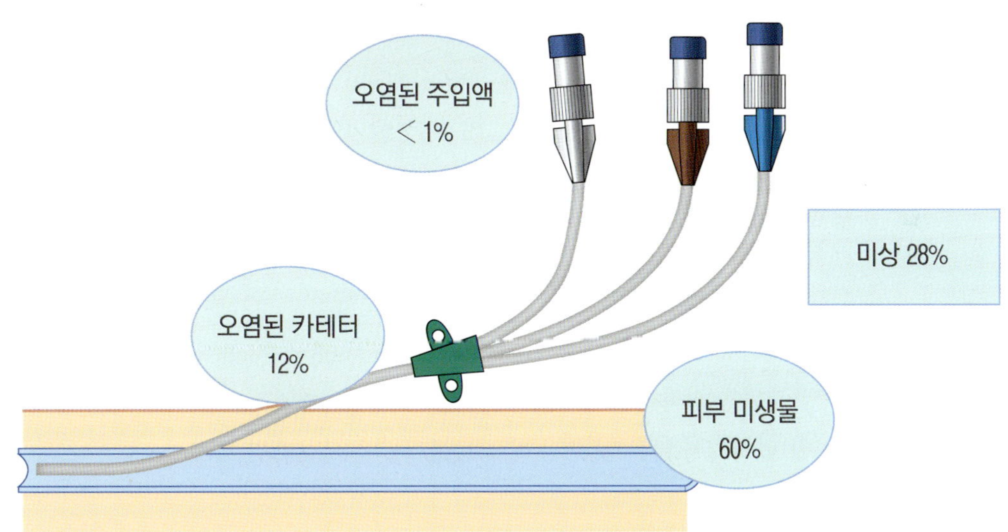

[그림 6-6] '카테터 관련 혈류 감염병'의 감염 원인

2) **혈관외유출**: 혈관 경로 이외의 주위 조직으로 수액이 유출되는 것으로 카테터 삽입 부위의 팽팽한 느낌, 부종, 피부창백, 냉감, 압통과 불편감, 수액의 주입 속도 감소 등의 증상이 생기며, 대부분 이것은 저절로 호전되는 경과를 보인다. 약물의 경우 부작용이 심각하게 일어날 수 있는데, 항암제의 혈관외유출(extravasation)에 의한 피부의 국소 괴사는 심한 경우 피부 전층 손상뿐만 아니라 신경, 건, 근육까지 괴사시킨다. 그외 독소루비신(doxorubicin), 다우노루비신(daunorubicin), 악티노마이신-D(actinomycin-D), 메클로레타민[mechlorethamine(nitrogen mustard)], 빈크리스틴(vincristine), 빈플라스틴(vinblastine), 미토마이신-C(mitomycin-C) 등의 약물이 혈관외로 유출되었을 때 야기될 수 있는 부작용이 심각한 것으로 보고되고 있다. 따라서 투약 전에 I.V. line을 잘 확보하고, 항암제 투여 전에 주사기에 음압을 가하여 혈액이 역류하는 것을 확인하거나, 생리식염수를 관류시켜 혈관외로 유출되지 않는지 확인해야 한다.

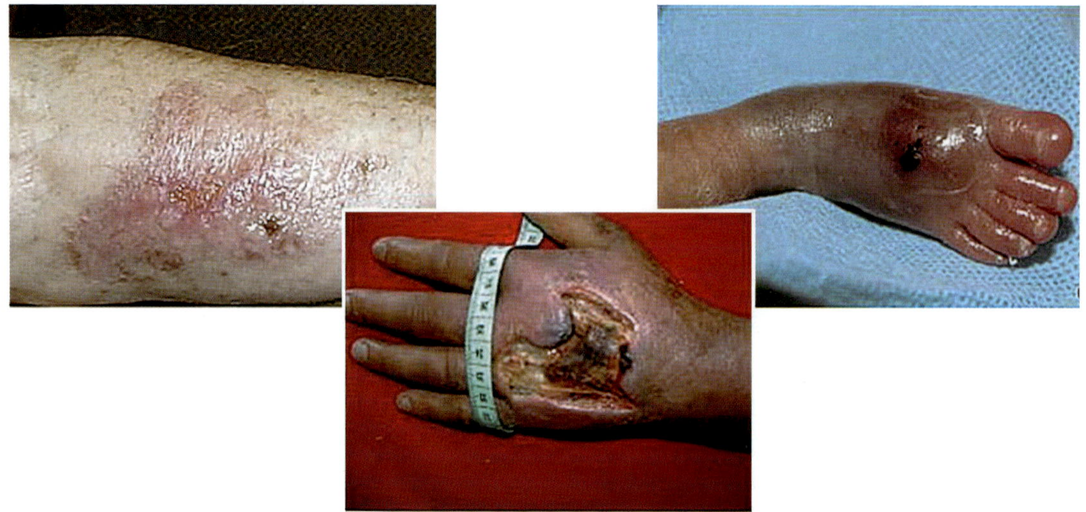

[그림 6-7] 혈관외유출로 인한 증상

3) 피하혈종: 바늘이나 카테터의 삽입에 의해 혈관이 손상되면 피하혈종(피부밑혈종, ecchymoma)이 생성된다. 피하혈종이란 혈액이 혈관 밖으로 유출된 후 주머니(sac)를 만드는 것으로 초반에는 부드럽게 만져지다가 응고가 될수록 단단해진다. 피하혈종이 형성되기 시작하면 신속하게 바늘을 제거한 후 해당 부위를 강하게 압박한다. 응고가 되어 단단해지더라도 대부분은 시간이 지남에 따라 사라진다. 만일 없어지지 않은 채 미용적으로 문제를 일으킨다면 외과적으로 제거를 해준다. [그림 6-8]

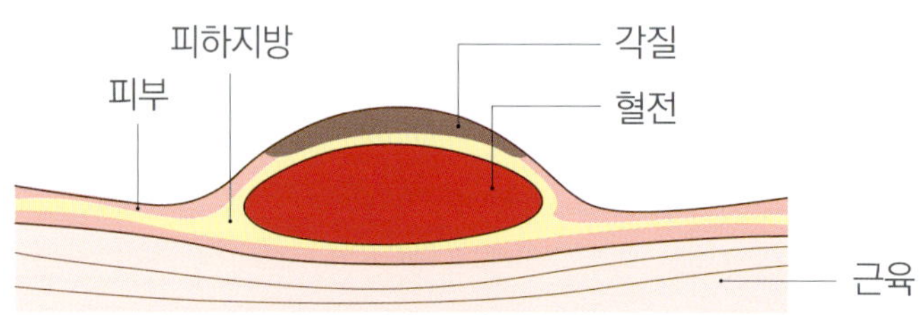

[그림 6-8] 피하혈종의 해부학적 모식도

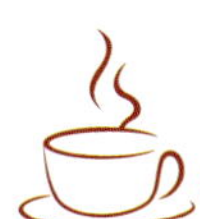

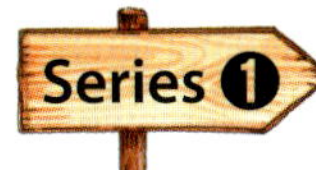

우리나라 엄마들이 거의 바이블(bible)처럼 여기는 카페가 있습니다. '맘○홀릭'이라는 곳인데, 의사 말보다 이 카페에 올려져 있는 글을 더 신뢰할 정도입니다. 가족이 의료인인 사람들조차도 이곳을 통해 정보를 얻는 경우가 있습니다. 터무니없는 의학정보도 많지만 가끔 도움되는 이야기들도 있습니다. 요즈음 이 카페에 심심치 않게 보이는 글이 철분주사제의 혈관외유출 부작용입니다. 우리나라 산부인과에서는 출산 전후로 빈혈수치가 낮다며 흔히 철분주사제를 권하고 있습니다. "혈액이 모자라면 위험할 수 있다."는 의사의 말에 철분주사제 맞는 것을 거절하기 어렵지만 갈색을 띠는 철분주사제는 혈관 외로 유출 시 심각한 피부착색을 일으킬 수 있으므로 매우 조심해야 합니다. 침착된 색소를 제거하는 레이저치료를 시행해도 그 효과는 미미한 정도이며, 더욱이 아이를 키우느라 눈코 뜰새 없이 바쁜 육아맘이 레이저치료를 정기적으로 받는다는 것은 말도 되지 않는 일입니다. 따라서 철분주사제 주입 시에는 해당 약제를 연결하기 전 생리식염수를 먼저 연결해서 혈관 외로 유출되지는 않는지 사전 확인하는 것이 필요합니다. 그리고 실수로 철분제의 유출이 발생되었다면 아래 지침에 따라 대처하면 됩니다.

〈철분제 약액이 유출된 경우 처치방법〉

1. 바늘이 삽입되어 있는 경우는 약간의 생리식염수 주사액으로 닦아 낸다.
2. 뮤코다당류(mucopolysaccharide) 젤이나 연고를 주사 부위에 조심스럽게 발라 철분을 제거하고 확산을 막아 준다.
3. 주사 부위를 문지르지 않도록 주의한다. 

06 정맥수액주입

4. 적절한 혈관의 선택

정맥수액주입에 가장 적합한 혈관은 탄력이 있고 이전에 사용되지 않았으며 직선화(곧고 길게 두드러진)되어 있으며 치료에 적합하고 합병증 위험이 적은 부위를 선택하는 것이 좋다. 탄력이 없으면 혈관이 잘 터지고 출혈(hemorrhage)이 일어나기 쉬우며, 구불구불한 혈관은 카테터를 유치하기 어렵다. 정맥 합류부위는 고정성이 좋아 더욱 권장되며, 관절 부근은 움직임에 의해 카테터가 폐쇄되거나 혈관외유출이 생기기 쉬우므로 피하고 촉진 시 통증이 있는 부위, 멍, 침윤, 정맥염이 발생한 부위, 경화되고 딱딱해진 정맥부위, 정맥판막이 있는 부위, 시술이 예정된 부위는 피하는 것이 좋다. 이런 조건에 잘 들어맞는 혈관은 주로 아래팔의 피부정맥(cutaneous vein)이며 생활하기에 불편함이 없도록 잘 쓰지 않는 팔을 이용한다. 즉, 오른손잡이는 왼팔에, 왼손잡이는 오른팔에 라인(line)을 연결하면 된다. 아래팔에 유치하기 어려우면 손등에서 찾아보고, 팔에 삽관할 수 없을 때에는 다리의 정맥을 이용하기도 한다. [그림 6-9]

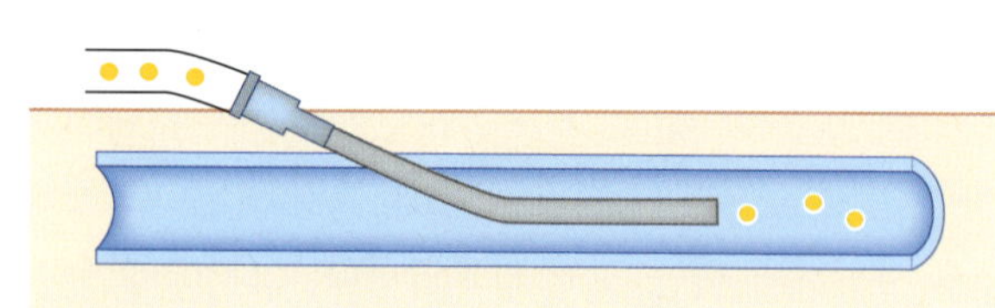

• 혈관이 잘 터지지 않고 외통을 삽입하기 쉽다.

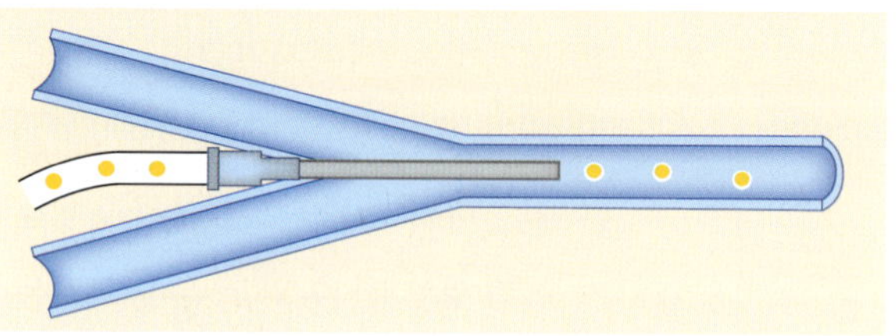

• 정맥 합류부위는 고정성이 좋아 권장된다.

[그림 6-9] 탄력이 있고 직선화된 혈관

5. 혈관이 잘 보이게 하는 방법

적당한 체중의 젊은 남성이라면 혈관을 찾아다닐 필요가 없다. 지혈대가 필요 없을 정도로 혈관이 잘 발달되어 있어 초심자도 쉽게 라인(line) 확보를 할 수 있다. 그러나 비만 또는 고령인 경우 난이도는 훨씬 높아진다. 아무리 뒤져도 혈관을 찾을 수 없을 때 사용할 수 있는 몇 가지 방법을 소개한다. 혈관을 확장시키기 위해서는 말초로 향하는 혈관(동맥)의 혈류를 촉진시키고, 중추로 돌아가는 혈관(정맥)을 정체시키면 된다. 그러기 위해서는 지혈대를 감아 정맥혈을 정체시키거나, 주먹을 쥐게 하는 등 팔에 힘을 주게 하여 말초로 향하는 혈류를 증가시킬 필요가 있다. 그 외에도 해당 부위를 두드리거나 마사지하기도 한다. 팔은 심장보다 아래로 내리는 것이 좋고, 따뜻한 수건으로 감싸 두면 혈관이 확장된다. 이와 같은 방법으로 혈관을 확장시키면 혈관 찾기가 수월해진다.

6. 혈관확장 방법

1) 지혈대를 사용한다.

동맥혈의 흐름이 차단되지 않을 정도로 카테터를 삽입하려는 부위보다 10~15cm 위에 약 1~2분간 지혈대를 적용한다(혈액응고 장애가 있거나 피부 긴장도가 약한 대상자의 경우 조직내 출혈을 야기할 수 있으므로 주의한다. 손상받기 쉬운 정맥이나 팽창된 정맥인 경우에는 지혈대를 적용하지 않는다).

2) 대상자가 주먹을 쥐었다 폈다 하도록 한다.

3) 엄지와 검지로 혈관을 톡톡치면 피부 밑에 히스타민(histamine)이 분비되어 혈관이 확장된다.

4) 팔을 심장보다 낮게 유지한다.

5) 10~20분간 온찜질을 적용한다.

주먹을 쥔다.

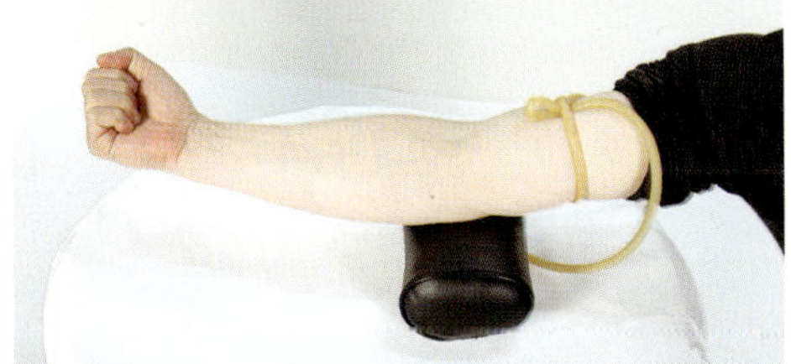

• 엄지를 안에 넣고 주먹을 쥔다.

두드린다.

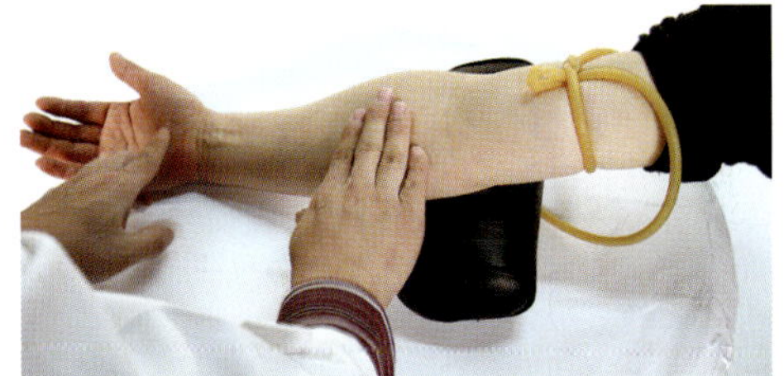

• 채혈할 정맥을 가볍게 두드린다.

팔을 내린다.

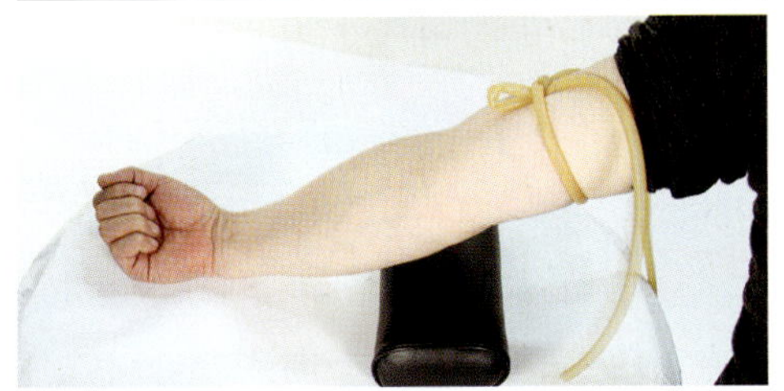

• 채혈부위를 심장보다 낮게 한다.

마사지

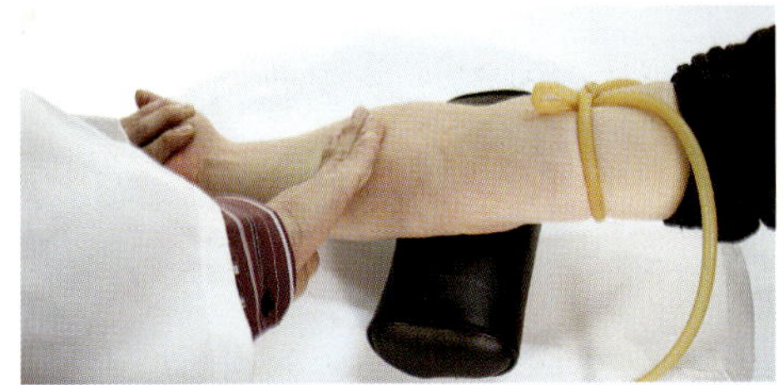

• 손목에서 아래팔을 향해 여러 차례 마사지한다.

지혈대를 다시 감는다.

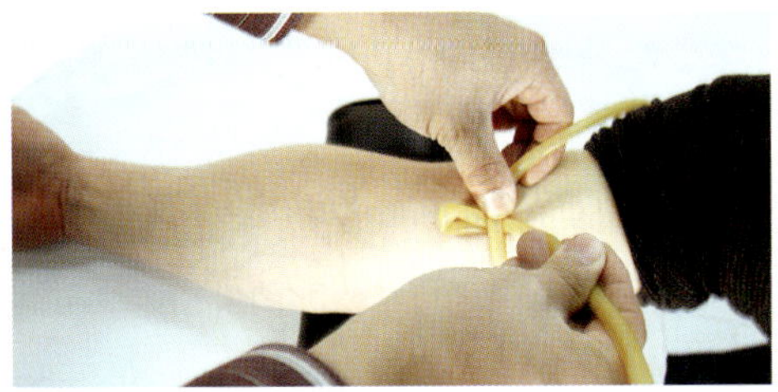

• 혈관이 확장되도록 적당한 세기로 다시 감는다.

따듯하게 한다.

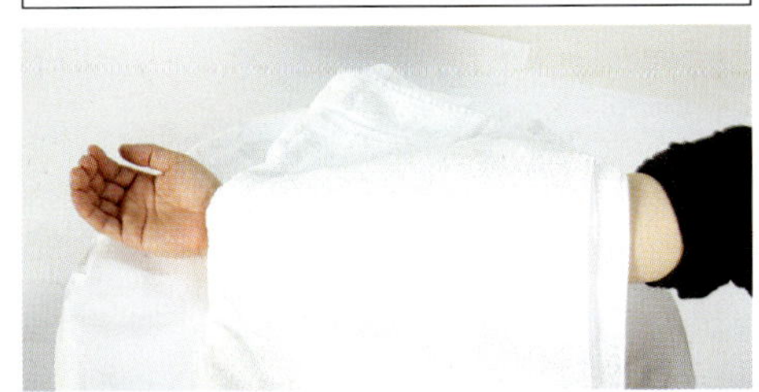

• 채혈부위를 따듯한 수건으로 데운 후 다시 압박한다.

[그림 6-10] 혈관이 잘 보이게 하는 방법

특수 기계를 사용한다.

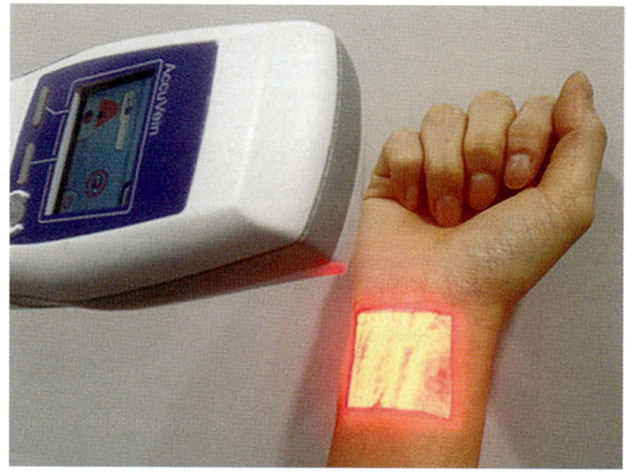

[그림 6-11] 혈관이 잘 보이게 하는 방법(혈관을 찾고 싶은 위치에서 약 10~45㎝정도의 거리를 두고 적외선을 조사하여 혈관 그림자를 인식한다.

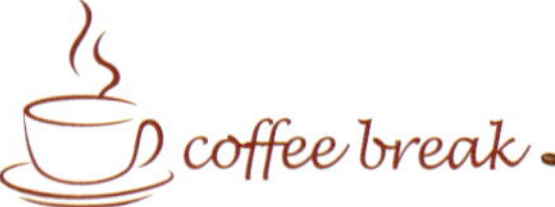

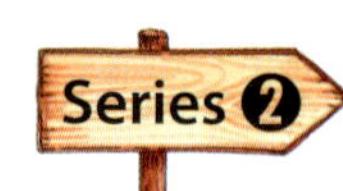

병동에 근무한지 얼마 안 되는 신규 간호사로서 채혈이나 정맥수액혈관을 확보하는 데 애를 먹고 있을 때였습니다. 그 와중에 유독 너무 채혈을 잘하는 동료 한 분이 눈에 띄었습니다. 알아보니 북한에서 간호사 생활을 했던 새터민 출신의 간호사였습니다. 저는 그 분에게 다가가 "어떻게 채혈을 그렇게 잘하세요?"라고 물어보았습니다. 그분의 대답은 아프리카 의료봉사 활동을 갔었는데 그곳 원주민들의 피부가 모두 까매서 혈관이 전혀 보이지 않아서 눈으로 보지 않고 손끝에 느껴지는 감만으로만 혈관을 찾다보니 혈관찾기의 대가가 되었다는 얘기였습니다. 북한에서 아프리카 의료봉사를 간다는 사실도 놀라웠지만 흑인을 대상으로 샘플링을 반복한 기술과 노하우가 대단해 보였습니다.

'올드(경력이 많은 간호사를 지칭)가 눈 감고 주사기를 던지면 혈관에 꽂힌다!'라는 말이 있습니다. 참으로 만화 같은 이야기지만 그만큼 경험이 중요하다는 의미를 담고 있는 것 같습니다. 여러분들이 장차 면허를 취득하여 의료기관에 근무를 하게 되면, 채혈과 라인(=정맥수액혈관) 확보 등의 여러 가지 간호술기를 하게 될 것입니다. 이때 처음에는 라인을 잡을 때마다 실패해서 두 번, 세 번 환자의 팔에 바늘을 찌르다 보면 환자는 화를 내고, 땀은 비 오듯이 쏟아 지고… '아, 나는 안 되는가 보다.'라고 낙심할 수 있습니다. 하지만, 모든 술기가 마찬가지지만 여러 번 하다 보면 반드시 능숙해집니다. 이 교재로 공부하는 모든 간호학생들도 시작은 미약하지만 나중은 창대하리라 믿으며, 그런 노련한 의료인이 되는데 이 교재가 작은 보탬이 되길 기원합니다.

7. 카테터 유치의 원리

과거에는 '나비바늘'을 이용하여 정맥수액주입을 하였지만, 혈관 손상을 일으키기 쉬워 최근에는 '카테터' 방식으로 바뀌었다. '카테터'는 자극성이 적으면서도 부드러운 실리콘 등의 소재로 만들어져 혈관 손상 위험도를 현저히 낮추었다. 또한 삽관을 돕기 위해 중심부에는 탐침(stylet)을 넣을 수 있게 제작되었다. 우선 탐침과 카테터를 함께 삽입 후 탐침은 제거하고 카테터만 남게 되는 원리이다.

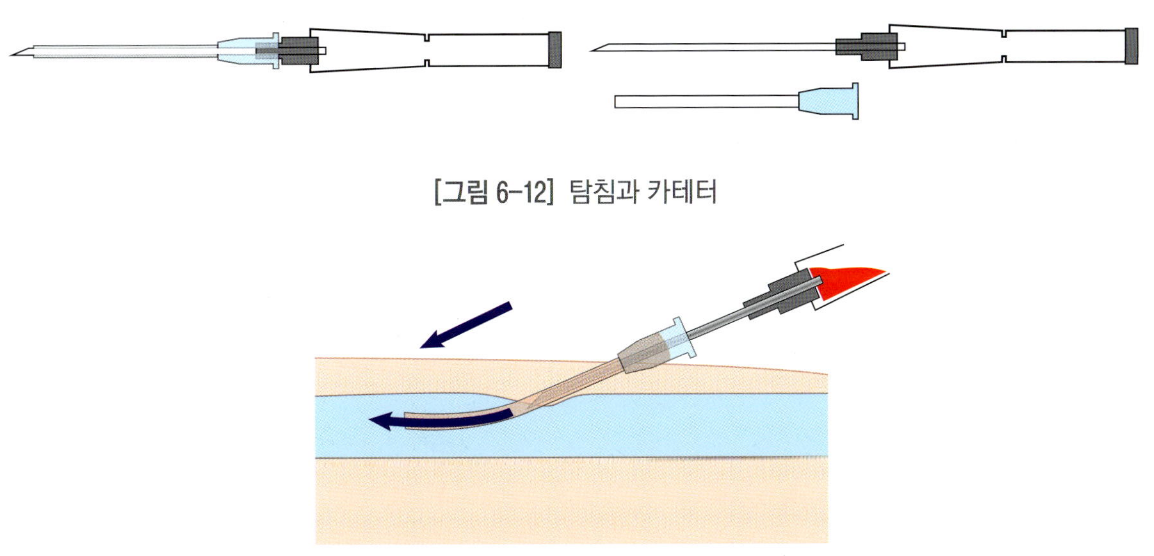

[그림 6-12] 탐침과 카테터

[그림 6-13] 탐침의 제거와 카테터의 유치

8. 카테터 잡는 방식

카테터는 일반적으로 엄지와 검지를 이용하며 좌우로 잡는 것이 좋다. 이 방식은 탐침을 조작하기가 쉬우며 혈관을 관통하는 순간 흡인된 혈액을 관찰하기가 용이하다. 그러나 엄지나 검지의 방향이 위로 향하게 되면 바늘을 눕히기가 어렵고 흡인된 혈액을 관찰할 수도 없다.

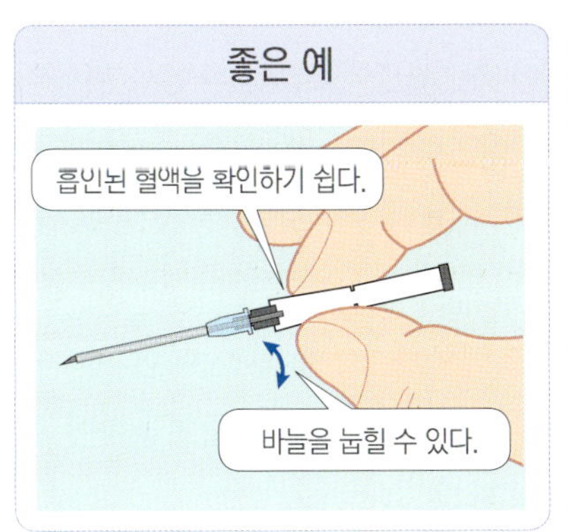

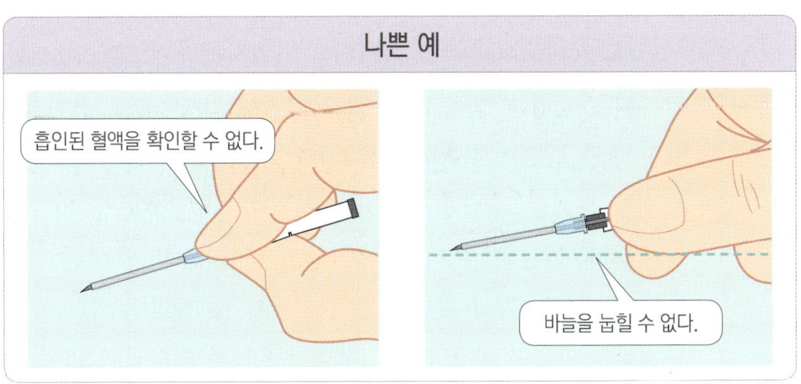

[그림 6-14] 카테터를 잡는 방식

9. 카테터 진입 장애 시 대처법

가끔 혈액 흡인을 확인하였는데도 카테터 진입을 해 보면 장애물에 막혀 진입이 되지 않는 경우가 있다. 이 때는 두 가지 경우를 의심해볼 수 있다. 우선 탐침의 끝만 정맥 내에 있는 경우이다. 탐침 끝 작은 공간을 통해 혈액은 흡인되었으나 아직 카테터는 혈관 밖에 있는 상태이다. 이럴 때는 조금 더 탐침을 밀어 넣은 후 카테터를 진입시켜 보면 부드럽게 들어가는 것을 확인할 수 있다. 반대로 카테터 끝이 혈관벽에 닿은 경우가 있다. 그럴 때는 전체적으로 조금 뒤로 뺀 다음 탐침을 더 눕혀서 카테터를 진입시키는 것이 효과적인 대처법이다.

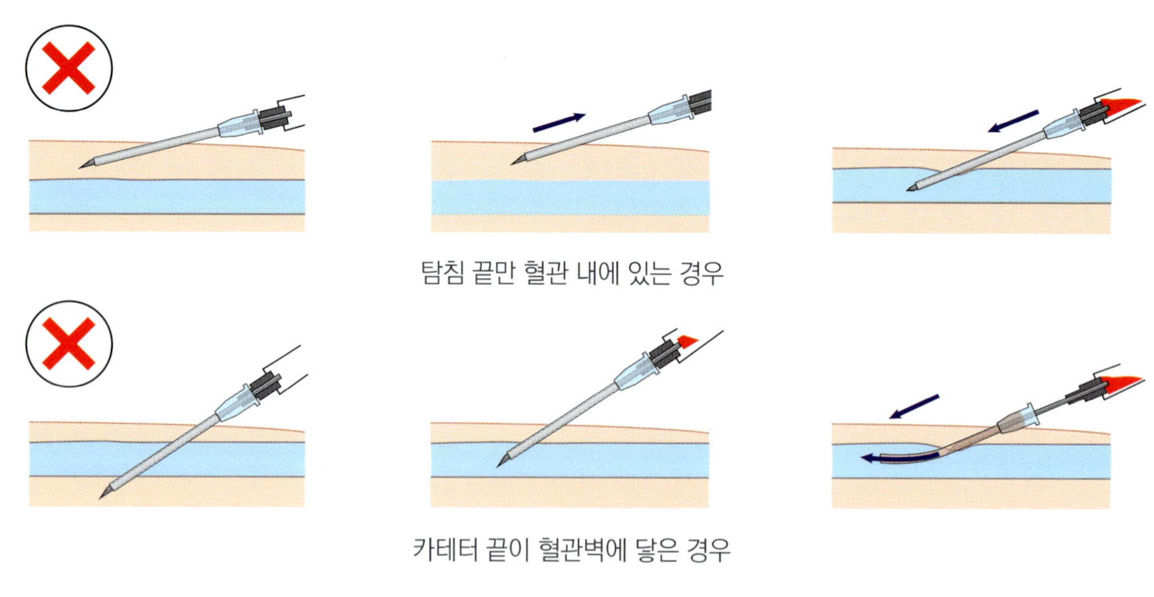

[그림 6-15] 카테터 진입의 장애요인

10. 그 밖의 팁(tip)

1) 지혈대 제거를 잊지 말라: 의료현장에 투입된 뒤 처음으로 정맥 라인(line) 확보를 시도할 때가 생각난다. 설레는 마음으로 카테터를 진입시키던 중 '폭' 하고 혈관이 천자되는 느낌이 나면서 혈액이 역류되는 것이 보였다. 너무 벅찬 감격에 자랑스러워하며 탐침을 제거하였다. 그 순간 출혈이 일어났고 삽관 부위는 부어오르기 시작했다. 문제는 '지혈대'였다. '지혈대'를 제거하지 않는 것은 초심자의 흔한 실수 중 하나이다. 카테터 진입 후 '지혈대'를 풀지 않고 탐침을 제거하면 출혈이 일어나고 압력에 의해 혈관손상이나 누출이 생기기 쉽다. 흔히 '혈관 터졌다'고 말하는 상황이다. 이런 실수를 막기 위해서는 학생 때부터 카테터 천자 ➜ 지혈대 제거 ➜ 탐침 제거 습관을 잘 길들여놓아야 한다. 그렇지 않으면 해당 부위가 시퍼렇게 멍들어 환자의 원성을 사게 된다.

2) **수액 연결 전 꼭 카테터 끝을 잡으라:** 탐침을 제거한 뒤 수액 라인을 연결하기 전 진입되어 있는 카테터 위 피부를 눌러 삽입된 카테터를 고정하여야 한다. 그렇지 않으면 혈액이 역류되어 출혈이 일어나며 이미 카테터가 거치된 상황이므로 그 양 또한 많다. 환자의 옷과 침상 커버가 모두 피범벅이 되기 십상이다. 또한 잡지 않으면 정맥 내 압력에 의해 카테터가 밀려 빠져버리는 수가 있다.

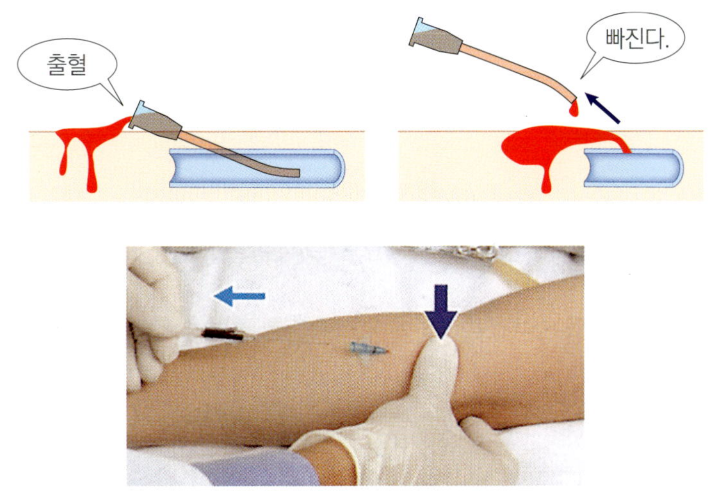

[그림 6-16] 수액 라인 연결 시 주의사항

3) **고정 테이프는 카테터를 감싸듯이 붙여라:** 과거에는 거즈(gauze)와 종이테이프를 많이 사용하였는데 최근에는 필름테이프를 이용하는 추세이다. 필름테이프가 더욱 간편하고 국소 감염률을 줄였다는 보고들이 있다. 어떤 것을 사용하든 중요한 것은 접착하는 방식이다. 그저 강하게만 당겨서 붙여서는 카테터가 빠져버릴 확률이 높다. 접착되는 카테터의 면적이 상단에만 국한되어 흔들리기 쉽다. 따라서 카테터를 감싸 준다는 느낌으로 붙여야 한다.

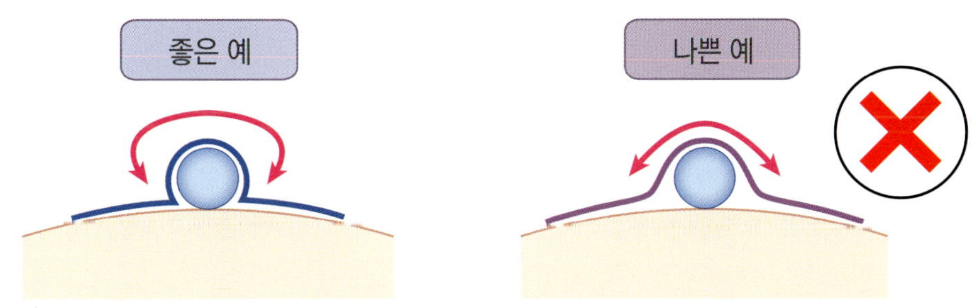

• 테이프로 튜브를 감싸듯이 고정하면 잘 빠지지 않는다.

[그림 6-17] 테이프 고정의 예

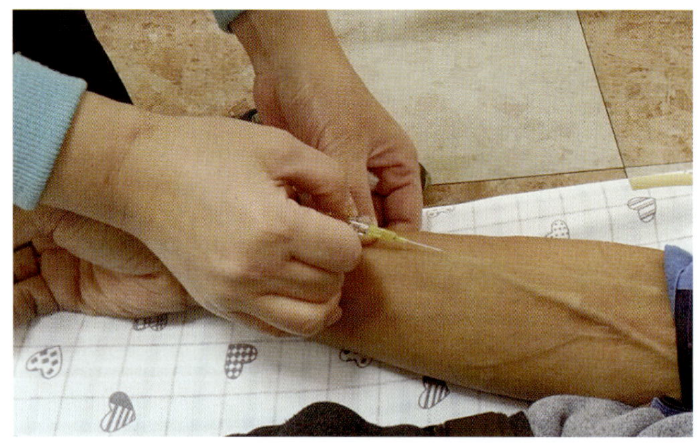

[그림 6-18] 왼손으로 피부를 당긴 채 진입 시도

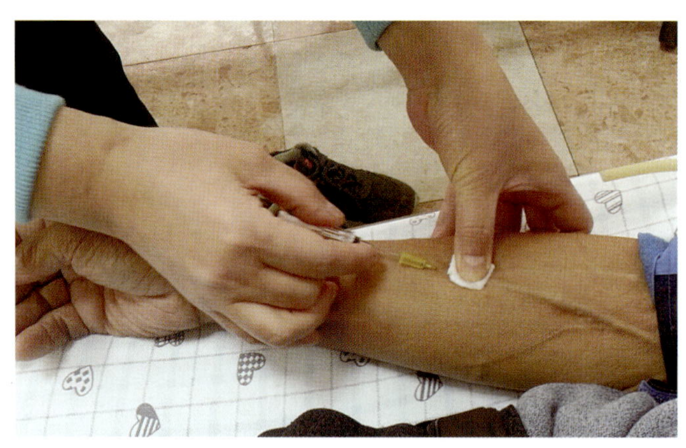

[그림 6-19] 카테터를 고정한 후 탐침 제거

11. 점적통 내 적절한 수액의 양

수액세트를 수액백에 연결한 후 조절기를 닫고 점적통을 2~3회 펌핑(pumping)하면 그 안에 수액이 적절히 채워지게 된다. 너무 많이 채우면 수액이 점적되는 것을 관찰할 수가 없고 반대로 너무 적게 채우면 쉽게 공기방울이 형성되어 버린다. 따라서 점적통의 1/2 높이가 가장 적절하며, 삼등분하여 가운데 1/3 정도면 사용하기에 무방하다. 점적통 안에 수액이 너무 많이 들어와 버렸으면 수액백을 반대로 뒤집어 펌핑하면 다시 빠져나가게 된다.

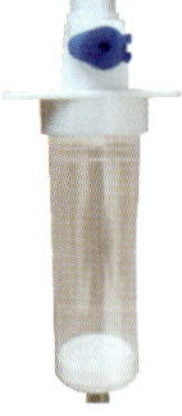

[그림 6-20] 점적통

12. 수액튜브 내 공기 방울의 처리

수액튜브 속에 생긴 공기방울을 제거하는 방법은 다음 세 가지 정도가 있다. 가장 기본적으로 튜브를 손가락으로 튕겨 점적통으로 공기를 보내는 방법이 있다. 다음으로 '문어발'이라고 부르는 장치가 있는 수액세트에서는 그 방향을 위로 향하게 함으로써 공기를 모이게 할 수 있다. 만일 이런 방법으로도 공기방울이 효과적으로 제거되지 않는다면 '삼방코크(3-way)'를 이용하여 주사기로 수액을 흡입할 수도 있다. [그림 6-21]

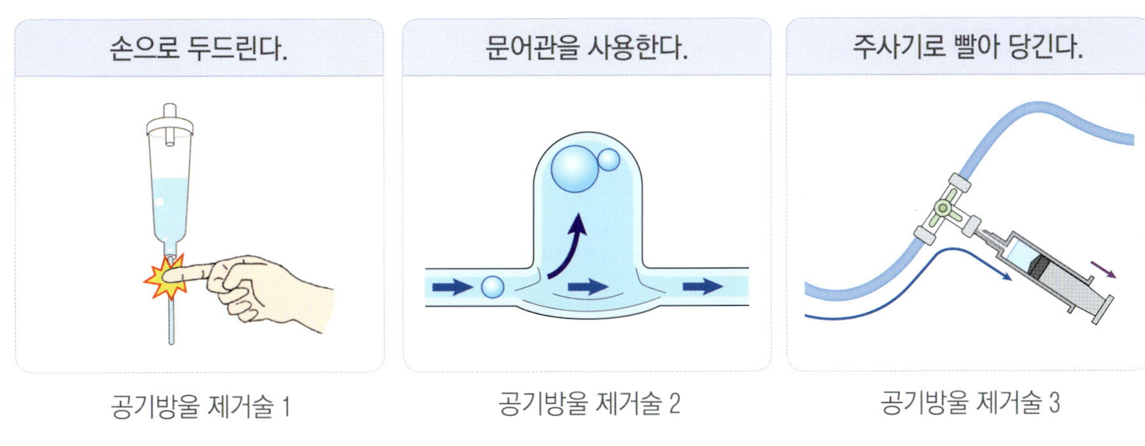

[그림 6-21] 수액튜브 내 공기방울 처리방법

13. 정맥 내 공기 방울의 투여 시 위험도

여러 연구에 의하면 대부분의 작은 공기방울은 폐(허파, lungs)로 들어가 거기서 순환을 멈추고 호흡에 의해 밖으로 빠져나가게 된다. 공기방울이 색전증(embolism)을 일으킬 정도로 치명적이 되려면 100mL 이상의 공기가 100mL/s 이상의 속도로 정맥으로 주입되어야 한다. 따라서 튜브 내에 있던 소량의 공기방울이 주입되었다고 해도 큰 문제는 없다. 하지만 조심해서 나쁠 것은 없듯이, 항상 공기방울 제거를 습관화해야 한다. 참고로 동맥(artery)을 통한 공기방울 주입은 매우 위험하다. 2mL의 공기방울이 뇌동맥(cerebral artery)으로 들어가면 치명적인 결과를 초래하며, 단 0.5mL의 공기방울만이라도 심장의 관상동맥에 주입된다면 심장마비(cardioplegia)를 일으킨다. [그림 6-22]

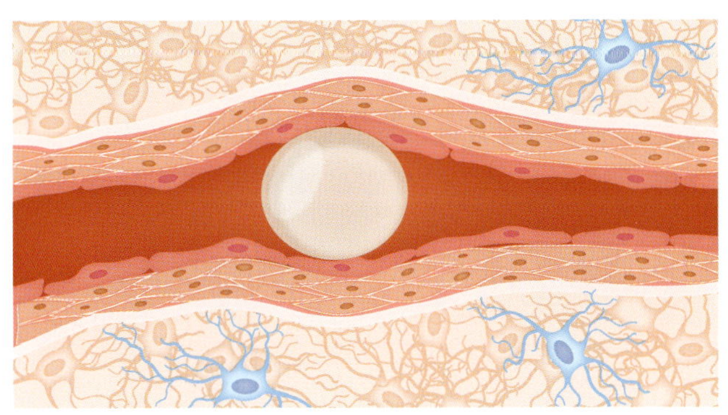

[그림 6-22] 공기색전증의 해부학적 모식도

14. 정맥수액주입의 주입속도에 대한 이해

주사법 중에서 근육 · 피하 · 피내주사가 대부분 단시간에 시행되는 간호술기임에 반해, 정맥수액주입(=정맥주사, 이하 정맥주사로 통일)은 환자의 혈관을 통해 비교적 긴 시간 동안 수행되는 술기이다. 따라서, 정맥주사에서는 여타의 다른 주사법과는 달리 주입속도, 즉 단위시간에 투여되는 수액의 양에 대한 개념 정립이 반드시 필요하며, 이것을 실제 임상에서 응용할 수 있어야 한다. 본 소주제에서는 개념 정리와 함께 여러분들이 향후에 간호사로서 임상에서 근무하게 되었을 때의 실전에서 바로 사용할 수 있도록 하나하나 자세히 설명 드리도록 하겠다.

1) 용어정리

우선 본격적인 학습을 위해서는 각 단어의 개념부터 정리하고 넘어갈 필요가 있다.

① 주사: 사람의 체내에 약물을 투여하는 방법 중의 하나이다. 사전적 의미로는 약액을 주사기에 넣어 생물체의 조직이나 혈관 속에 직접 주입하는 일을 지칭한다. → 이중 조직에 투여하는 행위가 그 부위에 따라 근육주사, 피하주사, 피내주사로 구별되며, 혈관 속에 직접 주입하는 방법이 정맥수액주입, 즉 정맥주사법이 되겠다.

② 가트(gtt): 가트는 라틴어에서 기원한 단어로 '방울(drop)'을 의미하는 약자이다. 한자로는 점적(點滴)이라고도 하는데, 정확히는 gutta가 단수[방울(drop)]이며, guttae는 복수[방울들(drops)]이나 대개는 구별 없이 가트(gtt)라는 용어로 더 많이 사용된다.

③ Drop factor(=drip factor): Drop factor는 다른 말로는 drip factor라고도 하는데, 이해를 돕기 위해 쉬운 질문으로 표현하자면 다음과 같다.

'수액 몇방울이 모여야 1cc(=1ml)가 되는가?'

즉, drop factor는 1ml가 되기 위해 필요한 수액 방울수(=가트)라고 할 수 있는데, 이러한 drop factor는 수액세트를 생산하는 회사에 따라 15, 20, 60으로 구분되어 있었다. 하지만, 각 회사마다 제 각각이면 환자의 처치에 지장을 끼칠 수도 있고, 또 통일성을 기하기 위하여 식약처가 고시한 '수액세트 기준규격'에 의거하여 2009년 11월 6일부터는 모두 20으로 통일되었다. [식품의약품안전청 고시 제2006-51호. 2006년 11월 6일]

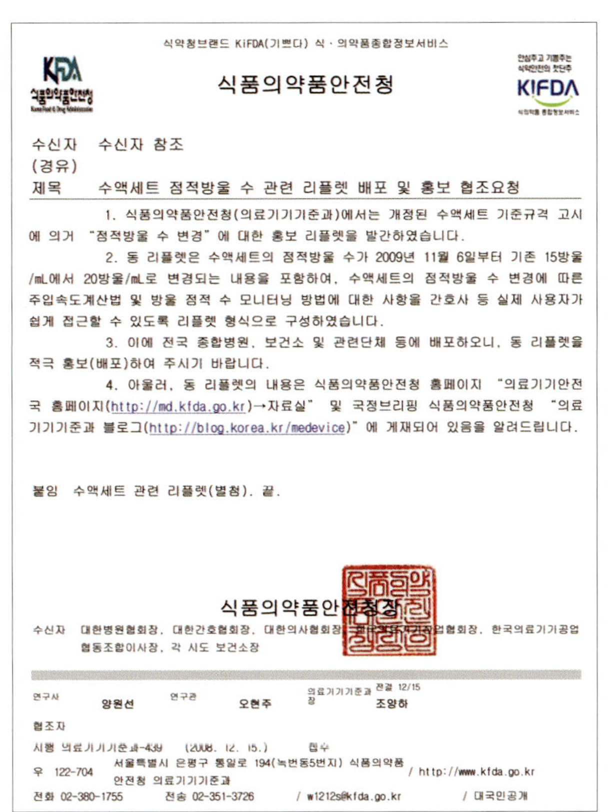

식약청브랜드 KiFDA(기쁘다) 식·의약품종합정보서비스

KFDA 식품의약품안전청 Korea Food & Drug Administration

식품의약품안전청

안심주고 기쁨주는 식약안전의 첫단추 KIFDA 식의약품 종합정보서비스

수신자 수신자 참조
(경유)
제목 수액세트 점적방울 수 관련 리플렛 배포 및 홍보 협조요청

1. 식품의약품안전청(의료기기기준과)에서는 개정된 수액세트 기준규격 고시에 의거 "점적방울 수 변경" 에 대한 홍보 리플렛을 발간하였습니다.

2. 동 리플렛은 수액세트의 점적방울 수가 2009년 11월 6일부터 기존 15방울/mL에서 20방울/mL로 변경되는 내용을 포함하여, 수액세트의 점적방울 수 변경에 따른 주입속도계산법 및 방울 점적 수 모니터링 방법에 대한 사항을 간호사 등 실제 사용자가 쉽게 접근할 수 있도록 리플렛 형식으로 구성하였습니다.

3. 이에 전국 종합병원, 보건소 및 관련단체 등에 배포하오니, 동 리플렛을 적극 홍보(배포)하여 주시기 바랍니다.

4. 아울러, 동 리플렛의 내용은 식품의약품안전청 홈페이지 "의료기기안전국 홈페이지(http://md.kfda.go.kr)→자료실" 및 국정브리핑 식품의약품안전청 "의료기기기준과 블로그(http://blog.korea.kr/medevice)" 에 게재되어 있음을 알려드립니다.

붙임 수액세트 관련 리플렛(별첨). 끝.

식품의약품안전청장

수신자 대한병원협회장, 대한간호협회장, 대한의사협회장, [illegible]협회장, 한국의료기기공업협동조합이사장, 각 시도 보건소장

연구사 양원선 연구관 오현주 의료기기기준과장 전결 12/15 조양하
협조자
시행 의료기기기준과-439 (2008. 12. 15.) 접수
우 122-704 서울특별시 은평구 통일로 194(녹번동5번지) 식품의약품안전청 의료기기기준과 / http://www.kfda.go.kr
전화 02-380-1755 전송 02-351-3726 / w1212s@kfda.go.kr / 대국민공개

[그림 6-23] 식품의약안전처(KFDA)의 관련 공문

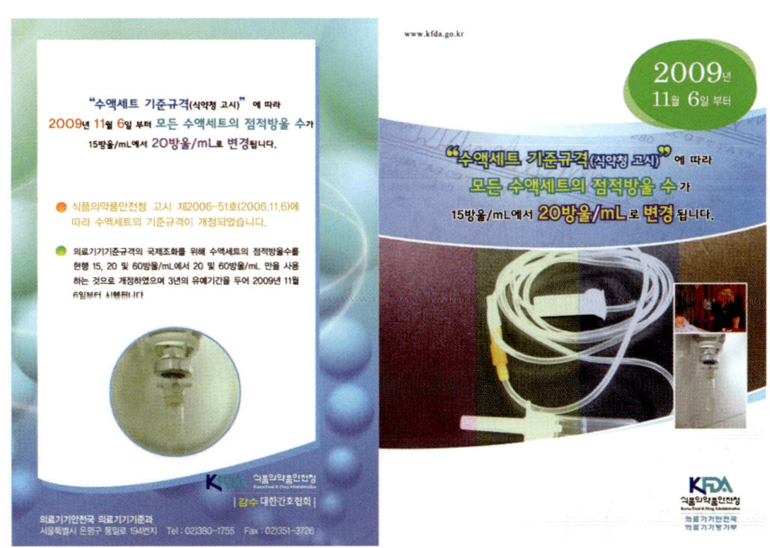

[그림 6-24] 식품의약안전처(KFDA)의 관련 리플렛

플러스 tip

Drop factor의 개념과 단위

Drop factor는 정맥주사의 주입속도 계산에 있어서 매우 중요한 개념이며, 이해가 어려울 수 있다. 따라서, 독자분들에게 drop factor의 이해를 돕기 위해서 예를 들어보도록 한다.

예시 HaBin-HaReen회사가 생산한 HB-HR수액세트의 drop factor는 20이다. 이것은 이 수액세트로 20방울이 떨어졌을 때 1ml가 주입된다는 것으로, 1ml로 20방울이 생성된다는 의미와 같다. 즉, 이 수액세트의 1방울은 0.05ml라는 것이다. 따라서, 수액세트의 drop factor를 다음과 같이 '방울/ml'라는 단위로 표현하는 것이 본 용어를 이해하고 임상에서 실제로 적용하는데에 좀 더 도움이 될 수 있다.

HB-HR 수액세트의 drop factor는 20방울/ml

이러한 drop factor는 뒤에서 설명되겠지만 수액의 속도계산에 아주 중요한 역할을 담당하므로 꼭 숙지하고 넘어가야 한다.

Drop factor의 단위통일의 중요성

여러 회사의 다양한 수액세트들의 drop factor가 2009년 11월 6일부터는 식약처(당시에는 식약청이었음) 고시에 의해서 '20방울/ml'로 통일되었다. 이것은 중요한 의미를 갖는데, 왜냐하면 제품마다 drop factor가 다르다면 혹시 모를 정맥주사 투여오류가 발생할 수 있기 때문이다. 물론 모든 환자들에게 infusion pump(주입펌프)를 이용하여 수액을 단위 시간당 ml개념(ml/hr)으로 투여한다면, 이러한 drop factor가 큰 의미가 없을 수 있다. 하지만, 실제로 임상에서는 수액키트를 이용하여 환자에게 정맥주사를 시행한 후 가트(gtt) 개념을 이용하여 수액을 투여하는 경우가 훨씬 많다. 이때에는 실제로 '주사방울과 방울 사이의 시간'을 측정하여 정맥주사 투여속도를 조절하는데, 이때 drop factor가 중요한 역할을 한다. 더 자세한 사항은 뒤의 내용을 학습하면서 참고하길 바란다.

마지막으로 식약처 고시에서는 마치 모든 수액세트가 drop factor가 '20방울/ml'로 통일된 것처럼 안내를 하였지만, 자세히 보시면 '60방울/ml'인 수액세트도 생산을 허락하고 있다. 이러한 수액세트에는 주로 소아에게 사용되는 것으로 일반적으로 마이크로 수액세트(micro-IV set) 또는 다이얼드롭(dial drop)로 불린다.

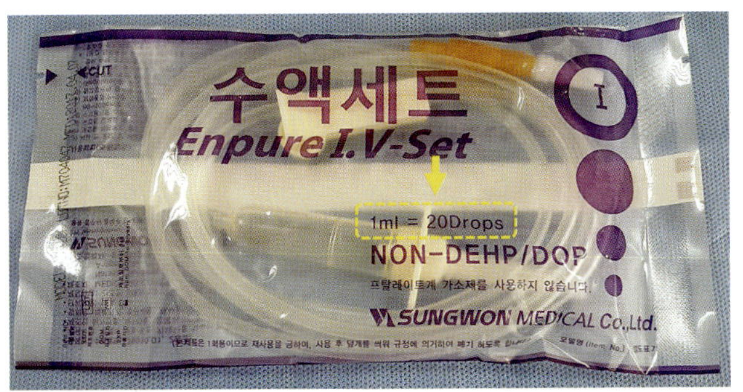

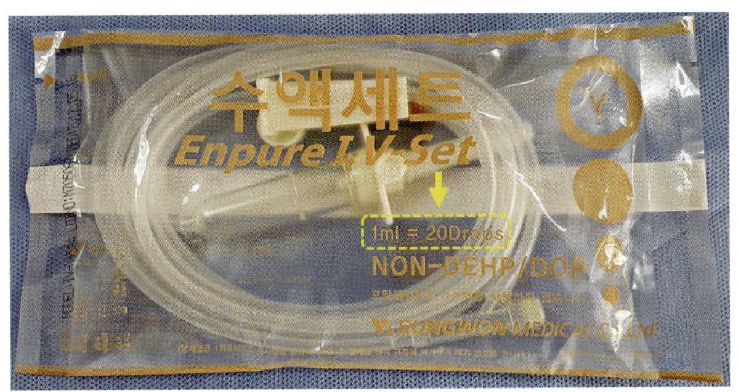

[그림 6-25] 나양한 수액세트들. Drop factor가 '20방울(drops)/ml'로 표기되어 있다.

2) 주입속도의 계산 및 변환

정맥주사가 투여되는 속도를 계산하고 변환(ml/hr ↔ gtt/min)하기 위해서 우선 몇 가지 공식을 기억할 필요가 있는데, 구체적인 공식들은 다음과 같다.

[여기서 gtt는 방울(drop)의 의미이므로, 일반적으로는 수액의 주입속도 개념은 분당 가트수(방울수)인 gtt/min가 정확한 표현이다. 하지만, 보통은 gtt/min과 gtt는 거의 혼용되어 사용됨]

① 정맥주사의 속도를 가트수(gtt; 정확히는 gtt/min)로 계산하는 공식

• 하루에 주입되는 양으로 계산하였을 때

$$\text{분당 방울수(gtt/min)} = \frac{\text{1일 주입량(단위ml)} \times \text{Drop factor(20gtt/ml를 대입)}}{\text{전체주입시간(24}\times\text{60분;단위min)}}$$

예 하루 동안에 1200ml의 수액을 주입하는 경우

→ 시간(hr)당 ml로는?

1200ml ÷ 24hr = 50ml/hr

➜ 가트(gtt)로는? [분당 가트(gtt/min)가 좀 더 정확한 표현]

(1200ml x 20gtt/ml) / (24 x 60min) = 16.666… = 약 17gtt/min

[16.7gtt가 좀 더 정확하나, 일반적으로 gtt는 상수로 표현하는 경우가 많음]

• 일정시간 동안에 주입되는 양으로 계산하였을 때

$$\text{분당 방울수(gtt/min)} = \frac{\text{일정시간(A시간) 동안의 주입량(단위ml)} \times \text{Drop factor(20gtt/ml를 대입)}}{\text{일정시간(A시간) 주입시간(A×60분;단위min)}}$$

예 2시간에 걸쳐서 600ml 수액을 주입하는 경우

➜ 시간(hr)당 ml로는?

600ml÷2hr = 300ml/hr

➜ 가트(gtt)로는? [분당 가트(gtt/min)가 좀 더 정확한 표현]

(600ml x 20gtt/ml) / (2 x 60min) = 100gtt/min

② 변환공식(ml/hr ↔ gtt/min)

가트(gtt)는 방울(drop)의 의미이므로 '1gtt/min = 1drop/min'으로 볼 수 있다. 그리고, 현재는 거의 모든 수액세트들(마이크로 수액세트는 예외; 앞의 'coffee break'를 참조)의 drop factor가 20단위이다. Drop factor가 20단위라는 말은 다시 바꿔서 표현하자면 '20방울(drops) = 1ml'라는 것이다. 이를 종합한다면 수액의 주입속도에 사용되는 대표적인 단위인 'ml/hr'와 'gtt/min'의 변환공식을 수립할 수 있는데, 구체적인 변환공식은 다음과 같다.

[gtt/min과 ml/hr의 단위변환을 위해 필요한 내용들]

1gtt/min = 1drop/min, 20drops = 1ml, 1min = $\frac{1}{60}$ hr

gtt/min과 ml/hr의 변환공식

$$1\text{gtt/min} = \frac{\frac{1}{20}\text{ml}}{\frac{1}{60}\text{hr}} = 3\text{ml/hr}$$

즉, '1gtt/min = 3ml/hr'이며, '1ml/hr = 1/3gtt/min'인 것이다. 이 두 가지 변환식만 기억해두면, ml/hr와 gtt/min을 변환하기가 매우 쉽다. 예를 들어 담당의사가 100 ml/hr의 속도로 주액을 주입하라고 오더를 낸 경우, 가트로 변환한다면 100ml/hr에 1/3을 곱한 33.3gtt/min으로 주입하면 된다. 반대로, 300gtt/min으로 오더를 낸 경우에 ml/hr로 변환하자면 해당수치에서 3을 나눈 100ml/hr가 되겠다.

③ 1방울 점적에 걸리는 시간

'수액을 1방울 점적하는데 걸리는 시간'은 사실 임상에서 우리가 환자에게 수액을 주입할 때 가장 중요하고 기본적이면서, 실질적인 개념이다. 앞에서도 여러 번 반복해서 언급하였지만, 다시 한 번 반복하자면 모든 환자에게 infusion pump를 사용할 수도 없고, 또 그럴 필요도 없다. 그렇다면 결국 우리는 주로 일반적인 수액세트를 사용하여 환자에게 수액을 주입하게 되는데, 이때 환자에게 주입되는 수액의 속도 조절은 수액세트의 챔버(chamber)에서 수액 방울을 떨어뜨리는 간격을 조절하게 된다. 이때 바로 속도 조절에 있어서 중요한 것인 챔버를 통해서 관찰되는 '수액 1방울을 점적(=방울과 방울 사이의 시간)하는데 걸리는 시간'인 것이다. 즉, 수액의 주입속도를 빠르게 할 때에는 떨어지는 수액의 방울 사이의 간격을 작게 하면 되는 것이며, 반대로 느리게 할 때에는 방울과 방울 사이의 간격을 길게 하면 되는 것이다.

→ 이제 수액 방울의 점적시간에 대한 개념이 이해가 되었으면, 순차적으로 이것을 구하는 공식에 대해서 알아보도록 하겠다. 수액에서 방울에 대한 개념은 가트에 대한 개념과 일치한나. [실세로 앞에서 설명했던 것처럼 가트(gtt)는 라틴어에서 유래한 단어로 영어로 다시 표현하자면 drop이며, 즉 방울과 같은 말이다.] 따라서, 우리가 앞에서 분당 가트수(gtt/min), 즉 분당 떨어지는 방울수(drop/min)에 대해서 알아보았는데 이것을 이용하면 '수액 1방울을 점적하는데 걸리는 시간'을 쉽게 구할 수 있다. 이해를 돕기 위해 예를 들어서 설명해 드리도록 하겠다.

예 분당 가트수를 이용한 수액방울 점적시간의 계산

만약 A수액의 주입속도가 20gtt/min이라면 1분에 20방울의 속도로 수액이 주입된다는 말이다. 1분을 초로 변환하면 60초이다. 여기에 20방울을 나눈다면, 1방울이 떨어지는데 걸리는 시간은 3초이다. 즉, 해당수액의 방울과 방울 사이에 떨어지는 시간은 3초로 설정하면 되겠다.

→ 앞의 예를 통해 이해하였듯이 결국은 수액의 주입속도를 gtt/min의 단위로 변환한다면, 수액방울의 점적시간은 쉽게 구할 수 있겠다.

$$\text{분당 방울수(gtt/min)} = \frac{\text{60초}}{\text{해당수액의 현재gtt(주입속도)}}$$

coffee break

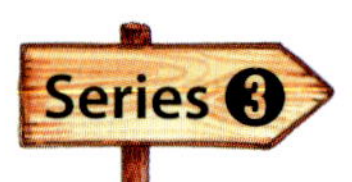

정맥주사는 수액이 혈관을 통해 직접 체내로 주입되는 행위입니다. 물론, 근육주사나 피하주사, 피내주사도 각각 근육(muscle), 피하지방(subcutaneous fat), 피내(intradermis)를 통해 주사액이 체내에 주입이 되지만, 정맥주사의 경우는 상대적으로 비교적 많은 양이 체내에 투입되게 됩니다. 따라서, 속도의 개념이 중요한데, 실제로 대부분의 수액들을 의사가 오더를 낼 때에는 일정 시간에 걸쳐서 투여되게끔 오더를 내는 것이 원칙입니다.

➜ 정맥주사의 주입속도에 사용되는 단위에는 ml/hr와 gtt/min이 있습니다. 이때 우스개 소리이지만, ml/hr는 의사들의 수액에 대한 속도 단위이며, gtt/min은 간호사들의 수액에 대한 속도 단위라는 얘기가 있습니다. (물론 의사든, 간호사든 양쪽 단위에 대한 개념과 변환식에 대해서는 알고 있어야 합니다.^^) 그만큼 ml/hr라는 단위는 의사들이 내는 오더에서 많이 사용되고, gtt/min은 임상에서 간호사들의 대화에서 흔히 사용된다는 말이죠. 실제로 의사들이 처방하는 오더는 시간당 주입되는 수액량인 ml/hr라는 단위를 흔히 사용합니다. 하지만, 임상에서 우리 간호사들은 ml/hr라는 단위보다는 gtt/min이라는 단위를 더 많이 사용합니다. 그 이유는 앞에서 언급한 것처럼 일반적인 수액세트로는 수액세트 챔버에서 떨어지는 방울 수의 간격으로 속도를 조절하게 되는데, 이때는 gtt/min의 개념이 필요하기 때문입니다. 즉, 분당 떨어지는 방울수(gtt/min)의 수치를 알아야지, 수액 방울과 방울 사이의 점적간격(drop interval)을 조절할 수 있습니다.

예시 의사 : "김간호사님, 이 환자 Normal saline(N/S) 500cc를 시간당 30cc의 속도로 투여해주세요."
김간호사 : "네, 알겠습니다."
김간호사 : (30cc/hr면 10gtt네... 오케이^^) "신규 정선생님, 닥터 오더 났는데요. 우선 이 환자 N/S 500cc 10gtt로 스타트해주고 오세요."
신규 정간호사 : (10gtt면 분당 10방울이니까... 음, 6초에 1방울씩 떨어지게 세팅하고 오면 되겠네^^) "넵~!! 선생님, 알겠습니다."

예시를 보시면, 의사의 오더와 그것에 대한 우리 간호사들의 변환과정 이해가시죠? 참, 여기서 몇 가지 집고 넘어갈게 있습니다. 분명 앞에서 수 차례 'gtt/min (분당 가트수)'라는 단위를 사용하라고 하였는데, 왜 마치 가트(gtt)라고만 표현할까요? 이것은 앞의 활력징후에서 배웠던 맥박수와 비슷합니다. 맥박수는 엄밀히 말하면 분당 맥박수이죠. 따라서 "환자의 맥박수가 몇이죠?"라고 묻는다면 "1분당 77회입니다."라고 대답하는 것이 원래 원칙에는 맞습니다. 하지만, 대부분은 "77회입니다.", "68회입니다.", ... 등 분(min)에 언급을 생략합니다. 마찬가지로 가트(gtt)는 엄밀히 말하면 방울(drop)의 의미이므로, 속도 개념으로 생각할 때는 분당 가트수인 'gtt/min'으로 표현하여야 합니다. 하지만, 일반적으로 가트를 늘 분당 개념으로 생각하므로 임상에서는 "10gtt로 주세요."라고 표현한다면 그것은 "10gtt/min으로 주세요"라는 말과 같다고 보시면 됩니다. (참, cc가 ml와 수액의 부피(volume)에 대한 같은 단위인거는 아시죠? 당연히 아실 테지만 노파심에서 한 번 더 짚고 넘어갑니다.^^)

06 정맥수액주입

플러스 tip

다이얼드롭(dial drop)은 회전에 의해 수동으로 개폐되는 장치로써 과거 육안적 방울방울(guttae, gtt) 조절보다는 정확성이 높아졌다. 주입펌프(infusion pump)의 정확한 용어는 자동제어수액펌프(automatic fluid delivery system)이다. 전기장치 내로 수액튜브를 통과시켜 놓으면 세팅한 속도로 자동으로 조절해 주며 0.1mL/hr까지 미세한 제어가 가능하다. 특히 약물의 주입속도가 매우 중요한 중환자실을 위주로 사용되고 있으며 의료 행위의 정확성을 한층 증대시켜 주었다.

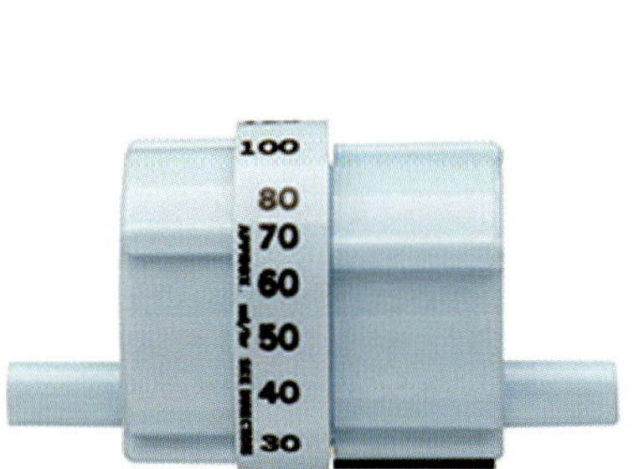

다이얼드롭(dial drop)

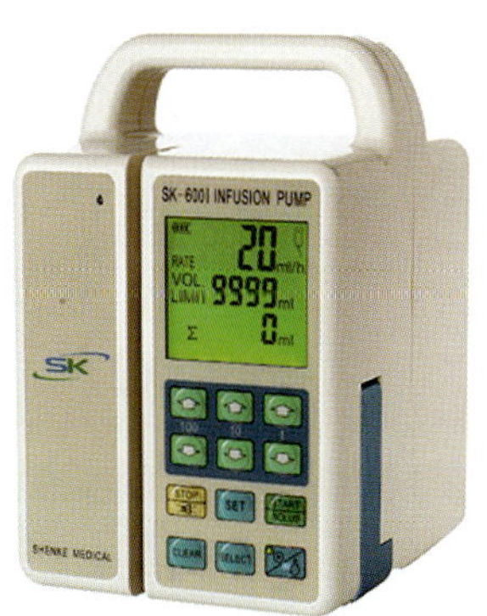

주입펌프(infusion pump)

3) 기타 – Dial drop(=microIV–set)에 대한 내용 포함

수 차례 반복되는 내용이지만 2009년 11월 6일 부로 모든 수액세트들의 drop factor는 20단위(20방울/ml)으로 통일되었습니다. 단, 주로 소아에게 사용되는 dial drop(=microIV–set)은 60단위, 즉 60방울/ml입니다. 이것은 점적방울수를 마이크로가트(μgtt) 개념으로 주입할 수 있는데, 아주 간편히 눈금에 따라 세팅 할 수 있게 구성되었습니다. 또한, 이것은 ml/hr와 μgtt/min의 단위가 일치하므로 쉽게 이해하고 임상에 적용할 수 있습니다.

예시 담당의사 : 5% DS 500ml를 dial drop을 이용해서 60cc/hr로 주세요.

담당간호사 : 네 → Dial drop의 눈금을 60(= 60μgtt/min)으로 설정함

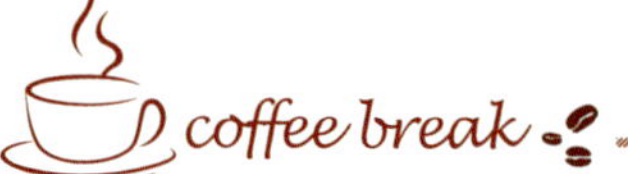

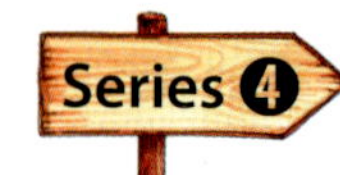

여러분들이 실제로 근무하게 될 임상, 병의원에서의 간호영역은 매우 바쁩니다. 실제로 어떤 경우에는 너무 급박해서 이처럼 일일이 계산할 수 없는 경우가 많습니다. 실제로 응급상황(환자가 사망할 수도 있는!!)에서 혈압상승제로 투여하는 dopamine의 경우 dopamine을 N/S(normal saline, 9% NaCl이라고도 하며, 생리식염수라고도 함)을 mix(혼합)하여 '분당, kg당, 몇 마이크로그람(μg/kg/min)'을 투여하게 됩니다. 이때 한가로이 환자의 몸무게를 재거나 담당의사가 낸 오더를 한가로이 ml/hr로 변환(의사들은 보통 μg/kg/min로 오더를 처방함)하고 있을 수가 없습니다. 따라서 성인의 일반적인 몸무게인 대략 50kg 또는 60kg정도로 설정하여 μg/kg/min을 수치별(5μg/kg/min, 10μg/kg/min, 15μg/kg/min, 20μg/kg/min, ... 등)로 ml/hr(이때는 infusion pump를)로 변환한 표를 응급키트에 부착하여 있는 경우가 많습니다. 따라서 여러분들은 이점 꼭 기억하시길 바라며, 참고의 의미로 흔하게 투여하는 ml/hr에 대한 gtt/min 변환과 방울 사이의 점적간격(drop interval)에 대한 표를 제시해 드리도록 하겠습니다.

ml/hr	gtt/min	drop interval(점적간격)
10	3.3	18초
20	6.6	9초
25	8.3	7.2초
30	10	6초
50	16.7	3.6초
100	33.3	1.8초
200	66.7	0.9초

정맥수액주입의 성취목표·선행지식과 관련된 문제

01 정맥주사의 목적은 무엇인가?

02 정맥주사를 위해 필요한 장비들에 대해서 설명하시오.

03 정맥주사의 수행법과 구체적인 절차에 대해서 상세히 기술하시오.

04 정맥주사에서 주의해야 할 점과 발생할 수 있는 부작용에는 무엇이 있는가?

05 정맥주사와 관련되어 기록해야 할 간호기록를 구체적으로 설명하시오.

06 정맥주사의 속도 조절 및 주입용량에 대해서 설명하시오.

07 말초정맥주사와 중심정맥주사의 차이점과 장단점에 대해서 설명하시오.

문항에 대한 해설

01 정맥주사의 목적은 정맥을 통하여 약물을 주입하여 환자에게 신속한 치료효과를 가져오려는데 있다. 정맥주사는 경구로 투여하는 것보다 약효의 발현시간(onset time)이 짧아 신속하며, 위장관의 영향을 받지 않으므로 흡수율도 높다. 실제로 경구로 약제 투여가 어려운 환자의 경우에는 이러한 정맥주사는 유용한 약제투여 방법일 뿐만 아니라, 영양공급의 한 방법(경정맥 영양요법)이 될 수 있다. 참고로 흔히 이용되는 약제의 투여 방법에 따른 발현속도 및 흡수율은 다음과 같다.

- **발현속도:** 정맥주사(IV) 〉 근육주사(IM) 〉 피하주사(SQ) 〉 경구투약(PO)
- **흡 수 율:** 정맥주사(IV) 〉 근육주사(IM) 〉 피하주사(SQ) 〉 경구투약(PO)

02 주요목적은 수액과 약물을 투여하는 것으로 정맥로확보와 동맥로확보로 나눌 수 있다.

▶**동맥로확보:** 혈압모니터링, 동맥혈 채혈

▶**정맥로확보**

- 말초정맥로: 수액, 약물투여, 수혈 등
- 중심정맥로: 중심정맥압 측정, 고농도 수액, 약물투여 등

03 정맥수액주입(=정맥주사)을 위해 필요한 장비와 물품들은 상황에 따라 다소 차이가 있을 수 있는데, 일반적으로는 아래와 같다.

[**IV를 위한 준비물:** 수액세트, 지혈대(tourniquet), 소독솜, 혈관카테터(angiocatheter), 수액걸대(IV pole), 종이반창고(skin tape) 또는 투명필름 드레싱(tegaderm), 곡반(kidney basin), 수액백(주로 N/S 500ml나 5% Dextrose Water 500ml가 이용됨), 투약기록지, 폐기물 전용]

좀 더 자세한 내용은 핵심기본간호술 평가항목 6번을 참조하길 바란다.

04 ▶탄력이 있고 이전에 사용되지 않았으며 직선화(곧고 길게 두드러진)되어 있는 곳

▶정맥 합류 부위는 고정성이 좋아 더욱 권장

▶주로 아래팔의 피부정맥(cutaneous vein)에 주입하며 생활하기에 불편함이 없도록 잘 쓰지 않는 팔을 이용(오른손잡이는 왼팔에, 왼손잡이는 오른팔에)

문항에 대한 해설

05

▶**주의해야 할 점**

① 환자의 정맥을 통하여 균이 들어가면 치명적이므로 반드시 무균적으로 시행해야 한다.
② 혈관이 아닌 신경이나 연부조직, 근육, 인대 등 다른 곳으로 주사되지 않도록 해야 한다. 특히 신경으로 주입되는 경우, 때에 따라 영구적인 신경손상을 가져올 수 있으므로 각별한 주의가 요구된다.
③ 혈관벽은 비교적 약하다. 따라서 혈관이 파열되지 않도록 혈관카테터를 주의해서 환자에게 삽입해야 한다.
④ 정맥주사가 성공했다고 수액을 주입한 후, 환자 곁을 바로 떠나서는 안 된다. 생각보다 주사액이 혈관외로 누출되는 경우도 많으므로 정맥 수액을 주입한 후 잠시 동안 관찰하여 주사부위가 부푸는지 또는 통증이 있지 않은지 확인하는 것이 좋다. 특히, 항암제, 조영제, 철분제 등 혈관외 주입이 치명적인 약제인 경우 유심히 관찰할 필요가 있다.

▶**부작용**

① 국소감염: 청결하지 못한 바늘이나 카테터로 유치한 피부 조직에 국소적으로 감염이 발생한다.
② 혈류를 통한 감염: 부적절한 무균조작으로 인해 피부상재균이나 오염된 기타 세균이 혈류를 타고 이동하여 다른 기관에 감염을 일으킬 수 있다(카테터 관련 혈류감염병 catheter related-bloodstream infection, CRBSI).
③ 혈관 외 유출: 혈관 외 유출은 일빈 수액의 경우, 통증이나 부종이 생기며 저절로 호전이 되지민 약제의 경우는 예외이다. 항암제의 혈관 외 유출에 의한 피부의 국소 괴사는 심한 경우 피부 전층 손상뿐만 아니라 신경, 건(=인대), 근육까지 괴사시킨다.
④ 피하혈종: 바늘이나 카테터의 삽입에 의해 혈관이 손상되면 피하혈종(피부밑혈종, ecchymoma)이 생성된다.

06

① 정맥주사를 시행한 환자의 이름과 생년월일, 아이디
② 투입된 수액 및 주사제의 약명
③ 투여속도
④ 투여된 용량
⑤ 부작용의 발생 유무

문항에 대한 해설

07 ① 말초정맥주사는 이론상으로 어떠한 정맥도 가능하나, 성인의 경우 대부분 상지의 정맥을 사용한다. 특히, 손등이나 전박(前膊, 팔꿈치에서 손목까지를 지칭함)의 중수정맥(metacarpal vein)이나 척측피정맥(basilic vein), 요측피정맥(cephalic vein)이 흔히 이용됨.

② 이에 반해 중심정맥주사는 쇄골하정맥(subclavian vein), 경정맥(jugular vein), 대퇴정맥(femoral vein) 같은 비교적 직경이 굵은 정맥을 주로 사용한다. 이러한 중심정맥은 말초혈관이 좋지 않은 환자 또는 혈관을 장기적으로 유치해야 하는 환자, 큰 혈관으로 투여해야 하는 주사제[예시: 중심정맥 영양수액(total parenteral nutrition, TPN)]을 사용해야하는 경우 등에서 주로 이용됨.

③ 말초정맥의 경우 손쉽게 혈관확보가 가능하며, 간호사와 인턴을 포함한 비교적 폭넓은 의료진이 손쉽게 술기를 시행할 수 있다는 장점이 있다. 이에 반해 중심정맥의 경우는 대부분 술기가 가능한 경험이 풍부한 고년차 의사들만이 시술이 시행 가능하다는 단점이 있다. [실제로 의사라 하더라도 이제 의사면허를 갖 취득한 인턴(Intern)이 중심정맥을 잡는 경우는 거의 없다…]

④ 또한, 말초정맥의 경우 통증 등을 제외하고는 별다른 합병증이 발생할 가능성은 드물지만, 중심정맥의 경우 기흉, 감염 등의 중대한 합병증이 발생할 확률이 있다.

⑤ 하지만, 말초정맥의 경우 주사부위의 부종과 막힘, 누출 등으로 72시간(3일) 이상을 유지하기는 어렵고 권장되지도 않으나, 중심정맥의 경우 관리만 잘된다면 1달 이상도 유지할 수 있다는 장점이 있다.

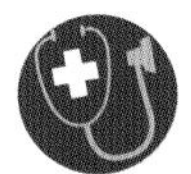

정맥수액주입 관련 사례

ex 01

67세 남자 P환자는 최근 농사 일로 무리를 했다고 본원에 내원하여 영양제를 맞기를 원하셨다. 담당주치의는 다음과 같은 오더를 처방하였다.

> Dr's order
> Saeronamin Inj. 250ml/bottle [IV] via 125ml/hr

▶위의 오더에 대한 적절한 간호중재를 수행하세요.

ex 02

27세 여자 Q환자는 철결핍성 빈혈(iron-deficiency anemia, IDA)을 진단받고 경구 철분약제 복용 중 변비, 소화불량감 등의 부작용이 심하여 현재는 철분주사제를 이용하여 치료 중에 있다. 금일 본원을 내원하여 담당 주치의사의 진료 후 다음과 같은 오더가 처방되었다.

> Dr's order
> Normal saline 100ml/bag 1B [MIV]
> Venostin 5ml/ample 1Ⓐ [MIV]
> *Remark) 반드시 line 잘 유지되는지 확인한 후에
> 주사 + 되도록 천천히 주입 (1시간 이상에 걸쳐)

▶위의 오더에 대한 적절한 간호중재를 수행하세요.

정맥수액주입 관련 사례

ex 03

40세 여자 R환자는 현재 뇌경색으로 본원에 입원치료 중이다. 금일 간호회진 중에 요통을 호소하여 당직의에게 보고하였다. 담당 당직의는 다음과 같은 오더를 처방하였다.

Dr's order			
Normal saline 100ml/bag	1B	[MIV]	via 90ml/hr
Denogan Inj. 1g/vial	1ⓥ	[MIV]	

1) 주임간호사(charge nurse)가 담당의의 오더에 대해서 신규간호사에게 몇 가트(gtt)로 수액을 주입해야 하는지에 대해서 물어보았다.

▶위의 질문에 대한 적합한 답을 하세요.

2) 신규간호사는 R환자가 있는 병실에서 라인을 잡고 상기 수액을 주입하였다.

▶수액방울의 점적간격(drop interval)은 몇 초로 설정하여 하는지 설명하세요.

ex 04

52세 여자 S환자는 이틀 전부터 시작한 수 회의 물설사(watery diarrhea)와 복부불편감(abdominal discomfort)을 주소로 본원에 내원하였다. 활력징후(vital sign)와 이학적진찰(physical examination)상 특이소견은 없었다. 담당주치의는 단순 장염 진단하에 다음과 같은 오더를 처방하였다.

Dr's order			
5% DS 500ml/bag	1B	[MIV]	via 200ml/hr
Tamipool Inj./vial	1ⓥ	[MIV]	
Buscopan Inj./ample	1Ⓐ	[IVS]	

▶위의 오더의 의미에 대해서 상세히 설명하세요.
또한, 상기 오더의 수액은 몇 gtt로 주입하여야 하는지와 점적간격에 대해서 답하세요.

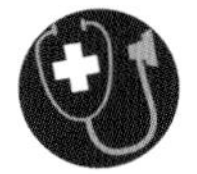

정맥수액주입 관련 사례

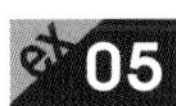

71세 여자 T환자는 의식혼미(drowsiness)와 식은땀(sweating)으로 구급차를 통해 본원 응급실을 내원하였다. 내원 당시 환자의 간이혈당측정 검사(BST)는 50mg/dl였다. 같이 내원한 보호자의 진술에 의하여 상기 환자는 10년 전 당뇨를 진단받고 현재 경구 당뇨약제 복용 중으로 내원당일 당뇨약은 복용하였으나, 식사를 하지 못하였다고 하였다. 담당의는 "이간호사, 이 환자에게 50% DW를 full drop하세요."라고 구두 오더를 처방하였다.

Dr's Verbal order
50% DW 50ml/bottle 1B [IV] full drop!!

▶위의 오더에 대한 적절한 간호중재를 수행하세요.

간호기록

날짜/시간	처 치	간 호 내 용	서 명

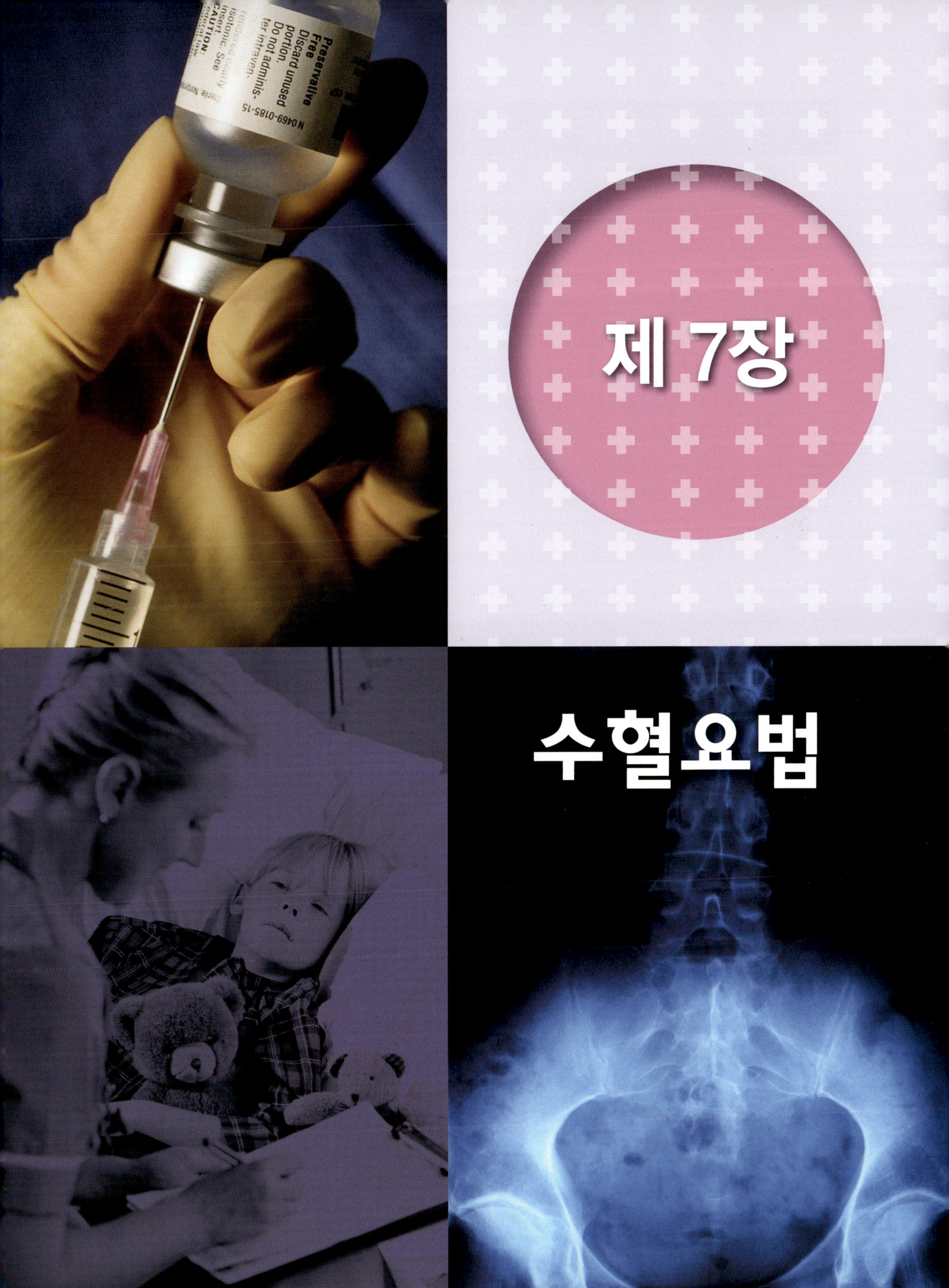
Preservative Free
Discard unused portion.
Do not adminis-
ter intraven-
N 0469-0185-15

제 7장

수혈요법

제 7장 수혈요법

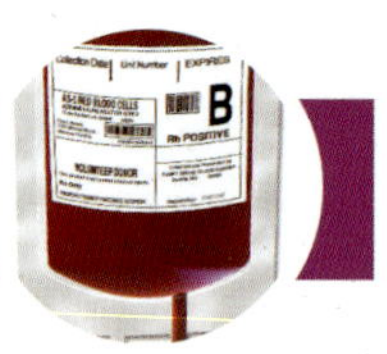

Ⅰ. 수혈요법에 대하여 우선 알아야 할 지식들

1. 혈액의 기본 생리

단세포생물(unicellular organism)의 몸은 그 자체가 외부환경과 접촉하고 있기 때문에 생존 및 기능 유지에 필요한 영양분의 섭취나 대사산물을 특정한 조직 혹은 기관을 거치지 않고 직접 처리할 수 있다. 그러나 다세포 동물의 몸은 많은 세포, 조직 및 기관으로 구성되어 있으므로 이들에 필요한 영양소나 산소를 공급하고, 대사과정 중 생성된 노폐물 등을 운반해 주는 순환계통(circulatory system)이 발달되어 있다. 혈액이란 혈관이라는 도관을 통하여 이런 물질들을 해당 기관으로 운반하는 일종의 매개체이며, 성인의 총 혈액량은 체중의 8~9%인 약 5~6L이다. 이러한 혈액은 45%가 세포성분인 혈구(blood cell)이고, 나머지 55%는 액체성분인 혈장(plasma)으로 구성되어 있다. 혈구는 다시 적혈구(RBC), 백혈구(WBC), 혈소판(platelet)으로 구분된다. 혈장의 성분은 약 90%가 물이며 알부민(albumin), 글로불린(globulin) 및 섬유소원(fibrinogen) 등으로 구성된 단백질이 7% 정도를 차지하고 있다. 혈액이 혈관 밖으로 나오면 혈장 속의 섬유소원이 비수용성의 섬유소(fibrin)로 변하여 혈소판 및 다른 혈구들과 엉겨서 응고를 일으킨다. 이를 혈병(blood clot)이라고 하고, 응고되지 않고 남아 있는 노란 액체를 혈청(serum)이라고 한다. 따라서 혈청이란 혈장에서 섬유소원 및 혈액응고인자 등을 제외한 성분이라 할 수 있다.

[표 7-1] 혈액의 성분

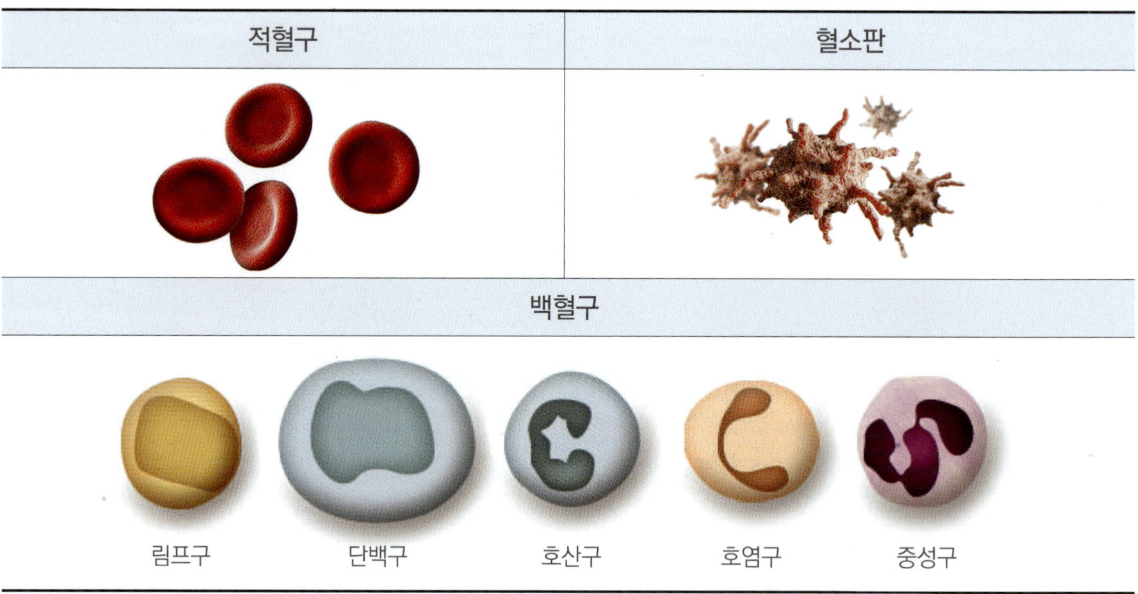

2. 혈액제제의 종류

앞에서 언급했듯이 혈액은 혈장(plasma)과 혈구(hemocyte)로 나뉘며, 혈구는 백혈구, 혈소판, 적혈구로 분리된다. 분리하지 않은 그대로의 혈액을 '전혈(온혈액, whole blood)' 이라고 하며 채혈 후 기간이 길면 '보존혈(stored blood)'이라는 형태로 저장하게 된다. 혈구 성분 제제로는 농축적혈구, 농축혈소판이 있으며 혈장 성분 제제로는 신선동결혈장(fresh frozen plasma, FFP)이 있다. [그림 7-1]

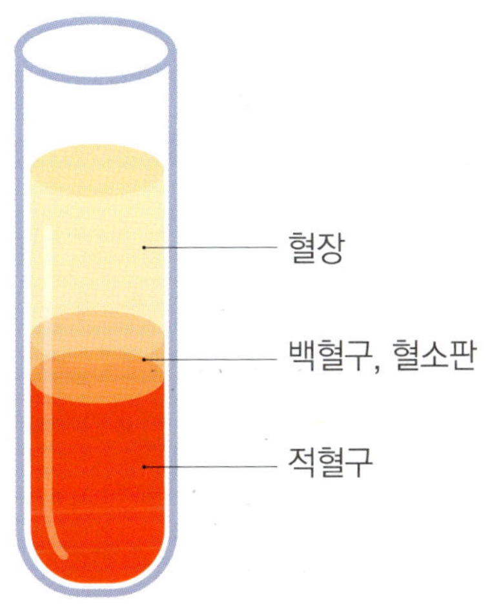

[그림 7-1] 혈액의 구성

1) **전혈**(whole blood): 혈액 채취 후 72시간이 지나지 않은 신선혈(fresh blood)이다. 그 이후의 것은 '보존혈'이라 하며 항응고제로서 구연산인산포도당(citrate phosphate dextrose, CPD)액이 첨가되어 있다. 전혈은 감염과 이식편대숙주병(graft versus host disease, GVHD)을 일으키기 쉬워 특수한 경우를 제외하고는 전혈을 사용하지 않는 것을 원칙으로 한다. 전혈수혈은 산소운반능과 혈액량 보충이 동시에 요구되는 대량출혈(massive hemorrhage)의 경우에 한해서 한다. 급성실혈환자와 지속된 실혈에 의해 총 혈액량의 25% 이상 출혈이 있을 경우 적응증이 된다. 신생아용혈성질환(hemolytic disease of newborn)의 치료를 위한 교환수혈(exchange transfusion)을 할 경우 7일 이내의 전혈을 사용해야 한다.

2) **농축적혈구**(packed RBC): 전혈로부터 혈장 부분을 가능한 만큼 세서한 것으로 헤마토크리트(hematocrit, HCT)는 70% 정도이다. 산소운반능의 보충이 필요할 때 적응된다. 일반적으로 혈색소치가 7g/dL이하이면 농축적혈구 수혈이 필요하지만, 중증질환자, 고령자 또는 6개월 이하의 영유아일 경우에는 임상적인 판단에 따라 적혈구를 수혈할 수 있다. 성인의 경우 적혈구 1단위(1pint)를 수혈하면 혈색소치가 약 1g/dL 증가한다.

3) **신선동결혈장**(fresh frozen plasma, FFP): 채혈 분리 후에 곧 동결해서 혈장 성분을 가능한 만큼 보존해, 사용 직전에 해동해서 투여하는 제제이다. 혈액응고인자의 보충을 위해 사용되며 혈액량 감소, 영양보충 목적으로는 사용하지 않는다. 다수의 응고인자(coagulation factor)가 결핍된 경우 검사결과에 따라 적응이 되며 그 수치는 다음과 같다.

PT > 참고범위 중간값의 1.5배(또는 INR≥1.6)

aPTT > 참고치 상한의 1.5배 또는 응고인자 < 30%

(검사 결과가 없는 경우: 임상적으로 출혈의 증거가 있을 때)

4) **농축혈소판**(platelet concentrates): 혈액성분 중 혈소판을 분리하여 농축시킨 것으로 혈소판이 부족한 환자에게 지혈을 돕거나 출혈을 예방하기 위해 투여한다. 출혈이 없는 안정상태는 혈소판수를 10,000/uL 이상으로 유지하며, 출혈은 없으나 불안정상태는 혈소판수를 20,000~50,000/uL으로 유지한다. 활동성 출혈이 있거나 침습적인 처치를 시행하는 경우 혈소판수를 50,000~100,000/uL으로 유지해야 한다. 농축혈소판 1단위를 수혈하면 혈소판수는 5,000~10,000/uL 증가한다.

3. 특수 처리된 혈액제제

특수한 상황에 처한 환자에게는 혈액제제(blood product)에 여러 처리를 거친 후 수혈을 하게 되는데 그 중 가장 널리 알려진 두 가지만 소개한다.

1) 백혈구제거 혈액제제(leukocyte-depleted blood components): 전혈에는 약 10^9개, 농축적혈구에는 약 10^8~10^9개, 농축혈소판에는 약 10^7~10^8개, 그리고 성분채집혈소판에는 약 10^6~10^8개나 되는 많은 양의 백혈구가 함유되어 있다. 백혈구(leukocyte)는 수혈된 후 발열성 수혈부작용을 일으킬 수 있다. 따라서 백혈구제거 필터를 사용하여 99.9% 이상을 제거한다. 이것은 수혈로 인한 비용혈성 발열성 수혈반응, HLA 동종면역, 백혈구 내에 존재하는 거대세포바이러스(CMV)나 인간T세포백혈병바이러스1형(HTLV-1)의 감염 전파를 예방한다. [그림 7-2]

2) 방사선조사 혈액제제(irradiated blood components): 혈액제제 내 면역력이 있는 림프구를 제거한 것으로 GVHD를 예방하기 위해 주로 사용한다. 면역 저하자나 GVHD가 일어나기 쉬운 혈연자(친자, 형제)로부터의 헌혈혈액 수혈 시 방사선조사(irradiation)를 하게 된다. [그림 7-3]

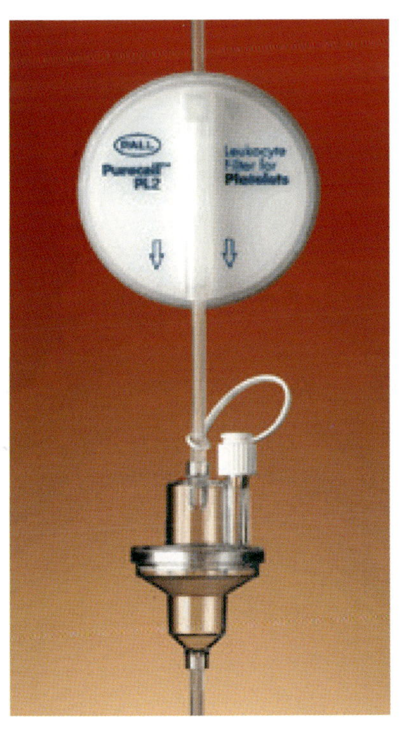

[그림 7-2] 백혈구 제거 필터

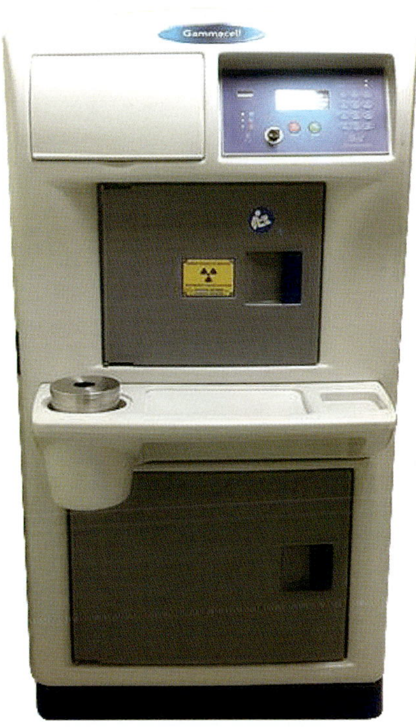

[그림 7-3] 혈액제제 방사선 조사 기기

4. 수혈 시 사용하는 수혈세트

먼저 주사바늘 또는 혈관카테터의 경우 적혈구 수혈을 위한 주사바늘 또는 혈관카테터의 굵기는 일반적인 경우 18~20G의 것이 바람직하며, 소아의 경우 22~24G 주사바늘 또는 혈관카테터의 굵기까지는 사용할 수 있다. 굵기가 가는 것을 사용하면 좁은 곳을 통과하는 중에 용혈(hemolysis)이 일어나기가 쉽다. 수혈세트의 경우 각 혈액제제 별로 적절한 필터가 달린 제품을 사용해야 한다. 물론 혈액은행(blood bank)에서 혈액제제를 받아오면서 수혈세트도 함께 가져오지만 이론적으로 알고 있어야 한다. [그림 7-4] [그림 7-5]

1) **농축적혈구제제**: 170microns의 표준혈액필터가 있는 세트
2) **혈소판제제**: 210~260microns의 혈소판수혈용 필터가 있는 세트
3) **혈장제제(FFP)**: 수혈용 수액 세트

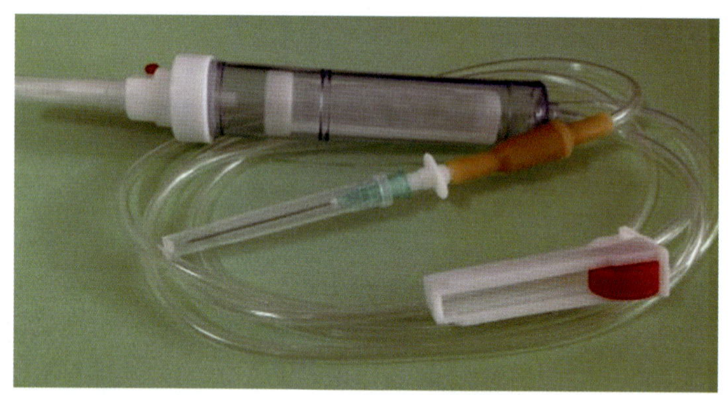

[그림 7-4] 필터가 달린 수혈용 수액 세트

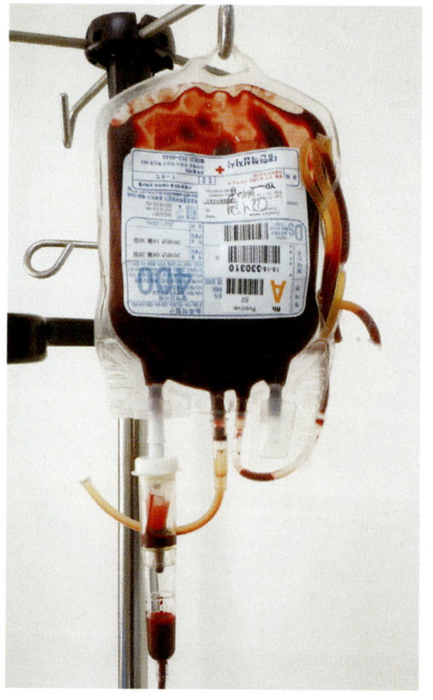

[그림 7-5] 수혈 세트를 적용한 농축적혈구 수혈

5. 혈액제제의 보관법과 수혈속도

혈액제제의 경우 종류별로 보관법이 다르고 수혈을 완료해야 하는 시간도 다르다. 이것은 수혈의 부작용과 매우 밀접하게 관련되어 있고, 심각한 합병증(complication)으로 이어질 수 있기 때문에 반드시 숙지해야 한다.

1) 농축적혈구: 혈액은행(blood bank)에서 가져온 뒤 즉시 수혈을 시작하고 30분 이상 실온에 방치해서는 안 된다. 되도록 2시간 이내에 수혈하고 4시간 이내에 수혈을 마치는 것이 원칙이다.

2) 혈소판제제: 20~24℃ 실온에서 보관하는 제제이므로 세균오염에 특히 주의해야 한다. 수혈속도는 1단위를 약 30분에 걸쳐 투여되도록 하며, 체중 25kg 이하의 소아에서는 20~30mL/kg/hr의 속도로 투여한다.

3) 혈장제제(FFP): 해동 후 혈장은 1~6℃에서 보관해야 한다. 해동된 혈장은 24시간까지 수혈할 수 있으나 2시간 이내에 수혈을 완료하도록 권장하고 있다.

6. 수혈 전 확인 절차

혈액은행으로부터 도착한 수혈용 혈액에 대해 수혈 준비를 하기 전 혈액의 양, 색깔, 혈액백의 상태 등 외관검사를 실시한다. 수혈용 혈액에 수혈세트를 장착하고 환자 이름 등을 확인하는 등 수혈 준비를 할 때는 한 번에 환자 한 명의 혈액에 대해서만 준비해야 한다. 같은 테이블에서 서로 다른 환자의 수혈용 혈액을 동시에 준비하지 않는다. 환자 곁에서 교차적합시험(cross match test) 결과 및 적합성(compatibility) 표지가 붙은 혈액제제를 환자의 성명, 등록번호, ABO 및 RhD 혈액형(blood group)과 비교하여 두 명의 의료인이 소리내어 비교하며 재확인해야 한다. 이때 모든 기록이 완전히 일치해야 하며 철자 등에 어떤 착오도 있어서는 안 된다. [그림 7-6] [그림 7-7] [그림 7-8] [그림 7-9]

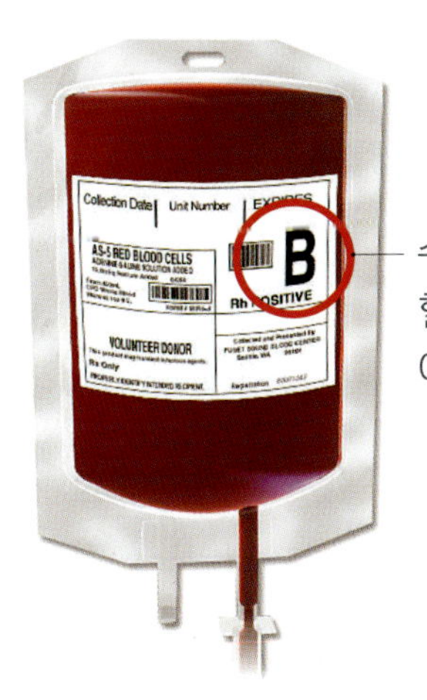

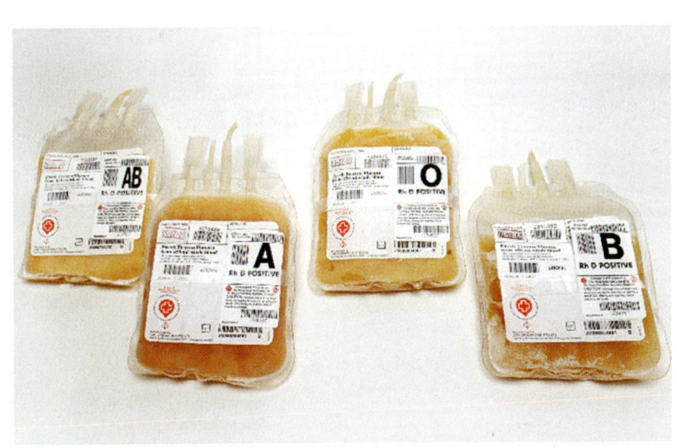

[그림 7-6] 다양한 혈액형

[표 7-2] 수혈 전 확인해야 할 체크리스트

No.	수행항목	확인
1	수혈 전 대상자의 상태를 파악하기 위해 활력징후와 검사자료를 확인한다.	
2	대상자에게 이전의 수혈경험이나 수혈 시 이상반응 등이 있었는지 확인한 후 대상자 및 보호자에게 수혈의 필요성과 부작용에 대하여 충분하게 설명을 하고 동의를 받는다.	
3	18~20G의 주사바늘 또는 카테터를 사용하여 생리식염수로 혈관을 확보한다.	
4	혈액은행에서 담당직원과 함께 혈액백의 표지와 혈액 고유번호, 혈액형, 대상자 이름, 만기일자, 교차실험 결과 등을 수혈용지 및 수혈대장과 대조 · 확인하고 시간을 기입한 후 사인한다.	
5	진단검사의학과로부터의 혈액은 1 unit씩 수령한다.	
6	오한, 두통, 구토, 빈맥, 저혈압, 빈호흡, 청색증, 피부발진 등의 부작용 발현여부를 사정하며 대상자를 면밀히 관찰한다.	
7	혈액 1unit에 수혈세트 1개씩을 교환해주고 수혈하는 동안 자주 주사부위를 살피고, 주의하여 대상자를 관찰한다.	
8	수혈은 되도록 2시간 이내에 끝나도록 하며, 4시간을 초과하지 않는다.	
9	연결할 수액이 없다면 혈액관을 잠그고 바늘을 제거한다.	
10	다시 대상자의 활력징후를 측정한 후 수혈내용을 간호기록지에 기록한다.	

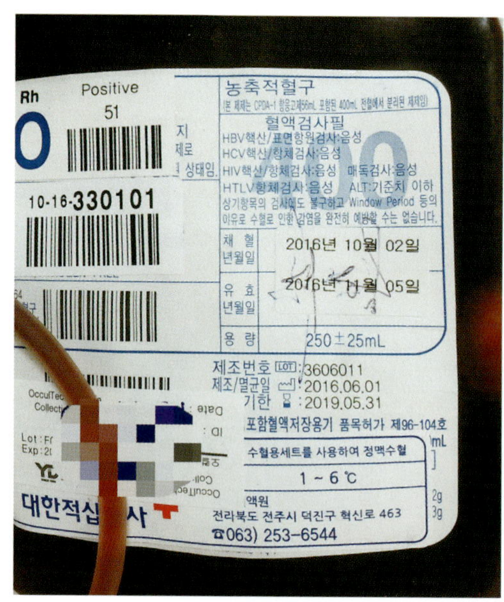

[그림 7-7] 수혈용 혈액 전면

07 수혈요법

수 혈 카 드

chart No : 72008		Name :	환자혈액형 : B TYPE RH (+)			
Age:	Ward : FM1	Date : 2017. 11. 8				
혈액종류	불출혈액번호	혈액형 ABO. RH	Cross matching 결과	검사실	Nurse	Dr
RBC	10-17-042256	B+	수혈적합	2017. 11. 8 [illegible]	[illegible]	
RBC	10-17-332145		수혈적합			
RBC	10-17-334507		수혈적합			

[그림 7-8] 수혈 카드 확인 전

수 혈 카 드

chart No : 72008		Name :	환자혈액형 : B TYPE RH (+)			
Age:	Ward : FM1	Date : 2017. 11. 8				
혈액종류	불출혈액번호	혈액형 ABO. RH	Cross matching 결과	검사실	Nurse	Dr
RBC	10-17-042256	B+	수혈적합	2017. 11. 8 [illegible]	[illegible]	[illegible]
RBC	10-17-332145		수혈적합			[illegible]
RBC	10-17-334507		수혈적합			[illegible]

[그림 7-9] 수혈 카드 확인 후 두명의 의료인이 함께 사인

7. 혈액형의 결정원리

1) ABO 혈액형: 적혈구막(red cell membrane)에 있는 응집원의 종류에 따라 A형, B형, AB형, O형으로 구분된다. 응집원에는 A와 B가 있고, 응집소에는 α와 β가 있다.

① A형: 응집원 A + 응집소 β

② B형: 응집원 B + 응집소 α

③ AB형: 응집원 A, B 응집소 없음

④ O형: 응집원 없음, 응집소 α, β

[표 7-3] ABO 혈액형

혈액형	A형	B형	AB형	O형
응집원 (적혈구)	A	B	A B	응집원 없음
응집소 (혈장)	β	α	응집소 없음	β α

2) RhD 혈액형: 적혈구막에 Rh 응집원(응집원 D)이 있으면 Rh^+형, 없으면 Rh^-형으로 구분한다. Rh^+이면 응집원 D가 적혈구에 있고 혈장에 응집소는 없다. 반대로 Rh^-인 경우 응집원(agglutinogen)은 없으며, 응집원 D에 노출되면 혈장에 응집소 δ 가 생기게 된다.

[표 7-4] RhD 혈액형

혈액형	Rh^+형	Rh^-형
Rh 응집원(적혈구)	있다(응집원 D)	없다
Rh 응집소(혈장)	없다	Rh 응집원에 노출되면 생긴다. (응집소 δ)

8. 혈액형 별 수혈원칙

1) ABO 혈액형의 수혈: 응집원 A와 응집소 α가 만나거나, 응집원 B와 응집소 β가 만나면 응집이 일어나므로 이러한 상황이 벌어지게 하는 수혈은 절대 안 된다. 수혈을 할 때는 같은 혈액형끼리 수혈하는 것이 원칙이다. 그러나 이론적으로 소량 수혈일 경우 수혈하는 사람의 혈액 내 적혈구 표면의 응집원이 수혈 받는 사람의 혈액 내 응집소와 결합하여 응집반응(agglutination reaction)을 일으키는 관계가 아니면 다른 혈액형 사이에서도 수혈이 가능하다. O형인 사람은 적혈구에 응집원이 없기 때문에 소량인 경우 혈액형이 다른 사람에게 수혈할 수 있고, AB형인 사람은 응집소가 없어 혈액형이 다른 사람으로부터 소량의 혈액을 수혈 받을 수 있다. [그림 7-10]

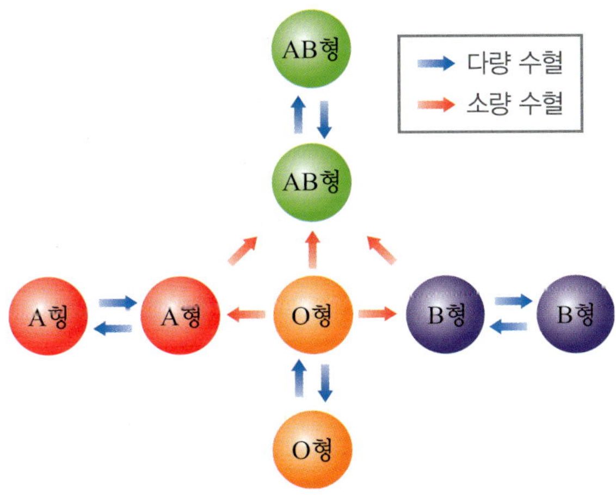

[그림 7-10] ABO 혈액형의 수혈 원칙

2) RhD 혈액형의 수혈: Rh식 혈액형에서 Rh^-형은 Rh^+형에게 수혈할 수 있지만, Rh^+형은 Rh^-형에게 수혈할 수 없다. Rh 응집원이 없는 Rh^-형이 Rh^+형의 혈액을 수혈 받을 경우 2~4개월 후에 Rh 응집원에 대한 응집소가 생겨, 나중에 다시 Rh^+형 혈액을 수혈 받을 경우 응집 반응에 의해 적혈구가 파괴되는 용혈 현상이 일어나 생명이 위험해지기 때문이다. [그림 7-11]

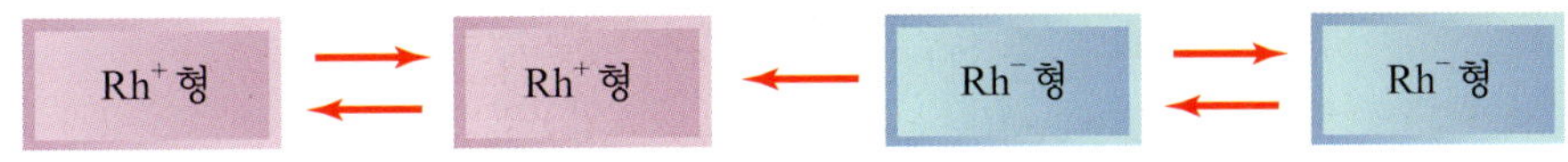

[그림 7-11] RhD 혈액형의 수혈 원칙

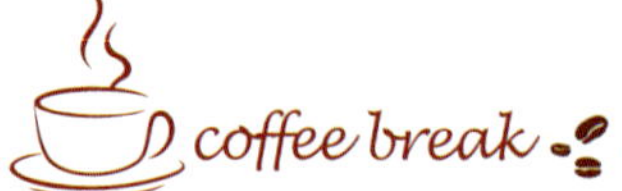
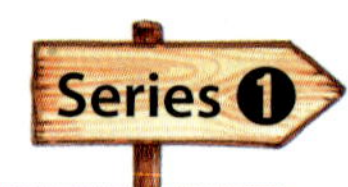

가끔씩 예전에 근무했던 병원이나 지인들로부터 이런 문자를 받을 때가 있습니다. 'Rh⁺, AB형 혈액이 긴급하게 필요합니다. OO병원, XX앞으로 지정헌혈 해 주세요.' 의학지식이 많지 않았을 때는 AB형이면 A형, B형, O형이 다 줄 수 있는데 왜 모자라는지 이해할 수 없었습니다. 하지만 수혈에 대해 공부해보니 학생 때 단순하게 외웠던 ABO 혈액형 수혈 모식도가 전부가 아니었었습니다. 동형을 수혈하는 것이 원칙이며, 동형의 혈액을 구할 수 없을 때는 위험도의 순서에 따라 수혈해야 합니다. 아래의 내용은 전문적이어서 간호학생의 경우 다 외워야 할 필요는 없고, 이런 원칙들이 있다는 정도로만 알고 넘어가면 될 것 같습니다.

[응급상황 시 차선의 혈액선택 기준]

1. 전혀 문제되지 않는 선택
   1) AB형 환자에게 A형이나 B형의 농축적혈구를 수혈
   2) RhD 양성 환자에게 RhD 음성 전혈이나 농축적혈구를 수혈
2. 거의 문제되지 않는 선택
   1) AB형 환자에게 A형이나 B형의 전혈을 수혈
   2) A형, B형 및 AB형 환자에게 O형 농축적혈구를 수혈
3. 응급상황에서만 인정되는 선택
   1) 감작되지 않은 RhD 음성 남성환자에게 RhD 양성 전혈이나 농축적혈구를 수혈
   2) 폐경기가 지난 RhD 음성 여성환자에게 RhD 양성 전혈이나 농축적혈구를 수혈
4. 수혈을 하지 않으면 생명이 위험한 경우에만 가능한 선택
   1) 가임연령의 감작되지 않은 RhD 음성 여성환자에게 RhD 양성 전혈이나 농축적혈구를 수혈
   2) RhD형을 모르는 환자에게 RhD 양성 전혈이나 농축적혈구를 수혈
5. 절대로 인정될 수 없는 선택
   1) O형이나 B형 환자에게 A형 전혈이나 농축적혈구를 수혈
   2) O형이나 A형 환자에게 B형 전혈이나 농축적혈구를 수혈
   3) O형이나 A형, B형 환자에게 AB형 전혈이나 농축적혈구를 수혈 

9. 혈액형을 알 수 없는 경우

ABO 혈액형에서는 같은 혈액형을 수혈하는 것이 원칙이나 불가피하게 ABO 혈액형이 확인되지 않은 경우에는 O형 농축적혈구(packed red blood cell)를 수혈한다. RhD 혈액형이 확인되지 않은 가임 연령의 여성에게는 RhD 음성 농축적혈구를 수혈한다. 그러나 실제 혈액형검사에 소요되는 시간이 5분 미만인 것을 감안하면 검체 채취, 표지, 수혈정맥 확보 등에 소요되는 시간을 적절히 활용하여 환자의 혈액형에 맞는 혈액을 선택할 수 있다.

10. 수혈 시 발생하는 부작용

수혈 시 발생하는 부작용에는 크게 세 가지로 나눌 수 있다. 감염성 부작용, 비감염성 부작용 그리고 대량수혈(massive transfusion)의 부작용이다. 다소 어려운 내용이지만 알아 두면 수혈 후 발생하는 합병증을 대응하는 데 큰 도움이 될 것이다.

1) 감염성 부작용

① 바이러스: 수혈을 통해 감염될 수 있는 CMV(거대세포바이러스)는 면역저하환자에서 중요한 위험요인이다. 그 외에 HTLV(인간T세포백혈병바이러스), HIV(인간면역결핍바이러스), HBV(B형간염바이러스), HCV(C형간염바이러스) 등이 원인이 될 수 있다. 백혈구 제거 필터를 사용하면 예방 효과가 있다.

② 세균: 혈소판은 실온 보관하므로 적혈구 수혈 시보다 세균오염 가능성이 더 크다. 가장 흔한 세균은 적혈구에서 에르시니아엔테로콜리티카(yersinia enterocolitica)이며, 혈소판에서는 황색포도상구균(staphylococcus aureus)이다.

2) 비감염성 부작용

① 비용혈성 발열성 반응: 가장 흔하게 발생하는 부작용이다. 수혈 후 발생하는 발열과 오한이 특징적이다. 백혈구나 백혈구로부터 발생하는 사이토카인(cytokine)이 원인이라고 생각된다. 아세트아미노펜(acetaminophen) 같은 해열제로 경감되며 백혈구제거 혈액제제 사용 시 예방이 된다.

② 급성 용혈성 반응: ABO 비적합 혈액의 투여 직후에 일어나는 것으로 공혈자에게서 미리 형성된 항체(preformed antibody)에 의해 혈관 내 용혈이 발생한다. 발한, 오한 증상은 비용혈성 발열성 반응과 같으나 여기에 더하여 흉통, 저혈압, 오심, 구토 등의 증상이 나타나게 되며, 급성신부전(급성콩팥기능상실, acute renal failure)으로 이어질 수도 있다. 즉시 수혈을 중단하고 모든 정주 회로를 교체해야 한다. [그림 7-12]

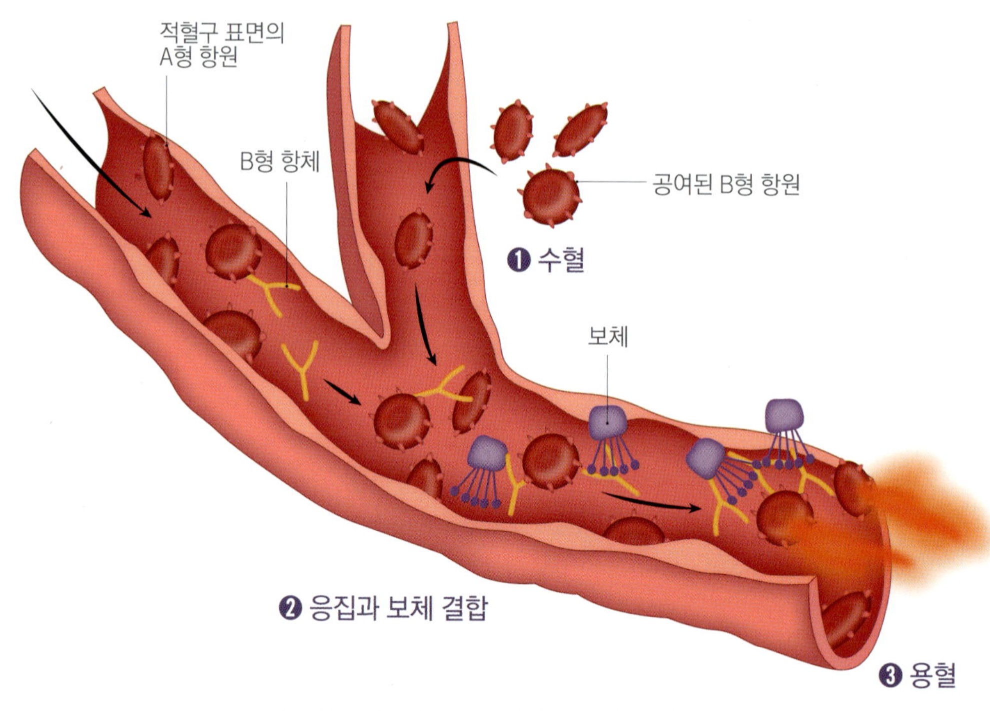

[그림 7-12] 급성 용혈성 반응의 기전

③ 알레르기 반응: 혈장단백(plasma protein)이 IgE 매개성 반응을 유발하는 것이 원인이다. 경증의 경우 주로 두드러기(urticaria) 정도만 생기지만 중증의 예에서는 기관지경련(bronchospasm)이나 저혈압(hypotension)을 일으킬 수 있다. 항히스타민의 사전 투여로 예방을 기대할 수 있다.

④ 용량 과잉: 심혈관계에 문제가 있는 환자가 적혈구 수혈을 받았을 경우 심부전의 징후를 수반하는 용량 과잉을 보이는 경우가 있다. 이런 합병증을 회피하기 위해서는 천천히 수혈을 실시하고(단, 권고되는 시간 내) 필요에 따라 이뇨제를 사용한다.

⑤ 급성폐장애(transfusion-related acute lung injury, TRALI): 공혈자 혈청 중에 '항 HLA 항체'나 '항과립구항체'가 수혈자 백혈구로 향한 결과로 일어나는 병태이다. 발열, 오한에 이어 호흡곤란(dyspnea)과 저산소혈증(hypoxemia) 등을 보인다. 수혈을 중단하고 혈액은행에 연락하여 문제가 되고 있는 동일 공혈자의 모든 혈액제제를 격리한다. [그림 7-13]

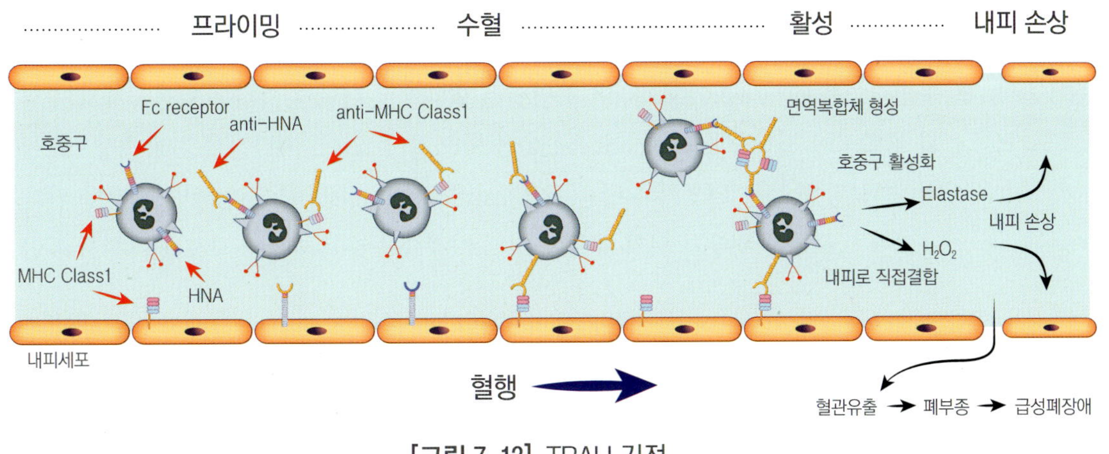

[그림 7-13] TRALI 기전

⑥ 이식편대숙주병(graft-versus-host disease, GVHD): 면역 활성이 있는 T림프구가 원인으로 면역 저하자나 혈연자 수혈 시 발생 확률이 높다. 증상으로는 피부발진, 간수치 상승, 중증 범혈구 감소증(백혈구, 적혈구, 혈소판이 모두 감소된 상태) 등을 보이며 사망률은 80%가 넘는다. 혈액 제제에 대한 방사선조사에 의해 이 합병증을 방지할 수 있다. [그림 7-14]

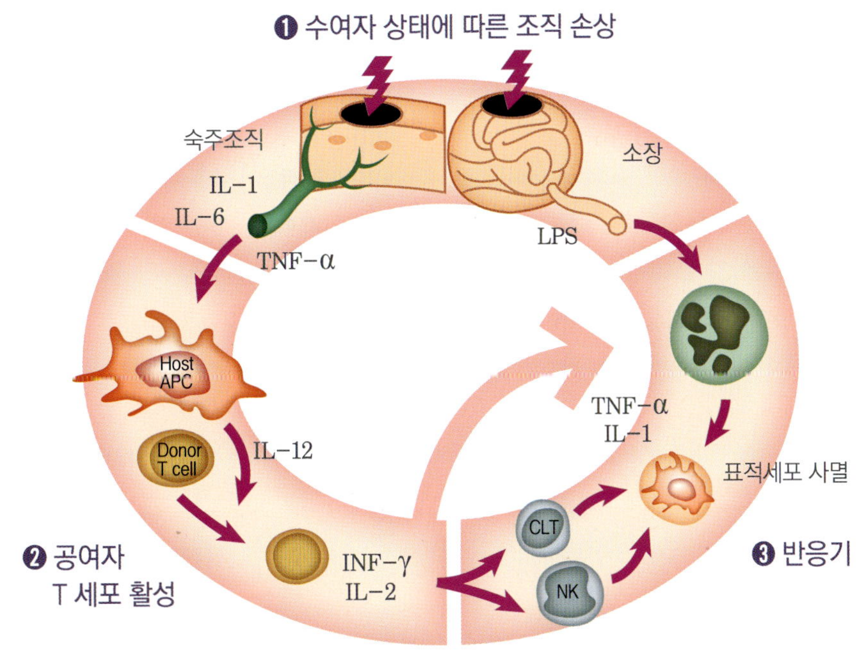

[그림 7-14] GVHD 기전

3) **대량수혈의 부작용**(24시간 내 환자의 정상 순환 혈액량 이상을 수혈)

① 저체온증: 차가운 혈액의 급속 수혈이 원인으로 혈액가온기를 사용하면 예방이 가능하다. 성인에게 시간당 50mL/kg 이상의 대량수혈을 하는 경우, 소아에게 시간당 15mL/kg 이상으로 수혈하는 경우 가온기를 사용한다. 온도는 42℃를 넘으면 안 되며, 한 단위의 혈액을 4시간 이상 가온하면 안 된다.

② 구연산중독(citrate intoxication): 구연산은 혈액제제 내에 첨가하는 항응고제로 수혈 후 혈중 칼슘과 결합하여 저칼슘혈증(hypocalcemia)을 일으킬 수 있다. 저칼슘혈증의 증상으로는 감각이상, 경직, 의식장애 등을 일으키며 칼슘 용액(calcium gluconate)을 주입하면 호전이 된다. 그러나 혈액응고를 일으키는 경우가 있기 때문에 절대로 칼슘을 수혈제제에 직접 첨가해서는 안 된다.

11. 혈액제제와 수액제제의 혼합투여

혈액제제와 혼합할 수 있는 수액제제는 생리식염수(0.9% NaCl)를 사용한다. 5% 또는 10% 포도당 용액과 혈액제제가 혼합되면 용혈(hemolysis)이 일어난다. 하트만용액과 혈액이 혼합되면 하트만용액 내의 칼슘이온이 혈액제제 내에 함유되어 있는 항응고제(calcium chelator)의 효과를 없애 혈액응고가 유발될 수 있다. 일부 약제들은 pH가 높거나 낮으므로 약제와의 혼합도 안전하지 않다. 이러한 이유로 수혈 시에는 단독 라인을 이용하는 것이 좋으며, 만일 기존 수액라인에 추가해야 한다면 반드시 '3-way stopcock(삼방코크)'를 사용해야 한다.

12. 수혈 시작 후 확인 사항

수혈 시작 후 첫 5분간 환자를 세밀히 관찰(observation)하며 천천히 주입하여야 한다. 활력징후(vital sign)는 수혈전, 수혈시작 후 15분에 측정(measurement)하여 기록하며, 그 후에는 수혈이 완료될 때까지 환자상태를 주의깊게 관찰한다. 수혈부작용들은 수혈 후 15분 이내에 나타나는 경우가 많으며, 이와 관련된 증상 발생에 주의를 기울여야 한다.

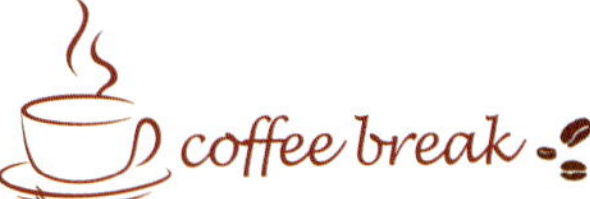

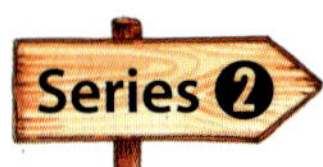

독자 여러분, 수혈에 대한 가이드라인이 있는거 혹시 아세요? 수혈가이드라인은 대한수혈학회에서 2002년도에 처음으로 발행하였고, 2009년도부터는 국가의 질병관리본부와 대한수혈학회가 공동으로 제정하고 있습니다. 이러한 수혈가이드라인은 이후 2011년, 2013년도에는 부분개정을 거쳐 2016년도에 전면 개정판이 발행되었는데요. 현재 의료진들에게 무료로 배포되고 있습니다. 이 책에서는 책의 목적상 간호평가항목에 부합하게 기술되었기에, 혹시나 여러분들 중에서 수혈에 대해서 보다 심도 깊은 공부를 하고 싶은 분들은 참조하시길 바랍니다. 본 가이드라인은 무료로 다운받을 수 있는데요. 질병관리본부 홈페이지(http://www.cdc.go.kr)의 〈알림-법령/지침-지침〉란에서 다운받으시면 됩니다. 참고로 '의료기관의 혈액관리업무'에 대한 교육 동영상자료도 있는데요. 동영상자료는 해당링크(http://gofile.me/2npiR/BsMG38aLZ)를 이용해서 다운받으시면 됩니다. 혹시 영상 다운로드가 되지 않는 경우에는 질병관리본부 혈액안전감시과(이메일: csr341@korea.kr)로 요청하시면 됩니다.

07 수혈요법

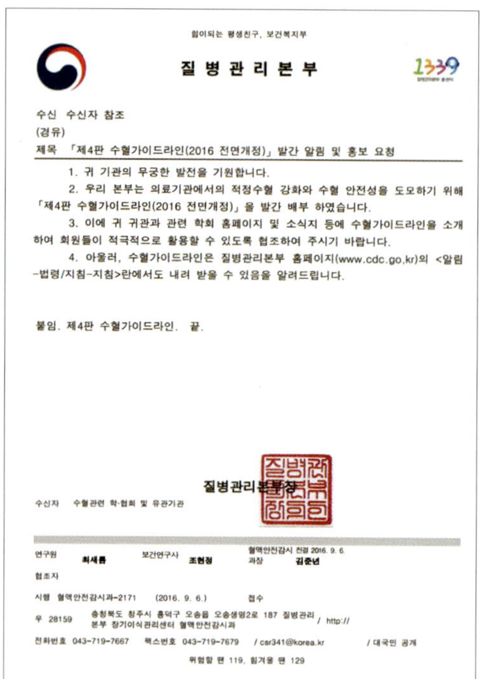

힘이되는 평생친구, 보건복지부

질병관리본부

수신 수신자 참조
(경유)
제목 「제4판 수혈가이드라인(2016 전면개정)」 발간 알림 및 홍보 요청

1. 귀 기관의 무궁한 발전을 기원합니다.

2. 우리 본부는 의료기관에서의 적정수혈 강화와 수혈 안전성을 도모하기 위해 「제4판 수혈가이드라인(2016 전면개정)」을 발간 배부 하였습니다.

3. 이에 귀 귀관과 관련 학회 홈페이지 및 소식지 등에 수혈가이드라인을 소개하여 회원들이 적극적으로 활용할 수 있도록 협조하여 주시기 바랍니다.

4. 아울러, 수혈가이드라인은 질병관리본부 홈페이지(www.cdc.go,kr)의 <알림-법령/지침-지침>란에서도 내려 받을 수 있음을 알려드립니다.

붙임. 제4판 수혈가이드라인. 끝.

질병관리본부장

수신자 수혈관련 학·협회 및 유관기관

연구원 최새롬 보건연구사 조현정 혈액안전감시 전결 2016. 9. 6. 과장 김준년
협조자
시행 혈액안전감시과-2171 (2016. 9. 6.) 접수
우 28159 충청북도 청주시 흥덕구 오송읍 오송생명2로 187 질병관리본부 장기이식관리센터 혈액안전감시과 / http://
전화번호 043-719-7667 팩스번호 043-719-7679 / csr341@korea.kr / 대국민 공개
위험할 땐 119, 힘겨울 땐 129

[그림 7-15] 수혈가이드라인 제4판의 무료배포에 대한 내용과 해당 가이드라인을 다운로드 받을 수 있는 곳을 소개한 공문

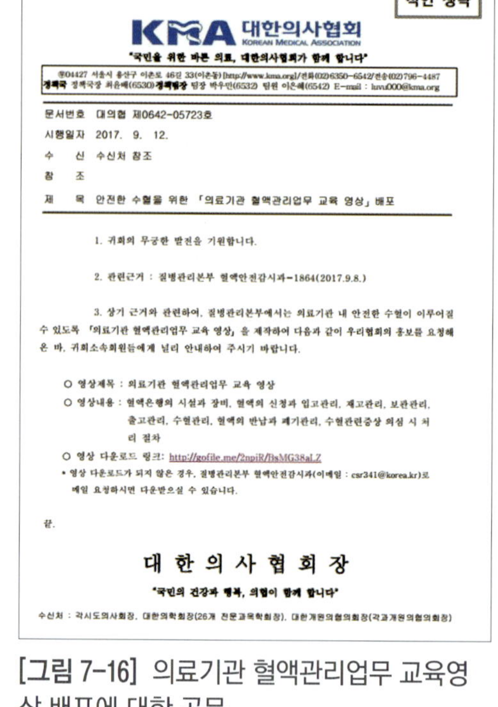

직인 생략

KMA 대한의사협회
KOREAN MEDICAL ASSOCIATION
"국민을 위한 바른 의료, 대한의사협회가 함께 합니다"

㉾04427 서울시 용산구 이촌로 46길 33(이촌동) [http://www.kma.org]/전화(02)6350-6542/전송(02)796-4487
정책국 정책국장 최윤배(6530) 정책팀장 팀장 박우민(6532) 팀원 이은혜(6542) E-mail : luvu000@kma.org

문서번호 대의협 제0642-05723호
시행일자 2017. 9. 12.
수 신 수신처 참조
참 조
제 목 안전한 수혈을 위한 「의료기관 혈액관리업무 교육 영상」 배포

1. 귀회의 무궁한 발전을 기원합니다.

2. 관련근거 : 질병관리본부 혈액안전감시과-1864(2017.9.8.)

3. 상기 근거와 관련하여, 질병관리본부에서는 의료기관 내 안전한 수혈이 이루어질 수 있도록 「의료기관 혈액관리업무 교육 영상」을 제작하여 다음과 같이 우리협회의 홍보를 요청해 온 바, 귀회소속회원들에게 널리 안내하여 주시기 바랍니다.

○ 영상제목 : 의료기관 혈액관리업무 교육 영상
○ 영상내용 : 혈액은행의 시설과 장비, 혈액의 신청과 입고관리, 재고관리, 보관관리, 출고관리, 수혈관리, 혈액의 반납과 폐기관리, 수혈관련증상 의심 시 처리 절차
○ 영상 다운로드 링크: http://gofile.me/2npiR/BsMG38aLZ
• 영상 다운로드가 되지 않은 경우, 질병관리본부 혈액안전감시과(이메일 : csr341@korea.kr)로 메일 요청하시면 다운받으실 수 있습니다.

끝.

대한의사협회장
"국민의 건강과 행복, 의협이 함께 합니다"

수신처 : 각시도의사회장, 대한의학회장(26개 전문과목학회장), 대한개원의협의회장(각과개원의협의회장)

[그림 7-16] 의료기관 혈액관리업무 교육영상 배포에 대한 공문

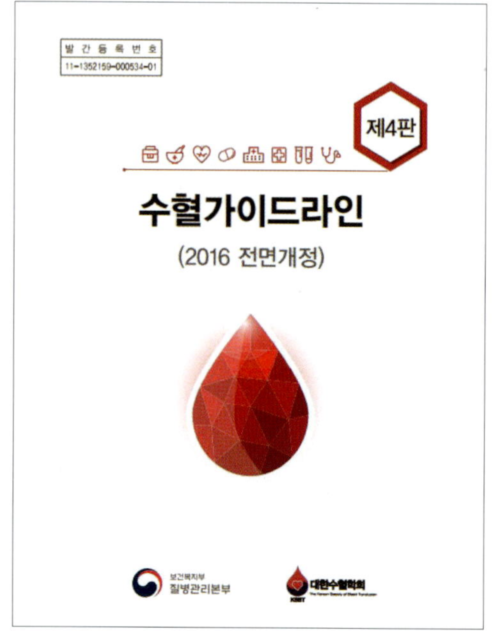

수혈가이드라인 전체본

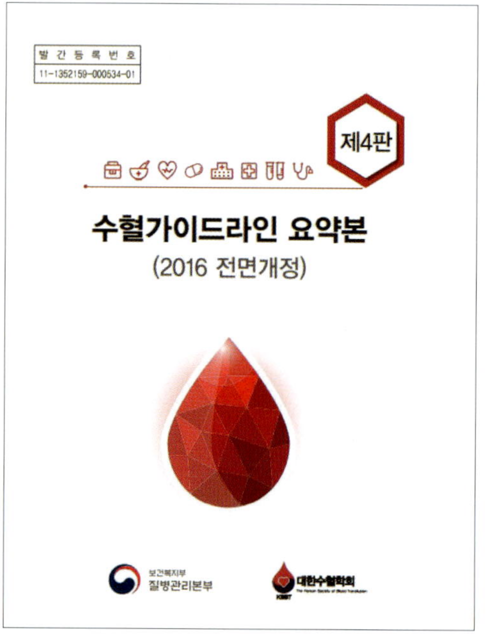

수혈가이드라인 요약본

[그림 7-17] 수혈가이드라인의 전체본은 122페이지 달하는 방대한 내용이고, 요약본은 이것을 요약하여 21페이지로 구성한 것이다. 처음부터 전체본을 보기에는 부담이 될 수 있으니, 학생분들에게는 우선은 요약본으로 공부를 한 후, 추가적으로 전체본을 볼 것을 권해드린다.

수혈요법의 성취목표·선행지식과 관련된 문제

01 혈액 성분의 종류는 어떤 것이 있는지 구분하여 기술하시오.

02 수혈 전 확인해야 하는 사항은 무엇이 있는가?

03 혈액형별 수혈 원칙은 어떻게 되는지 설명하시오.

04 혈액제제 보관법과 수혈 속도에 대해 서술하시오.

05 수혈 후 부작용의 종류에는 어떤 것이 있으며 각각의 대처방안에 대해 상세히 설명하시오.

문항에 대한 해설

01

▶전혈(whole blood): 혈액 채취 후 72시간이 지나지 않은 신선혈(fresh blood)
▶농축적혈구(packed RBC): 전혈로부터 혈장 부분을 가능한 만큼 제거한 것
▶신선동결혈장(fresh frozen plasma, FFP): 채혈 분리 후에 곧 동결해서 혈장 성분을 가능한 만큼 보존해, 사용 직전에 해동해서 투여하는 제제
▶농축혈소판(platelet concentrates): 혈액성분 중 혈소판을 분리하여 농축시킨 것

02

혈액은행으로부터 도착한 수혈용 혈액에 대해 수혈 준비를 하기 전 혈액의 양, 색깔, 혈액백의 상태 등 외관검사를 실시한다. 수혈용 혈액에 수혈세트를 장착하고 환자 이름 등을 확인하는 등 수혈 준비를 할 때는 한 번에 환자 한 명의 혈액에 대해서만 준비해야 한다.

03

▶수혈을 할 때 같은 혈액형끼리 수혈하는 것이 원칙이다.
▶소량 수혈일 경우 수혈하는 사람의 혈액 내 적혈구 표면의 응집원이 수혈 받는 사람의 혈액 내 응집소와 결합하여 응집 반응을 일으키는 관계가 아니라면 다른 혈액형 사이에서도 수혈이 가능하다.
▶Rh식 혈액형에서 Rh−형은 Rh+형에게 수혈할 수 있지만, Rh+형은 Rh−형에게 수혈할 수 없다.

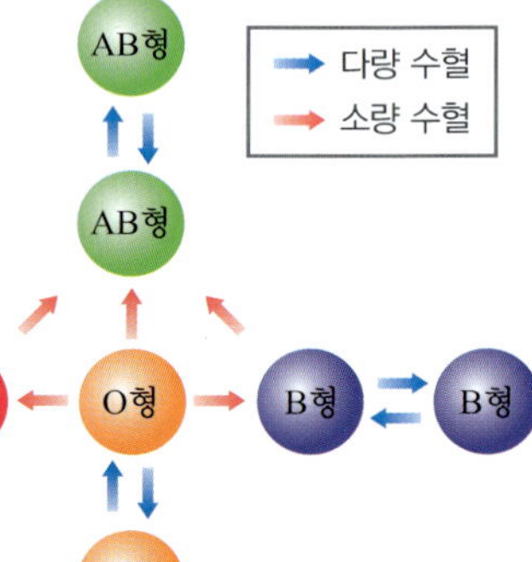

문항에 대한 해설

04

혈액제제	보관법	수혈시간
농축적혈구	혈액은행에서 가져온 뒤 즉시 수혈 30분 이상 실온방치 안됨	2시간 이내에 수혈하고 4시간 이내에 수혈
혈소판제제	20~24℃ 실온에서 보관하는 제제 세균 오염에 특히 주의	1단위를 약 30분에 걸쳐 투여 체중 25kg 이하의 소아에서는 20~30mL/kg/hr의 속도로 투여
혈장제제	해동 후 혈장은 1~6℃에서 보관	해동된 혈장은 24시간까지 수혈가능 되도록 2시간 이내에 수혈을 완료하도록 권장

05

▶**감염성 부작용:** 세균, 바이러스

▶**비감염성 부작용**

- 비용혈성 발열성 반응: 발열, 오한
- 급성 용혈성 반응: 발한, 오한, 흉통, 저혈압, 오심, 구토 등
- 알레르기 반응: 두드러기, 기관지 경련, 저혈압
- 용량과잉: 심부전증상
- 급성폐장애(transfusion-related acute lung injury, TRALI): 발열, 오한, 호흡곤란(dyspnea), 저산소혈증(hypoxemia)

▶**대량수혈의 부작용:** 저체온증, 구연산 중독

수혈요법 관련 사례

ex 01

67세 여자 U환자는 철분결핍성빈혈(iron deficiency anemia, IDA)로 진단 받은 후 민간요법에만 의존하며 지내왔다. 그러던 중 최근 심계항진(palpitation)과 어지러움(dizziness)이 심해져 내원하였다. 환자는 활력징후 확인 상 맥박수가 118회/분으로 증가되어 있었고, 혈액검사상 혈색소(hemoglobin, Hb.)가 8 g/dl로 현저히 감소된 소견이 확인되었다. 담당 주치의는 환자에게 다음과 같은 오더를 처방하였다.

> Dr's order
>
> T/F(transfusion) Packed RBC 2 pint 시행
> *Remark) 수혈 도중에 발진이나 발열 등의 증상호소 시 Dr. notify!!

▶위의 오더에 대한 적절한 간호중재를 수행하세요.

ex 02

82세 남자 V환자는 수개월 전 폐암(lung cancer)을 진단받고 현재 항암치료(chemotherapy, CTx.) 중으로, 상기 환자는 금번 3회차 항암치료(3rd cycle CTx.)를 위해 입원하였다. 입원 당시 시행한 혈액검사에서 혈소판(platelet) 수치가 15,000/mm³로 확인되어 담당의사에게 보고하였다. 담당 주치의는 다음과 같은 오더를 처방하였다.

> Dr's order
>
> T/F Platelet concentrate 10 pint 시행
> *Remark) 환자 자가복용약 확인 및 약품식별 + 환자 낙상교육을 포함한 안전교육 시행 + 출혈 소견 있으면 즉시 Dr. notify!!

▶위의 오더에 대한 적절한 간호중재를 수행하세요.

수혈요법 관련 사례

ex 03

1) 54세 여자 W 환자는 최근 속쓰림이 점점 심해지다가 어제부터는 흑변(melena)까지 동반되어 본원에 내원하였다. 환자의 내원 당시 측정한 활력징후(vital sign, V/S)는 안정적이었으나, 혈색소(Hb.)는 6g/dl로 확인되었다. 응급으로 상부위장관 내시경검사를 시행하였으며, 내시경 결과상 위체부(gastric body)에 출혈을 동반한 궤양병변이 있어서 담당의사는 내시경적 지혈처치를 시행하였다. 담당 주치의는 아래와 같은 오더를 처방하였다.

> Dr's order
>
> T/F(transfusion) Packed RBC 4 pint 시행
> *Remark) 수혈 도중에 발진이나 발열 등의 증상호소 시 Dr. notify!!

▶위의 오더에 대한 적절한 간호중재를 수행하세요.

2) 환자에게 수혈을 시행하였으며, 환자는 P-RBC(packed RBC) 1 pint, 2 pint 수혈 시에는 특이 소견이 없었으나, 3 pint 수혈 시에 환자가 오한(chilling)을 호소하여 체온을 측정하였더니 38.3℃의 발열이 확인되었다. 담당 주치의에게 즉시 보고를 하였고, 담당 주치의는 아래와 같은 추가오더를 처방하였다.

> Dr's order
>
> Diclofenac 90mg/2ml 1Ⓐ [IM], 즉시 적용
> ➡ 적용 30분 후에 체온측정 ➡ 체온 37.5도 이하로 떨어지지 않으면 denogan 2Ⓐ을 N/S 100ml에 mix하여 추가적용 ➡ denogan까지 적용하였음에도 발열 호전 없으면 다시 notify 해주세요!!!

▶위의 오더에 대한 적절한 간호중재를 수행하세요.

07 수혈요법

간호기록

날짜/시간	처 치	간 호 내 용	서 명

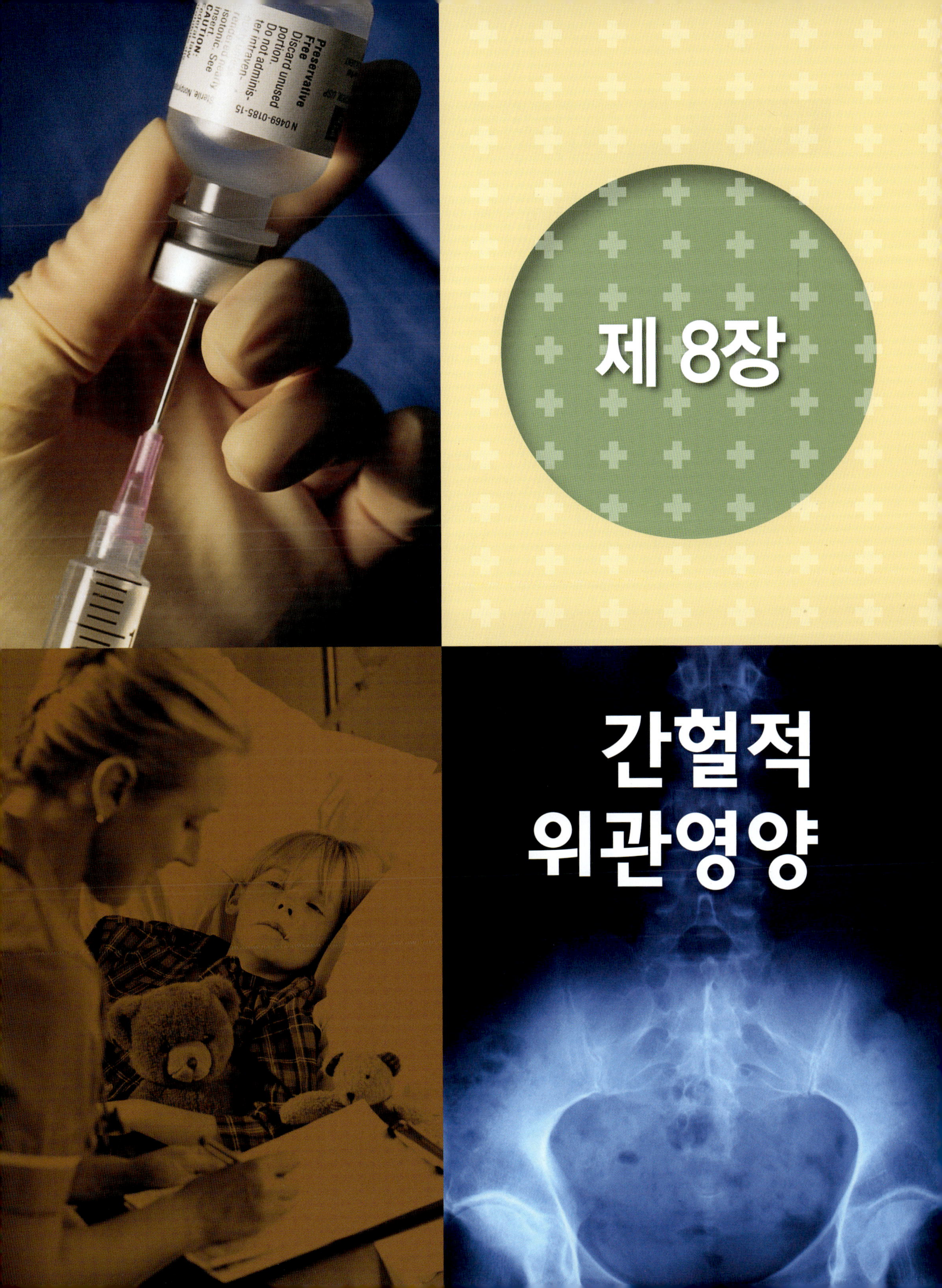

Preservative
Free
Discard unused
portion.
Do not adminis-
N 0469-0185-15
제 8장
간헐적
위관영양

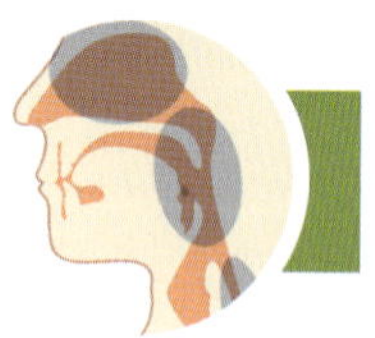

제 8장 간헐적 위관영양

Ⅰ. 간헐적 위관영양에 대하여 우선 알아야 할 지식들

1. 소화기계의 기본 생리

소화관(alimentary canal)을 통해 내려온 음식물을 더 작은 물질로 분해한 후 혈액 속으로 들여보내는 주된 일을 하는 기관을 소화계통(digestive system)이라고 한다. 섭취된 음식물은 소화, 분비, 흡수,

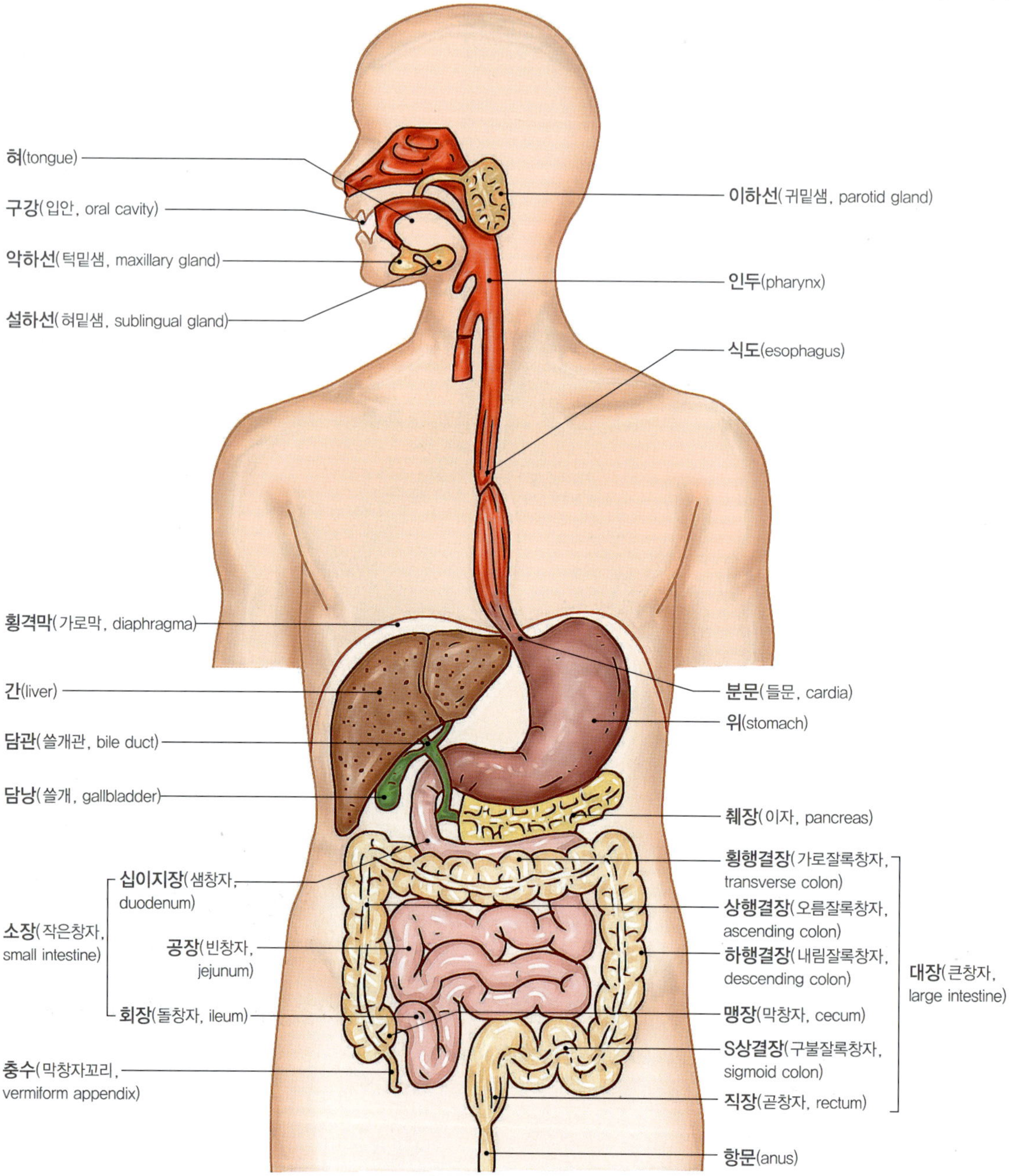

혀(tongue)
구강(입안, oral cavity)
악하선(턱밑샘, maxillary gland)
설하선(혀밑샘, sublingual gland)
이하선(귀밑샘, parotid gland)
인두(pharynx)
식도(esophagus)
횡격막(가로막, diaphragma)
간(liver)
담관(쓸개관, bile duct)
담낭(쓸개, gallbladder)
분문(들문, cardia)
위(stomach)
췌장(이자, pancreas)
소장(작은창자, small intestine)
십이지장(샘창자, duodenum)
공장(빈창자, jejunum)
회장(돌창자, ileum)
충수(막창자꼬리, vermiform appendix)
대장(큰창자, large intestine)
횡행결장(가로잘록창자, transverse colon)
상행결장(오름잘록창자, ascending colon)
하행결장(내림잘록창자, descending colon)
맹장(막창자, cecum)
S상결장(구불잘록창자, sigmoid colon)
직장(곧창자, rectum)
항문(anus)

[그림 8-1] 소화기계 해부학

운동이라는 4단계의 과정을 통해 소화되어 에너지로 전환된다. 소화란 복잡하고 큰 분자의 물질을 위(stomach)와 창자(intestine)의 점막을 통해 혈액 속으로 이동시킬 수 있도록 작은 분자의 물질로 분해하는 과정이다. 이렇게 소화된 물질이 소화관 벽의 세포막을 통하여 혈관과 림프관 속으로 이동하는 현상을 흡수라고 한다. 소화과정은 씹거나 소화관의 운동에 의한 기계적 작용과 소화샘에서 분비되는 효소에 의한 화학적 작용에 의해 이루어진다. 소화관은 입, 인두, 식도, 위, 작은창자 및 큰창자로 구분된다. 한편 소화관 밖에 있으면서 소화와 흡수과정에 필요한 물질을 생산하여 소화관에 공급하는 침샘, 간, 이자 등을 소화의 부속기관이라고 한다. [그림 8-1]

2. 위관영양의 정의

'위관(gastric tube)'이란 단어 그대로 '위에 이르는 관'을 지칭하는 것으로 음식이나 약물을 경구로 투여할 수 없는 경우에 특별한 경로의 '관(tube)'을 거치하게 된다. 그렇게 삽입되어 있는 관을 통해 처방된 내용물을 주입하는 행위를 '위관영양'이라고 한다. '위관'의 경로에는 코를 통하여 삽입하는 '비위관(nasogastric tube)'과 복부 피부를 관통하여 위에 직접 이르는 '위루관(percutaneous endoscopic gastrostomy tube, PEG tube)'이 있다. [그림 8-2] [그림 8-3]

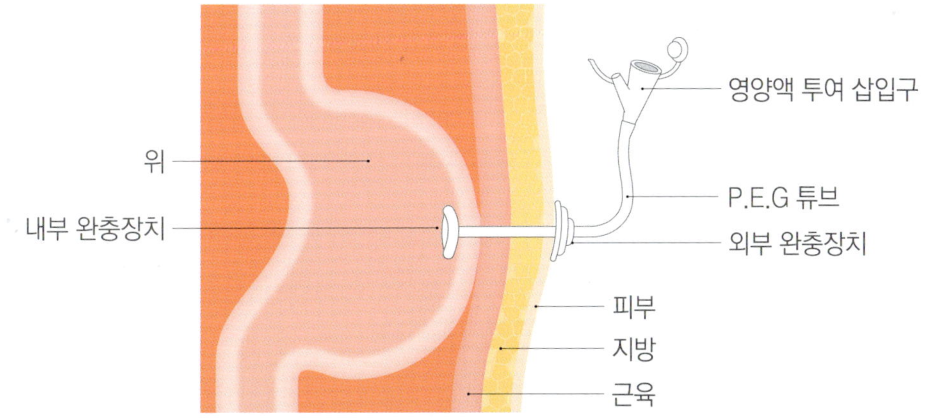

[그림 8-2] 위루관의 해부학적 모식도

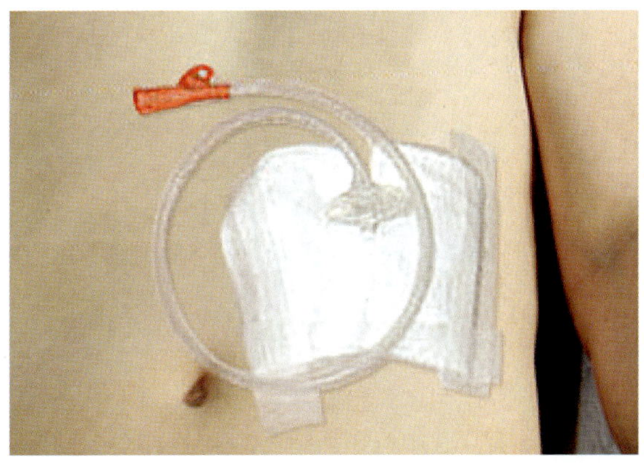

[그림 8-3] 위루관이 삽입 된 모습

3. '간헐적'이라는 용어의 개념

어떤 질환의 급성기 중 경구투여(oral administration)를 할 수 없는 경우에 일시적으로 위관영양을 시행해야 할 때 일반적으로 '비위관영양'을 사용하게 된다. '비위관'은 상품명을 따서 L-tube(Levin tube)라고 부르는 데 부작용이 많아 단기간 간헐적으로만 이용한다. 만일 회생가능성이 없어 위관영양을 장기적(6주 이상)으로 유지하게 될 경우 '위루관'으로 대체한다. 따라서 이번 장에서 다룰 '간헐적 위관영양'이란 L-tube를 통한 영양공급(feeding)을 의미하는 것이라 할 수 있다. 이 교재에서는 '간헐적 위관영양'과 'L-tube feeding'을 동일 명칭으로 간주하여 혼용하기로 한다.

4. 위관영양의 적응증

L-tube 사용은 기본적으로 삼키는데 문제가 있거나 영양불량을 초래 할 질병에 걸린 대상자에게 시행하게 된다. 아래의 경우가 가장 대표적이다.

- 의식불명의 환자
- 삼킴기능 저하 환자(뇌손상, 뇌졸중 등)
- 목이나 얼굴 부위 손상 또는 부종, 폐색, 혹은 최근 수술
- 인공호흡기 사용 중인 환자
- 미숙아

그 외에 L-tube는 독극물 섭취 시 활성탄(activated charcoal) 투여나 오염물(pollutant) 제거 용도로 사용되기도 하며, 위장관 폐쇄 시 가스배출(감압)의 통로로 쓰이기도 한다. [그림 8-4]

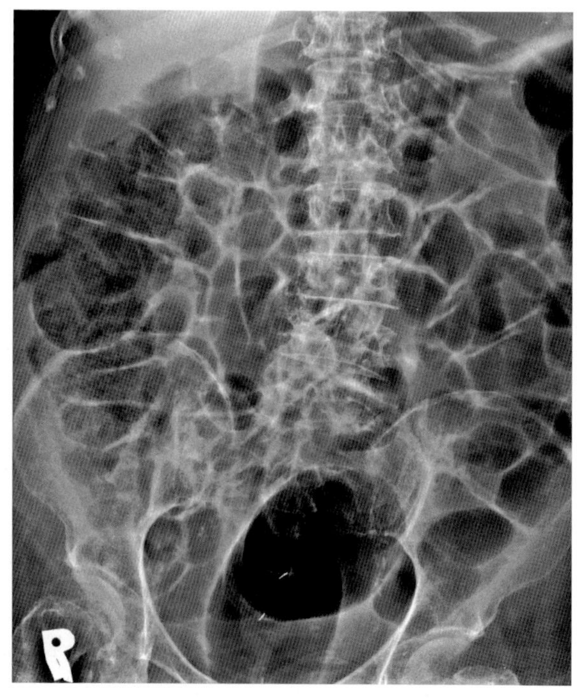

[그림 8-4] 장마비환자의 X-ray, 비위관 삽입으로 가스 배출 후 증세가 호전 되었다.

5. 삼킴기능의 기본 생리

입안에서 씹혀서 분쇄된 음식물 덩어리가 인두, 식도의 협동작용(synergy)으로 인두의 뒤쪽에 접촉되면 구개반사(입천장반사, palatal reflex)에 의해 식도를 따라 위로 이동되는 과정을 삼키기(swallowing)라고 한다. 연하운동(삼킴운동, deglutition movement)의 조절 중추는 연수(숨뇌, medulla oblongata)에 있으며 그 과정은 아래와 같다.

1) 제 1단계: 입안기(oral stage)

음식물 덩어리를 입안에서 인두를 거쳐 내려 보내는 자발적 과정으로 뇌신경 5번, 11번, 12번이 지배한다.

2) 제 2단계: 인두기(pharyngeal stage)

불수의적 반사운동으로 음식물 덩어리가 인두에서 식도 입구까지 운반되는 과정이다. 음식물 덩어리가 인두 뒷면에 접촉되면 목젖(uvula)과 연구개(물렁입천장, soft palate)가 위로 올라가 코안과 연결이 차단되고 동시에 후두덮개(epiglottis)가 닫혀 기관의 통로가 닫힌다. 이어서 인두근이 수축하고 식도 상단의 근육이 이완되면서 음식물 덩어리가 식도 쪽으로 이동한다. 이 과정은 뇌신경 5번, 9번, 10번의 지배를 받는다. 이때 코안과 후두가 자단되면서 호흡이 1~2초간 정지되는데, 이를 '연하무호흡(삼킴 무호흡, deglutition apnea)'이라고 한다.

3) 제 3단계: 식도기(esophageal phase)

음식물 덩어리가 식도를 통과하여 위까지 운반되는 과정을 말하는데, 음식물 덩어리가 식도로 들어오면 식도에서 연동(꿈틀운동, peristalsis)이 시작되어 식도 아래 끝까지 운반된다. 연동은 한 부위에 수축이 일어나면 한정된 곳까지만 파급되고 곧 소실된다. 이때 수축파의 방향은 뇌신경 10번(미주신경)의 영향으로 항상 입에서 항문 쪽으로 파급된다.

6. 비위관 삽입 경로의 해부학적 구조

L-tube는 비강으로 처음 진입 후, 인두, 식도를 지나 위에 이르게 된다. 비강은 콧구멍으로부터 후비공(choanae)까지이며 그 이후 인두로 연결된다. 인두는 비인두(nasopharynx), 구인두(oropharynx), 하인두(hypopharynx)의 3개 부분으로 구분된다. 비인두와 구인두의 경계는 연구개의 하연이며, 중인두와 하인두의 경계는 후두개의 상연이다. 하인두는 윤상연골의 하연까지로 그 아래로는 좁아지면서 식도와 연결된다. 식도와 위가 구분되는 경계는 위식도경계(gastroesophageal junction, GEJ)라고 부른다. L-tube가 삽입되는 평균적인 길이를 보면 비강이 0~10cm, 인두가 10~25cm, 식도가 25~45cm 정도이나 사람에 따라 위장관의 길이는 다르다. 45cm에 이르면 비위관 대부분이 위장 내로 진입이 되지만 여기에서 10cm 정도 더 삽입해 주는 것이 좋다.

7. 비위관 삽입 요령

비록 비위관을 삽입하는 것은 의사의 일이지만, 곁에서 보조하는 간호사의 경우 대략적인 방법이라도 알고 있어야 한다. 의료 행위를 함에 있어 간호사는 간호 술기에 대한 이론을 숙지하고 필요한 사항을 예측하여 능동적인 간호를 제공할 수 있어야 한다.

1) 대상자를 앉은 자세 또는 반 앉은 자세를 취하게 한다.
2) 삽입할 튜브의 길이는 코끝에서 귓볼까지의 길이와 귓볼에서 검상돌기까지의 길이를 더한 후 반창고로 표시한다.
3) 양측 콧구멍의 통기성을 조사한 후 막히지 않고 비위관이 통과하기 쉬운 쪽을 선택한다.
4) 위관의 끝 10~20cm 부분에 수용성 윤활제를 바른다.
5) 대상자의 고개를 약간 젖히고 천천히 후하방으로 삽입한다.
6) 10~15cm 진입 후 저항감이 있으면(튜브가 비인두에 도달함) 삼키도록 지시한다.
7) 삼킴과 동시에 비위관을 더욱 진행시킨다. 이때 구역질을 하면 잠깐 삽입을 멈추고 쉬게하고 입으로 짧은 호흡을 하게 한다.
8) 여성은 50cm, 남성은 55cm 정도 진입한 후 주사기로 공기를 주입한다.
9) 청진기로 좌측 갈비뼈 밑 부위에서 기포음이 들리는지 확인한다.
10) 입을 벌려 구강 내 비위관의 꼬임이 없는지 확인한다.
11) 종이테이프로 비위관을 코에 부착한다.

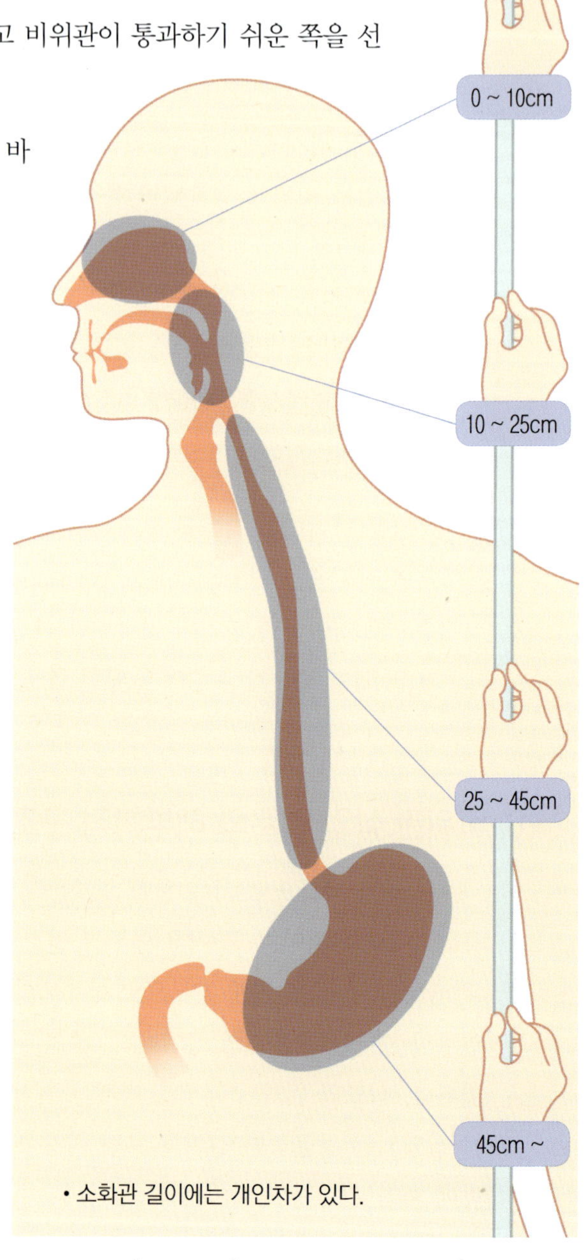

[그림 8-5] 비위관의 삽입 깊이

8. 비위관 삽입 과정

앞에서 언급한 바와 같이 비위관 실제 삽입과정은 다음과 같다.

▶ ① ② 비위관 삽입(=삽관)을 위한 준비물품들. (좌측) 닫아 놓은 상태 (우측) 오픈한 상태

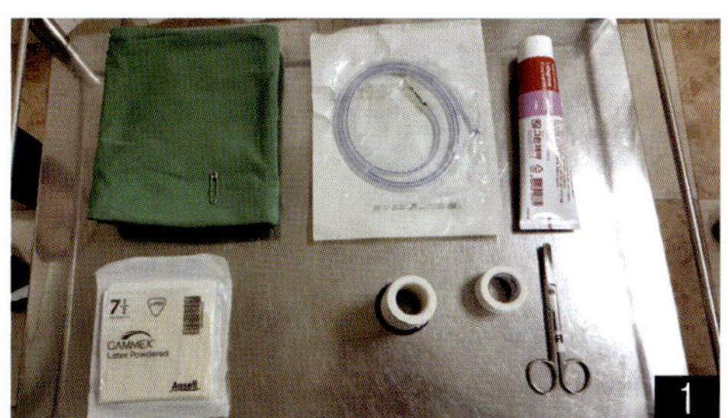

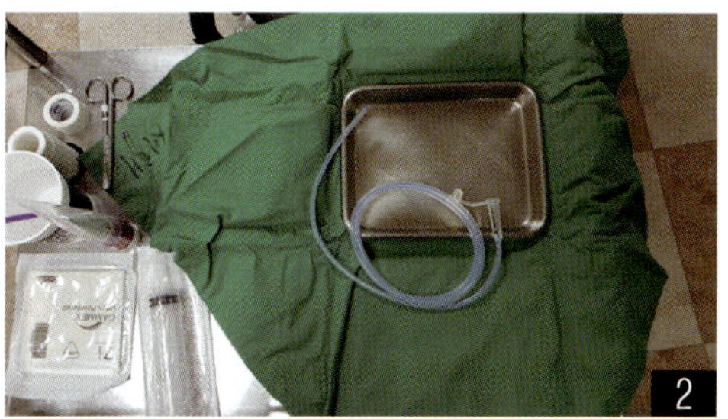

[그림 8-6] 비위관 삽입의 실제

▶ ③ ④ 환자에게 비위관(L-tube) 삽입을 하기 전에 대략의 길이를 측정하는 모습이다. 우선 코끝에서 귓볼까지 길이를 측정(③)한 후, 검상돌기(xyphoid process)까지 측정(④)하여 더하여 삽관할 대강의 길이를 정한다. 검상돌기의 위치는 대략적으로 위식도접합부(gastroesophageal junction)의 하방 5~10cm 부근이 되기에 여기를 기준점으로 삼게 된다.

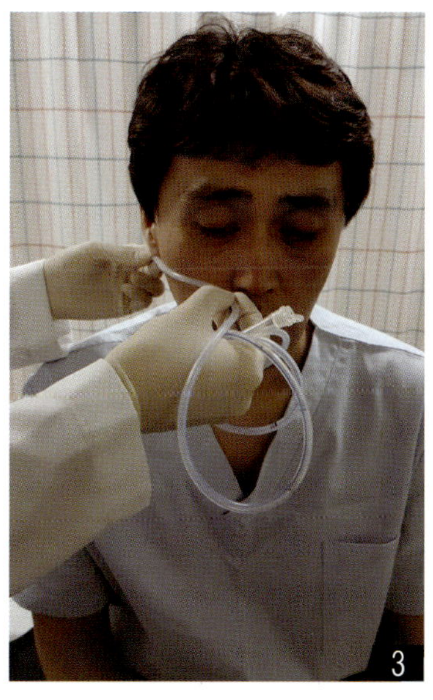

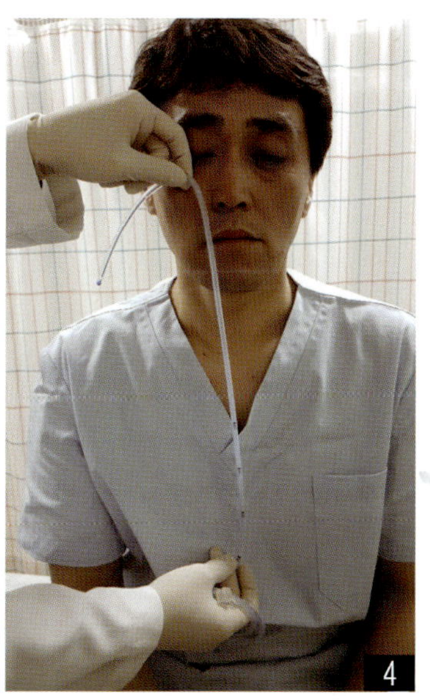

▶ ⑤ 본 환자의 경우 앞의 방법을 이용하여 측정해 본 결과 삽입길이가 대략 55cm로 예측되었다. 따라서, 비위관 삽관 시 이 길이(약55cm)만큼을 삽입하면 되겠다. 통상적으로 비위관 삽입의 길이는 여자는 50cm, 남자는 55cm 정도가 적절하다.

▶ ⑥ 삽입 전에 환자가 물을 먹는 모습이다. 비위관 삽입을 하기 전에 환자의 긴장을 풀고 목을 축이기 위해서, 또 삽입 시 환자에게 비위관을 '꿀꺽 꿀꺽 …' 삼키는 요령을 알려주기 위해서 이러한 과정을 시행하는 것이 좋다. [교재에 따라서는 비위관 삽관 도중에도 이러한 식으로 물을 계속 섭취하게 하는 것이 좋다고 권하는 경우도 있다. 하지만, 실제 임상에서 삽관 도중에 물을 섭취하게 하는 경우는 거의 없다.]

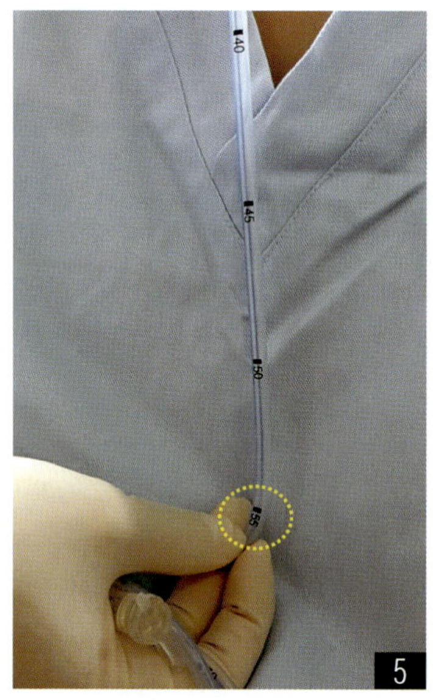

5

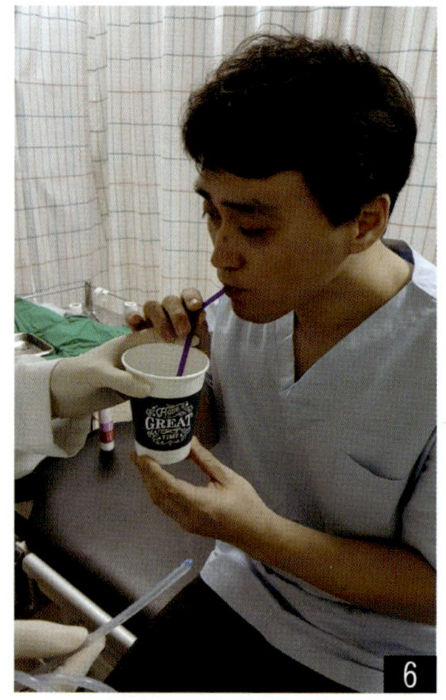

6

▶ ⑦ 비위관 삽입 전에 양측 비강을 확인하는 모습이다. (좌측) 환자의 우측비강을 확인하는 모습, (우측) 환자의 좌측비강을 확인하는 모습. 이처럼 양측 비강을 관찰한 후 비중격의 만곡이 없는 쪽으로 삽입하는 것이 환자의 고통을 최소화할 수 있다.

▶ ⑧ 실제 삽입 전에 이 사진처럼 비위관의 선단부(첫 시작부위)의 5~10cm 정도를 윤활젤리를 도포하는 것이 좋다. 윤활젤리가 도포되면 비강을 통과 시 마찰을 최소화하여 환자의 불편감도 최소화하고 비출혈(=코피, epistaxis) 등의 발생확률을 줄일 수 있다.

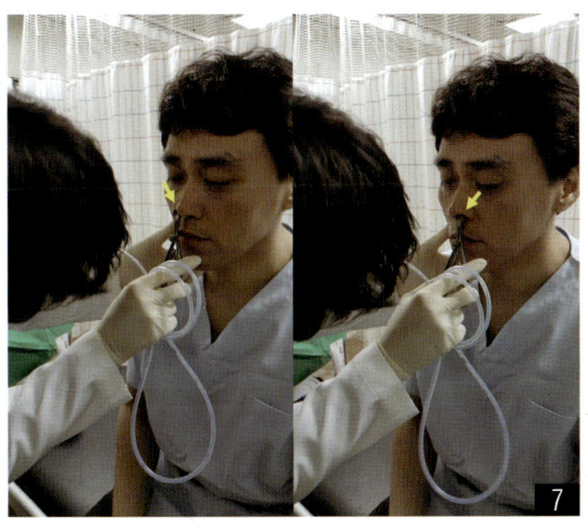

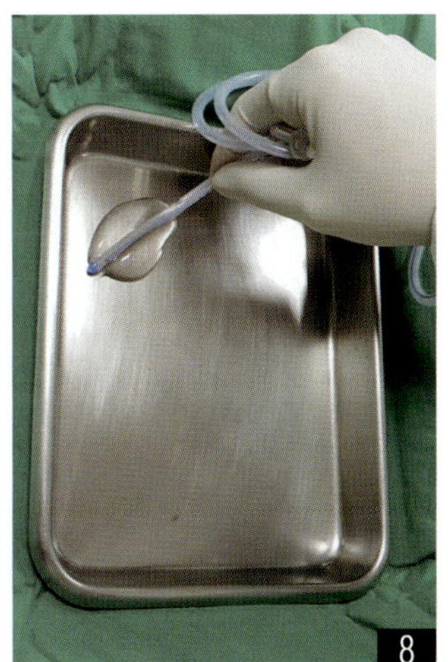

▶ ⑨ 잘못된 비위관 삽입방법: 본 사진처럼 수직으로 삽입해서는 안 된다. 이 경우 비위관이 엉켜서 비위관이 식도로 진행하지 않고, 입으로 엉켜서 나오게 된다.

▶ ⑩ 올바른 비위관 삽입방법: 본 사진처럼 환자의 비강에 수평으로 삽입한다는 요령으로 비위관을 삽입하여야 한다.

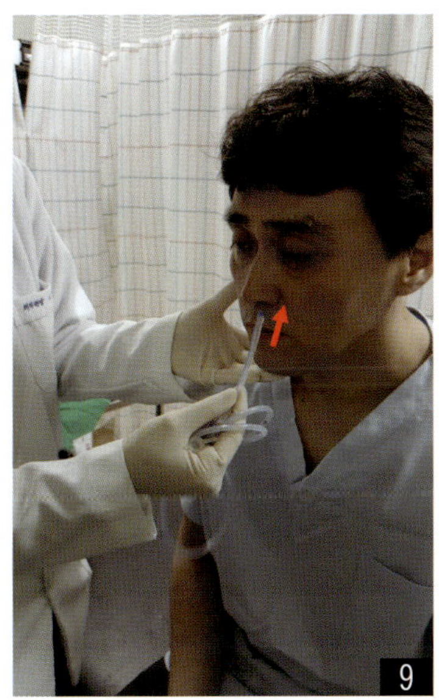

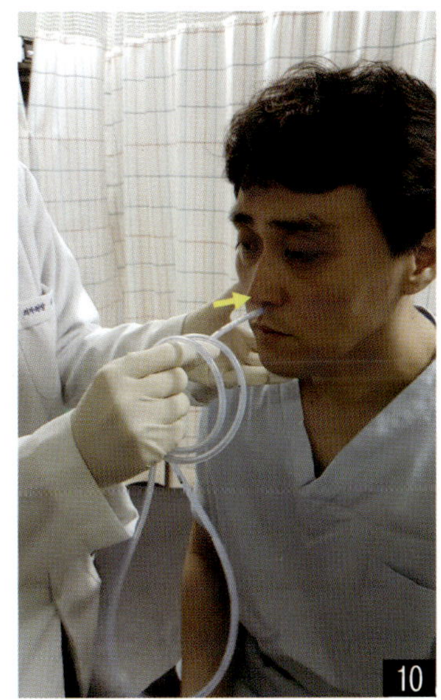

▶ ⑪ 비위관을 삽입하는 중이다(계속).

▶ ⑫ 비위관을 삽입하는 중이다(계속). 비위관을 삽입할 때 비위관의 삽입부위가 흔들리면 환자가 통증을 호소하는 경우가 많다. 따라서, 이처럼 비위관을 삽입할 때 반대편 손으로 비위관의 밑을 지지(노란 점선원)하면서, 비위관을 삽입하는 것도 환자의 불편감을 최소화하는 좋은 요령이 될 수 있다.

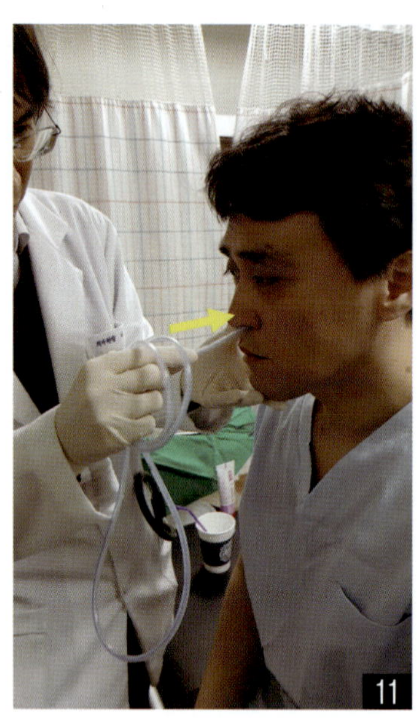

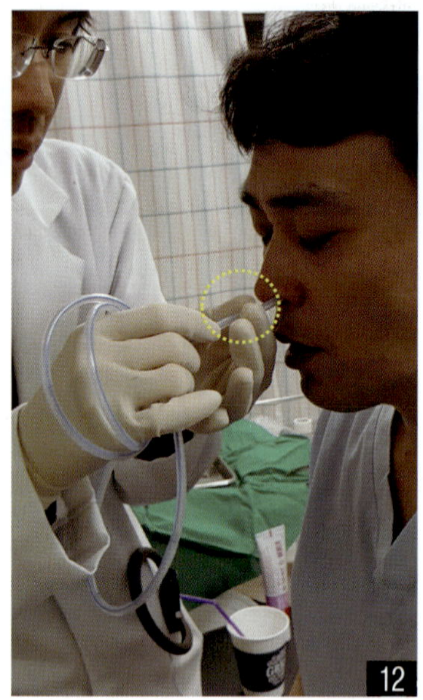

▶ ⑬ 비위관을 삽입하는 중이다(계속).

▶ ⑭ 비위관을 적정한 길이만큼 모두 삽입한 모습이다. 사진을 보면 비위관은 5cm 간격으로 눈금이 매겨져 있다. 앞에서 환자의 검상돌기까지 추정한 길이만큼 삽입하면 되는데, 본 증례의 경우 55cm까지 삽입한 모습이다.

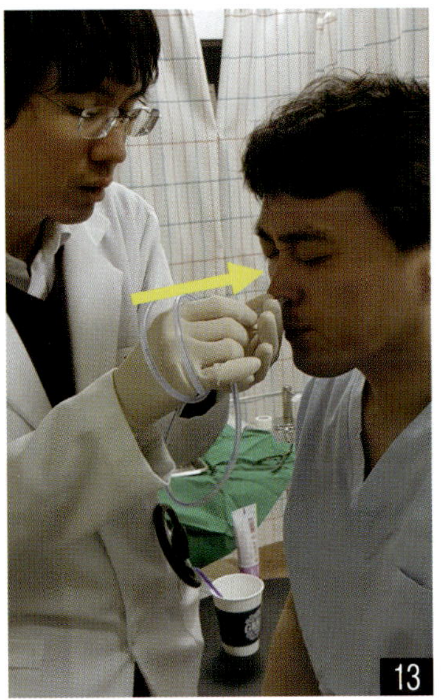
13

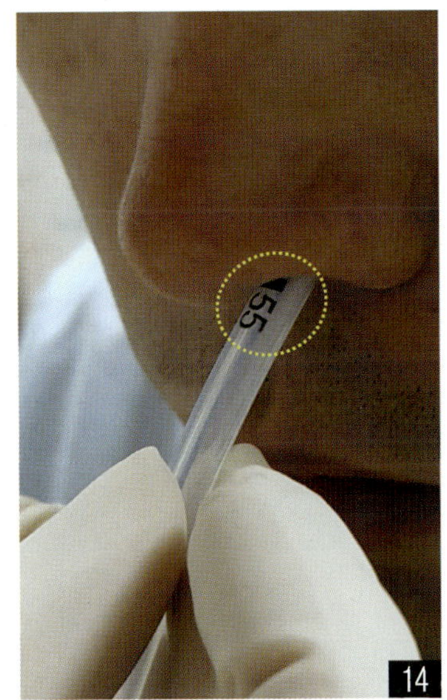

14

▶ ⑮ 비위관 삽관 종료후 환자의 구강을 관찰하는 모습이다. 비위관이 인두의 후벽을 잘 통과(노란 화살표)하고 있다.

▶ ⑯ 비위관 삽관이 비강(nasal cavity)을 통해 위(stomach) 안으로 삽입이 제대로 되었는지 확인하는 모습이다. 청진기를 위 체부(gastric body)가 있는 부위에 두고 실린지를 이용하고 비위관을 통해 공기를 주입한다. 청진기를 통해 공기가 주입되는 소리(보통 '꾸루룩'하는 소리가 남)가 확인되면 제대로 삽관된 것이다.

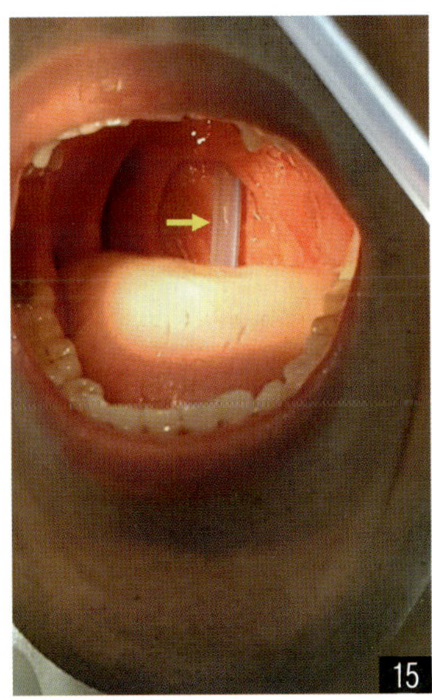
15

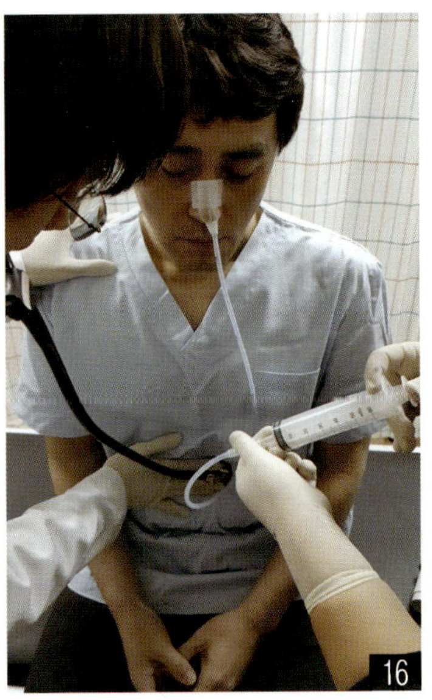
16

▶ ⑰ ⑱ 비위관을 고정하는 모습이다. 우선 종이테이프(skin tape라고도 함)를 콧등에 붙인다.

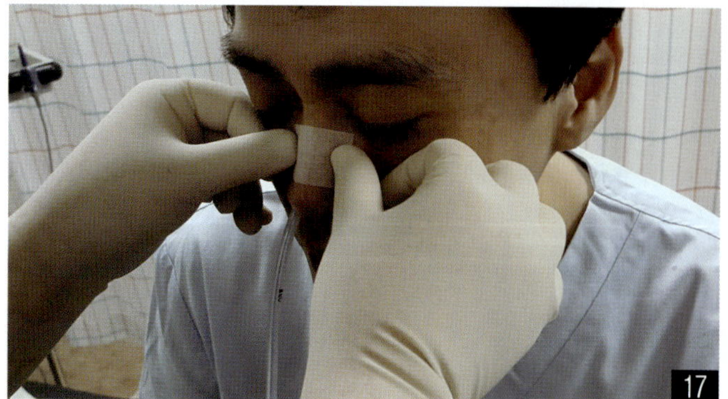
17

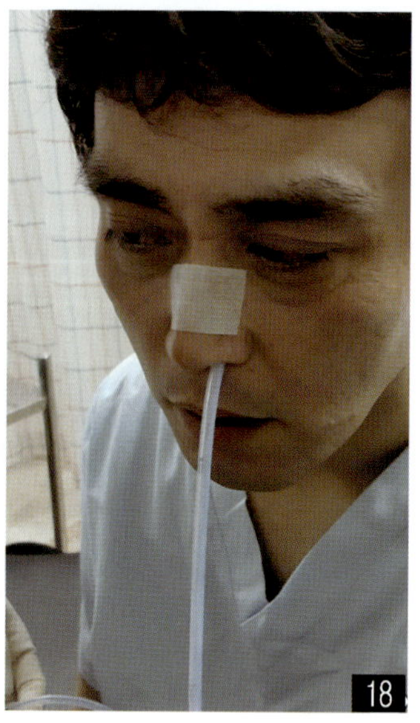
18

▶ ⑲ ⑳ ㉑ 추가적으로 종이테이프를 붙여 비위관을 고정하는 모습이다. 코등에 붙인 테이프 위에 그 위에 가위를 이용하여 양갈래로 나뉘게 자른 종이테이프를 덧붙인다. 그리고 양갈래로 나뉜 종이테이프의 각각을 비위관에 말면서 고정시킨다. 픽싱롤을 사용하거나, 최근에는 비위관 고정 전용테이프를 사용하기도 한다. 하지만, 아직까지는 임상에서 일반적으로는 이 방법이 준비하기에 간편하므로 더 많이 선호된다.

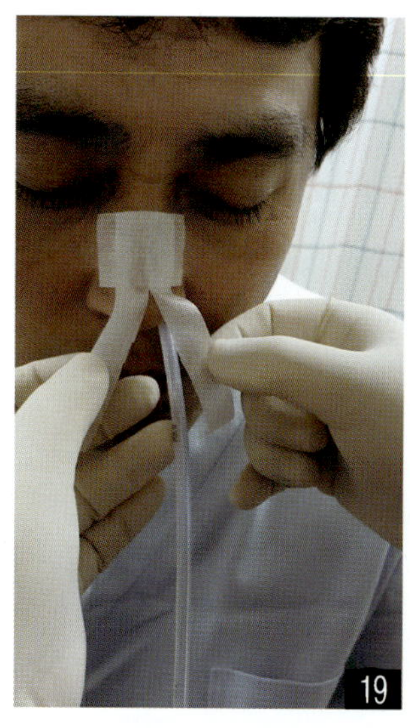
19

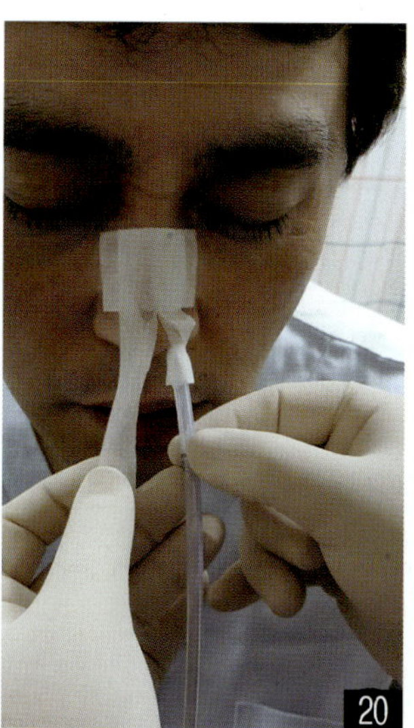
20

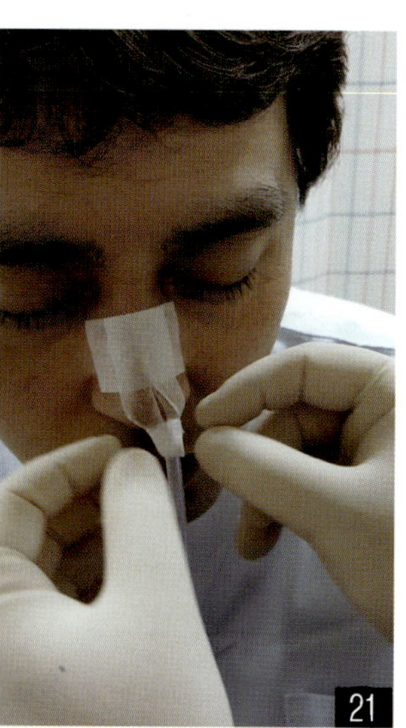
21

▶ ㉒ 비위관이 종이테이프를 이용하여 고정된 모습이다.

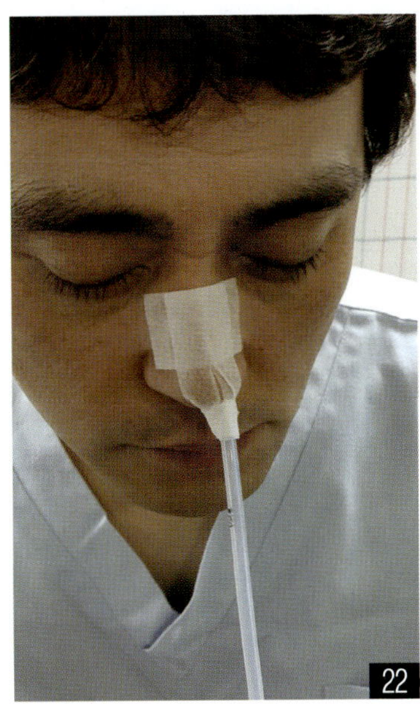
22

▶ ㉓ ㉔ 비위관을 환복(=환자복)에 고정하는 모습이다. 비위관의 끝이 고정되지 않고 덜렁대면 환자의 불편감이 가중되고, 힘들게 삽입한 비위관이 빠질 수 있으므로 환복에 고정할 필요가 있다. 우선 이처럼 반창고를 환복에 붙인 후에, 비위관을 고정하고 테이프를 덧붙일 수(㉔)도 있다.

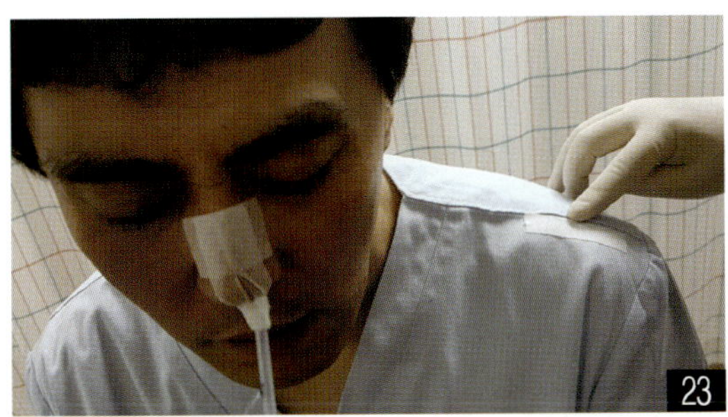
23

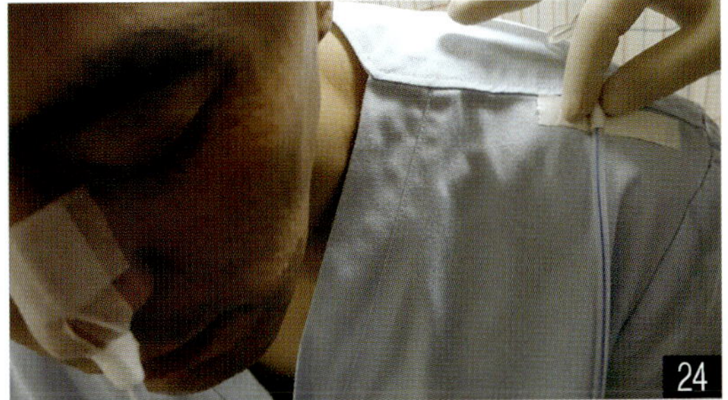
24

▶ ㉕ ㉖ 비위관을 환복(=환자복)에 고정하는 다른 방법이다. 하지만, 일반적으로 이처럼 비위관 끝부부엔는 고리가 있는데 이 고리에 옷핀을 이용하여 고정하는 방법이 임상에서는 보다 흔히 이용된다.

▶ ㉗ 최종적으로 비위관이 고정된 모습이다.

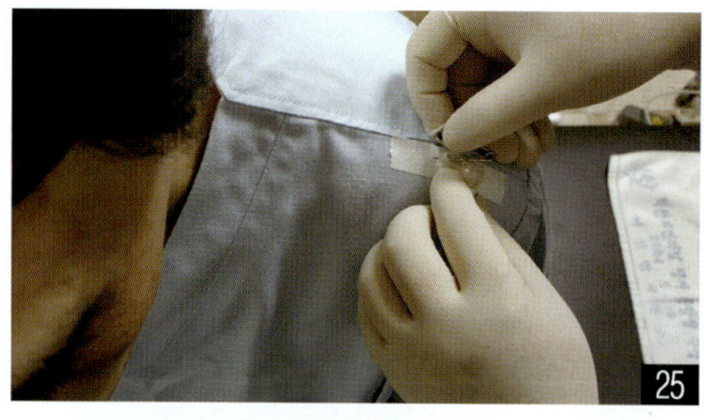
25

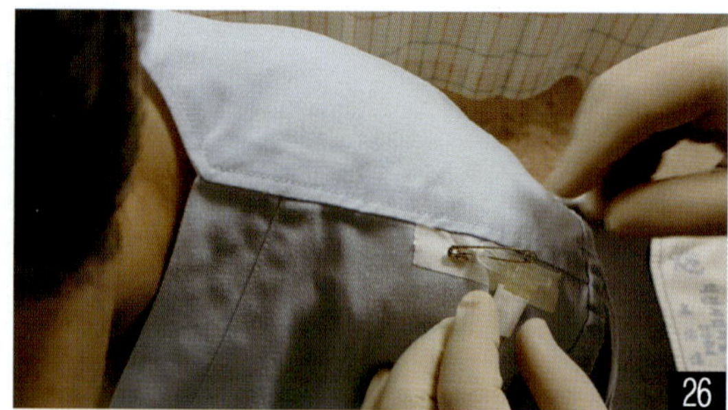
26

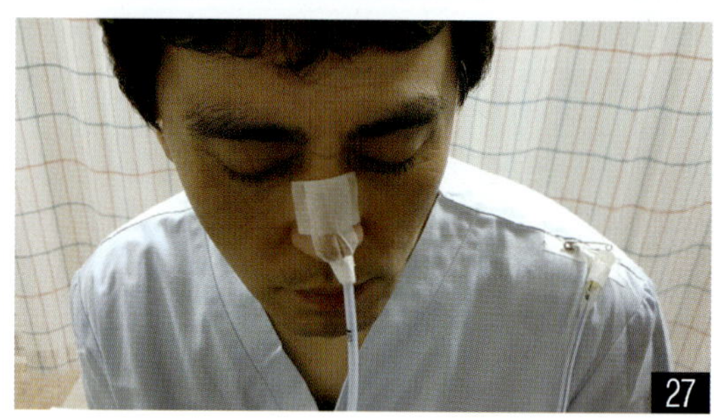
27

▶ ㉘ ㉙ 상기 환자의 비위관 삽입모습을 흉부 X-ray(㉘)와 복부 X-ray(㉙)에서 확인한 모습이다. (좌측) 흉부 X-ray상에서 노란 점선원이 삽입된 비위관의 끝부분으로 위 관강 내로 잘 삽입되어 있다. (우측) 복부 X-ray상에서 노란 점선원이 삽입된 비위관의 끝부분으로 역시 위 관강 내로 잘 삽입된 것을 알 수 있다. 복부 사진에서는 독자들의 이해를 돕기 위해서 비위관의 삽입된 모습을 전반적으로 노란색 화살표로 표시하여 두었으니 참고하길 바란다.

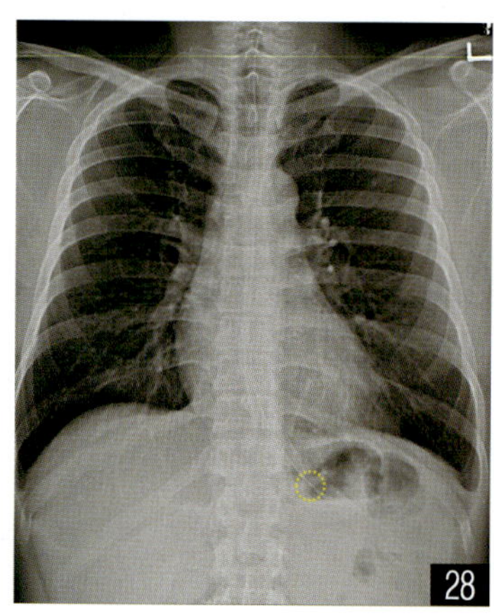

28

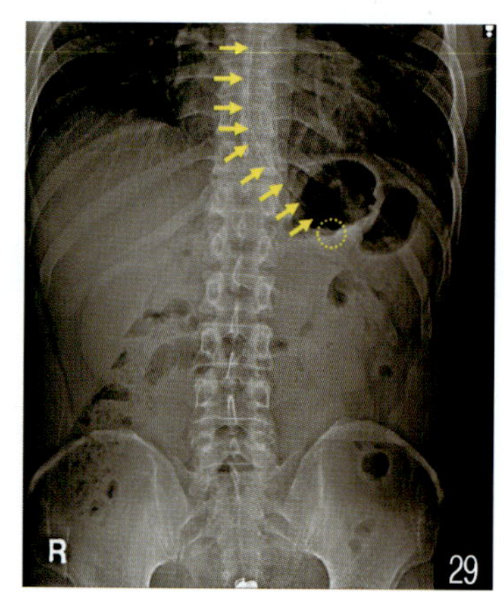

29

9. 비위관 고정 시 노하우

과거에 대학병원 병실을 한 번 방문해 보면 비위관을 고정한 테이프가 덜렁덜렁하다가 이내 떨어지는 풍경을 목격할 수 있었는데 비위관 고정에 대한 여러가지 시행착오 끝에 비위관을 튼튼하게 고정할 수 있는 방법을 알게 되었다. 일단 종이테이프보다는 픽싱롤(fixing roll) 같은 점착테이프가 좋으며 폭이 2.5cm 정도인 것을 적당한 길이(7cm)로 자른 뒤 중앙부까지 반으로 가른다. 가르지 않은 쪽은 콧방울에 붙이고 가른 쪽은 위관에 교차하듯 이중으로 둘러 감는다. 비위관의 중간 정도 부위를 옷핀 같은 것으로 환자복에 추가로 고정하면 더욱 좋다. 또는 비위관 고정 전용테이프를 사용한다. [그림 8-6]

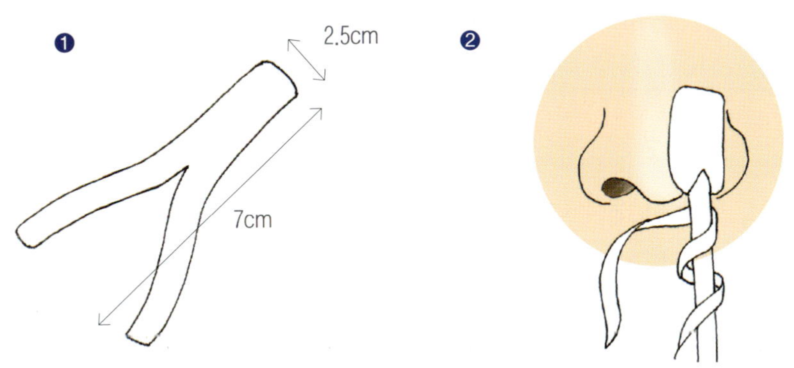

[그림 8-6] 비위관 고정

10. 비위관 삽입 시 발생하는 합병증

비위관 삽관은 의료 술기 중에서 비교적 간단하고 안전한 부류에 속한다. 하지만 발생할 수 있는 합병증에는 심각한 것도 있으므로 신중하게 시행하는 것이 좋다. 따라서 아래와 같이 비위관 삽입 시 발생할 수 있는 여러 상황에 대처할 수 있는 방안을 잘 알고 있어야 한다.

1) 코피: 윤활제를 잊지 않고 사용하며 부드럽게 삽입하는 것이 좋다. 양쪽 코가 모두 막혀 있다면 혈관수축제를 점비하는 것이 유용하다.

2) 기관 내 삽관: 삽입 도중 심하게 기침을 한다면 반드시 뒤로 당긴 후 재진입해야 한다. 또한 삽입이 완료되었다면 기포음이 들리는지 청진하는 것을 잊지 말아야 한다. 성공적인 삽입이라 확신할 수 없다면 X-ray 촬영을 하는 것도 좋다.

3) 소화관 천공: 소화관 협착이나 변형이 의심되는 경우는 삽관을 피한다.

4) 뇌 내 삽관: 얼굴의 위턱 부위에 외상이 있는 경우는 골절된 틈 사이로 진입되어 뇌 내 삽입이 될 수 있다. 따라서 얼굴에 외상이 있는 경우 비위관 삽관을 하지 않는 것이 좋다.

[표 8-1] 비위관 삽관

	코피	기관 내 삽관	소화관 천공	뇌 내 삽입
합병증			게실이 있다. 협착이 있다.	
예방·대처	• 윤활제를 사용하거나 부드럽게 삽관하여 점막 손상을 방지한다. 또 혈관수축제를 점비하는 것도 유용하다.	• 삽입 후 청진, 가슴 X선 사진 등에 의한 확인을 게을리하지 않는다.	• 소화관 협착이나 변형이 의심되는 경우에는 삽관을 피한다. • 삽관이 필요한 경우에는 신중하게 진행한다.	• 얼굴의 위턱부위에 외상이 있는 경우에는 삽입을 피한다.

11. 비위관 삽입 후 발생하는 합병증

L-tube를 거치하게 되면 위장 내에 비위관이 지속적으로 자리하고 있어 여러 가지 자극 증상이 생긴다. 음식의 양이 많을 때는 쉽게 복통(abdominal pain)이 발생하며, 구역질이나 구토, 설사가 생기기도 한다. 비위관을 통해 음식이나 약물이 역류하기도 하며 이런 이유로 폐흡인(pulmonary aspiration)이 일어날 위험성도 있다. 음식찌꺼기나 약물이 끼어 비위관이 막히기도 하며 찢어지는 경우도 있다.

12. 위관영양액 투여 전 흡인(aspiration)하는 이유

비위관이 삽입된 상태에서는 위식도 접합부(esophageal-gastric jumction)가 이완된 상태로 있어 위식도 역류가 일어나기 쉽다. 만일 위장 내에 음식물이 남아 있는 상태에서 다시 영양액을 투여하면 과도한 압력에 의해 역류가 일어나고 폐흡인의 위험성이 커지게 된다. 위문부 협착이나 심한 변비, 장마비, 장폐쇄 등의 경우 음식물이 내려가지 않고 위장 내에 저류하게 된다. 이때 비위관을 통해 흡인을 해 보면 소화되지 않은 음식물이 나온다. 50mL 이상 소화되지 않은 음식물이 관찰되면 즉시 위관영양을 중지하고 의사에게 알려야 한다.

13. 위관영양액 투여 전후로 물을 주입하는 이유

비위관 삽입은 환자에게 굉장히 고통스러운 술기이다. 코안(nasal cavity)을 통과할 때의 기분 나쁜 통증과 인두를 지날 때의 구역감은 겪어 보지 않고서는 모를 악몽이다. 따라서 한 번 삽입한 비위관을 잘

관리해서 재삽입하지 않도록 하는 것이 중요하다. 비위관을 교체하는 가장 큰 원인은 '폐쇄'이다. 음식물의 찌꺼기가 비위관 선단에 붙어 말라버리면 주입도 흡입도 되지 않게 된다. 이러한 것을 예방하기 위해 위관영양액 주입 전후로 실온의 물을 부어 준다. 세척의 의미로 충분히 부어 주면 되지만 그렇다고 해서 물을 너무 많이 부어 주면 '영양액'이 들어갈 공간이 없어진다. 따라서 너무 많지도 적지도 않게 적당히 부어 주어야 한다. 위관영양액 주입 전 15~30mL, 주입 후 30~60mL 정도가 적당하다.

플러스 tip

자주 있는 실패

- 위관 삽관에서는 다음과 같은 실패를 하기도 한다.
- 특히 기관삽관 중이나 의식장애가 있는 경우에는 삼킴운동의 협력을 얻을 수 없기 때문에 후두덮개가 닫히지 않아 식도 입구부가 좁아짐으로써 삽관이 어려워지거나 기관으로 잘못 삽입되는 등 주의가 필요하다.

구강 내에서 꼬인다.

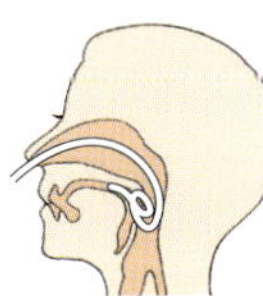

- 가장 많이 발생한다.
- 특히 기관삽관 중인 환자로부터는 삼킴운동의 협력을 얻지 못하기 때문에 급하게 삽관하면 구강 내에서 꼬여버린다.

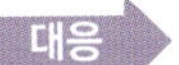

- 삽관할 콧구멍을 바꾸거나 목의 방향을 좌우로 굽히거나 하여 다시 시행한다.
- 구강 내를 관찰하면서 천천히 확실하게 삽관하는 것이 중요하다.
- 기관 삽관 중이나 의식장애가 있는 경우에는 마길겸자 등으로 식도 내에 보내도 된다.

기관으로의 잘못 삽관

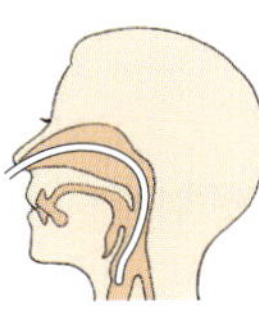

- 노인 등의 반사가 저하해 있는 경우, 의식이 있어도 기관으로 잘못 삽관되기도 한다.
- 기관 삽관 중에는 후두덮개가 열려 있어 식도 입구부가 좁기 때문에 보통보다도 기관으로 잘못 삽관하게 되는 빈도는 높아진다.

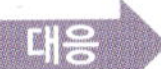

- 대화가 어려워지거나 호흡 고통을 일으키는 모습이 보이면 잘못 삽관된 가능성이 있으므로 신속하게 위관을 뺀다.
- 적절한 위치에 삽관되어 있는가를 확인하는 것이 중요하다.

14. 위관영양액 투여 속도

밥을 급하게 먹는 사람을 보면 흔히 '체할라 천천히 먹어라'라고 한다. '체한다'는 것은 의학용어는 아니지만 흔히 통용되어 쓰이는 표현으로 정확한 병명으로 대체하자면 '기능성소화불량' 정도가 된다. 근육이라는 기관은 위장관 같은 '불수의근(involuntary muscle)'이든 손발을 움직이게 하는 '수의근(voluntary muscle)' 이든 급작스럽게 움직이면 안 된다. 앉았다가 갑자기 일어날 때 '담'이 걸리는 것처럼('담'은 의학용어가 아니며 muscle contraction 과 같은 표현이 좋음) 위장관도 마찬가지이다. 위관영양액을 너무 빠른 속도로 주입하면 급성 팽창에 의해 환자가 굉장히 불편감을 느낄 수 있다. 따라서 최고 분당 50mL는 넘지 말아야 하며 환자가 편안하게 느낄 수 있는 정도의 속도로 천천히 주입해야 한다.

15. 위관 관리

위관 삽관 후에는 몸의 움직임으로 위관이 빠지지 않도록 여유를 주어 배액백에 연결한다.

위관의 장기간 유치는 최대한 피하고 오염이나 막힘 상태를 기준으로 교환한다. 이때 가능하면 좌우 콧구멍을 바꾸어주면 좋다.

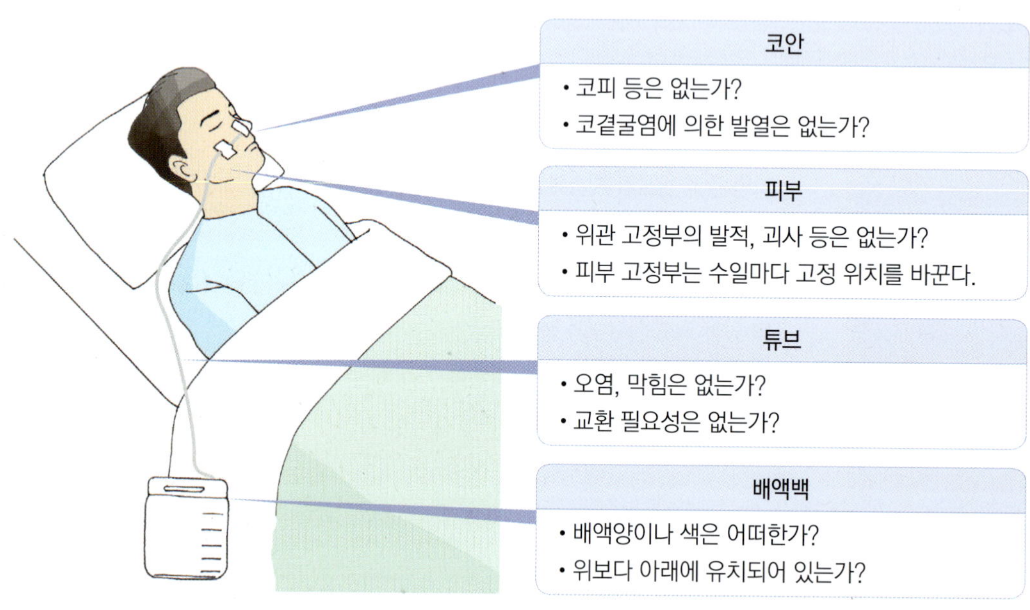

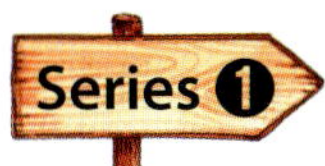

위관영양액을 어떤 것으로 선택해야 할지 환자보호자들이 가끔 질문하는 경우가 있습니다. 위관영양액 제조사의 광고를 보면 건강에 좋은 성분을 넣었다고 자랑하고, 성분표에는 기호에 맞추어서 각종 견과류, 호박, 딸기 등이 함유되어 있다고 쓰여 있습니다. 하지만 이런 제조식품들은 상하지 않게 하기 위해 '보존제'를 첨가할 수밖에 없습니다. 게다가 이런 제조영양액은 보통 '캔'에 보관되어 있는데 알루미늄 캔의 내부코팅제에서는 '비스페놀A'라는 환경호르몬이 검출됩니다. 사실 보호자에게 처음과 같은 질문을 받으면 "집밥이 좋을 거 같으세요? 식당밥이 좋을 거 같으세요?"라고 반문합니다. 친환경을 표방하는 좋은 병원의 경우 직접 '위관영양액'을 제조하기도 합니다. 여러 재료를 직접 잘게 썰고 갈아서 알맞은 영양비율을 맞춥니다. 무엇이 환자의 건강에 더 좋을지는 더 긴말이 필요 없습니다.

간헐적 위관영양의 성취목표·선행지식과 관련된 문제

01 간헐적 위관영양의 정의와 목적은 무엇인지 기술하시오.

02 간헐적 위관영양의 적응증은 어떤 것이 있는지 나열해 보시오.

03 간헐적 위관영양의 절차와 방법에 대해 구체적으로 서술하시오.

04 비위관 삽입 경로와 길이는 어느 정도가 적당한지 서술하시오.

05 비위관을 통한 영양액 투여 시 주의사항에는 어떤 것이 있는지 기술하시오.

06 간헐적 위관영양의 합병증에 대해 기술하시오.

문항에 대한 해설

01

- ▶위에 이르는 관으로 음식이나 약물을 경구로 투여하지 못하는 경우 관을 삽입해 처방된 내용물을 주입하는 행위를 말한다.
- ▶위관영양에는 위관을 코를 통하여 삽입하는 비위관(nasogastric tube), 복부 피부를 관통하여 위에 직접 주입하는 위루관(percutaneous endoscopic gastrostomy tube, PEG tube)이 있다.

02

- ▶의식불명의 환자
- ▶삼킴 기능 저하 환자(뇌손상, 뇌졸중 등)
- ▶목이나 얼굴 부위 손상 또는 부종, 폐색, 혹은 최근 수술
- ▶인공호흡기 사용 중인 환자
- ▶미숙아

03

① 대상자를 앉은 자세 또는 반 앉은 자세를 취하게 한다.
② 삽입할 튜브의 길이는 코끝에서 귓볼까지의 길이와 귓볼에서 검상돌기까지의 길이를 더한 후 반창고로 표시한다.
③ 양측 콧구멍의 통기성을 조사한 후 막히지 않고 비위관이 통과하기 쉬운 쪽을 선택한다.
④ 위관의 끝 10~20cm 부분에 수용성 윤활제를 바른다.
⑤ 대상자의 고개를 약간 젖히고 천천히 후하 방으로 삽입한다.
⑥ 10~15cm 진입 후 저항감이 있으면(튜브가 비인두에 도달함) 삼키도록 지시한다.
⑦ 삼킴과 동시에 비위관을 더욱 진행시킨다. 이때 구역질을 하면 잠깐 삽입을 멈추고 쉬게하고 입으로 짧은 호흡을 하게 한다.
⑧ 여성은 50cm, 남성은 55cm 정도 진입한 후 주사기로 공기를 주입한다.
⑨ 청진기로 좌측 갈비뼈 밑 부위에서 기포음이 들리는지 확인한다.
⑩ 입을 벌려 구강 내 비위관의 꼬임이 없는지 확인한다.
⑪ 종이테이프로 비위관을 코에 부착한다.

문항에 대한 해설

04

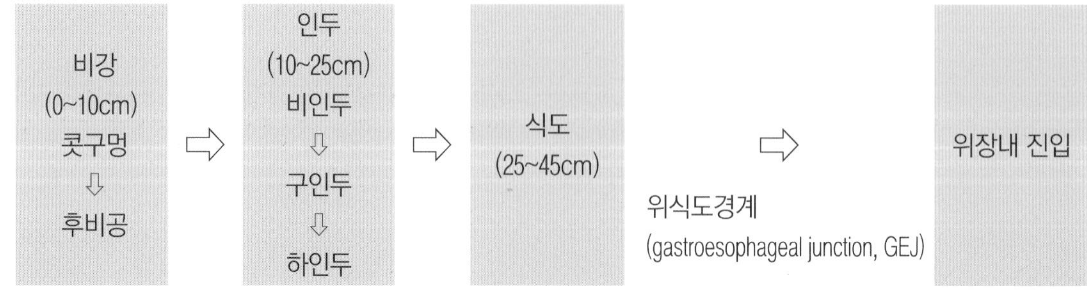

- 사람에 따라 위장관의 길이는 다르며 45cm에 이르면 비위관 대부분이 위장 내로 진입이 되지만 여기에서 10cm정도 더 삽입해 주는 것이 좋다.

05 위관영양액 투여 전 흡인(aspiration)해야 하며, 위관영양액 투여 전후로 물을 주입해야 한다.

06
▶음식의 양이 많을 때는 쉽게 복통(abdominal pain)이 발생한다. (구역질, 구토, 설사)
▶비위관을 통해 음식이나 약물이 역류하기도 하여 폐흡인(pulmonary aspiration)이 일어날 위험성이 있다.
▶음식찌꺼기나 약물이 끼어 비위관이 막히기도 하여 찢어지는 경우가 있다.

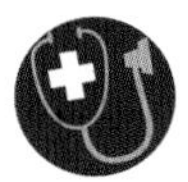

간헐적 위관영양 관련 사례

ex 01

82세 남자 X환자는 당뇨(DM), 고혈압(HTN)으로 약물 복용을 해오던 중 뇌경색(cerebral infarction)이 발생하여 입원하였다. 현재 우측 편마비와 삼킴장애를 호소하고 있어 약물치료 중이다. 환자가 경구 식이를 할 때 반복적으로 기침하며 흡인(aspiration)되는 경향이 있어 담당 주치의에게 보고하였고, 회진 후 간헐적 위관영양을 실시하기로 결정하였다.

Dr's order
L-tube insertion (call to intern)
SFD DM 300cc x 3900kcal

▶위의 오더에 대한 적절한 간호중재를 수행하세요.

ex 02

50세 여자 Y환자는 수 개월 전 교통사고를 당한 뒤 발생한 뇌출혈(cerebral hemorrhage)로 인해 와상상태로 지내 왔다. 삼킴장애로 경구 식이 불가능하여 비위관을 통한 위관영양 중에 있다. 담당 간호사가 위관 영양액 투여 전 주사기로 흡인을 하였더니 100ml 이상 다량의 소화되지 않은 음식물이 관찰되었다.

▶위와 같은 상황에 담당 간호사는 어떤 행동을 취해야 하나요?

ex 03

40세 남자 Z 환자는 뇌졸중(cerebral infarction)으로 인해 요양병원에서 지내고 있으며, 위관영양 투여 중이다. 특별한 어려움이 없는 환자라 신입 간호사를 배정하여 관리하게 했다. 몇 주가 지나자 신입 간호사는 난처한 표정을 하며 수간호사를 찾아왔다. 비위관을 통해 영양액이 제대로 들어가지 않는다며 어쩔 줄 몰라 했다. 수간호사는 담당 의사에게 보고(notify)하였고, 주치의는 새로운 비위관으로 교체하였다. 제거한 비위관 선단에 음식물 찌거기가 말라 붙어 있었다. 신입 간호사에게 위관 영양액 투여 전후로 물을 주입했냐고 물었더니 '왜 그렇게 해야 하느냐?'고 도리어 반문하였다.

▶자신이 수간호사가 되어 신입 간호사를 교육해보세요.

간호기록

날짜/시간	처 치	간 호 내 용	서 명

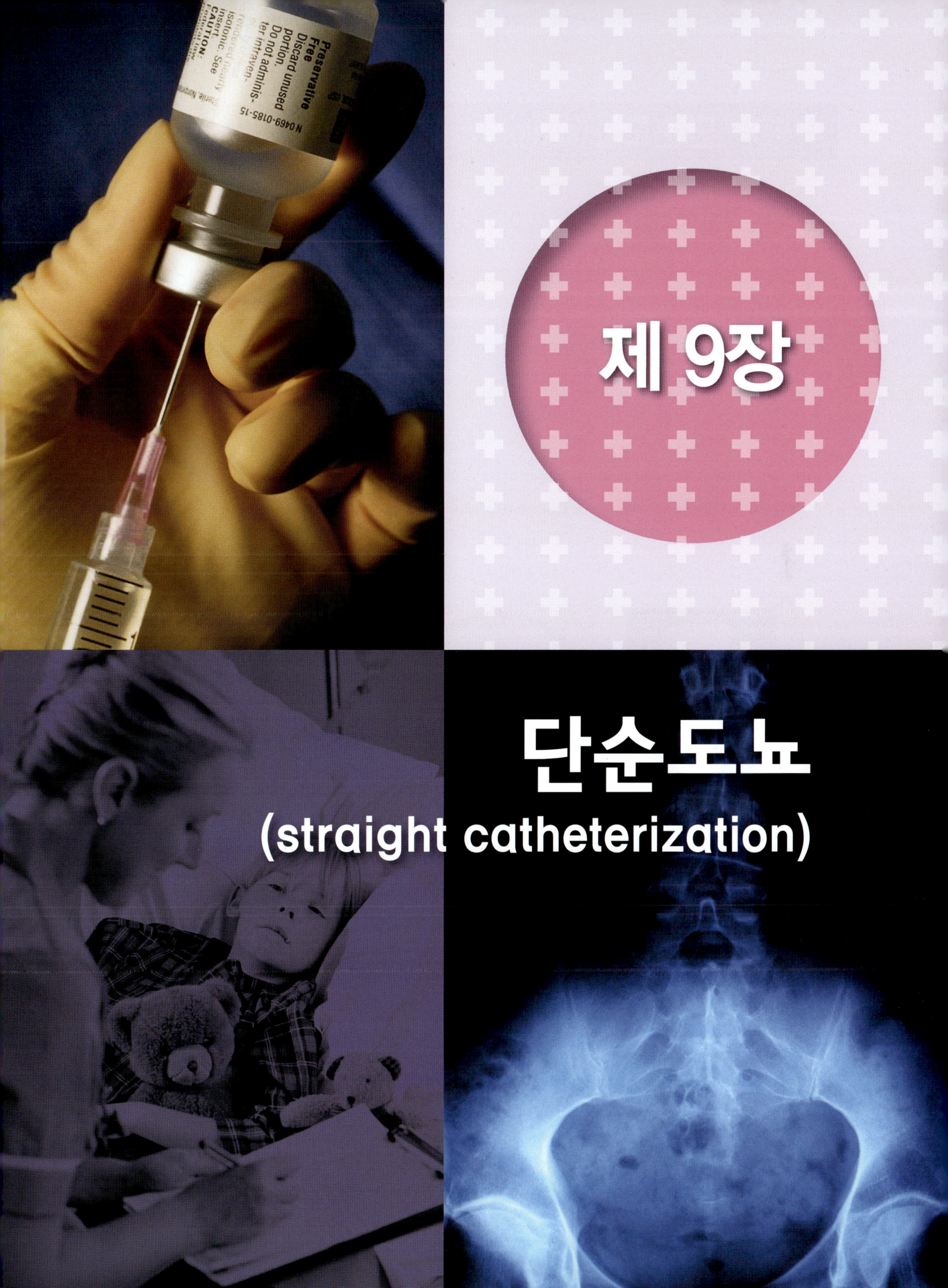

제 9장

단순도뇨 (straight catheterization)

제 9장 단순도뇨(straight catheterization)

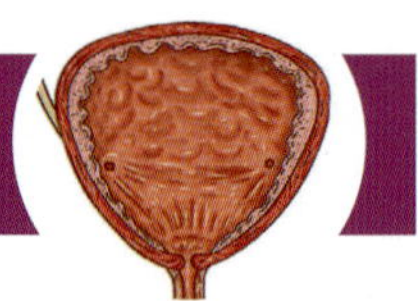

Ⅰ. 단순도뇨에 대하여 우선 알아야 할 지식들

1. 단순도뇨와 유치도뇨의 정의

우리는 여러 이유로 환자의 요도(urethra)에서부터 방광(urinary bladder)까지 유연한 튜브를 삽입 후 배뇨 등의 행위를 시행한다. 그 후 삽입된 튜브를 제거한다면 '단순도뇨'가 되는 것이고, 고정 후 유치(indwelling)한다면 '유치도뇨'가 되는 이치이다. 두 가지 술기를 합쳐서 '도뇨관 삽입'이라고 명명할 수 있다. '단순도뇨'는 의료현장에서 '넬라톤 카테터삽입(nelaton catheter insertion)'이라는 말로 통용된다. '넬라톤(nelaton)'은 프랑스 의사 오귀스트 장 넬라통(Auguste Nélaton)의 이름을 딴 의료기의 상품명이다. '유치도뇨'는 흔히 '폴리카테터삽입(foley catheter insertion)' 이라고 표현을 한다. '폴리(foley)'는 1930년 보스턴에서 유치도뇨카테터를 발명한 외과 의사 '프레드릭폴리(Frederic Foley)'의 이름을 딴 것

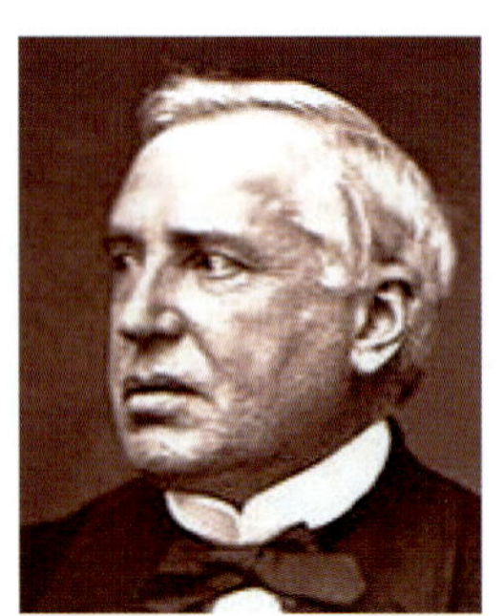

오귀스트 장 넬라통
(Auguste Nélaton)

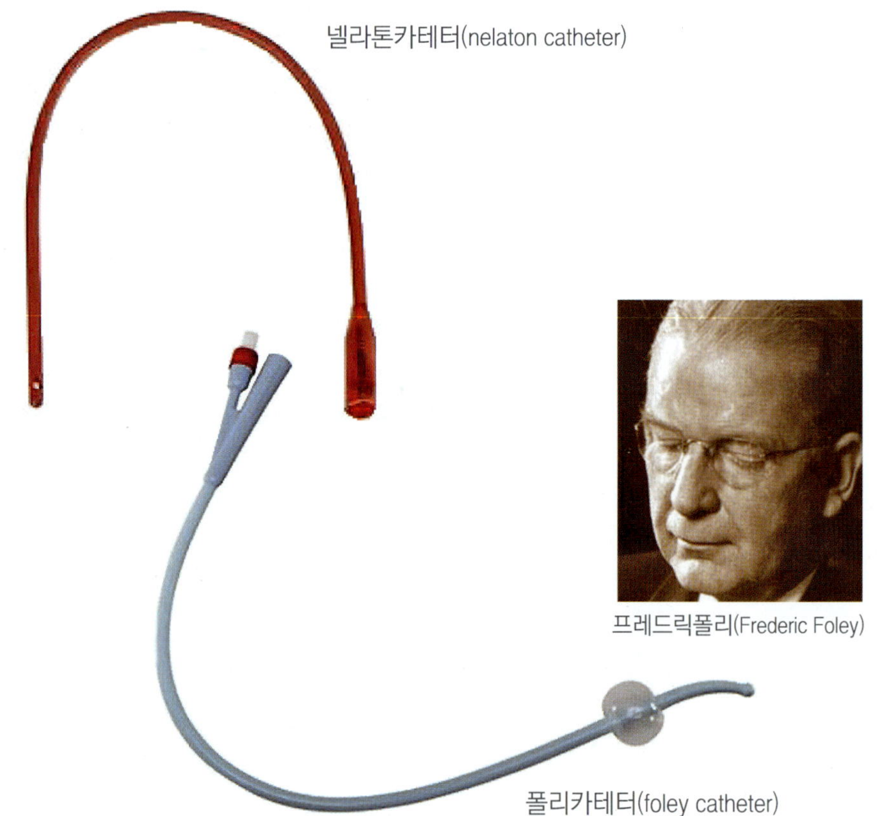

[그림 9-1] 유치도뇨의 종류

으로 해당 의료기의 상품명이다. [그림 9-1] 단순도뇨는 비뇨기계의 이상으로 소변배출이 어려울 때 일회적으로 소변을 배출시키는 행위를 말하며, 자연배뇨가 가능한 경우에도 회음부의 오염방지를 위하여 적용하기도 한다.

또한 자연 배뇨 후에도 잔뇨감이 있을 경우 검사의 목적으로 사용되거나 무균적인 소변 검사물 채취가 필요할 때 단순도뇨를 적용한다. 유치도뇨는 스스로 배뇨활동이 어려울 때 도뇨 카테터를 방광에 유치해둔 채 인공적으로 소변 배출을 지속하는 것을 말하며 수술이나 환자의 상황에 따라 자의적인 배뇨가 가능한 경우에도 일정기간 유치도뇨관을 삽입하기도 한다. 지속적인 유치도뇨관의 삽입은 비뇨기계 감염발생의 기회가 되기도 하여 꼭 필요한 경우에 한하여 적용하도록 권장하고 있다.

2. 단순도뇨의 적응증

1) 급성방광 팽만의 완화

2) 방광세척이나 약물 주입

3) 자연배뇨 시 회음부의 오염 방지

4) 무균적인 소변검사물을 수집

5) 만성적인 배뇨장애 환자의 장기적인 관리

6) 배뇨 후 잔뇨량 측정

3. 비뇨계의 구조 및 기능

비뇨계통은 혈액을 여과해서 소변을 생성하고 그것을 몸 밖으로 배설하는 기관계이며 콩팥(신장,kidney), 요관(ureter), 방광(urinary bladder), 요도(urethra)로 이루어진다. [그림 9-2]

1) 콩팥(kidney)-혈액을 여과하여 오줌(소변)을 생성하여 체액의 조성을 조절하는 기관이다.

2) 요관(ureter)-콩팥과 방광을 연결하는 좌우 1쌍의 가는관으로, 지름 약 0.5cm, 길이 25~30cm이다. 속면에는 세로로 주행하는 주름이 있어, 요관의 단면에서 내강은 불규칙한 별모양을 나타낸다.

3) 방광-소변을 일시적으로 저장하는 근육성 주머니로, 용량은 약700㎖이다. 골반 안에서 앞쪽은 치골결합(두덩결합, pubic symphysis), 뒤쪽은 남성의 경우 곧창자, 여성의 경우 자궁 및 질과 접해 있다.

4) 요도-방광에 저장되어 있는 소변을 몸 밖으로 배설하는 관으로, 남녀 간에 차이가 있다.

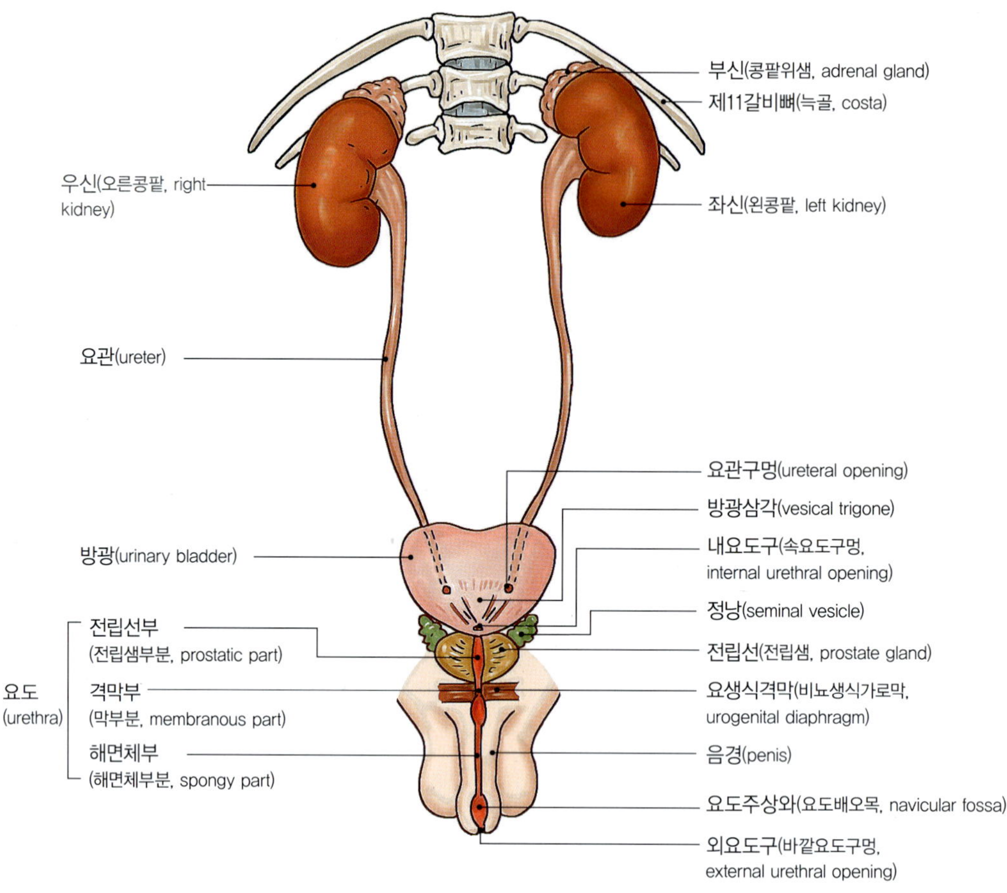

[그림 9-2] 비뇨계통(남성)

4. 남성과 여성의 요로

1) 남성요도-16~20cm로 여성에 비해 길다. 남성에서 소변은 속요도구멍을 나와서 전립샘 안을 지나고(전립샘부분) 이어서 비뇨생식가로막을 관통하며(막 부분) 음경의 요도해면체 안을 주행하여(해면체부분) 바깥요도구멍으로 배출된다. 남성의 경우는 귀두 중심부에 요도 입구가 있으며 두 곳에서 구부러져 있고 요도 깊이는 약 14~16cm이다. 음경의 기저부에서 한 번 굴곡하고 전립선 진입 전에 다시 한 번 굴곡 한다. 아래 그림에서도 볼 수 있듯이 남성의 경우 요도는 회음부를 따라 후방으로 내려가기 때문에 도뇨관을 삽입할 때 음경을 위로 들어주면 초반 진입이 쉽다. [그림 9-5]

2) 여성요도-여성의 요도는 속요도구멍을 나오면 질 앞벽을 따라 하행하고 비뇨생식가로막을 관통하여 질구멍(vaginal orifice) 앞에서 질어귀(질전정, vestibule)의 바깥 요도구멍으로 열린다. [그림 9-6] 여성의 대음순(labium major)과 소음순(labium minor)을 벌려 보면 음핵과 질 입구가 관찰되는데 그 사이에 요도 입구가 있다. 요도의 위치는 개인별로 다양해서 음핵 쪽에 치우쳐져 있는가 하면 질 입

구 근처로 내려와 있기도 하다. 요도 입구로부터 방광까지 약 4cm 정도가 여성의 요도이다. 직선적으로 뻗어 있으며, 길이가 짧아 쉽게 진입이 가능하다. [그림 9-4]

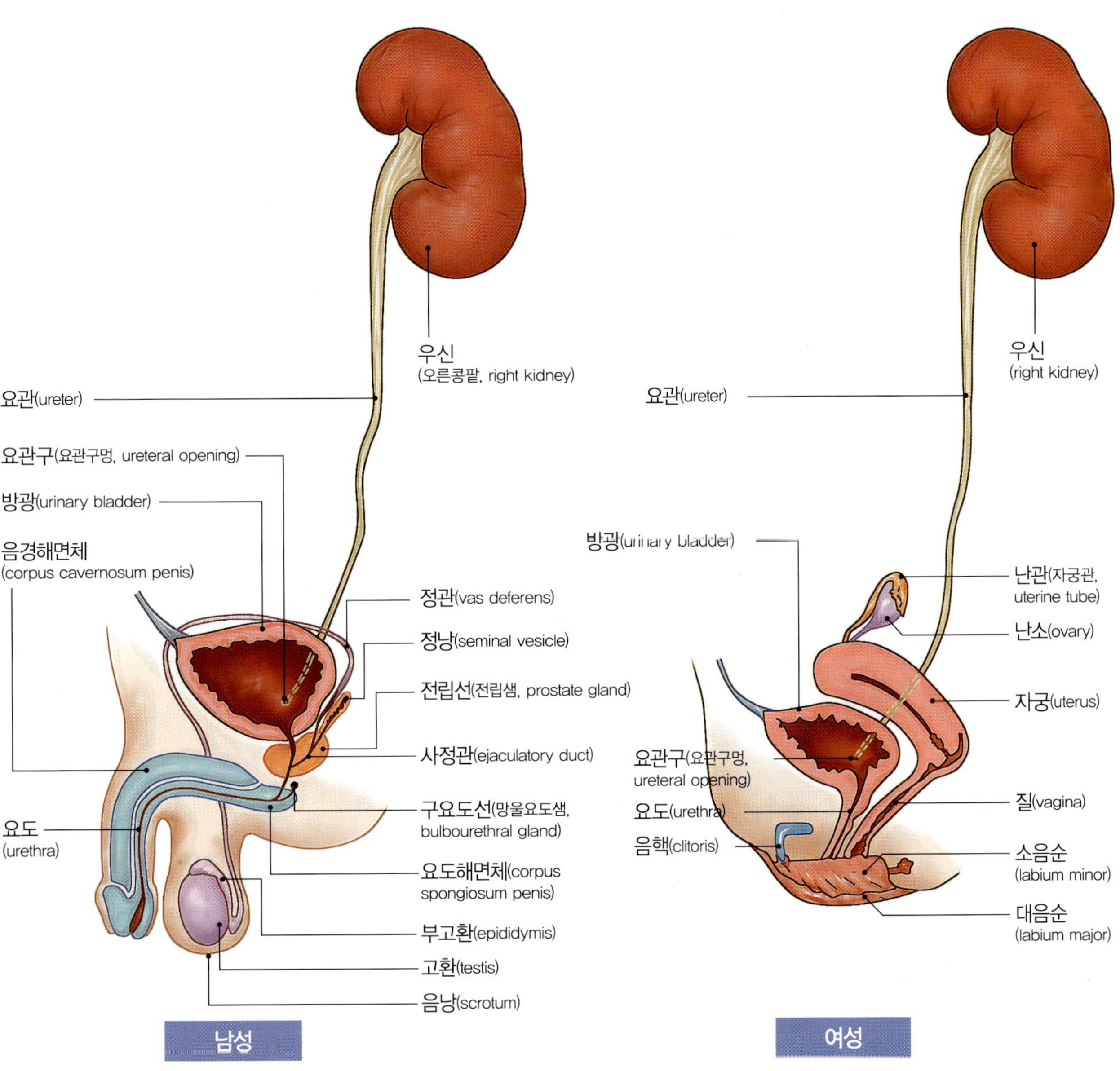

[그림 9-3] 남성과 여성의 요로

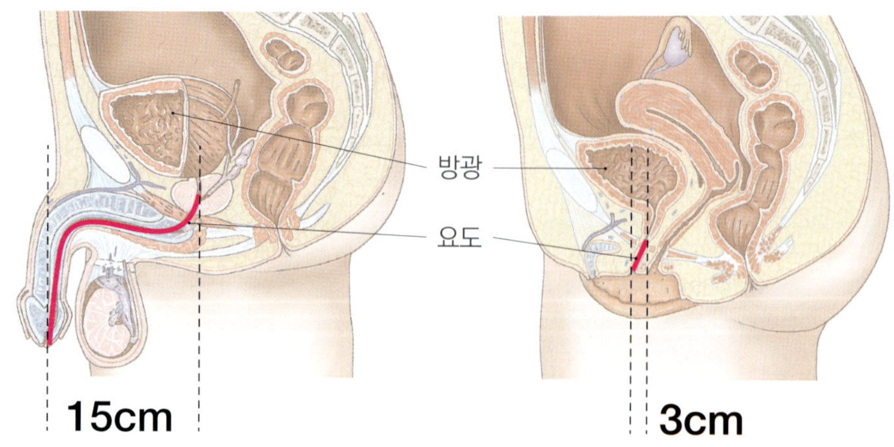

[그림 9-4] 남녀 요도의 길이 차이

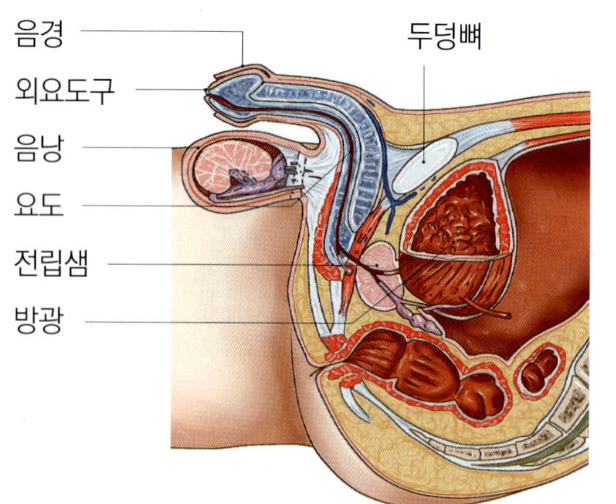

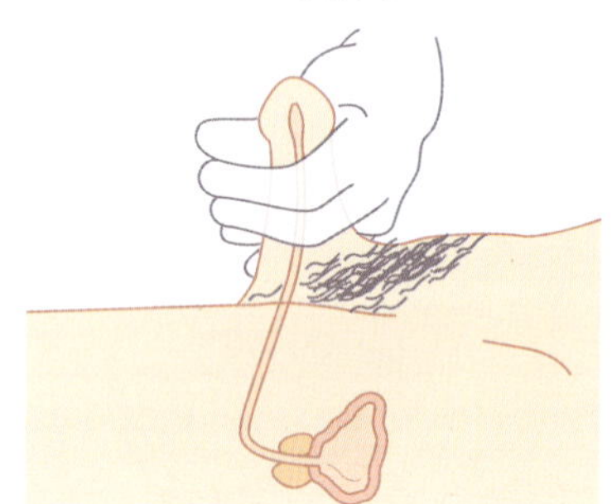

[그림 9-5] 남성의 요도

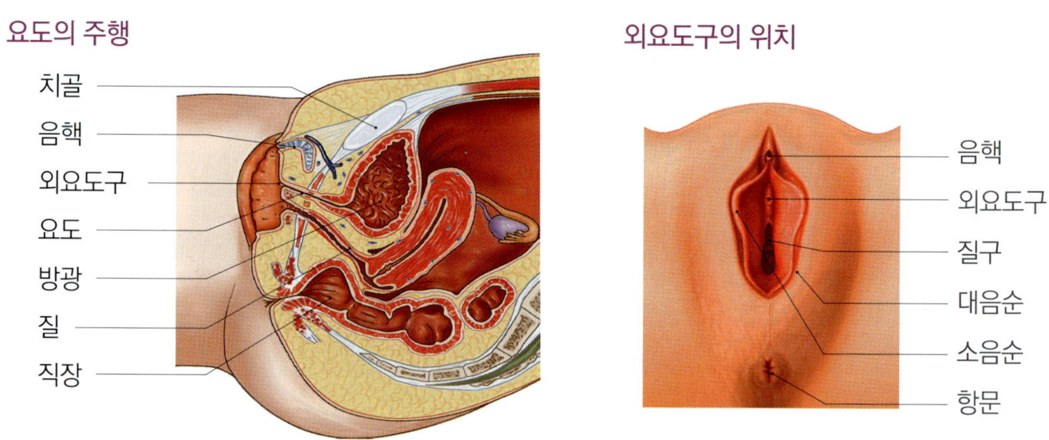

[그림 9-6] 여성의 요도

5. 요도 입구 소독 시 주의사항

아직까지 수식(손으로 밥을 먹는 풍습)을 하는 나라들이 있다. 인도가 대표적이며 필리핀 일부 지역도 그렇다. 이들은 '수식'을 하는 대신 위생을 위해 청결한 손과 불결한 손을 분리한다. 밥을 먹는 오른손으로는 용변과 같은 비위생적인 행위를 절대 하지 않는다. 도뇨관 삽입 시에도 마찬가지이다. 음순을 잡거나, 요도를 잡는 손은 불결해지기 때문에 절대 요도 입구나 도뇨관을 비롯한 의료기기에 손을 대서는 안 된다. 또한 절차 중에 왼손을 소음순에서 떼면 소음순이 요도구에 닿아 다시 오염되므로 도뇨관을 삽입할 때까지 음순을 왼손으로 벌리고 있어야 한다. 반대로 도뇨관을 삽입할 청결한 손의 경우 청결을 유지하며 다른 것은 만지지 않도록 한다. 좌우 구분 없이 개개인에 맞게 가장 편한 손을 선택하면 된다. 대개 오른손잡이의 경우 오른손으로 도뇨관 삽입을 하게 되며, 왼손으로는 불결한 손 역할을 담당한다. [그림 9-9]

1) 남성의 요도 청결

① 멸균장갑을 착용하고 드레이프를 덮는다.

② 왼손으로 음경을 잡는다. 이후 왼손은 불결한 상태가 되며 음경을 계속 잡고 오른손을 청결한 상태로 유지한다.

③ 귀두를 소독제로 2회 정도 소독한다.

2) 여성의 요도 청결

① 멸균장갑을 착용하고 드레이프를 덮는다.

② 왼손으로 좌우의 대음순 및 소음순을 벌리고 외요도구를 찾는다. 이후 왼손은 불결한 상태가 되며, 도관이 요도에 삽관될 때까지는 좌우의 음순을 계속 벌려 오른손을 청결한 상태로 유지한다.

③ 외요도구를 소독제로 2회 정도 소독한다.

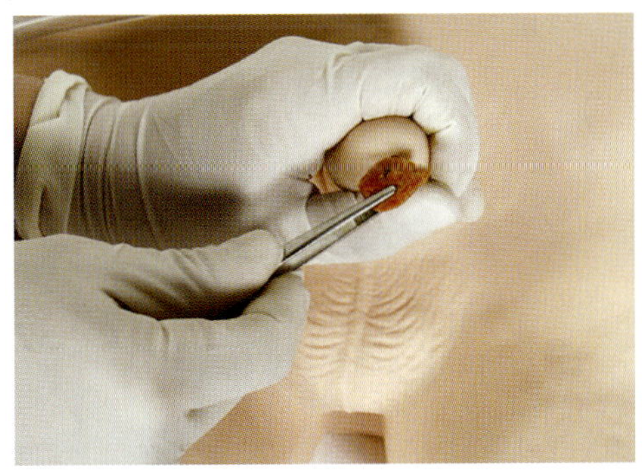

[그림 9-7] 남성의 요도 청결

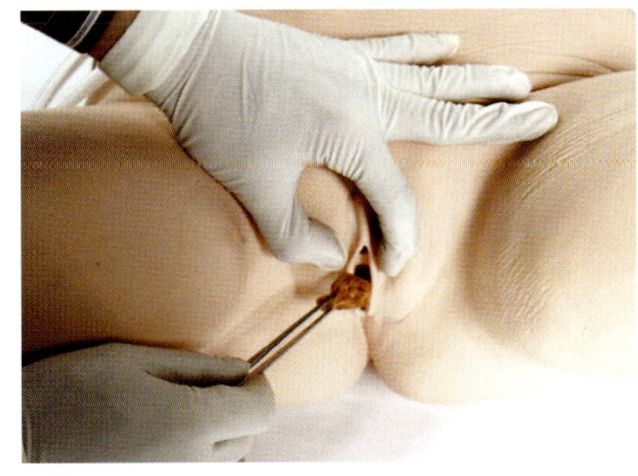

[그림 9-8] 여성의 요도 청결

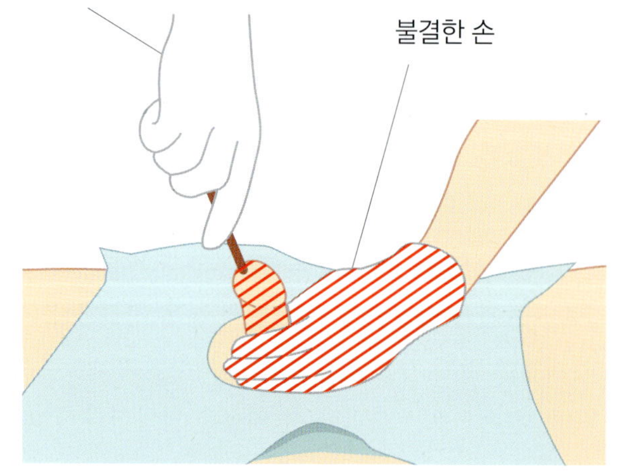

[그림 9-9] 청결한 손과 불결한 손의 구분

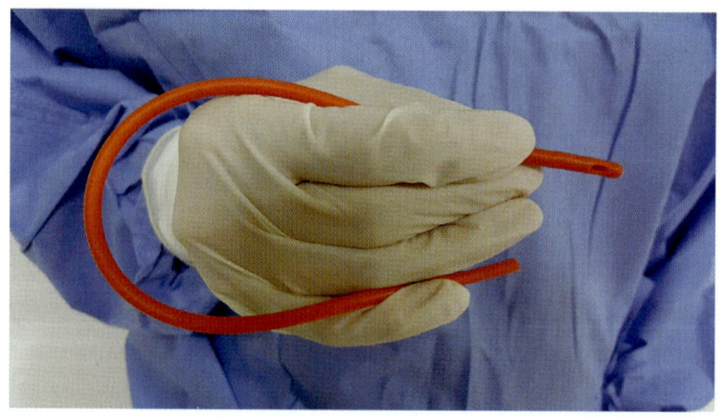
[그림 9-10] 도뇨관을 손으로 잡을 때에 끝이 덜렁거려서 오염될 가능성이 있다. 따라서, 이를 막기 위해서는 새끼 손가락으로 도뇨관 끝을 고정하여 잡는 것이 좋겠다.

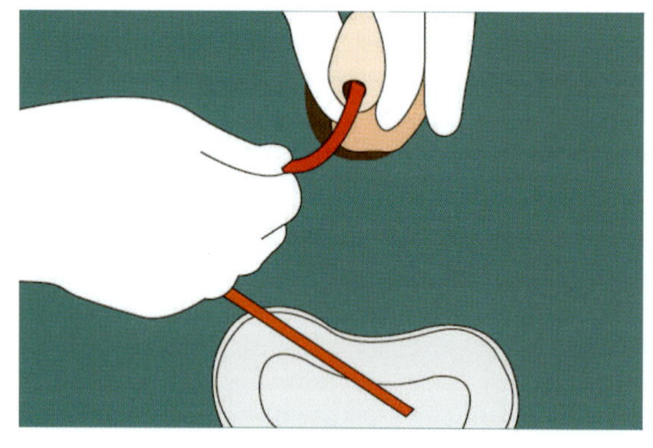
[그림 9-11] 남성의 도뇨관 삽입

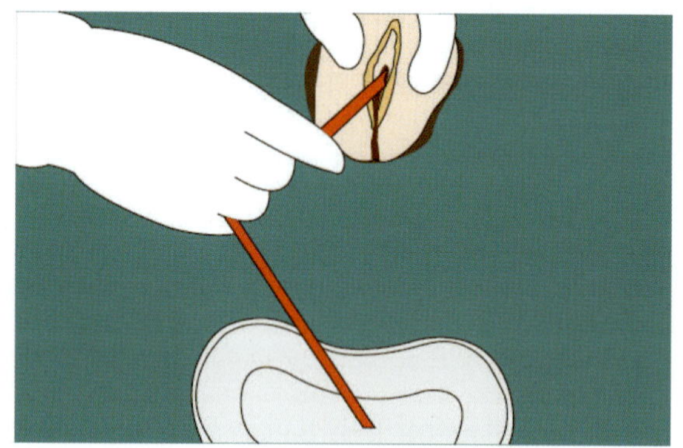
[그림 9-12] 여성의 도뇨관 삽입

6. 여성의 경우 소독의 방향

일반적인 소독(disinfection)의 가장 기본은 닦고자 하는 병변을 중심으로 동심원을 그리듯이 바깥 방향으로 향하는 것이다. 그러나 여성의 요도 주변을 소독할 때는 반드시 위에서 아래로, 즉 음핵 방향에서 항문 방향으로 닦아야 한다. 왜냐하면 여성의 성기 주변에서 가장 오염된 부분이 항문 주변이므로 아래에서 위로 닦으면 오히려 항문 주변에 있는 세균을 끌어올리는 셈이 되기 때문이다. 또한 소독 후 음순이 요도구에 닿으면 요도구가 다시 오염될 수 있으므로 대음순, 소음순, 요도구 순으로 소독한다. 반복적으로 요도염이나 방광염에 걸리는 환자에게는 용변 후 휴지로 항문을 닦을 때 꼭 앞에서 뒤로 향하게 하라고 교육해야 한다. 그래야 항문 주변의 세균이 요도 입구로 침투하는 것을 예방할 수 있다.

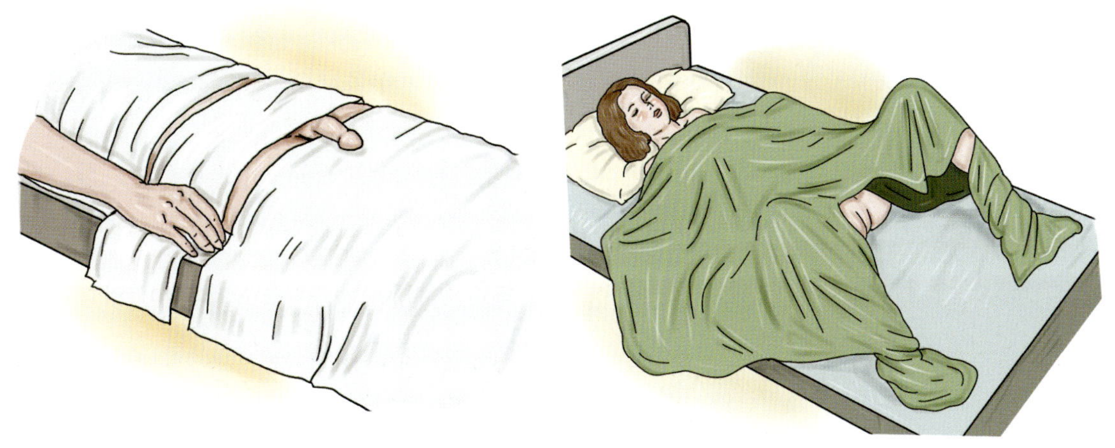

[그림 9-13] 도뇨 시 체위 및 프라이버시

7. 청결간헐도뇨(CIC, clean intermittent catheterization)

흔히 단순도뇨라면 급성기 환자에서 일시적으로 실시하는 것이고, 유치도뇨라면 중장기적으로 시행하는 의료행위로 인식하고 있다. 그러나 지속적인 배뇨이상으로 2주 이상 도뇨관 거치를 해서는 안 된다. 다양한 합병증(10장 참고)을 유발할 수 있기 때문에 제거를 하는 것이 좋다. 이 때 사용할 수 있는 것이 청결간헐도뇨(CIC, clean intermittent catheterization)이다. 이는 환자 본인 스스로 요도를 통해 방광에 도뇨관을 삽입해 주기적으로 요를 배출시키는 것이다.

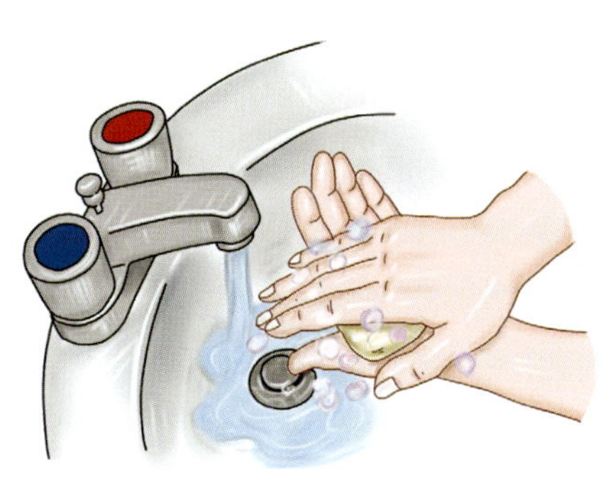

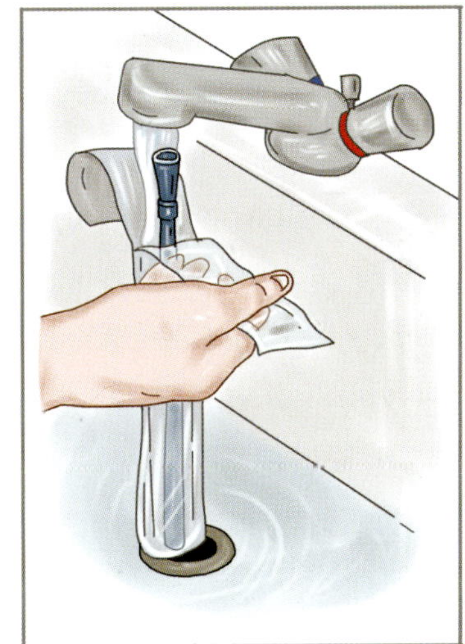

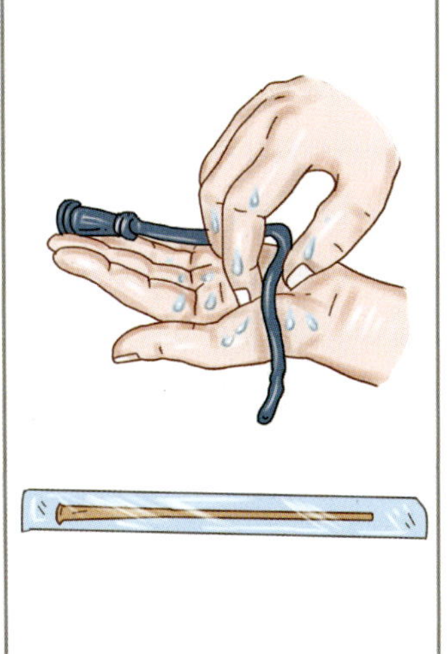

[그림 9-14] 손과 요도, 도뇨관 세척만 철저히 해도 감염의 위험은 높지 않다.

8. 청결간헐도뇨의 중요성과 방법

대부분의 사람들은 하루에 네 번이나 화장실에 가서 방광을 비운다. 방광을 비우지 않으면 소변이 신장으로 다시 통과하는 것과 같은 감염이나 다른 문제가 발생할 수 있다. 이는 역류성 질환으로 감염을 유발하거나, 신장에 손상을 줄 수 있다. 청결간헐도뇨(CIC)는 방광을 비울 수 있는 안전하고 효과적인 대체 방법이다. 이것은 신장을 보호하고, 요실금을 예방하며 방광의 적절한 배출을 촉진하여 환자가 얻을 수 있는 감염의 수를 줄인다. 방광 손상, 척수 손상 또는 척추 종양, 당뇨병성 신경병증, 다발성 경화증, 척추 이상증, 골수 이형성증, 방광 출구 폐쇄, 방광 기능 이상 등으로 정상으로 돌아갈 수 없는지에 따라 단기간 또는 장기간 사용할 수 있다. 시행간격은 각 도뇨관 삽입 시 배뇨량을 적절히 유지하기 위해 4~6시간 정도로 시작한다. 만일 배뇨양이 400-500㎖ 이상이라면 더 자주 삽입이 필요할 수도 있고 체액 섭취량을 조정해야 할 수도 있다. 초기 임상 지침에서는 도뇨관 삽입 시 엄격한 무균 기술을 권장했으나, 최근의 연구들은 손과 요도 주변을 비누로 세척하는 것만으로도 요로 감염의 위험을 증가시키지 않는다는 것을 보여 주었다.

9. 청결간헐도뇨(CIC) 가이드 - 여성

① 비누와 물로 손을 깨끗이 씻으십시오. 편안한 자세를 취하십시오.

② 음순을 펴십시오.

③ 따뜻한 비눗물과 깨끗한 수건으로 요도 개방구 전체를 깨끗이 합니다.

④ 필요하다면 환자는 고기 입구의 위치를 돕기 위해 처음에는 거울을 사용합니다.

⑤ 도뇨관의 끝 부분에 수용성 젤리를 바르십시오. 팁을 돌려 도뇨관 주위에 윤활제가 퍼지게 하십시오.

⑥ 소변이 흘러나올 때까지 도뇨관(2~4인치)을 천천히 부드럽게 삽입하십시오.

⑦ 내부 괄약근에 저항력이 느껴지면 확고하고 부드럽고 일정한 압력을 유지하십시오. 그러면 근육이 이완되어 도뇨관이 통과합니다.

⑧ 소변이 수거 용기나 화장실로 비워 지도록 하십시오.

⑨ 소변 흐름이 멈추면 도뇨관을 조금 빼내어 방광 하부에 고인 소변을 배출하십시오.

⑩ 소변이 더 이상 흐르지 않으면 도뇨관를 제거하십시오.

⑪ 의사의 요청이 있는 경우 소변을 기록하십시오.

⑫ 도뇨관을 청소하고 보관하십시오.

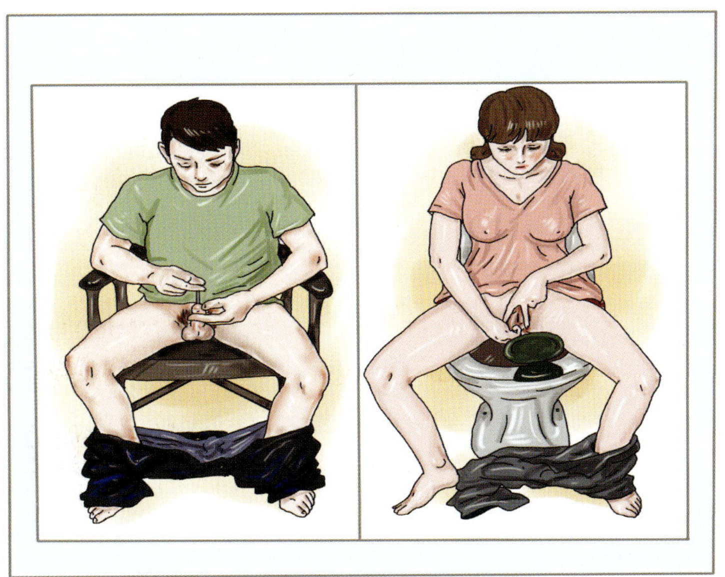

[그림 9-15] 청결간헐도뇨(CIC) 시행 모습

10. 청결간헐도뇨(CIC) 가이드 – 남성

① 비누와 물로 손을 깨끗이 씻으십시오. 편안한 자세를 취하십시오.

② 음경을 신체에 수직으로(배꼽을 향하게) 잡고 비눗물과 깨끗한 수건으로 요도 입구를 닦으십시오. 포경 수술을 하지 않은 남성의 경우 포피를 당겨 입구를 먼저 닦아야 합니다.

③ 도뇨관의 끝 부분에 수용성 젤리를 바르십시오. 텁을 돌려 도뇨관 주위에 윤활제가 퍼지게 하십시오.

④ 소변이 흘러나올 때까지 도뇨관(6~8인치)을 천천히 부드럽게 삽입하십시오. 소변이 나올 수 있도록 도뇨관 전체 길이를 삽입해야 합니다.

⑤ 전립선 부위를 도뇨관이 통과하는 데 약간의 저항이 있을 수 있습니다. 이 경우 견고하고 부드럽고 일정한 압력을 유지하면 근육이 이완됨을 느낄 수 있습니다. 또한 방광경과 내괄약근에 저항감이 있습니다. 견고하고 부드럽고 일정한 압력을 가하면 통과가 됩니다.

⑥ 소변이 수거 용기나 화장실로 비워 지도록 하십시오.

⑦ 소변 흐름이 멈추면 도뇨관을 조금 빼내어 방광 하부에 고인 소변을 배출하십시오.

⑧ 소변이 더 이상 흐르지 않으면 도뇨관를 제거하십시오.

⑨ 의사의 요청이 있는 경우 소변을 기록하십시오.

⑩ 도뇨관을 청소하고 보관하십시오.

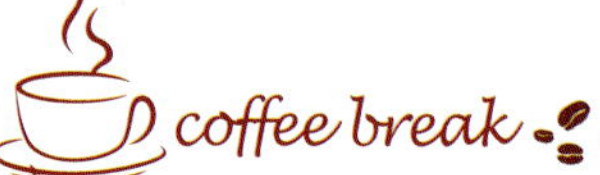

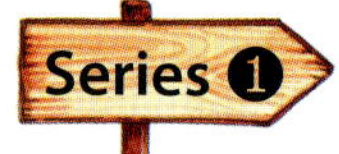

청결간헐도뇨(clean intermittent catheterization, CIC)는 선천적 또는 후천적인 원인에 의한 신경인성방광(neurogenic bladder)으로 인하여 자가배뇨(self-voiding)가 불가능 환자에게 주로 이용되기에, 다른 말로 자가도뇨(self-catheterization)라고도 표현합니다. 이러한 CIC는 실제 임상에서는 아주 중요한 의미를 가지는데요. 실제로 CIC가 개발되기 전 척수손상환자의 80% 이상은 자가배뇨 불능으로 인한 요로감염 등의 합병증으로 3년 이내에 사망했었습니다. 하지만, 이러한 CIC의 도입으로 인하여 이제 척수손상환자들의 기대수명은 일반인과 불과 5년 정도 밖에 차이가 나지 않게 되었습니다. 소위 '잘 먹고 잘 싸는(배설/배뇨) 것이 중요하다.'라는 옛말처럼 배뇨의 중요성은 다시 한번 강조해도 지나치지 않을 것 같으며, 이 책을 쓰고 있는 저자들이나 읽고 있는 독자 여러분들은 우리가 건강하게 지내고 있는 것에 대해서 늘 감사함을 가져야 하겠습니다.

CIC는 해당 환자에게는 거의 평생에 걸쳐 시행되므로, 국가의 지원이 절실한데요. 국민건강보험공단에서는 2013년부터는 요양비로 지원하고 있으며, 금년(2017년) 1월 1일부터는 지원대상과 지원범위가 좀 더 확대되었습니다. 자세한 지원대상과 서식들은 다음 페이지에 제시해 드릴테니 독자 여러분들께서 참조하시길 바랍니다.

요양비의 보험급여 기준 및 방법 [별지 제4호서식]

건강보험 자가도뇨 소모성 재료 급여대상자 등록 신청서

※ 유의사항 및 작성방법은 뒷면을 참고하여 주시기 바랍니다. (앞 면)

①	성명	주민등록번호 등
	전화번호 (자택) (휴대폰)	등록결과통보(SMS) [ ] [ ] 아니오

②요양기관 확인란	진료과목		진단확인일	
	상병구분	□ ①선천성 ②후천성 척수손상(□2년경과 □2년 미경과) □ ①,② 이외 상병 후천성 척수손상 진단 후 2년 미경과자 및 ①,② 이외 상병환자는 2년간 급여 적용 후 재등록 신청 대상		
	상병코드	[ ] [ ] [ ] [ ] [ ] ※ 세분류(소수점 한자리)까지는 반드시 정확히 입력	상병명	
	확인사항	요류역학검사 시행일	※ 등록 신청서 발행일을 기준으로 3년 이내 시행한 검사만 유효	
		요류역학검사 결과 다음 중 하나 이상에 해당하는 경우 [ ] 무반사방광(Areflexic bladder) [ ] 배뇨근 저활동성(Detrusor underactivity) [ ] 기능이상성 배뇨(Dysfunctional voiding) [ ] 배뇨근-외조임근 협동장애(Detrusor external-sphincter dyssynergia) [ ] 배뇨근 과활동성 및 수축력 저하(Detrusor hyper-reflexia and impaired contractility)		
	위에 기록한 사항이 사실임을 확인함 년 월 일 요양기관명(기호) : ( ) (요양기관 직인) 담당의사성명(면허번호) : ( ) 전문과목(전문의 자격번호) : ( ) (서명 또는 인)			

위와 같이 건강보험 자가도뇨 소모성재료 급여대상자 등록을 신청합니다.

년 월 일

③신청인 (서명 또는 인)

수진자와의 관계 ( ) 전화번호 ( )

이사장

건강보험 자가도뇨 소모성재료에 대한 요양비 지급과 관련하여 공단이 본인의 1. 성명, 2. 민감정보(상병 등) 3. 고유식별정보(주민등록번호, 외국인등록번호, 국내거소신고번호)를 처리하는 것에 동의합니다.

④본인 (서명 또는 인)

210mm×297mm[일반용지(재활용품) 60g/㎡]

(뒷 면)

유의사항

1. 요양기관 확인란의 확인사항을 모두 만족해야 건강보험 자가도뇨 소모성 재료 급여대상자로 등록이 가능합니다.
2. 등록 신청서는 반드시 **비뇨기과 및 재활의학과 전문의**가 발행하여야 합니다.

작성방법

① 수진자의 성명과 주민등록번호를 기재합니다.
- 외국인인 경우에는 외국인등록번호(외국국적동포인 경우에는 국내거소신고번호를 포함합니다)를 기재합니다.
- 자택 및 휴대전화 중 하나를 반드시 기재합니다.(휴대전화가 있는 경우 우선적으로 기재)
- 기재한 휴대전화번호로 등록결과 SMS 수신여부를 기재합니다.

② 요양기관에서 기재하는 항목입니다.
- **다음 상병에 해당하는 신경인성 방광환자이면서, 요류역학검사 결과 진단기준을 만족해야 합니다.**

1) 선천성 신경인성 방광환자

상병코드	상병명	상병코드	상병명
Q05	이분척추	Q64.1	방광외반
Q79.4	말린자두배증후군	Q64.2	선천성 후부요도판막
Q79.5	복벽의 기타 선천기형	Q64.3	요도 및 방광경부의 기타 폐쇄 및 협착
Q79.6	엘러스-단로스증후군	Q64.8	비뇨계통의 기타 명시된 선천기형
Q79.8	근골격계통의 기타 선천기형	Q64.9	비뇨계통의 상세불명의 선천기형

2) 후천성 척수손상에 의한 신경인성 방광환자

상병코드	상병명	상병코드	상병명
A17.0	결핵성 수막염(G01*)	G82.×	하반신마비 및 사지마비
A17.80	뇌 및 척수의 결핵종(G07*)	G83.4	말총증후군
A17.81	결핵성 수막뇌염(G05.0*)	G95.1	혈관성 척수병증
A17.88	뇌 및 척수의 결핵성 농양(G07*)	G95.2	상세불명의 척수압박
A52.1	척수매독	G95.8	척수의 기타 명시된 질환
G04.1	열대성 강직성 하반신마비	G95.9	척수의 상세불명 질환
G04.2	달리 분류되지 않은 세균성 수막뇌염 및 수막척수염	G99.2	달리 분류된 질환에서의 척수병증
G04.8	기타 뇌염, 척수염 및 뇌척수염	M49.4	신경병성 척추병증
G04.9	상세불명의 뇌염, 척수염 및 뇌척수염	S14.×	목부위의 신경 및 척수의 손상
G05	달리 분류된 질환에서의 뇌염 척수염및 뇌척수염	S24.×	흉부부위의 신경 및 척수의 손상
G35	다발경화증	S34.×	복부, 아래등 및 골반 부위의 신경 및 허리척수의 손상
G36.0	시신경척수염[데빅병]	T09.3	척수의 상세불명 부위의 손상
G37.3	중추신경계통의 탈수초질환에서의 급성 횡단 척수염		

3) 1,2 이외의 원인 상병에 의한 신경인성 방광환자

③ 신청인은 다음에 해당하는 사람이어야 합니다.
- 수진자(신경인성 방광환자)
- 가족 : 「민법」 제779조에 따른 가족으로 배우자, 직계혈족 및 형제자매이거나
  생계를 같이하는 직계혈족의 배우자, 배우자의 직계혈족 및 배우자의 형제자매

④ 반드시 수진자 본인의 이름을 기재한 후 본인이 서명을 하거나 인장을 찍어야 합니다.
- 수진자가 미성년자일 경우, 「민법」 제5조에 따라 법정대리인이 서명을 하거나 인장을 찍어 동의할 수 있습니다.

처리절차

등록신청서 발급	➔ 확인	신청서 작성 및 등록 신청 (요양기관 또는 공단 지사)	➔ 제출	접수, 확인 및 신청서 등록	➔ 처리·통보	자가도뇨 소모성 재료 급여대상자
요양기관		신청인		국민건강보험공단		수진자

210mm×297mm[(재활용품) 60g/㎡]

■ 요양비의 보험급여 기준 및 방법 [별지 제2호서식]

자가도뇨 소모성 재료 처방전

[ ] 재발급

수진자	건강보험증번호	주민등록번호 등
	성명	전화번호 (자택) (휴대전화)

진료과목		상병명		상병코드	

처방 및 지시사항

1일 처방개수	총 처방기간	총계	비고

처방전 사용기간	교부일로부터 처방기간까지	※ 사용기간 내에 구입·제출하여야 합니다.

월 일

요양기관명(기호) : ( ) (요양기관 직인)

담당의사성명(면허번호) : (제 호)

전문과목(전문의 자격번호) : (제 호) (서명 또는 인)

유 의 사 항

1. 처방전 발급비용은 진찰료에 포함되어 별도 부담하지 않습니다.
2. 의사의 처방 및 지시에 따라 사용해 주십시오.
3. 처방전은 반드시 **비뇨기과, 재활의학과, 정형외과, 신경과 또는 신경외과 전문의**가 발행하여야 합니다.
4. 총 처방일수는 **최대 90일**을 넘지 못합니다.
5. 교부일 이내에 환자가 처방전을 분실한 경우 "재발급"에 [✔] 표시한 후 재발행하면 됩니다.
6. 처방전 발행의사는 환자의 배뇨일지 등 환자의 상태를 확인하여 자가도뇨 소모성 재료를 처방할 수 있습니다.
7. **처방전 사용기간은 교부일로부터 총 처방기간 이내입니다.**

작 성 방 법

주민등록번호 등 란에는 주민등록번호를 적습니다. 다만, 수진자가 외국인인 경우에는 외국인등록번호(외국국적 동포인 경우에는 국내거소신고번호를 포함합니다)를 적습니다.

210㎜×297㎜(일반용지 60g/㎡(재활용품))

단순도뇨의 성취목표·선행지식과 관련된 문제

01 단순도뇨의 정의는 무엇이며 유치도뇨와는 어떤 차이가 있는가?

02 단순도뇨를 시행해야 하는 목적은 무엇인가?

03 요도, 요관, 방광의 기능에 대해 서술하시오.

04 배뇨의 정의와 생리기전에 대해 서술하시오.

05 성별에 따른 요도의 차이는 무엇인지 설명하시오.

06 요도 입구 소독 시 주의사항에는 어떤 것이 있는가?

문항에 대한 해설

01 환자의 요도(urethra)에서부터 방광(urinary bladder)까지 유연한 튜브를 삽입 후 배뇨 등의 행위를 시행 후, 삽입된 튜브를 제거한다면 '단순도뇨' 가 되는 것이고, 고정 후 유치(indwelling) 한다면 '유치도뇨'가 되는 이치이다. 두 가지 술기를 합쳐서 '도뇨관 삽입'이라고 명명할 수 있다.

02

▶급성방광 팽만을 완화하기 위함
▶만성적인 배뇨장애 대상자의 장기적인 관리를 위함
▶배뇨 후 잔뇨량을 검사하기 위함
▶자연배뇨 시 회음부의 오염을 방지하기 위함
▶방광세척이나 약물 주입을 하기 위함
▶무균적인 소변검사물을 수집하기 위함

03

▶**요도:** 방광안의 소변을 몸의 표면까지 유도
▶**요관:** 콩팥에서 만들어진 소변을 방광까지 운반
▶**방광:** 소변을 배설할 때까지 일시적으로 저장하는 공간

04 방광에 모여 있는 소변을 외부로 배출하는 과정으로 대뇌와 척수에 있는 배뇨중추의 영향을 받는다.

05

▶**여성:** 대음순(labium major)과 소음순(labium minor)을 벌려 보면 음핵과 질 입구가 관찰되는데 그 사이에 요도 입구가 있다. 요도 입구로부터 방광까지 약 4cm 정도가 여성의 요도이다. 직선적으로 뻗어 있으며, 길이가 짧아 쉽게 진입이 가능하다.
▶**남성:** 귀두 중심부에 요도 입구가 있으며 두 곳에서 구부러져 있고 요도 깊이는 약 14~16cm이다. 음경의 기저부에서 한 번 굴곡하고 전립선 진입 전에 다시 한 번 굴곡한다.

06 음순을 잡거나, 요도를 잡는 손은 불결해지기 때문에 절대 요도 입구나 도뇨관을 비롯한 의료기기에 손을 대서는 안 된다. 또한 절차 중에 왼손을 소음순에서 떼면 소음순이 요도구에 닿아 다시 오염되므로 도뇨관을 삽입할 때까지 음순을 왼손으로 벌리고 있어야 한다. 반대로 도뇨관을 삽입할 청결한 손의 경우 청결을 유지하며 다른 것은 만지지 않도록 한다.

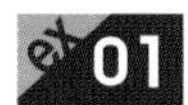

단순도뇨 관련 사례

ex 01

40세 남자 AA환자는 최근 우측 갑상선에 악성으로 의심되는 종괴(mass)가 발견되어 2-3시간 정도 소요되는 우측 갑상선 절제술을 제공받기로 하였다. 유치 도뇨관은 설치되지 않은 상태에서 수술이 시작되었다. 현재 마취 중이며 수술도 진행 중이다. 그러나 예기치 않은 동결절편 조직검사 결과로 양쪽 갑상선 제거수술로 수술계획이 전환되었다. 보호자에게 설명 후 동의를 받은 뒤 반대편 갑상선까지 제거하다 보니 예상보다 오래 진행되었다. 수술 시작 시간 후 환자 방광이 치골상부위로 올라와 집도의에게 보고(notify)하였고 다음과 같은 지시를 내렸다.

> Dr's order
>
> Nelaton insertion & voiding
>
> *Remark) 넬라톤으로 배설한 환자의 소변량(urine volume) 기록해주세요.

▶위 오더의 의미를 파악하여 적절한 간호중재를 수행하세요.

ex 02

49세 여자AB환자는 우측 정강이뼈 골절(fracture of rt. tibia)로 응급실을 통해 입원하였다. 병실로 이동되어 오면서 소변을 보았으나 시원치 않은 느낌을 호소하였다. 담당 주치의가 다음과 같은 오더를 추가하였다.

> Dr's order
>
> After voiding, Check residual urine!!

▶위의 오더에 대한 적절한 간호중재를 수행하세요.

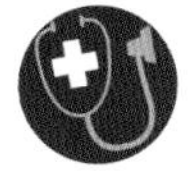

단순도뇨 관련 사례

ex 03

49세 남자 AC환자는 우측다리부위에 혈흔과 심한 통증을 호소하여 응급실을 통하여 입원하였다. X-ray 촬영 결과 Rt tibia FX가 확인되었다. 환자는 의식이 있으며 통증사정 시 9점으로 진통제투약을 원하였고, 뇨의를 호소하며 스스로 화장실에 가려고 몸을 움직이려고 하고 있다. 주치의의 오더는 아래와 같다.

> Dr's order
>
> 1. ABR
> 2. Demerol 25mg IM
> 3. Nelaton catheterization

▶위 오더를 확인 후 환자에게 적절한 입원 교육과 간호활동을 수행하세요.

ex 04

35세 남자 AD 환자는 수개월 전 교통사고를 당한 뒤 척수 손상을 당했다. 그 후 배뇨 장애가 발생하여 유치 도뇨를 시행하여 오던 중 요로 감염의 위험이 높다고 판단된 주치의는 청결간헐도뇨를 시행하기로 결정하고 다음과 같은 오더를 처방하였다.

> Dr's order
>
> CIC(clean intermittent catheterization) education

▶환자에게 적절한 교육을 수행하세요.

간호기록

날짜/시간	처 치	간 호 내 용	서 명

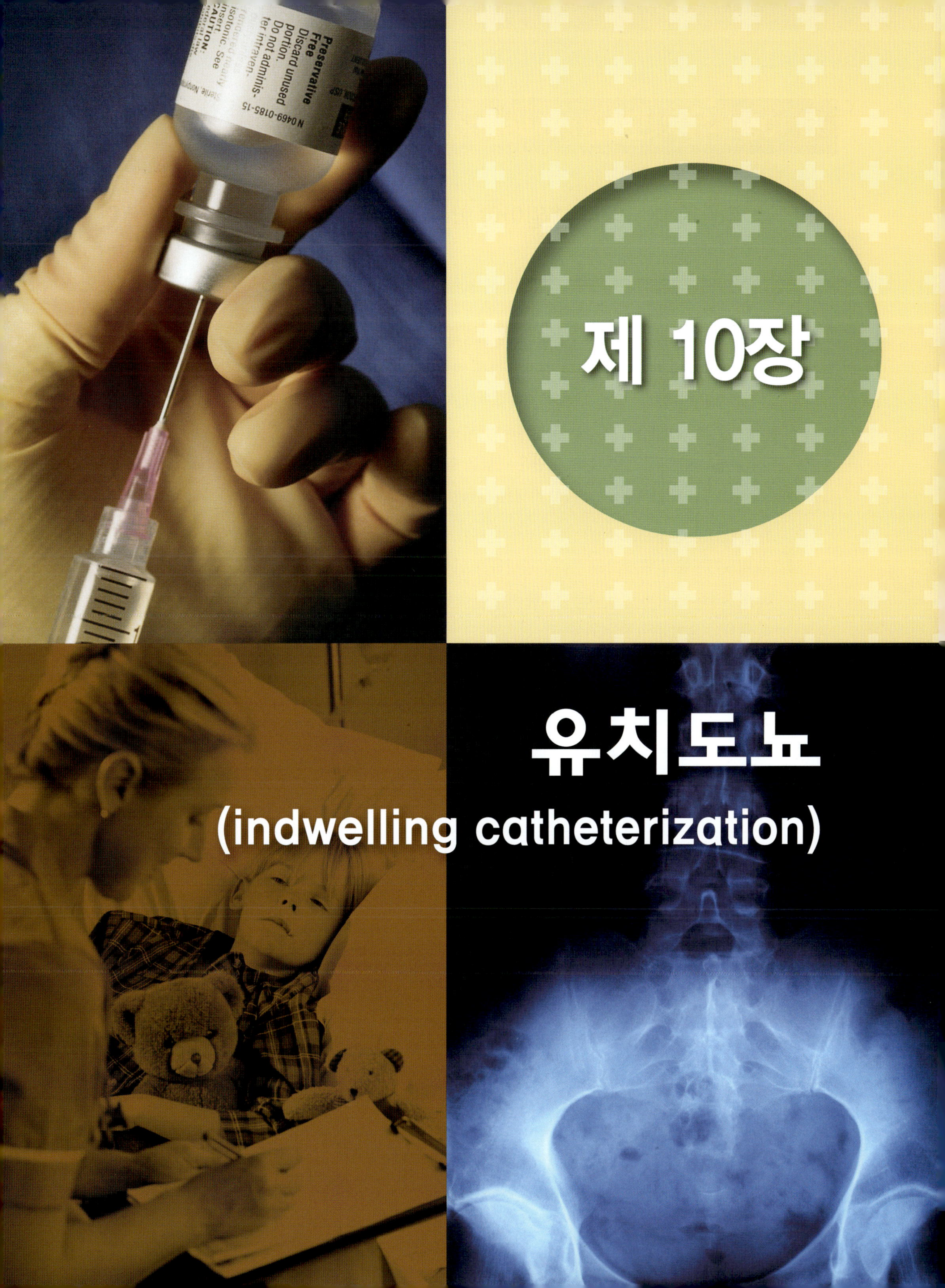
Preservative
Free
Discard unused
portion.
Do not adminis-
ter intraven-
N 0469-0185-15
제 10장
유치도뇨
(indwelling catheterization)

제 10장 유치도뇨(indwelling catheterization)

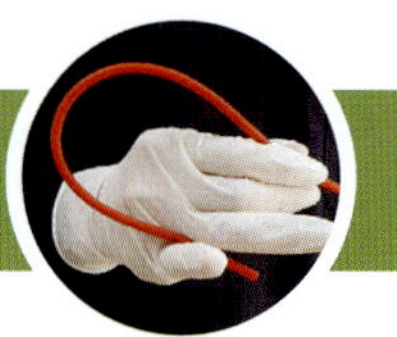

Ⅰ. 유치도뇨에 대하여 우선 알아야 할 지식들

1. 유치도뇨의 적응증

'도뇨(導尿)'라는 단어는 '배뇨(排尿)'와는 다르다. '배뇨'는 '밀칠 배(排)', '오줌 뇨(尿)'가 합쳐진 단어로 소변을 몸 밖으로 배출시키는 의미이다. 그에 반해 '도뇨'라는 것은 '이끌 도(道)', '오줌 뇨(尿)'가 합쳐진 단어로 소변이 나오는 길을 따라 카테터를 이끌어 넣는 행위를 지칭한다. 만일 이번 장에 다룰 시술 행위가 단순히 소변을 배출시키는 목적이라면 '배뇨' 라고 표현했을 것이다. 그러나 '도뇨'라고 지칭함으로써 단순히 소변을 배출시키는 목적만은 아님을 암시해 준다. 비록 한자어로 완전한 그 뜻을 이해하기는 어렵지만 나름 의학적 지식에 따라 작명한 단어임은 틀림없다. '유치도뇨'의 적응증은 다음과 같다.

1) 전립선 비대 등으로 소변배출 통로의 폐쇄가 있을 때
2) 비뇨기계와 주변 장기의 수술을 준비하기 위해
3) 혈액응고 물질로 인한 요도폐쇄를 예방하기 위해
4) 정확한 소변량 측정을 위해
5) 의식이 없는 실금 대상자의 피부손상을 예방하기 위해
6) 방광을 세척하거나 방광내 약물 주입을 위해
7) 장시간 전신마취를 하여 수술하는 경우 오염을 방지하기 위해
8) 간헐적 도뇨를 지나치게 자주하는 것을 막기 위해

[표 10-1] 유치도뇨의 적응증

목적		대상
도뇨	소변정체	• 전립선비대증, 신경인성 방광, 방광압박 등
	소변양 측정	• 심부전, 신부전, 수술 중 등
	배뇨관리	• 절대안정 환자, 수술 중, 수술 후 등
	무균적 채뇨	• 여성의 중간뇨 채취 등
기타	약물주입	• 방광암에 대한 BCG 주입 등
	요도조영	• 요도손상 등
	방광세척	• 혈뇨에 의한 요로폐색 등

2. 도뇨관 삽입 시 발생하는 합병증

유치도뇨 합병증에서 가장 일반적인 것은 요로감염(urinary tract infection)이나 요도손상(urethral injury)이다. 특히 요로감염은 도뇨관 유치 후 1일당 3~10%의 비율로 증가한다. 대부분은 무증상의 세균뇨(bacteriuria) 뿐이지만, 그 중에는 요로성패혈증(urosepsis)으로 발전하여 죽음에 이르기도 한다.

이처럼 유치도뇨에는 중대한 합병증이 존재하는 것을 인식하고 그 적응을 최소한으로 억제하는 것이 중요하다. 이런 합병증을 예방하기 위해 요도손상이나 협착, 중증의 전립선염(prostatitis)이나 요도염(urethritis) 환자에게는 시행하지 말아야 한다.

유치도뇨 요로감염 예방은 다음과 같다.

1) 도뇨관 삽입 시 철저한 무균술을 적용하여 삽입한다.
2) 오염된 표면에 배액주머니 마개가 닿지 않도록 주의한다.
3) 검사물을 수집하거나 소변량을 측정하기 위해 배액체계를 열지 않는다.
4) 배액관이 분리되었을 때 도뇨관이나 배액관의 끝을 손으로 만지지 않는다.
5) 교차감염을 예방하기 위해 소변측정 용기를 각자 사용한다.
6) 소변이 고이거나 방광으로 역류하지 않도록 한다.
7) 배액관이 꼬이지 않도록 하고 장시간 잠궈 놓지 않는다.
8) 적어도 8시간 마다 배액주머니를 비운다.
9) 배변이나 변실금 후, 하루에 2회 이상 회음부간호를 시행한다.
10) 폐쇄적 배액체계를 유지한다.
11) 2~3시간 마다 소변의 흐름, 색깔, 냄새 등을 관찰한다.
12) 수분섭취를 격려한다.
13) 제거 시에는 가능한 한 빨리 도뇨관을 제거한다.

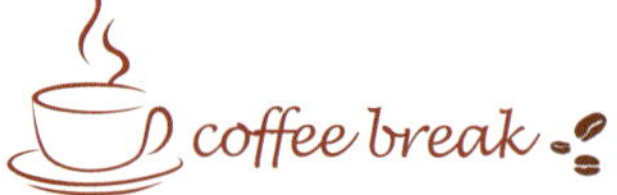

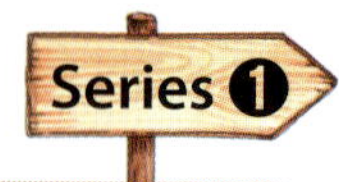

장기간 도뇨관이 유치되어 있으면 환자의 소변백이나 튜브가 자색으로 착색하는 경우가 있습니다. 이 현상을 자색뇨백증후군(purple urine bag syndrome, PUBS)이라고 합니다.

이는 식사 유래의 트립토판(tryptophan)이 장내세균이나 요로에 감염된 세균에 의해서 청색이나 적색의 색소로 변화함으로써 발생합니다. 증상이 없으면 특별히 치료할 필요는 없습니다.

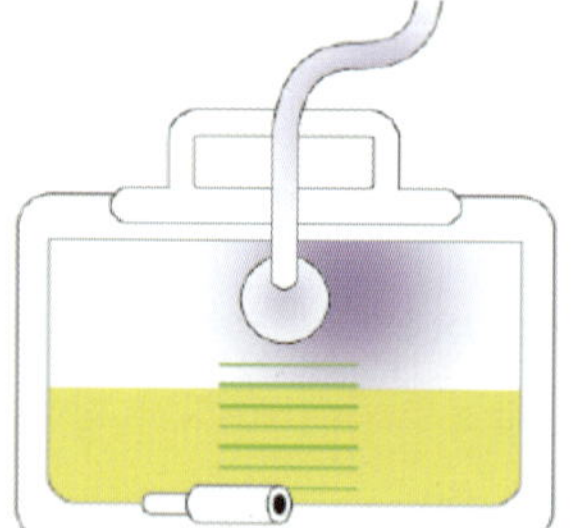

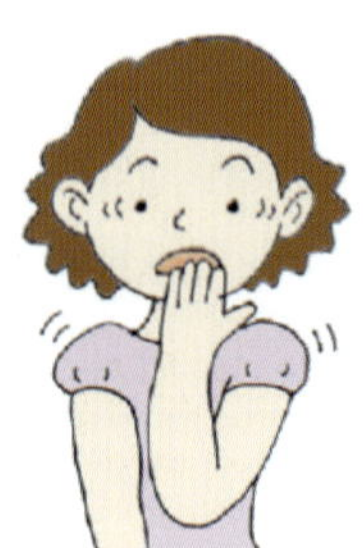

3. 도뇨관 크기의 선택

도뇨관에 표기된 숫자의 단위는 Fr(French)로 도관의 바깥 둘레 길이를 나타낸다. 만약 18Fr이라면 도관 둘레가 18mm라는 뜻으로 직경은 5.7mm가 된다. 계산식은 아래와 같다.

원둘레 = 직경 ×

직경 = 원둘레 / π

18Fr / 3.14 = 5.7

도뇨관은 삽입 목적이나 난이도에 따라 굵기를 선택한다. 유치도뇨관을 삽입하는 경우 기본적으로는 14~18Fr을 이용한다. 일반적으로 가늘고 부드러운 도관일수록 환자의 불쾌감(dysphoria)이나 감염 위험이 줄어든다. 만일 14~18Fr 정도의 도뇨관으로 삽입이 되지 않고 저항감이 든다면 요도협착(urethral stricture)이 있을 수 있으므로 좀 더 가는 것을 사용한다. 전립선비대증 환자의 경우 가는 도뇨관으로도 진입이 어렵다면 반대로 더 굵은 카테터를 이용하여 협착을 박리하고, 비대된 전립선을 젖히며 진입한다. 삽입이 어려운 케이스의 경우 비뇨기과 의사의 도움이 필요하며 요도와 전립선을 손상시키지 않도록 매우 조심해야 한다. 환자에게서 혈뇨(hematuria)가 보인다면 오히려 18Fr 이상 굵은 도뇨관을 유치하여 카테터가 혈전으로 폐쇄되는 것을 예방해야 한다.

적절한 도뇨관의 선택은 다음과 같다.

1) 인공도뇨 기간에 따라 도뇨관의 재질을 선택한다.
   - 단기간(보통 2주 이내) 사용하는 경우 플라스틱, 라텍스, 테프론 코딩 라텍스(PTFE), 항생제 코팅 도뇨관 등이 이용된다.
   - 장기간 사용하는 경우 실리콘(100%), 실리콘 코팅 라텍스, 하이드로젤 코팅 라텍스 도뇨관이 이용된다.
   - 기관의 정책과 도뇨관이 잘 기능하느냐에 따라 기간은 달라질 수 있다.
2) 대상자의 성별에 따라 적합한 카테터의 길이를 선택한다. 여성의 경우 22cm, 남성의 경우 40cm가 적당하다.
3) 요도구의 크기에 따라 적합한 크기의 카테터를 선택한다. 어린이는 8~10Fr, 성인의 경우 여성은 14~16Fr, 남성은 16~18Fr을 사용한다.

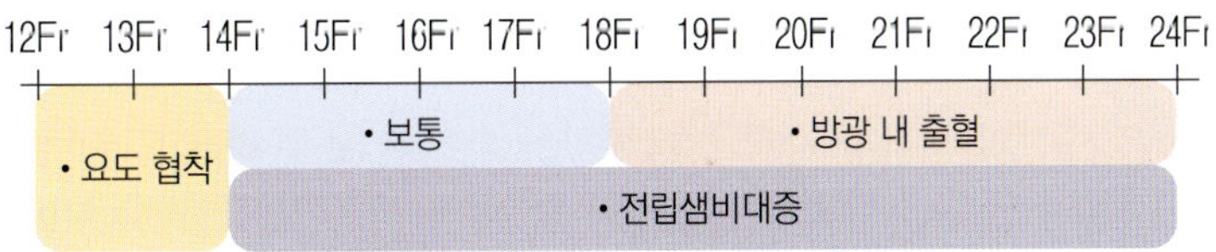

[그림 10-1] 도뇨관의 굵기 기준

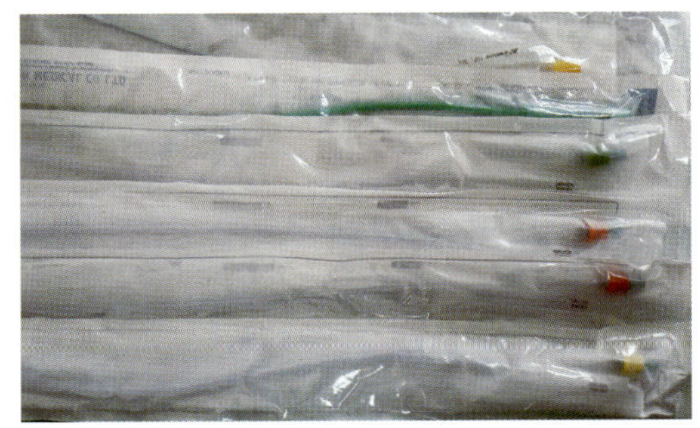

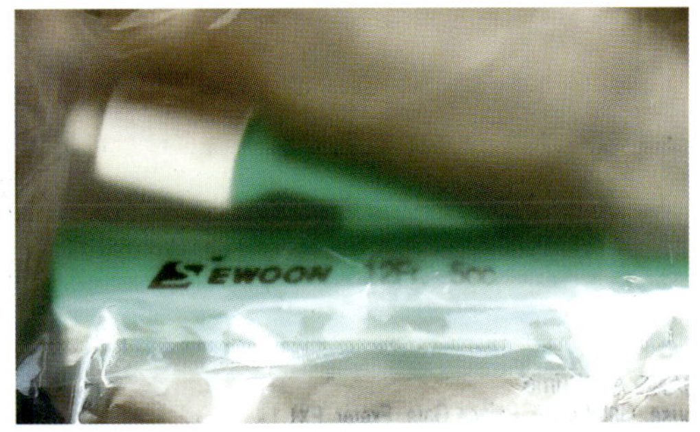

[그림 10-2] 다양한 크기의 도뇨관(도뇨관 크기가 표기되어 있다.)

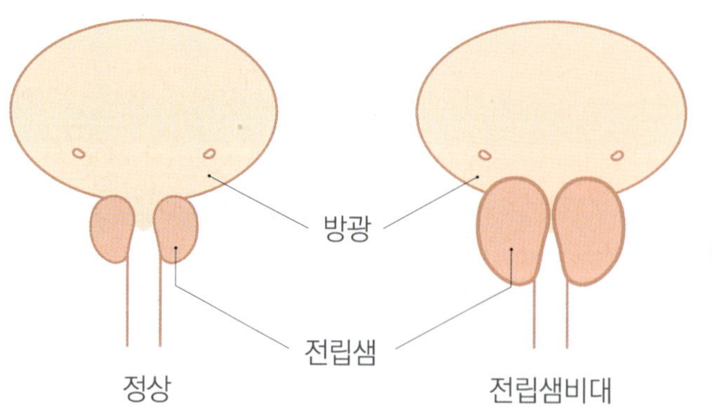

• 전립샘은 요도를 싸는듯한 구조로 되어 있다. 이로 인해 전립샘비대증 환자는 요도의 저항이 크고 도관을 진행하기 어려운 경우가 있다.

[그림 10-3] 전립선비대증

4. 도뇨관의 종류

도뇨관은 재질, 형태, 목적에 따라 다양한 종류들이 있다. 도뇨관에 사용되는 재질은 3가지로 라텍스(latex), 테프론(teflon), 실리콘(silicon)이 있는데, 도뇨관 각각의 재질들은 색상으로 구분이 된다(그림 . 이러한 재질들은 재질의 특성상 각각 교체주기가 다른데 보통 라텍스는 1주 간격, 테프론은 2주 간격, 실리콘은 4주 간격으로 교체할 것을 권고한다).

종류	라텍스	테프론	실리콘
색 및 모양	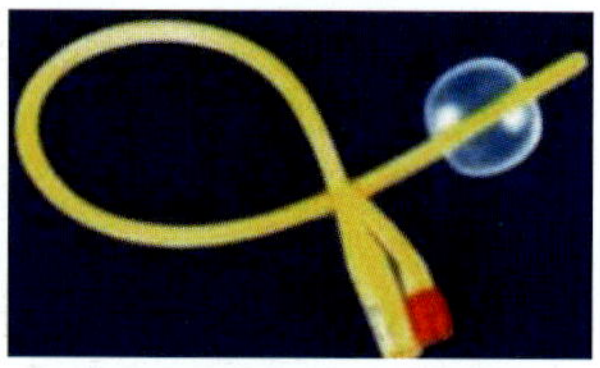	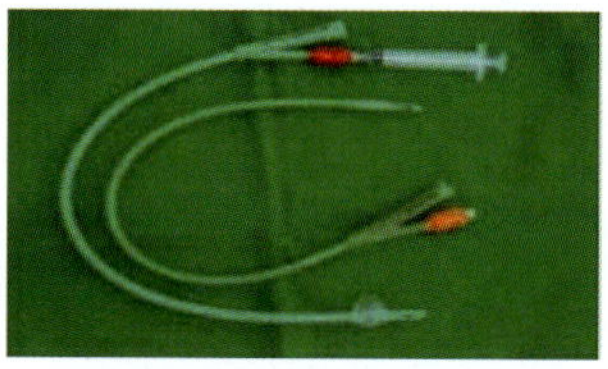	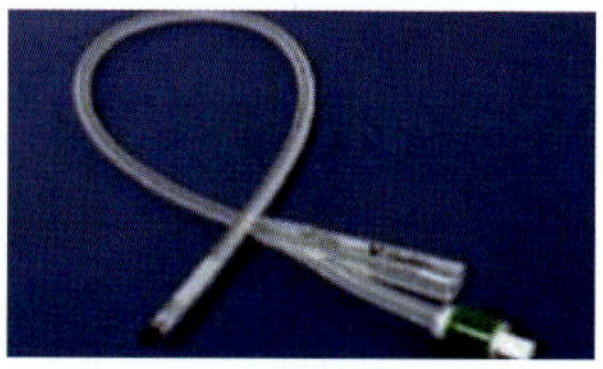
	주황 또는 노란색	연두색	투명한 색

[그림 10-4] 도뇨관 재질에 따른 종류 [배뇨관리의 이해 - 보건복지부 · 국립재활원]

도뇨관은 목적에 따라서도 분류할 수 있는데, 단순도뇨(9장 참조)와 유치도뇨에 사용되는 도뇨관으로 구분할 수 있다. 단순도뇨는 대부분 짧은 시간(대개는 수분 이내)에 걸쳐 환자의 뇨를 배출하는데에 사용되며, 유치도뇨는 비교적 장기간(적게는 수 시간에서부터 길게는 수주, 몇 달, 지속적 등)에 걸쳐 환자의 방광에 거치하여 사용된다.

단순도뇨에 사용되는 도뇨관 중 대표적인 도뇨관은 넬라톤 도뇨관(Nelaton catheter)이 있으며, 전립선비대증, 요로협착 등으로 삽입이 어려운 경우에 사용되는 티만 도뇨관(Tiemann catheter) 등도 있다.

유치도뇨에 사용되는 도뇨관은 폴리 도뇨관(Foley cathter)이 대표적인데 밸브의 개수에 따라 2-way foley catheter와 3-way foley catheter로 구별된다.

1) 넬라톤도뇨관(Nelaton catheter)

넬라톤카테터는 단순도뇨(9장 참조)에서 가장 흔하게 사용되는 도뇨관이다.

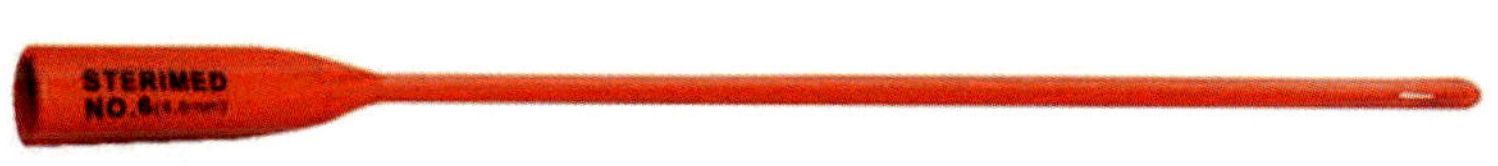

[그림 10-5] 넬라톤도뇨관

2) 티만도뇨관(Tiemann catheter)

티만카테터는 전립선비대증, 요도협착 등으로 일반도뇨관으로 삽입이 어려운 경우에 사용되며, 본 사진처럼 일회적인 단순도뇨에 사용되는 도뇨관도 있으며, 풍선(balloon)이 있어서 환자의 요도에 지속적으로 거치해둘 수 있는 도뇨관도 있다.

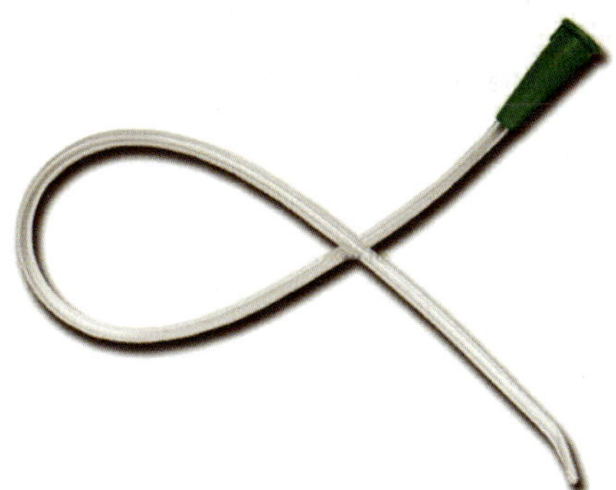

[그림 10-6] 티만도뇨관

3) 세길 폴리도뇨관(3-way foley catheter), 두길 폴리도뇨관(2-way foley catheter)

폴리카테터는 근본적으로는 본 10장의 내용에 부합하는 유치도뇨(indwelling catheterization)에 사용하는 카테터이다. 앞 장에서 이미 언급한 바와 같이 단순도뇨는 도뇨관을 삽입하여 환자의 방광에 있는 소변을 배뇨시킨 후 제거하는 일회성의 목적이라면, 유치도뇨는 환자의 방광에 장시간 또는 지속적으로 거치하여 도뇨관을 통해 환자의 소변을 장시간(또는 지속적)에 걸쳐 도뇨시키는데 그 목적이 있다. 유치도뇨의 목적으로 사용되는 폴리카테터는 3-way와 2-way가 존재하는데, 둘의 차이는 소독관[(irrigation valve. 이러한 소독관을 통해서 방광의 소독(irrigation)이 가능함)]의 유무에 따른 차이만 있으며, 다른 구성은 같다.

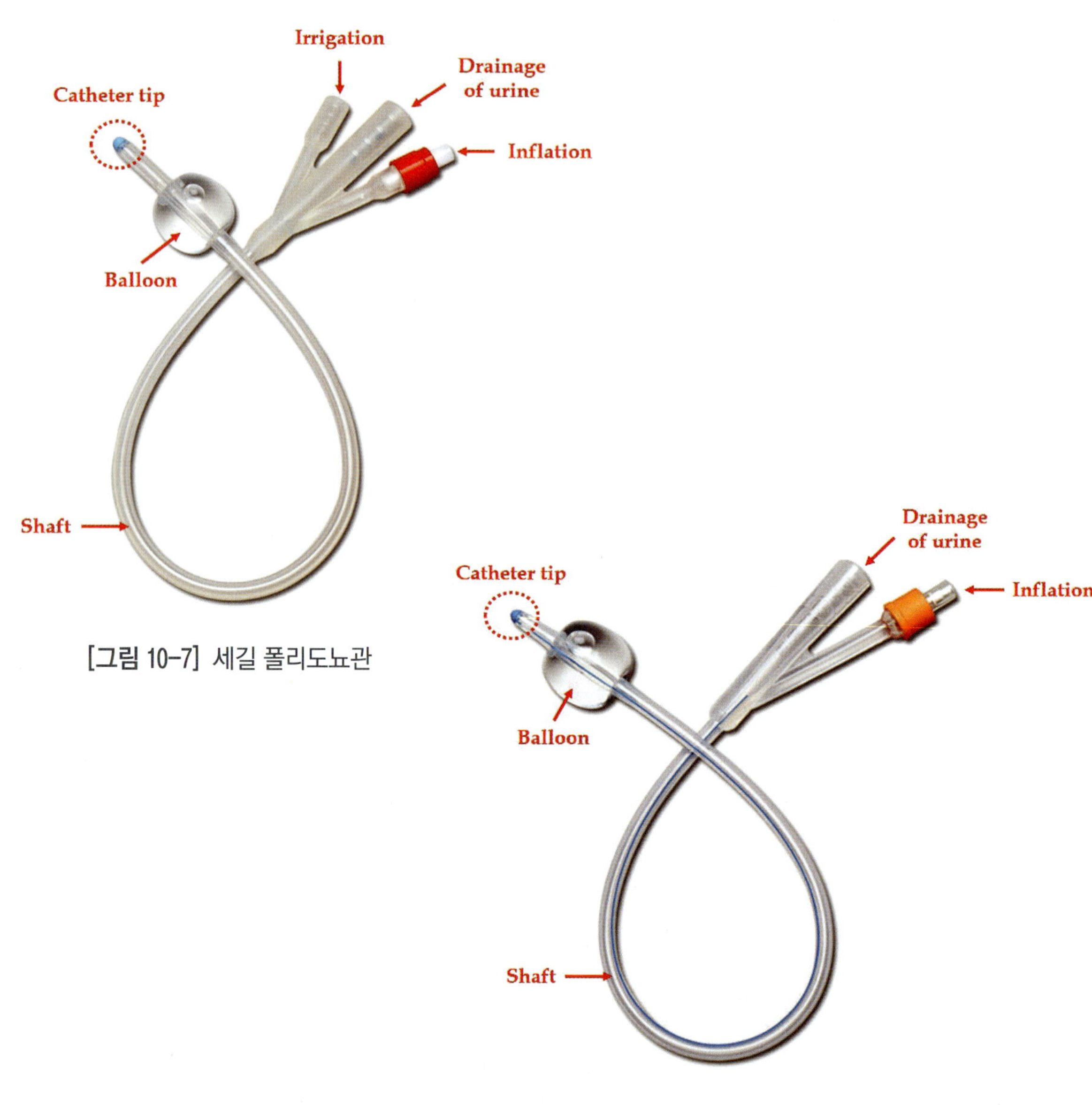

[그림 10-7] 세길 폴리도뇨관

[그림 10-8] 두길 폴리도뇨관

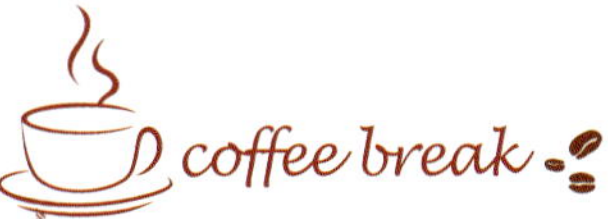

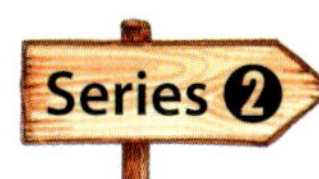

이번 장을 공부하는 의료계학생들에게 꼭 당부해 두고 싶은 것이 두 가지 있습니다. 실습과정에서 도뇨관삽입에 실패해도 좋으니 절대로 해서는 안 되는 실수입니다. 첫 번째는 충분히 삽입되지 않은 상태에서 풍선을 팽창시키는 행위입니다. 실습 초기에는 술기에 미숙하여 소변이 주변으로 마구 튑니다. 도뇨관이 충분히 삽입되지 않고 끝만 방광에 걸쳐져 있는 상태에서 풍선이 팽창되면 괄약근손상이라는 심각한 합병증이 생깁니다. 두 번째는 도뇨관을 지나치게 많이 삽입하는 행위입니다. 혈관섭자(kelly)로 도뇨관을 막아놓은 것을 잊어버리고 소변이 나오지 않는다며 계속 밀어 넣어 버린 경우가 있습니다. 그러므로 소변 나오는 것을 확인하는 것에 주의해야 합니다.

5. 유치도뇨의 삽입 깊이

일반적으로 여성의 경우 5~8cm, 남자의 경우 12~18cm 정도 진입하는 것이 좋다. 하지만 요도 길이의 편차가 큰 환자가 있을 수 있으므로 수치만으로 절대화시켜서는 안 된다. 도뇨관을 진입하면서 미리 잠겨진 혈관섭자(kelly)를 풀어주어 소변이 배출되는지 확인하는 것이 좋다. 소변이 배출되는 시점은 도뇨관의 끝이 방광 내에 진입되기 시작되었다는 의미이며, 도뇨관 끝보다 풍선은 아래에 위치하므로 여기서부터 2~4cm 정도 더 진입시킨다. 그 후 서서히 증류수를 주입하게 되는데, 만일 환자가 통증을 호소한다면 즉시 중지하고 흡인해야 한다. 이런 경우는 도뇨관 풍선이 방광 내로 들어가지 못하고 괄약근에 걸쳐 있는 상태로 풍선 수축 후 조금 더 밀어 넣어 줘야 한다. 올바르게 거치가 되면 아래 그림과 같이 도뇨관 풍선이 완전히 방광 내에 걸쳐져 빠지지 않게 된다.

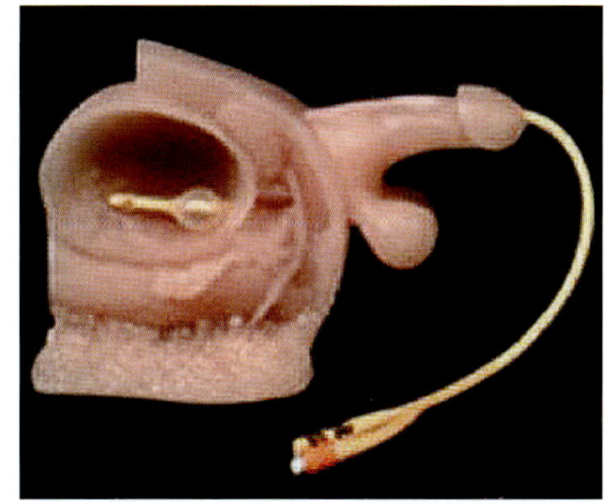

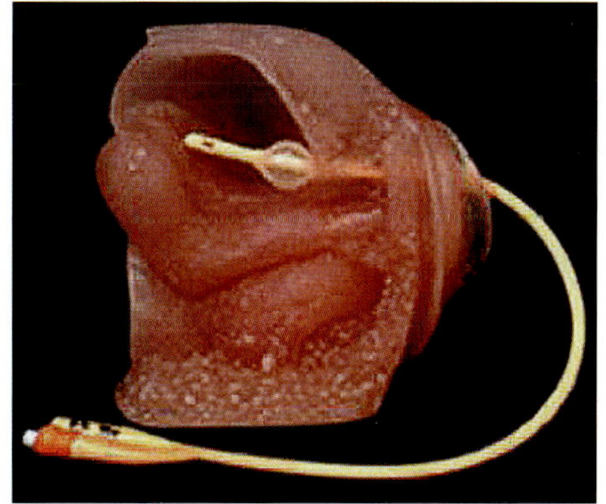

[그림 10-9] 도뇨관의 삽입 깊이

6. 유치도뇨 풍선의 팽창

도뇨관의 풍선 내부에는 반드시 증류수(distilled water)를 넣어야 한다. 생리식염수를 이용할 경우 풍선 내부에서 식염수 결정이 형성되어 추후 도뇨관 제거 시 풍선 수축이 불가능해지는 경우가 생긴다. 공기의 경우는 저절로 빠지기 쉬워 사고의 원인이 된다. 주입하는 증류수의 양은 삽입할 도뇨관에 명시되어 있으므로 해당 부피만큼 넣어 주면 된다. 권장 용량보다 적으면 저절로 도뇨관이 빠지게 되기 쉬우며, 지나치게 많으면 풍선이 터지게 된다.

적합한 풍선 크기의 선택은 다음과 같다.

1) 성인의 경우 원활한 배뇨를 위해 5mL를 사용한다. 풍선이 작을수록 도뇨관 끝이 방광내 요도구에 가깝기 때문에 방광을 완전히 비울 수 있다.
2) 전립선 제거 수술 후 전립선 부위의 지혈을 위해 30mL의 풍선을 사용한다.
3) 아동의 경우 3mL 풍선을 사용한다.
4) 도뇨관이 방광에 도달하지 않은 상태에서 풍선을 부풀리면 요도에 손상을 줄 수 있으므로 풍선을 부풀리는 중에 통증을 호소하면 주입을 중단하고 주입된 증류수를 주사기로 다시 빼낸 다음 도뇨관을 더 삽입한 후에 풍선을 부풀린다.

증류수를 이용한 경우

• 풍선은 정상적으로 부풀고 방광 내에 유치된다.

생리식염수를 이용한 경우

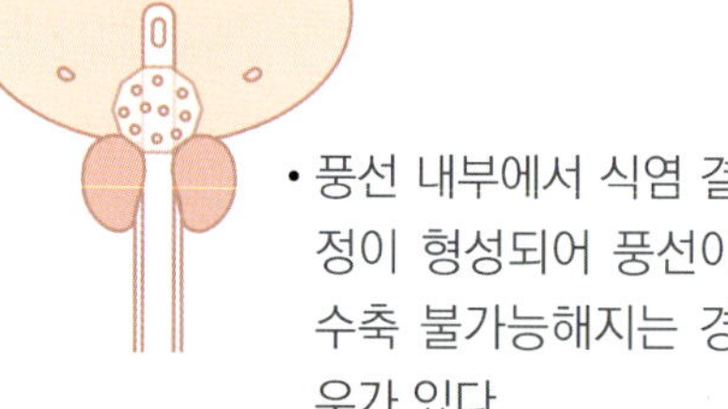

공기를 이용한 경우

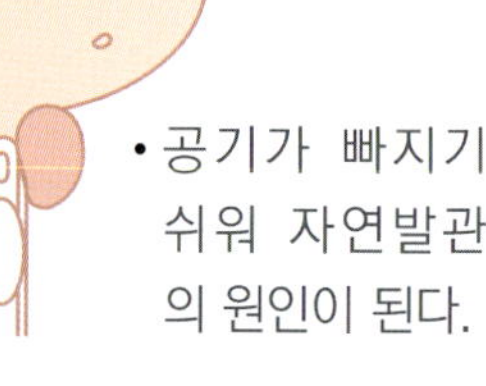

[그림 10-10] 도뇨관 풍선의 팽창

7. 도뇨관 고정 시 주의사항

도뇨관 삽입 후 풍선 팽창까지 완료했다면 도뇨관 라인을 반드시 대퇴부에 고정시켜줘야 한다. 그렇지 않으면 침대난간이나 병실 손잡이 등에 도뇨관이 걸려 당겨지게 되며 자연발관과 유도손상을 유발할 수 있기 때문이다. 또한 소변주머니는 침대보다 아래쪽에 위치하게 하여 소변이 역류하는 일이 없도록 해야 한다. 이것은 '도뇨관 관련 요로감염병'을 예방할 수 있는 아주 중요한 규칙에 해당된다.

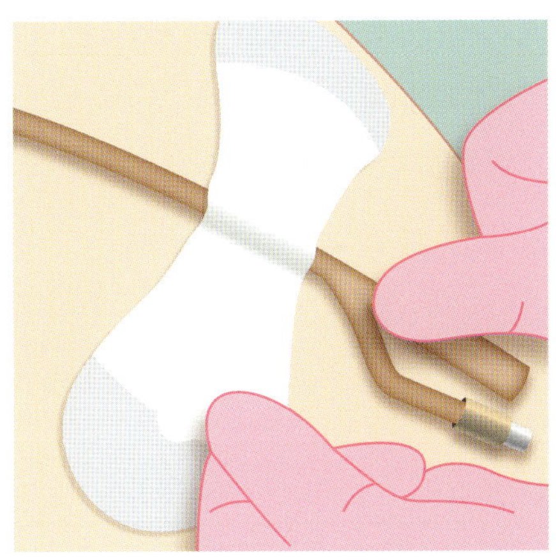

[그림 10-11] 도뇨관 대퇴고정 테이프

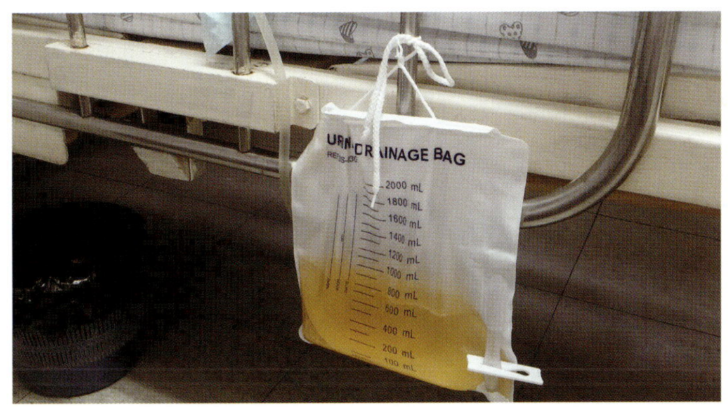

[그림 10-12] 침대 보다 아래쪽에 위치한 소변 주머니

8. 유치도뇨의 제거 시기

도뇨관을 삽입하고 있는 기간이 길어질수록 감염의 위험도가 높아지기 때문에 제거 시기는 빠를수록 좋다. 도뇨관을 제거할 상황이 아니라면 교체를 해야 하는데 이 시기는 보통 10~14일을 넘지 않도록 하며 침전물이 생겼거나 소변배출이 원활하지 않을 때 소변이 카테터 주변으로 샐 경우에도 도뇨관을 교체하여야 한다. 도뇨관을 제거하기 위해서는 일회용 장갑, 10cc 주사기, 곡반 등이 필요하며 요도가 손상되지 않도록 조심해서 서서히 주입된 증류수를 완전히 제거하여야 한다. 이때 소변이 환자에게 튀지 않도록 됴뇨관의 끝을 잡아주어야 한다. 도뇨관 제거 후 처음 배뇨한 시간, 배뇨 여부 및 소변량과 특성, 배뇨 시 통증 및 불편감 등을 사정하고 기록한다. 만일 8시간 이상 배뇨하지 못하면 도뇨할 필요가 있다. 도뇨관 제거 전, 기관의 정책에 따라 도뇨관을 2~4시간 동안 잠그고 요의를 느끼면 풀어주 는 것을 반복 시행하여 완전히 제거하는데 이를 방광훈련(bladder training)이라고 한다.

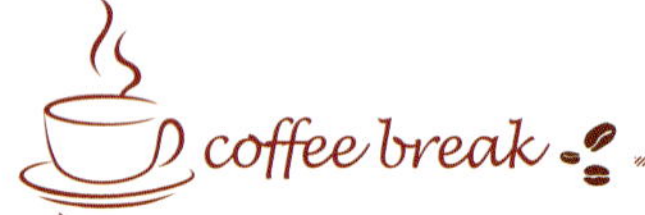

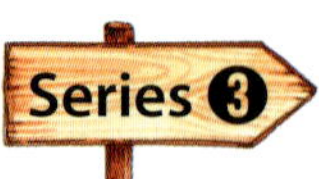

대학병원에서 흔히 일어나는 상황 중 하나가 인턴과 간호사의 업무다툼입니다. 둘 다 고강도의 노동에 시달리는지라 하나의 일이라도 떠넘기기 위해 크고 작은 분쟁이 일어납니다. 그렇지만 도뇨관삽입의 경우 이미 모든 대학병원에서 정해진 법칙이 있습니다. 이는 환자의 수치심을 방지하기 위한 것입니다. 남자환자의 경우에는 크게 수치심을 느끼지 않으므로 남자인턴이 도뇨관 삽입을 합니다. 여자환자의 경우 수치심을 많이 느끼기 때문에 인턴이 남자라면 여자간호사가 대신 시술을 합니다. 만일 간호사가 여자라면 여자환자에게 직접 시행하게 됩니다. 우리나라 대부분의 대학병원에서 현재 이렇게 시행되고 있으므로 혹여 분쟁이 생기면 이 책을 보여 주시면 되겠습니다. 법적 강제력은 없지만 대부분의 병원에서 이렇게 시행되고 있습니다. 환자의 수치심을 고려한 최선의 선택이라 생각합니다.

☞ 남자환자 ➡ 남자간호사 또는 남자인턴이 시행

☞ 여자환자 ➡ 여자간호사 또는 여자인턴이 시행 

유치도뇨의 성취목표·선행지식과 관련된 문제

01 유치도뇨의 목적은 무엇인가?

02 도뇨관 삽입 시 발생하는 합병증에 대해 설명하시오.

03 도뇨관 크기 선택 시 직경이 5mm 인 경우 몇 Fr에 해당되는가?

04 도뇨관 선택 시 적절한 풍선 크기의 선택은 어떻게 해야 하는가?

05 유치도뇨 시행 시 요로감염을 예방하기 위한 방법에 대해 설명하시오.

06 유치도뇨 시행 시 적절한 도뇨관을 선택하는 기준에 대해 설명하시오.

07 유치도뇨 제거의 시기는 언제가 적당한지 기술하시오.

문항에 대한 해설

01

▶전립선 비대 등으로 소변배출 통로의 폐쇄가 있을 때
▶비뇨기계와 주변 장기의 수술을 준비하기 위해
▶혈액응고 물질로 인한 요도폐쇄를 예방하기 위해
▶중증 대상자의 소변량 측정을 위해
▶실금하는 혼수 등으로 인해 소변으로 인한 피부손상을 예방하기 위해
▶방광을 세척하거나 방광내 약물 주입을 위해
▶장시간 전신마취를 하여 수술하는 경우 오염을 방지하기 위해
▶간헐적 도뇨를 지나치게 자주하는 것을 막기 위해

02

▶요로감염병(urinary tract infection)은 도뇨관 유치 후 1일당 3~10%의 비율로 증가한다.
▶대부분은 무증상의 세균뇨(bacteriuria)이나 그 중에는 요로성패혈증(urosepsis)으로 발전할 수 있다.
▶요도손상이나 협착, 중증의 전립선염(prostatitis)이나 요도염(urethritis) 환자에게는 시행하지 말아야 한다.

03

직경 × π = 원둘레(French)
5 × 3.14 = 16Fr(15.7)

04

성인의 경우 원활한 배뇨를 위해 5mL, 아동의 경우 3mL

05

① 도뇨관 삽입 시 철저한 무균술을 삽입한다.
② 오염된 표면에 배액주머니 마개가 닿지 않도록 주의한다.
③ 검사물을 수집하거나 소변량을 측정하기 위해 배액체계를 열지 않는다.
④ 배액관이 분리되었을 때 도뇨관이나 배액관의 끝을 손으로 만지지 않는다.
⑤ 교차감염을 예방하기 위해 소변측정 용기를 각자 사용한다.
⑥ 소변이 고이거나 방광으로 역류하지 않도록 한다.
⑦ 배액관이 꼬이지 않도록 하고 장시간 잠궈 놓지 않는다.
⑧ 적어도 8시간 마다 배액주머니를 비운다.
⑨ 배변이나 변실금 후, 하루에 2회 이상 회음간호를 시행한다.
⑩ 폐쇄적 배액체계를 유지한다.
⑪ 2~3시간 마다 소변의 흐름, 색깔, 냄새 등을 관찰한다.
⑫ 수분섭취를 격려한다.
⑬ 제거 시에는 가능한 한 빨리 도뇨관을 제거한다.

문항에 대한 해설

06 ▶인공도뇨 기간에 따라 도뇨관의 재질을 선택한다.

- 1주 미만: 플라스틱 카테터
- 2~3주: 고무나 실리콘 카테터
- 4~6주: 요도굴곡에 맞게 모양이 안정되는 PVC 카테터
- 2~3개월 장기간 사용할 경우에는 요도구의 가피형성이 예방될 수 있는 실리콘 카테터를 사용한다.

▶성별에 따라 정확한 여성의 경우 22cm, 남성의 경우 40cm가 적당하다.

▶요도구의 크기에 따라 적합한 크기의 카테터를 선택한다. 어린이는 8~10Fr, 성인은 14~16Fr, 남성은 18Fr을 사용한다.

07 도뇨관 제거 시기는 빠를수록 좋다. 도뇨관을 제거할 상황이 아니라면 교체를 해야 하는데 이 시기는 보통 10~14일을 넘지 않도록 하며 침전물이 생겼거나 소변배출이 원활하지 않을 때 소변이 카테터 주변으로 샐 경우에도 도뇨관을 교체하여야 한다.

유치도뇨 관련 사례

ex 01

50세 여자 AE 환자는 최근 불규칙적인 배변습관의 변화 등으로 대장 내시경 검사는 받았는데 종괴가 발견되어 조직검사(biopsy, Bx.)를 시행하였다. 조직검사 후 환자는 대장암(colon cancer) 진단을 받았다. 오늘 오전 10시에 수술이 예정되어 입원하였고, 수술 전 다음과 같이 처방이 났다.

Dr's order
Pre-op. Foley catherization (OP. time AM 10:00)

▶위의 처방에 대한 적절한 간호중재를 수행하세요.

ex 02

33세 여자 AF산모는 2번째 제왕절개술로 분만예정이었다. 수술이 예정된 아침 유치도뇨관을 삽입 후 수술실로 보내졌다. 자궁과 방광의 유착이 심하게 있어 수술과정 중 방광에 약간의 손상이 발생하였다. 유치도뇨관은 1주일간 거치 하였고 소변 검사가 정상화 되어 주치의가 다음과 같은 처방이 났다.

Dr's order
Bladder training & Foley remove

▶위의 처방에 대한 적절한 간호중재를 수행하세요.

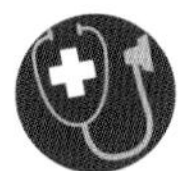

유치도뇨 관련 사례

ex 03

50세 여자 AG 환자는 수일간 심한 설사가 지속되었으나 민간요법만 실시하며 방치하다 소변량이 현저히 감소하여 병원에 내원하였다. 급성 감염성 설사로 인한 급성신부전을 진단받고 수액요법 및 유치 도뇨관을 시행 중이다. 주치의의 지시로 섭취량/배설량 측정[I(input)/O(output)]을 위해 병실을 찾았더니, 소변 주머니(urine bag)를 들고 이리저리 돌아다니고 있었다. 소변주머니는 침대 아래 묶어두고 안정을 취하라고 권유하였으나 환자는 오히려 자신을 억압한다고 화를 내었다.

Dr's order
ABR
Check I/O q duty

▶환자에게 적절한 이유를 설명하고 교육하세요.

10 유치도뇨

간호기록

날짜/시간	처 치	간 호 내 용	서 명

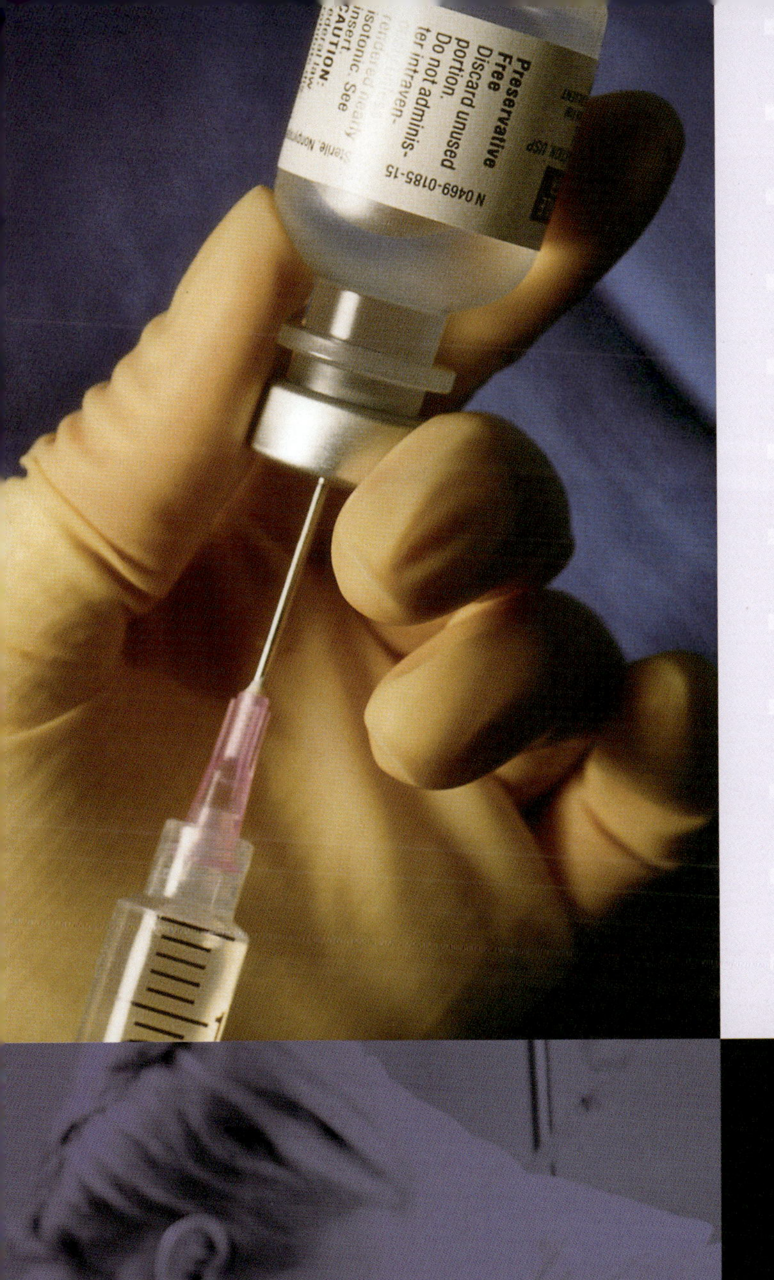
Preservative
Free
Discard unused
portion.
Do not adminis-
ter intraven-
N 0469-0185-15

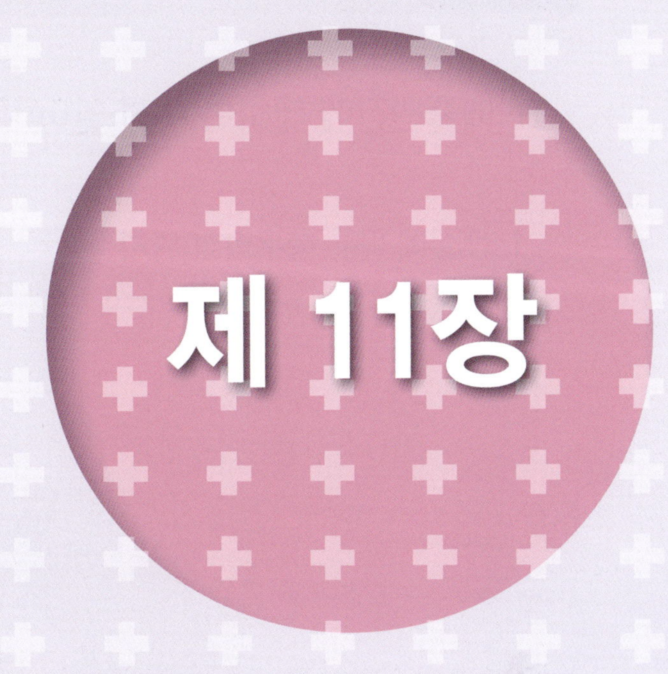

제 11장

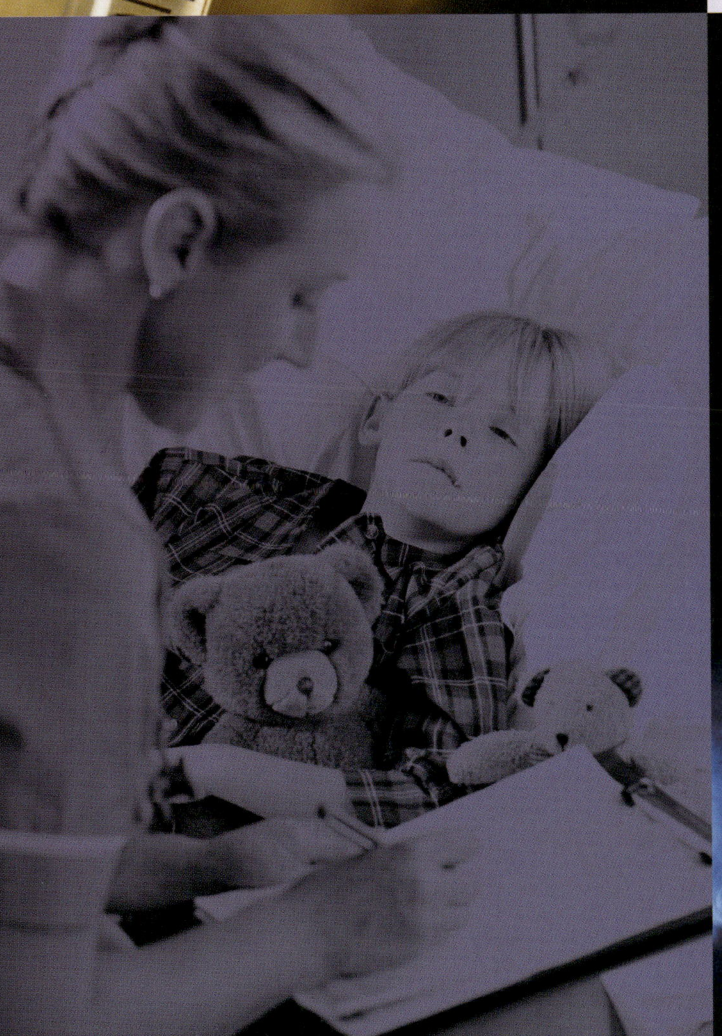

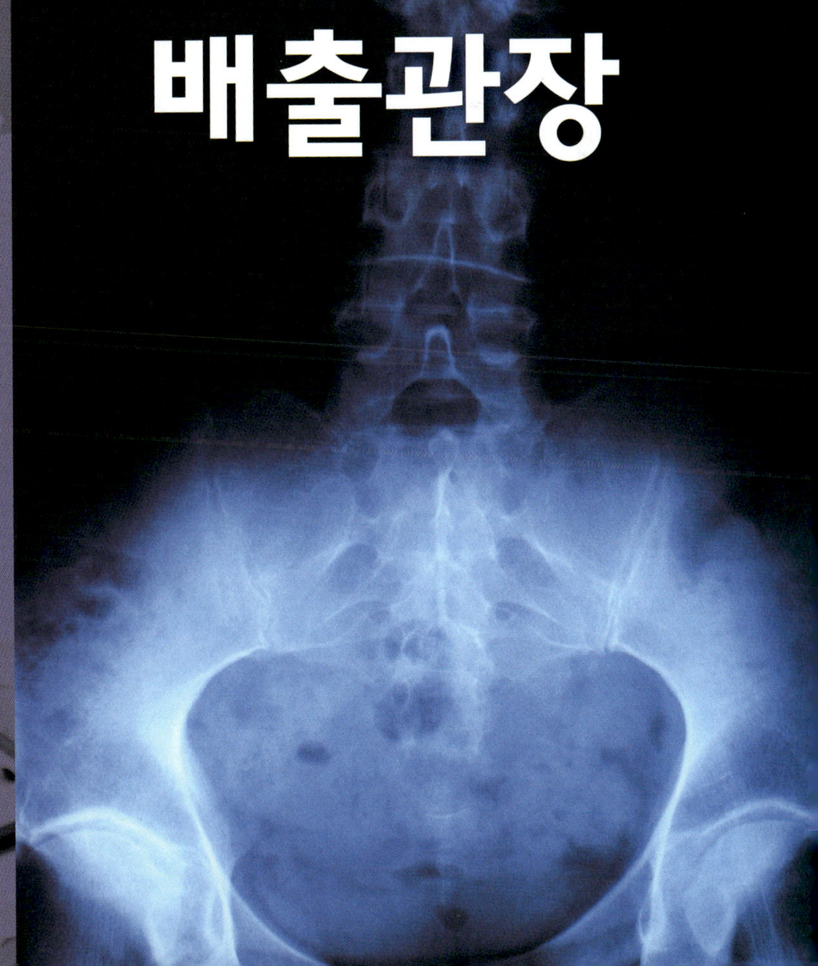

배출관장

배출관장

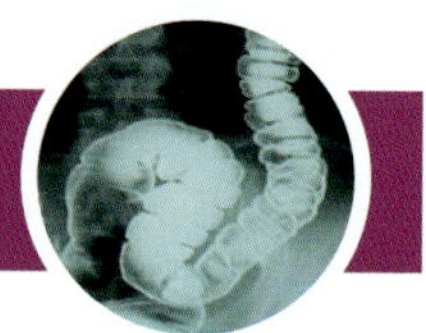

Ⅰ. 배출관장에 대하여 우선 알아야 할 지식들

1. 배설에 따른 해부학적 위치

횡격막
(가로막, diaphragm)
간(liver)
담관(쓸개관, bile duct)
담낭(쓸개, gallbladder)
소장(작은창자, small intestine)
십이지장(샘창자, duodenum)
공장(빈창자, jejunum)
회장(돌창자, ileum)
충수(막창자꼬리, vermiform appendix)
분문(들문, cardia)
위(stomach)
췌장(이자, pancreas)
횡행결장(가로잘록창자, transverse colon)
상행결장(오름잘록창자, ascending colon)
하행결장(내림잘록창자, descending colon)
맹장(막창자, cecum)
S상결장(구불잘록창자, sigmoid colon)
직장(곧창자, rectum)
대장(큰장자, large intestine)
항문(anus)
직장(곧창자)
항문주(항문기둥)
항문동(항문굴)
내항문조임근(속항문조임근)
외항문괄약근(바깥문조임근)
항문 가리비
항문
항문관
(보통 약 2~3cm)
빗살선
항문주위샘

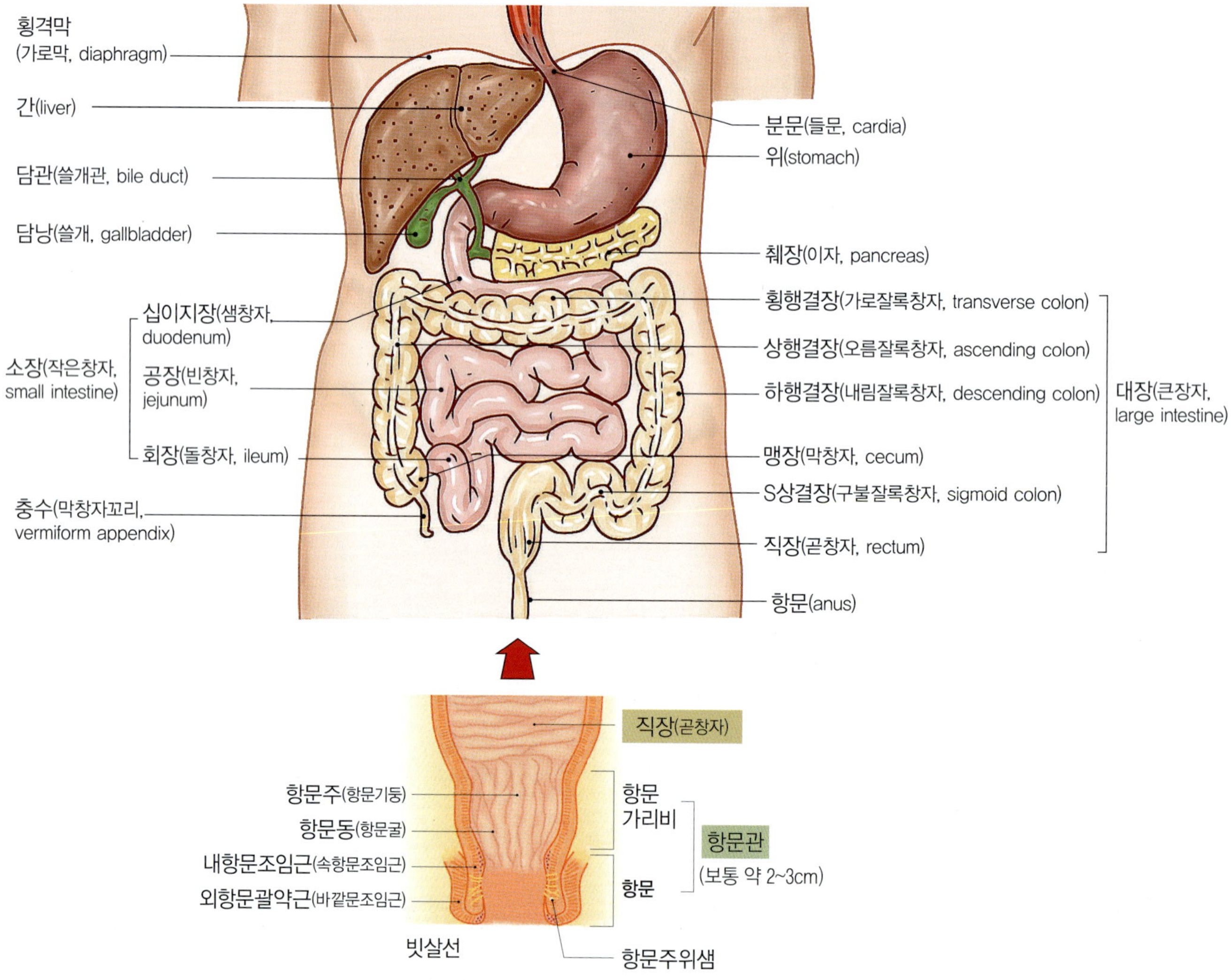

[그림 11-1] 배설에 따른 해부학적 위치

플러스 tip

직장(곧창자, rectum)는 항문관보다 지름이 크기 때문에 항문관에서 깊이 손가락을 넣으면 다소 넓게 느껴진다.

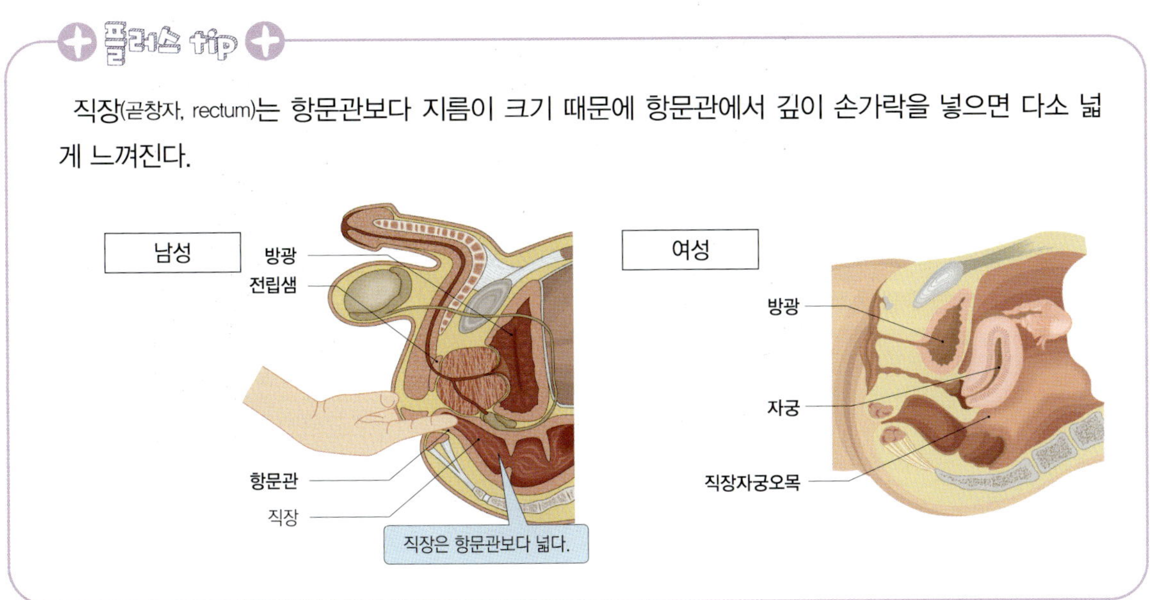

2. 관장(enema)의 정의

관장(灌腸)이란 '물댈 관(灌)', '창자 장(腸)'이 합쳐진 단어로 한자 그대로 풀이하면 '장에 물을 댄다'라는 의미이다. 이것을 의학용어로 표현하자면 '장내에 약액을 주입하는 행위라 할 수 있다. '관장'이라고 하면 흔히 '변의 배출'이라는 뜻으로 알지만 그 정의로는 맞지 않다. '관장'이라는 범주 안에 변을 배출시키는 '배출관장'이 있고, 영양이나 수분을 주입하기 위한 '영양주입관장' 그리고 직장으로 약물을 투여하는 '약물관장'이 있다. 관장의 분류는 매우 다양하나 이해하기 쉽게 표로 정리하였다 **[표 11-1]**. 이번 장에서는 좁은 의미로서의 관장, 즉 '배출관장'에 대해서만 다루고자 한다.

표 [11-1] 관장의 분류

관장의 분류	종류	비고
배출관장	팽창관장 윤활관장 삼투성관장 자극성관장	변의 배출을 위함
영양주입관장	수분/영양관장	최근 정맥 영양주사가 발달하여 시행빈도가 낮음
약물관장	해열제관장 진정제관장	해당 약물의 체내 투여
	바륨관장	조영술 촬영을 위함

학문적으로 관장은 위에 열거한 표와 같이 정리해 볼 수 있지만 임상적으로 수지관장(finger enema)도 있다. 수지관장은 항문에 매복된 변을 손가락을 이용하여 제거하는 술기이다. 앞서 '관장(enema)'이란 장내에 약액을 주입하는 행위라 했다. 엄밀히 말하면 수지관장은 그 어원적 정의와 다소 거리가 있지만

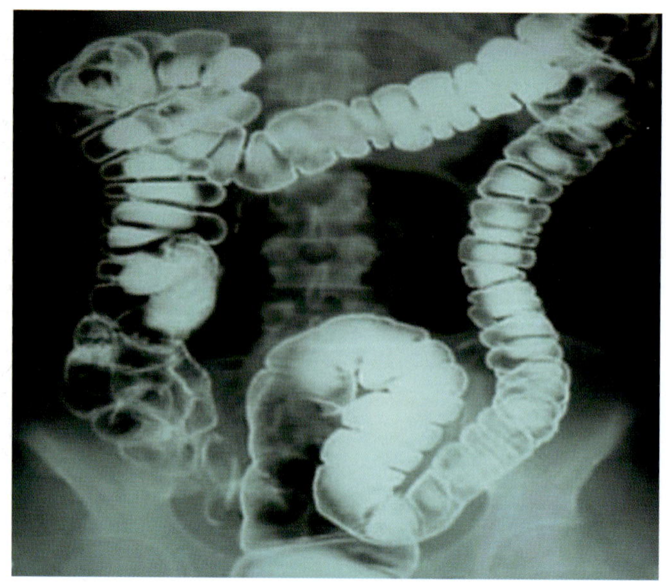

[그림 11-2] 바륨관장에 의한 조영술 촬영

'배출관장'이라는 목적을 위해 보조적으로 사용할 수 있어 임상적으로 '수지관장'이라 지칭하였다. 배출관장의 목적도 변의 배출을 위한 것이 대부분 이지만 예외도 있다. 간성혼수(hepatic encephalopathy)의 치료를 위해 장내 암모니아 생성 억제를 위한 락툴로스(lactulose) 관장이 대표적인 예이다.

3. 배출관장의 역사와 오해

고대와 중세의 관장의 목적은 체내독소 제거였다. 즉, 모든 질병은 장내에서 소화되지 않은 음식물로부터 발생한 독소와 노폐물이 축적되어 발생하므로 건강한 몸을 유지하기 위해 독소를 제거해야 한다는 인식이 일반적이었다. 이러한 자가중독(autointoxication) 이론은 1900년대에 영국의 외과의사 레인(Lane)에 의해 학계에서도 관심을 받게 되었는데, 현재에는 그 과학적 근거가 미약하다는 것이 알려졌지만, 아직까지도 많은 일반인들이 여전히 대장정결을 대체요법의 하나로 이용하는 것으로 보인다. 이들이 주장하는 바에 의하면, 숙변이라고 표현되는 대변의 저류가 장내세균총의 변화를 초래하여 독소를 생산하는 세균총의 증식을 일으키고, 이러한 독소의 누적으로 인해 다양한 질환을 유발할 수 있다는 가설이다. 하지만 실제 변 자체가 정체되어 발생한다고 착각하는 '숙변'은 없다는 것이 정설이다. 비록 게실 내에 변이 정체되어 있을 수는 있지만 정상적인 장에서 오랜 기간 변의 잔여물이 정체되어 있을 수는 없다. 커피관장의 경우도, 장내 노폐물이나 독소를 배출해서 대장 내부를 깨끗하게 해 주고 간의 독소를 제거하고, 대장 통과시간을 줄여 주어 변비에도 효과적이라며 광고하지만 이 모두가 의학적으로 근거 없음이 판명되었다. 오히려 커피관장 후 대장 점막에 화학적 혹은 열 손상, 주입 관에 의한 치열이 보고 되었고, 담즙염의 유의한 양이 소실되기 때문에 지방, 지용성 비타민, 칼슘의 부적절한 흡수와 관련된 영양 문제가 초래될 수 있다. 또한 저나트륨혈증(hyponatremia)과 탈수(dehydration), 캄필로박터균

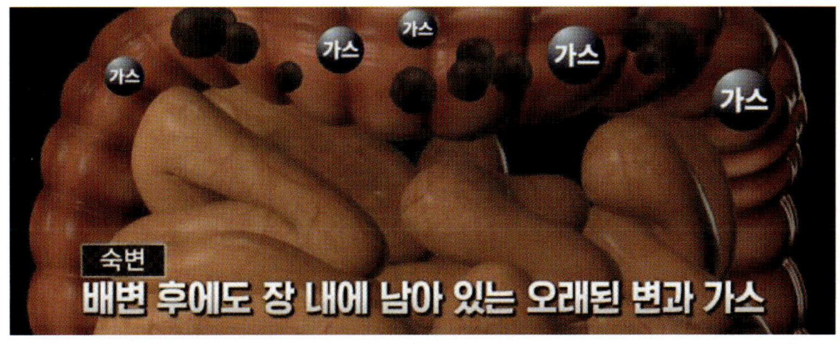

[그림 11-3] 숙변에 관한 잘못된 정보를 전달하고 있는 모 케이블 방송 의학 프로그램

(campylobacter) 패혈증, 아메바증(amebiasis)의 발생 등이 보고되었고 사인으로 의심되는 증례 보고도 있다. 현재 국내에서 배출관장은 만성 변비에서 간헐적으로 발생하는 분변매복(fecal impaction)의 치료와 예방, 간경화 환자의 암모니아 수치 감소를 위해서만 제한적으로 시행하고 있다.

4. 배출관장의 의학적 근거

현재까지 관장이나 좌약 등의 국소치료법(local treatment)에 대한 무작위 환자 대조군 비교 연구가 없어 사용 근거가 미약하고, 적응증이나 효과에 대해서는 주로 경험이나 전문가 의견에 의존하는 실정이다. 국내 변비 치료 가이드라인에서는 국소치료법의 내용을 포함하지 않고 있으며, 해외의 여러 변비 치료 가이드라인에서도 내용이 포함되지 않거나 경구완하제에 비해 매우 제한적인 내용이 기술되어 있다. 이렇듯 배출관장의 의학적 근거는 매우 낮은 실정이나, 의료현장에서는 흔히 시행되고 있다.

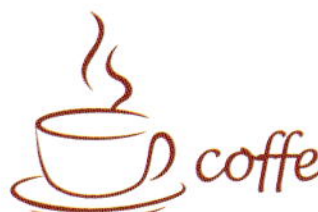

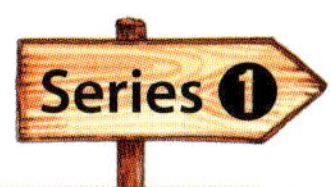

관장(enema)의 역사는 매우 오래 되어 고대 문명으로까지 거슬러 올라갑니다. 관장에 대한 최초의 문헌으로 여겨지는 기원전 1500년 고대 이집트의 의학문서(Ebers papyrus)에 의하면, 질병 예방을 위해 독성 물질을 배출하고자 관장을 했다고 기록되어 있습니다. 기원전 400년 전 히포크라테스(Hippocrates)는 변비치료와 해열을 위해 관장을 했고, 기원 후 1000년에는 최초의 관장용 기구가 개발되어 사용되었습니다. 15세기에는 관장이 귀족들 사이에서 유행하여 루이 13세는 한 해 동안 200회 이상의 관장을 한 적도 있었고, 귀족부인들 사이에서는 매끈한 피부를 얻기 위해 관장을 했다는 기록도 있습니다.

5. 분변매복의 개념

분변매복(fecal impaction)이란 직장(rectum) 내에 변이 크고 단단해져 더 이상 배출이 어려워진 상태를 말한다. 분변매복은 고령의 환자 혹은 시설에 입원 중인 환자에서 주로 발생하고, 거동이 불편하여 움직임이 적거나, 감각 저하로 직장 내 변이 있음을 잘 느끼지 못하는 것이 원인으로 작용한다. 만성 변비 환자에서 수일 이상 배변하지 못하면 지속적으로 수분이 흡수되어 변이 단단해지고 특히 직장 감각이 저하되어 있는 경우에는 분변매복이 더욱 진행되어 단단한 덩어리를 형성하게 된다. 크고 단단해진 변이 좁은 항문관(anal canal)을 통과하는 것이 통증 때문에 더욱 어려워지고 배변반사가 이루어지지 않아 분변매복은 더 악화될 수 있다. 이러한 경우 부피 형성 완하제나 삼투성 완하제 등의 경구 완하제는 복통을 더 악화시키거나 합병증을 유발할 수 있다. 따라서 배출관장이 매우 유용하게 사용될 수 있다.

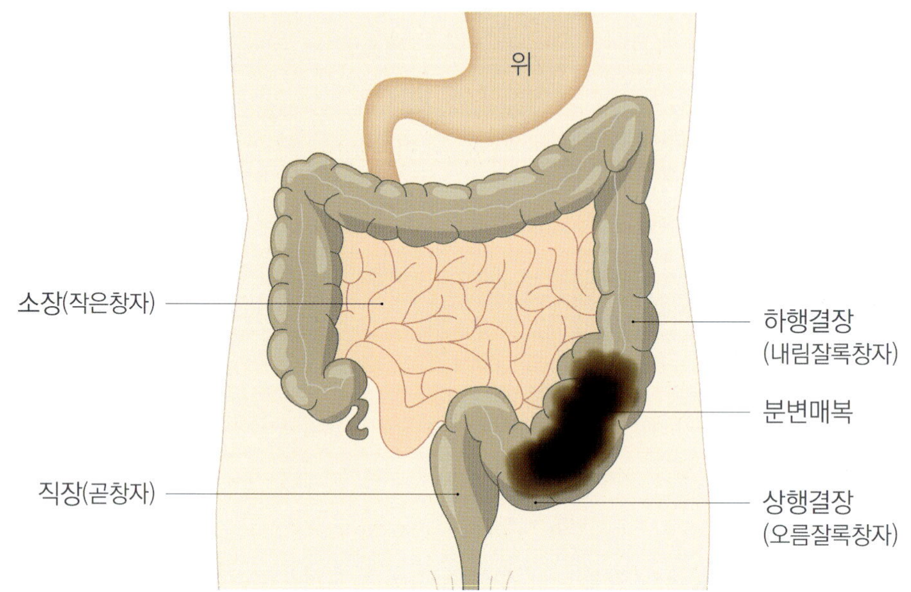

[그림 11-4] 분변매복의 모식도

6. 배변의 생리기전

대장(큰창자, large intestine)에 있던 변이 직장에 들어가면 직장 압력이 30~40mmHg로 올라가게 된다. 직장 속의 압력 수용기는 증가된 압력을 감지하여 그 정보를 배변 중추인 척수와 시상하부로 보낸다. 배변을 하고 싶은 느낌이 들면 척수 반사계를 통해 직장의 수축운동이 시작되고 횡격막(diaphragma)과 복부 근육(musculi abdominis)이 수축되면서 직장의 압력이 올라가 100~200mgHg가 되면 배변하게 된다. 변의가 일어나면 부교감 신경 자극으로 인해 결장의 연동운동 강화 및 내항문괄약근(속항문조임근)의 이완이 일어나고 분변이 항문으로 이동하는데 이것을 배변반사(defecation reflex)라고 한다. 이런 상태에서 개인이 수의적으로 외항문괄약근(바깥문조임근)을 이완시키면 배변을 하게 된다.

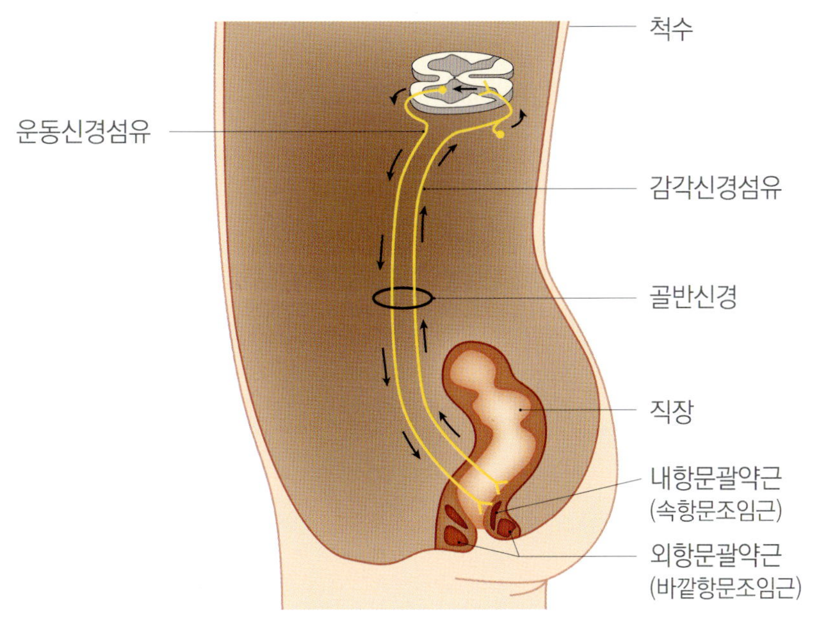

[그림 11-5] 배변의 생리기전

7. 배출관장의 종류에 따른 작용기전

첫째, 팽창관장은 관장액이 결장이나 직장을 팽창시킴으로써 연동운동을 촉진시키는 기전으로 물 관장(tap water enema), 등장성 생리식염수 관장(isotonic saline solution)이 이에 속한다. 둘째, 윤활관장은 단순히 장점막을 미끄럽게 하여 원활한 배변을 돕는 것으로 기름 보유 관장(oil retention enema), 비눗물 관장(soapsuds enema) 그리고 글리세린 관장(glycerine enema)이 있다. 글리세린은 윤활 성분 자체로 변을 부드럽게 하는 작용을 한다고 알려져 있으나 삼투 혹은 직장 점막 자극에 의해 작용한다는 주장도 있다. [그림 11-5] 셋째, 삼투성 관장은 삼투 효과에 의해 장내로 수분을 끌어들인 후 장 점막을 자극시켜 반사 작용으로 장 수축을 일으키는 기전이다. 인산나트륨(sodium phosphate)액과 같은 고장성 용액이 속하며 결장으로부터 수분을 흡수하여 점막을 자극한다. 락툴로즈(lactulose), 락티톨(lactitol), 솔비톨(sorbitol)은 소장에서는 흡수가 되지 않는 당류로써 대장세균에 의해 발효되어 삼투작용을 증가시키고, 대장운동을 자극하는데 복부팽만과 방귀를 유발할 수 있다. 락툴로즈는 혈중으로 흡수가 되지 않아 전신 순환에 의한 위험이 없고, 당뇨 환자의 혈당에 영향을 주지 않아 당뇨 환자의 변비에도 투약할 수 있다. 락티톨은 락툴로즈와 유사한 작용을 나타낸다. 솔비톨은 무설탕 식품에 넣는 감미료로 널리 쓰이는 것으로 역시 유사한 기전으로 작용한다. 넷째, 자극성관장은 직접 장 운동기능과 분비 기능을 항진시키는 것으로 보고되고 있다. 다음의 표에서 볼 수 있듯이 매우 다양한 약물이 있으며 이는 세 가지 계열로 분류할 수 있다. 국내에서 시판되는 변비 치료 좌약으로는 비사코딜(bisacodyl) 성분의 둘코락스®(docusate sodium) 좌약이 유일하다. 자극성 완하제는 장기간 사용 시 수분과 전해질 손실, 2차성 알도스테론증(aldosteronism), 지방변(steatorrhea), 완하제성 대장(cathartic colon) 등을 유발할 수 있다. 이들은 일반의약품으로 약국에서 손쉽게 살 수 있어 매우 주의를 요하며, 변비의 치료는 반드시 의사와 상의한 후 알맞은 약물을 투여해야 한다.

[표 11-2] 관장의 종류에 따른 작용기전

안트라퀴논 (anthraquinone)	알로에(aloe), 카산트라놀(casanthranol), 카스카라(cascara), 센나(senna)
폴리페놀(polyphenol)	페놀프탈레인(phenolphthalein), 비사코딜(bisacodyl)
계면활성제(detergent)	피마자유(castor oil), 도쿠세이트(docusate), 데히드로콜린산(dehydrocholic acid)

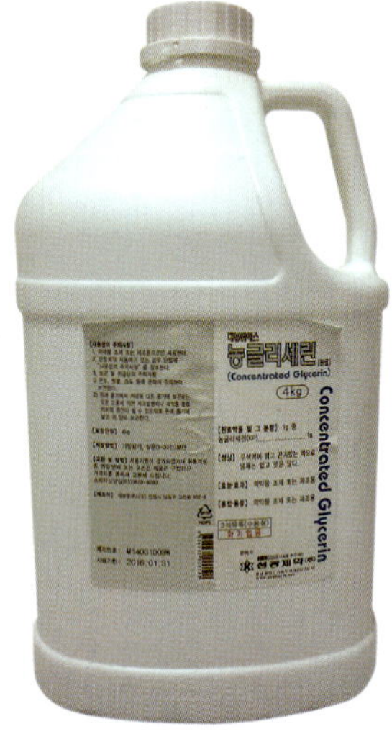

[그림 11-6] 글리세린

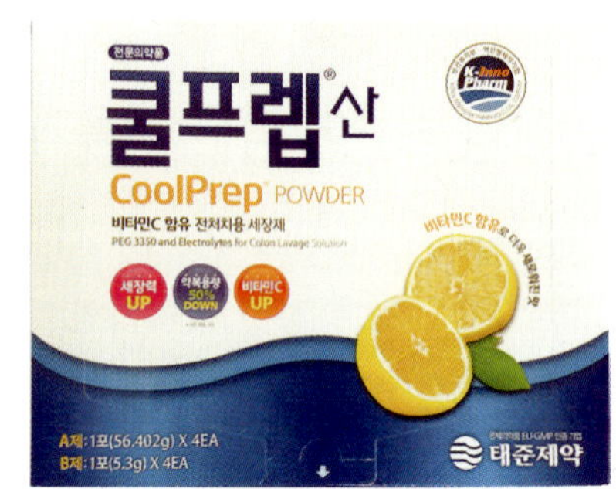

[그림 11-7] 대장검사를 위한 장정결액으로 흔히 쓰이는 PEG

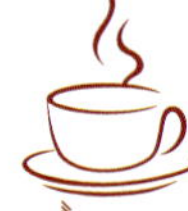 coffee break

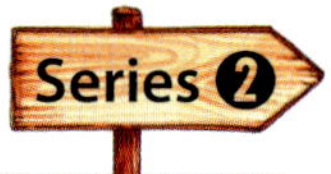

자극성 완하제를 장기간 사용하면 대장에 분포된 신경의 손상을 가져오고 그 결과 복부 팽창, 복부팽만감, 복통뿐만 아니라 배변장애까지 유발하며 이것을 완하제성 대장이라고 합니다. 신경손상(nerve damage)이라는 것이 늘 그렇듯이 사용하던 자극성 완하제를 중지한다고 하더라도 부분적인 호전만 있을 뿐 완전한 회복은 불가능합니다. 따라서 변비약 오남용의 위험성을 꼭 염두에 둬야 합니다.

8. 관장에 의한 장 손상

배출관장의 흔한 부작용인 허혈성장염은 관장에 의한 장관내압의 증가 및 관장 후 장 연동운동(peristaltic movement)의 항진에 의한 장관으로의 혈류량 변화로 인해 발생할 가능성이 높다. 관장에 의한 천공은 0.01%로 매우 드물지만, 관장 시 사용하는 관에 의한 손상이나 대용량 역행성 대장세척 혹은 관장 시 수압에 의해 발생할 수 있으며 천공 발생 시 80%에서 단순복부 사진으로는 확인이 안 되기 때문에, 의심이 될 경우 단순사진에서 이상이 없어 보여도 복부전산화단층촬영으로 추가 확인하여 조기 진단하는 것이 중요하다.

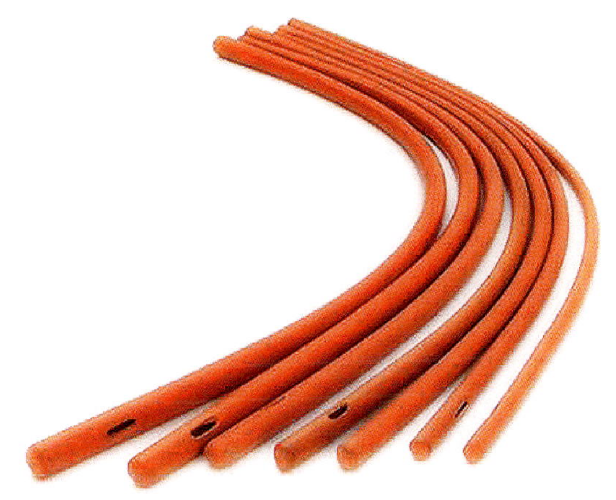

[그림 11-8] 배출 관장용 튜브

9. 부작용을 주의해야 하는 관장액

인산나트륨(sodium phosphate)을 관장제로 사용했을 때 고령의 환자에서는 탈수, 과인산혈증, 저칼륨 혹은 고칼륨혈증, 저칼슘혈증, 과나트륨증, 대사성산증, 급성신부전 및 심전도 변화가 발생할 수 있고 이들 고령 환자에서 인산나트륨 관장제에 의한 급성신부전이 발생했을 경우 치사율은 45%에 달하였다. 인산나트륨은 저류 시간과 용량에 비례하여 혈중 인 수치가 증가하지만 건강한 사람에서는 일시적으로만 발생하여 비교적 안전하다. 그러나 사구체 여과율이 감소되어 있는 노인이나 신장 질환자, 상습적으로 과용량을 사용하는 경우, 경구 인산나트륨과 동시에 사용하는 경우에는 문제가 될 수 있다.

비눗물 혹은 일반 물(수돗물) 역시 장기 사용 시에는 장 점막에 손상을 줄 수 있음이 보고되기도 하였다. 이는 주로 대용량으로 사용되는 저장액(hypotonic solution)이기 때문에 오래 저류되어 있을 경우, 대장 점막으로 수분 흡수가 증가하여 수분중독(water intoxication)이나 전해질 장애가 일어날 수 있고 직장 점막 손상이나 삼투성 세포용해가 가능하다. 비눗물에 포함된 계면활성제(surfactant)나 세제 효과를 높이기 위해 추가적으로 포함된 가성소다(caustic soda)나 표백제(bleach)에 의해 직장 점막에 액상화 괴사(liquefaction necrosis)와 같은 부식성 장염을 유발할 수 있기 때문에 근래에는 거의 사용되지 않는다. 또한 반복적인 글리세린관장(glycerin enema)에 의한 직장염 또한 보고된 바 있으므로 주의를 요한다.

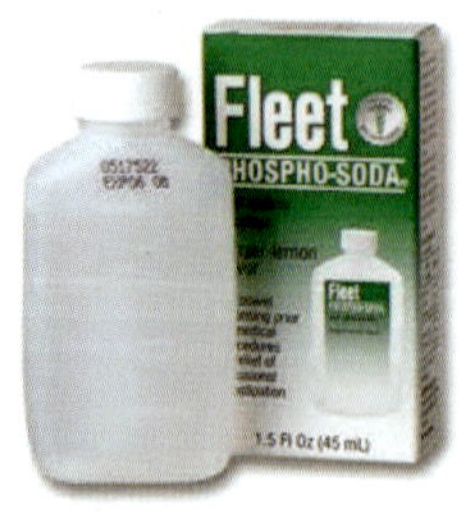

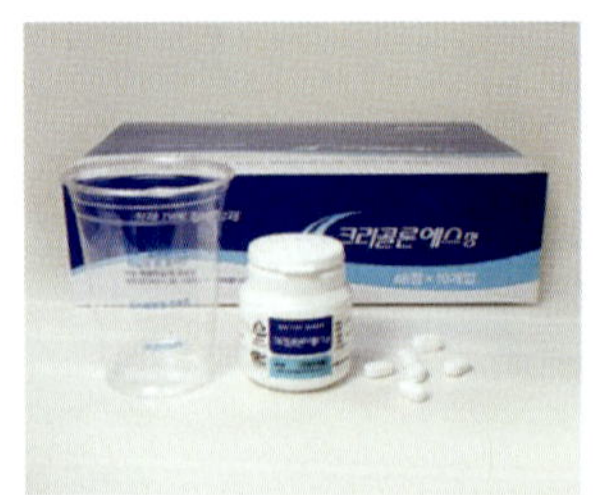

[그림 11-9] 좌: 인산나트륨(sodium phosphate, 인산염이라고도 함) 용액제재 우: 인산나트륨 정제
[현재 인산나트륨 용액제재는 하제(laxative)로는 사용이 가능하나, 대장내시경 검사를 위한 장정결제(bowel cleansing agent)로서의 사용은 금지되어 있다. 하지만, 인산나트륨 정제는 식약처의 장정결제로서의 사용이 허가된 상태이다. 물론 반드시 의사의 처방이 필요하며, 사용전 처방의사와의 상담을 필요로 하겠다.]

10. 관장액 제조 시 적절한 물의 온도

엉덩이와 항문 주변은 온도에 매우 민감한 부위이다. 냉수로 손발을 씻고 세수는 할 수 있어도 비데에서 차가운 물이 항문을 향해 뿜어져 나오면 소스라치게 놀라는 이유와 같다. 간호평가항목에 따르면 관장액 제조 시 글리세린(glycerin)과 섭씨 37.7~40.5°C의 미온수를 1:1의 비율로 섞을 것을 권유하고 있다. 소수점 자리까지 제시한 수치의 근거와 출처는 알 수 없으나 결론적으로 상온의 글리세린과 40°C 내외의 온수를 1:1로 혼합하면 섭씨 37°C 전후가 된다. 이는 체내에 주입했을 때 가장 거부감이 없을 정도의 온도이다. 실제 검온계로 미온수 온도까지 측정하는 경우도 있기는 하지만 대부분의 의료현장에서는 그저 너무 차갑지 않은 온도로 시행하는 정도이다.

11. 심스체위(Sim's position)의 개념

산부인과 의사 제임스 마리온심스(James Marion Sims: January 25, 1813~November 13, 1883)가 고안한 자세로 직장수지 검사나 관장 시행 때 사용했다. 좌측으로 누운 상태에서 좌측 골반과 다리는 곧게 펴고 우측 골반과 다리는 구부리는 형태이다. 이는 다른 용어로 '측와위(lateral recumbent position)'라고도 한다. 최근에는 측와위 [그림 11-11]를 주로 이용하기 때문에 심스체위(Sims position)를 취하는 경우는 그리 많지 않다. [그림 11-10]

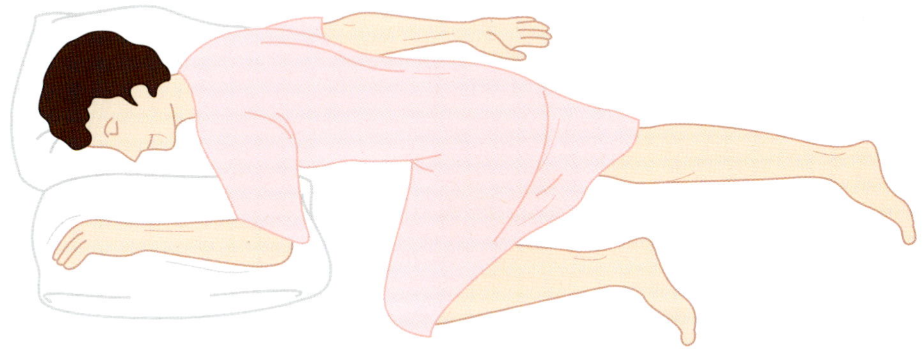

[그림 11-10] 심스체위(Sim's position)

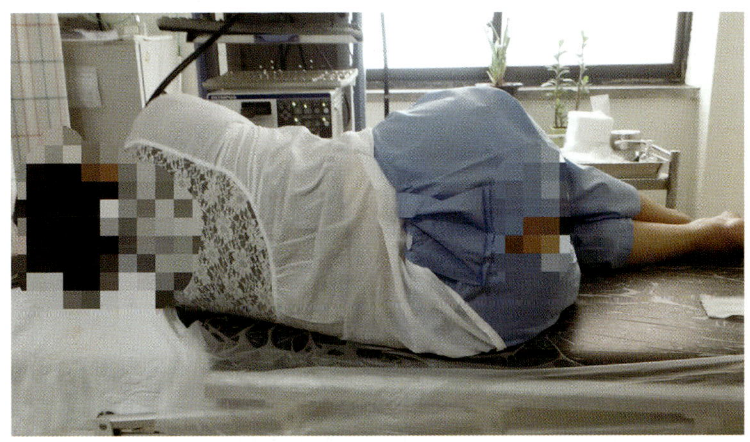

[그림 11-11] 관장 시 흔히 사용하는 측와위

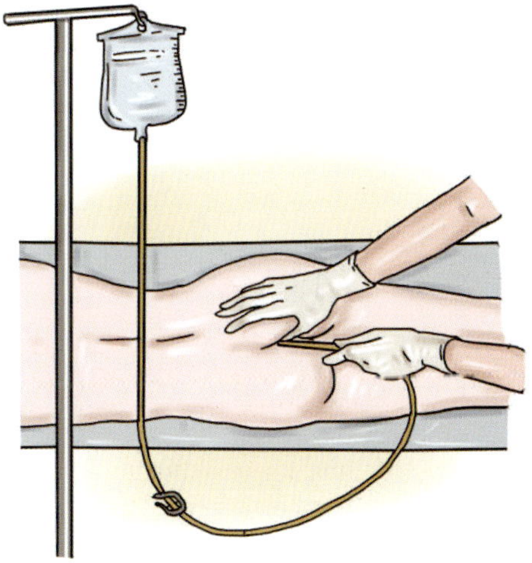

[그림 11-12] 직장에 관을 삽입

12. 관장액 주입 후 배변까지의 시간

글리세린을 주입하면 약효에 의한 윤활작용과 관장액 자체가 배출되려는 현상에 의해 금새 배변이 나오려는 느낌을 받는다. 그 때 참지 못하면 관장액이 흘러나와 큰 효과를 얻지 못한다. 대장 내에서 충분한 작용이 일어날 때까지 참는 것이 이 술기의 성공을 좌우하는 가장 중요한 포인트이다. '참을 수 있을 때까지 참으라는 말'은 분명한 목표가 없기에 실패율이 더 높을 수 있다. 1~2분 참아놓고 '난 참을 때까지 참은 거다'라고 하기도 한다. 오히려 환자의 눈 앞에 시계를 두고 10~15분 참으라고 하는 것이 더 효과적이다. 일정한 목표가 있으면 조금이라도 더 노력하게 된다. 또한 화장실에 앉아서 참는 것은 비효율적이며 실패하기 쉽다. 그것은 배변하기 쉬운 자세이며 아무런 제약도 없기 때문이다. 오히려 침대에 누워서 참으라고 하면 혹시나 모를 배변으로 침구류가 더러워질까봐 더 조심하게 된다. 따라서 침대에 누워 시계를 보며 10~15분 참으라고 하는 것이 가장 좋은 방법이다.

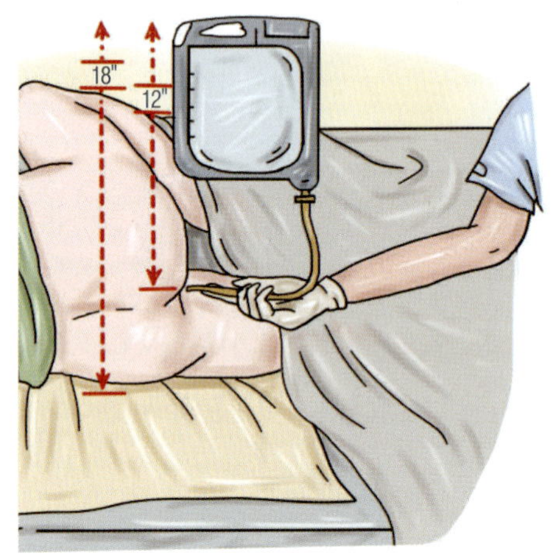

[그림 11-13] 관장백의 위치

배출관장의 성취목표·선행지식과 관련된 문제

01 배출관장의 목적은 무엇인지 서술하시오.

02 배출관장의 종류에 대해 서술하시오.

03 배변의 생리기전에 대해 서술하시오.

04 배출관장의 부작용에 대해 설명해보시오.

05 배출관장 시 고려할 점에는 어떤 것이 있는가?

문항에 대한 해설

01

▶변비나 분변매복으로 인해 장에 머물고 있는 변을 배출하기 위함
▶체온을 하강시키기 위함
▶수술이나 분만 시 배변으로 인해 오염되는 것을 방지하기 위함
▶수술이나 검사를 위해 장을 깨끗이 비우기 위함
▶진단검사 전에 마시거나 주입한 용액을 검사 후에 제거하기 위함

02

▶**팽창관장:** 관장액이 결장이나 직장을 팽창시킴으로써 연동운동을 촉진시키는 기전으로 물관장(tap water enema), 등장성 생리식염수 관장(isotonic saline solution)이 있다.
▶**윤활관장:** 단순히 장점막을 미끄럽게 하여 원활한 배변을 돕는 것으로 기름 보유 관장(oil retention enema), 비눗물 관장(soapsuds enema), 글리세린관장(glycerine enema)이 있다.
▶**삼투성 관장:** 삼투 효과에 의해 장내로 수분을 끌어들인 후 장 점막을 자극시켜 반사작용으로 장수축을 일으키는 기전이다.
▶**자극성 관장:** 직접 장 운동기능과 분비 기능을 항진시키는 기전이다.

03

▶대장(큰창자, large intestine)에 있던 변이 직장에 들어가면 직장 압력이 30~40mmHg로 올라가게 된다.
▶직장 속의 압력 수용기는 증가된 압력을 감지하여 그 정보를 배변 중추인 척수와 시상하부로 보낸다.
▶배변을 하고 싶은 느낌이 들면 척수 반사계를 통해 직장의 수축운동이 시작되고 횡격막(diaphragma)과 복부근육(musculi abdominis)이 수축되면서 직장의 압력이 올라가 100~200mmHg가 되면 배변하게 된다.
▶**배변반사(defecation reflex):** 변의가 일어나면 반사적으로 직장의 연동운동 및 내항문괄약근(속항문조임근)의 이완이 일어나고 분변이 몸 밖으로 배출된다.

04

배출관장의 흔한 부작용인 허혈성장염은 관장에 의한 장관내압의 증가 및 관장 후 장 연동운동(peristaltic movement) 의 항진에 의한 장관으로의 혈류량 변화로 인해 발생할 가능성이 높다. 관장에 의한 천공은 0.01%로 매우 드물지만, 관장 시 사용하는 관에 의한 손상이나 대용량 역행성 대장세척 혹은 관장 시 수압에 의해 발생할 수 있다.

05

관장액 제조 시 글리세린(glycerin)과 섭씨 37.7~40.5℃의 미온수를 1:1의 비율로 섞을 것을 권유하고 있다. 관장 시 자세는 좌측으로 누운 상태에서 좌측 골반과 다리는 곧게 펴고 우측 골반과 다리는 구부리는 형태이다. 이는 다른 용어로 '측와위(lateral recumbent position)' 라고도 한다.

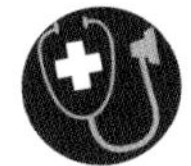

배출관장 관련 사례

ex 01

52세 남자 AH환자는 한달 전부터 변보기가 힘들어졌으며, 최근에는 복부 불편감(abdominal discomfort), 식욕부진(poor oral intake) 등의 증상마저 동반되어 외래를 통해 본원에 입원한 지 3일째이다. 상기 환자는 입원 중에 CT, 상부위장관내시경 검사[esophagogastroduodenoscopy(EGD), 환자들은 흔히 위내시경이라고 말함], 대장내시경 검사를 시행하였으나 특이 소견은 없었다. 현재 환자는 배변장애가 동반된 변비(constipation with defecation disorder) 진단 하에 대변완화제(stool laxative)를 처방 받아 복용하고 있으며, 현재 항문내압검사(manometry)와 배변조영술 검사(deficography)를 시행할 예정이다. 금일 오전 병실 순회시 환자는 "변 좀 시원하게 보게 해주세요. 약을 먹어도 소용이 없는 것 같아요. 아랫배가 너무 불편해요!!"라고 호소하였다. 신체진찰 결과 장음이 감소되어 있었고 하복부에 경미한 압통은 있었으나, 복부팽만이나 반발통 등은 확인되지 않았다. 담당 간호사는 담당 주치의에게 현 상황을 보고하였으며, 담당의는 다음과 같이 처방하였다.

Dr's order
Glycerin enema 50cc 시행

▶위의 오더에 적절한 간호활동을 시행하세요.

ex 02

73세 여자 AI환자는 최근 며칠 동안 배변을 하지 못했다고 본원 응급실로 내원하였다. 응급실 담당의는 진찰과 복부 X-ray 촬영 후 별다른 특이소견이 없다고 하면서, 다음과 같이 처방하였다.

Dr's order
Finger enema 시행 by Intern

▶적절한 간호중재를 시행하세요.

11 배출관장

배출관장 관련 사례

ex 03

67세 남자 AJ환자는 알코올성 간경화(liver cirrhosis)로 진단받은 환자이며 간성혼수(hepatic encepalopathy)가 심해져서 중환자실(intensive care unit, ICU)로 입원하였다. 입원 후 다음과 같은 처방을 확인하였다.

> Dr's order
>
> Lactulose enema 200cc q 8 hrs for 3 days
> *Remark) 환자 mental alert 해지면 stop!!!

▶적절한 간호중재를 수행하세요.

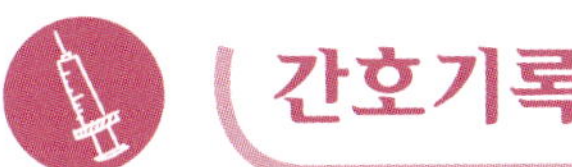

간호기록

날짜/시간	처 치	간 호 내 용	서 명

MEMO

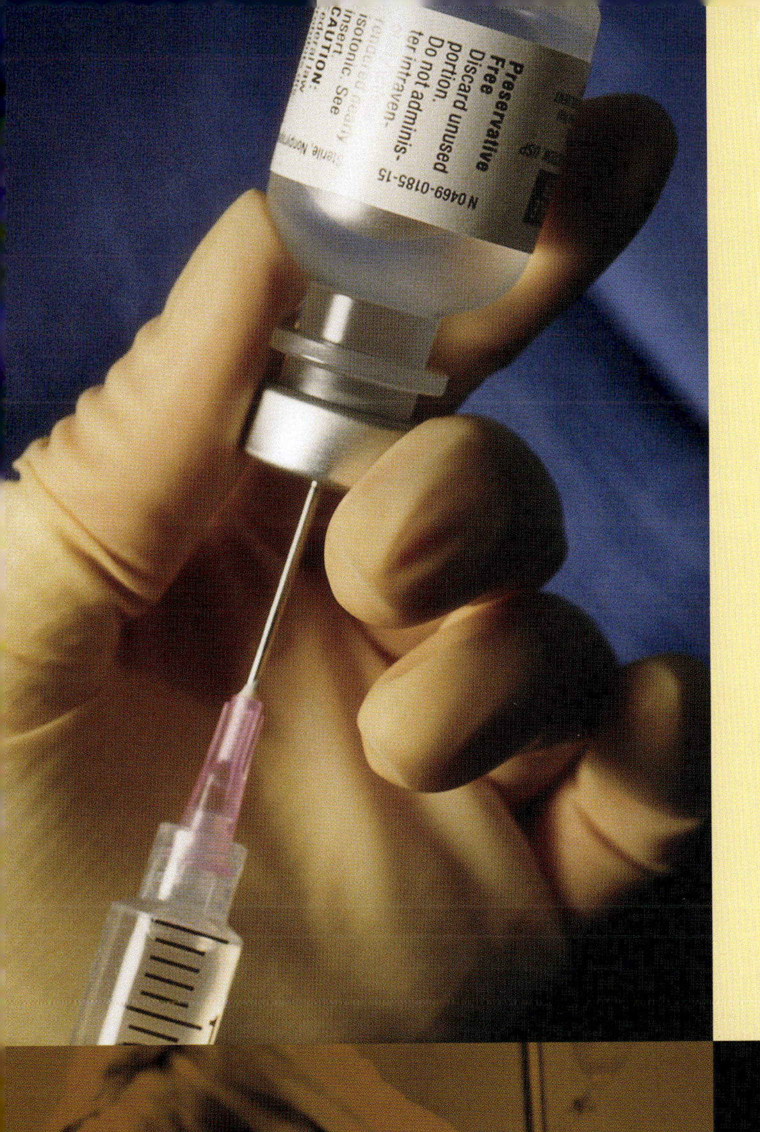

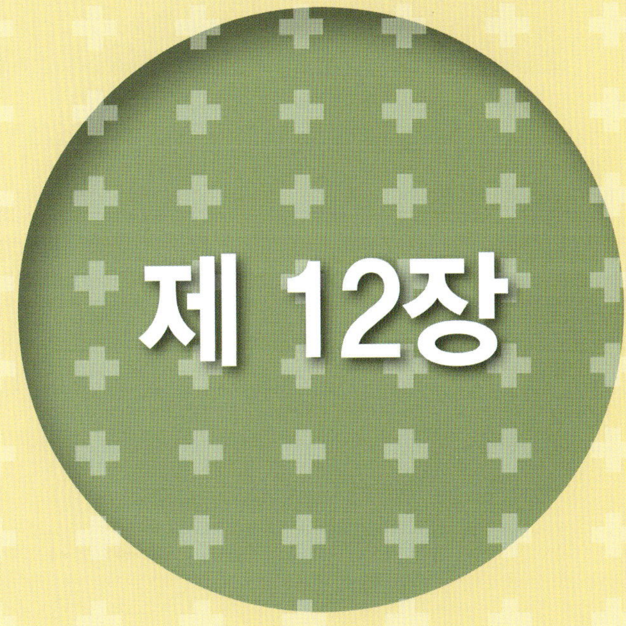

제 12장

말초산소포화도 (Pulse oximeter) 측정과 심전도 모니터 (EKG monitor) 적용

제 12장 말초산소포화도(Pulse oximeter) 측정과 심전도 모니터(EKG monitor) 적용

Ⅰ. 산소포화도 측정에 대하여 우선 알아야 할 지식들

1. 혈액순환(blood circulation)을 통한 산소의 이동

혈액의 순환회로는 크게 체순환(온몸순환, systemic circulation)과 폐순환(허파순환, pulmonary circulation)으로 구분된다. 온몸순환의 경로는 '좌심실 ➜ 대동맥 ➜ 세동맥 ➜ 모세혈관 ➜ 세정맥 ➜ 대정맥 ➜ 우심방'이다. 모세혈관은 물질교환을 하는 장소이며 이곳에서 조직에 산소나 영양소를 건네고 이산화탄소나 대사산물을 받는다. 대순환(systemic circulation)이라고도 하며 순환시간은 50~60초이다.

폐순환은 '우심실 ➜ 폐동맥 ➜ 폐 ➜ 폐정맥 ➜ 좌심방'이다. 폐에서 이산화탄소를 배출하고 대신 산소를 받아들이므로 소순환이라고도 한다. 순환시간은 약 4초이다. 이에 따라 폐를 시작으로 좌심실(왼심실, left ventricle)을 지나 동맥을 흐르는 혈액은 산소가 풍부하다. 이 동맥혈(arterial blood) 속에 있는 산소의 측정은 환자의 상태를 파악하는 데 아주 중요한 요소가 된다[그림 12-1].

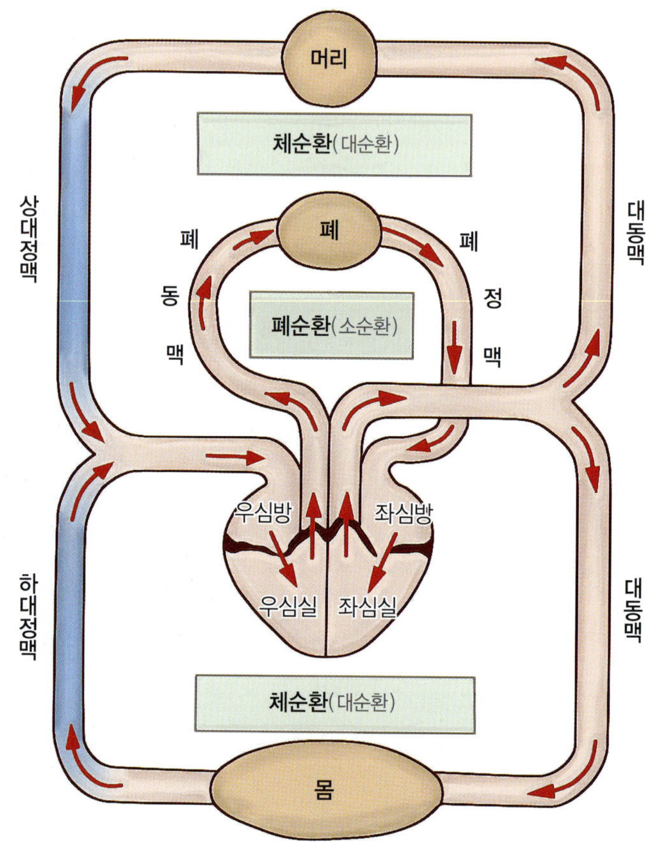

[그림 12-1] 체순환과 폐순환

2. 산소측정치의 두 가지 단위

1) 동맥혈 산소포화도: 동맥혈 중의 헤모글로빈(hemoglobin)이 몇 %나 산소와 결합하고 있는가를 나타내는 것을 동맥혈산소포화도(arterial oxygen saturation)라고 한다. 동맥혈을 직접 채취하여 동맥혈액가스분석(ABGA)을 통해 측정하였을 경우 'SaO_2'라는 약자로 표시한다. 'S'는 'saturation(포화)'의 약자이며, 'a'는 'artery(동맥)', 'O_2'는 산소를 의미한다. 임상에서는 간편하고 비침습적인 맥박산소측정기(pulse oximeter)로 측정하는 경우가 많은데, 이 경우에는 'SpO_2'라고 표현하며, 'p'는 'percutaneous(경피)'의 첫 알파벳을 딴 것이다. 상대적 포화도의 개념으로 최대 100%를 넘을 수 없다[표 12-1].

[표 12-1] 산소측정치

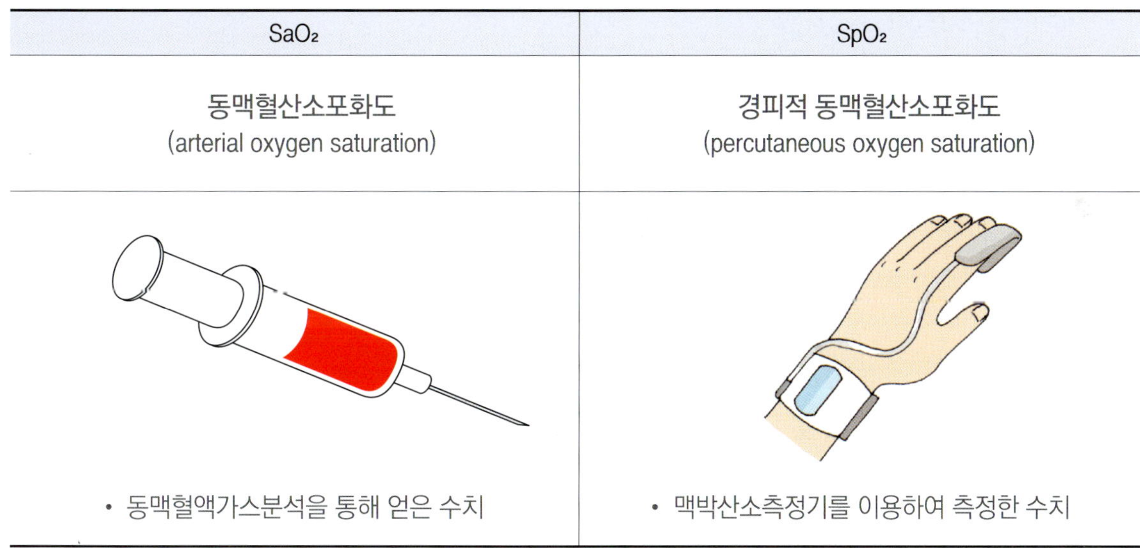

SaO_2	SpO_2
동맥혈산소포화도 (arterial oxygen saturation)	경피적 동맥혈산소포화도 (percutaneous oxygen saturation)
• 동맥혈액가스분석을 통해 얻은 수치	• 맥박산소측정기를 이용하여 측정한 수치

2) 동맥혈 산소분압: 혈액 중 산소의 양을 '분압'의 단위로 표시한 것으로 mmHg 단위를 나타낸다. PaO_2라고 표기하며 여기서 'P'는 'pressure(압력)', 'a'는 'artery(동맥)'를 의미한다. 동맥혈을 직접 채취하여 동맥혈액가스분석(ABGA)을 통해 측정하는 것만이 유일한 검사방법이다.

3. 산소측정치의 정상범위

대부분의 혈액검사(blood test)가 그렇듯 '정상범위(normal range)'라는 것은 기관마다 조금씩 차이가 있을 수밖에 없다. 산소측정치도 마찬가지이다. 따라서 이 책에서는 가장 흔하게 통용되는 값을 먼저 제시하고 괄호 안에 추가적인 기록을 해 두었다. 이는 의학에서 '정상'이라는 개념이 다소 모호하며 변동가능함을 시사한다.

SaO_2: 정상 95~100%(일부 97~99%)
저산소증 ≦ 90%
PaO_2: 정상 80~100mmHg(일부 80~110mmHg)
경도 저산소증 60~79mmHg
중등도 저산소증 40~59mmHg
고도 저산소증 <40mmHg

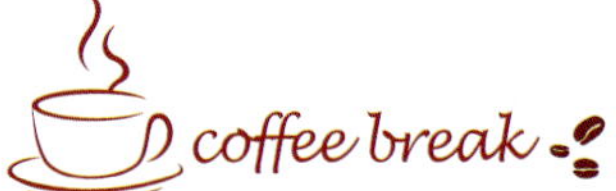

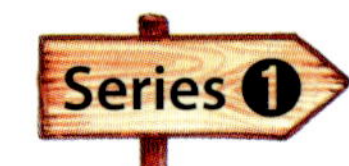

연이은 당직으로 수면부족에 시달리던 시절, 병동으로부터 전화가 옵니다. '따르르릉 따르르릉' 수화기를 들자마자 저 너머로 다급한 목소리가 들립니다. "선생님, 김OO 환자 산소가 70밖에 되지 않아요. 얼른 와 주세요!" 이불을 박차고 대충 가운만 걸친 후 중환자실(ICU, intensive care unit)로 뛰어갑니다. 이윽고 위험하다는 환자 앞에 다다르자 환자는 무슨 영문인지 모른다는 듯 태연히 나를 바라봅니다. 절대 산소포화도 70%의 상태가 아닙니다. 아무래도 이상해서 신규에게 물어보았습니다. "도대체 뭘 보고 70이라는 거에요?" 이번에 처음으로 ICU로 배정받은 신규(신입간호사)는 동맥혈검사(ABGA, aterial blood gas analysis) 중 PaO_2를 가리키며 대답합니다. "보세요. 70이잖아요." 순간 머리 끝까지 화가 났지만 차분히 마음을 가라앉히고 설명합니다. "PaO_2는 80mmHg까지 정상이고 70mmHg 정도면 경도의 저산소증이니 nasal O_2 2L만 주세요."

체내 산소를 표현하는 단위가 SaO_2와 PaO_2가 있다는 점과 각각의 정상범위를 꼭 외우고 있지 않으면 중환자를 경증으로, 경증환자를 중환으로 둔갑시킬 수 있습니다. [실제로 PaO_2는 동맥혈산소 '분압(pressure, P)'으로 혈액 속에 용해되어 있는 산소량을 분압으로 표시한 것이며, SaO_2는 동맥혈산소 '포화도(saturation, S)'로 동맥혈 속의 헤모글로빈(hemoglobin, Hb) 중 산소와 결합한 헤모글로빈의 비율을 말하는 것입니다.] 저는 신규를 탓하려고 이 일화를 소개하는 것은 아닙니다. 사실 잘 모르면서 환자를 방치하는 것보다는 이처럼 환자의 상태 중 위중하다고 생각하는 소견을 콜(notify)하는 것은 오히려 칭찬받을 일입니다. 다만, 이 책을 공부하는 학생분들은 각각의 약어의 의미를 잘 기억하셔서 이런 실수를 반복하지 않기를 당부 드립니다.

4. 맥박산소측정기의 원리

맥박산소측정기(pulse oximeter)[그림 12-3]는 동맥혈 중 산화헤모글로빈(oxyhemoglobin)과 환원헤모글로빈(reduced hemoglobin)의 빛투과성 차이에 따라 2종류의 헤모글로빈비율을 측정하여 SpO_2를 구한다[그림 12-4]. 탐색자(probe)를 댄 부위에 빛을 차단하는 것이 있는 경우에 실제 산소포화도보다 SpO_2가 낮게 측정되거나 말초의 혈류가 저하한 경우에 측정이 불가능해지기도 한다. 또 이상헤모글로빈(abnormal hemoglobin)이 있는 경우에 실제 산소포화도보다 SpO_2는 높게 측정된다. 이와 같은 가능성이 있다고 판단한 경우에는 반드시 혈액가스분석(blood gas analysis)으로 확인한다.

보통

• 산화헤모글로빈과 환원헤모글로빈의 빛 투과성 차이에서 그 존재비를 측정하여 SpO_2를 구한다.

● : 산화헤모글로빈
● : 환원헤모글로빈
◐ : 이상헤모글로빈

이상

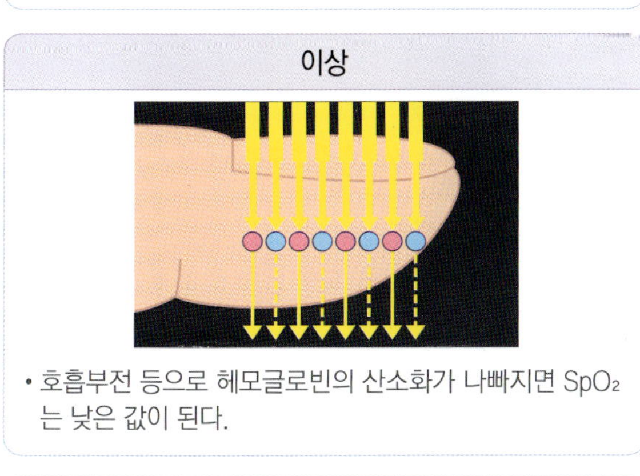

• 호흡부전 등으로 헤모글로빈의 산소화가 나빠지면 SpO_2는 낮은 값이 된다.

빛을 차단하는 것이 있는 경우

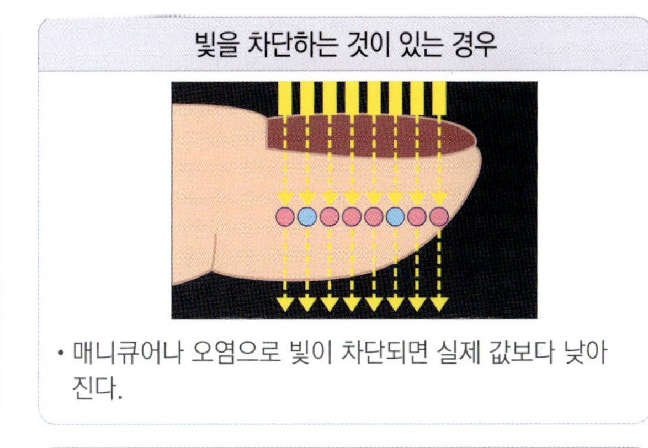

• 매니큐어나 오염으로 빛이 차단되면 실제 값보다 낮아진다.

혈류가 저하한 경우

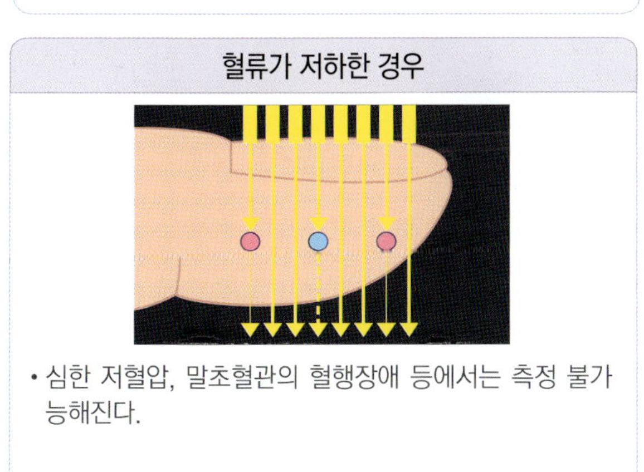

• 심한 저혈압, 말초혈관의 혈행장애 등에서는 측정 불가능해진다.

이상헤모글로빈이 있는 경우

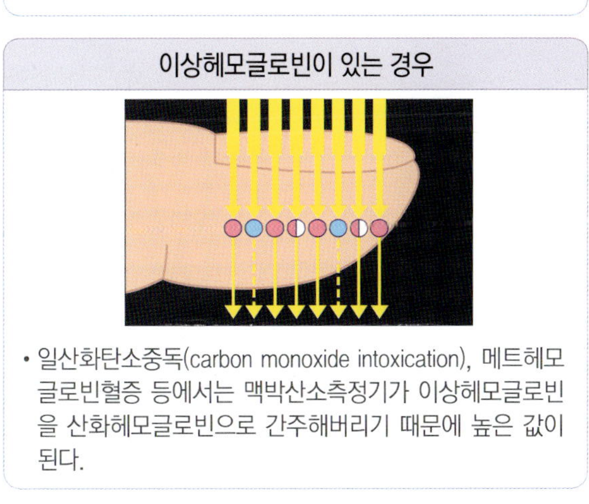

• 일산화탄소중독(carbon monoxide intoxication), 메트헤모글로빈혈증 등에서는 맥박산소측정기가 이상헤모글로빈을 산화헤모글로빈으로 간주해버리기 때문에 높은 값이 된다.

[그림 12-2] 맥박산소측정기의 원리

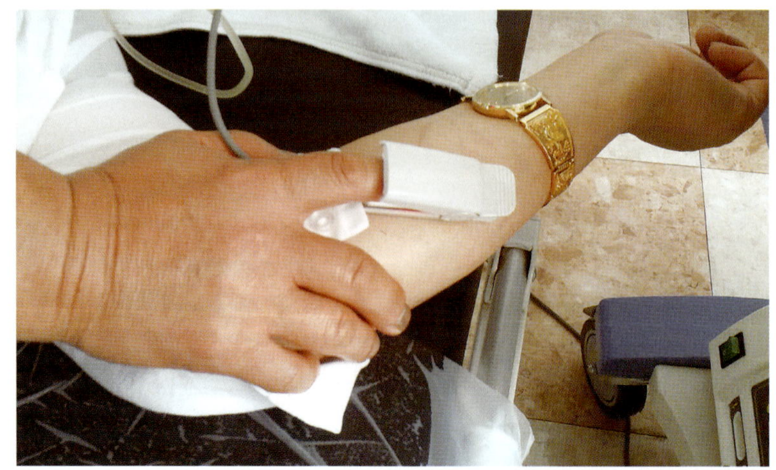

[그림 12-3] 실제 환자의 손에 적용된 맥박산소 측정기

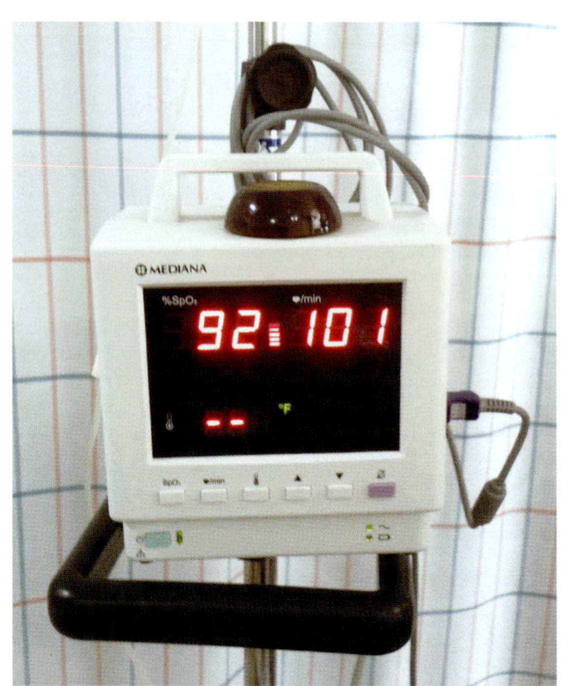

[그림 12-4] 산소 모니터(현재 SpO_2 92%, HR 101회/분을 나타낸다.)

Ⅱ. 심전도모니터(EKG monitor)에 대하여 우선 알아야 할 지식들

1. 심장의 구조

심장(heart)은 혈액을 밖으로 밀어내는 부분과 그곳에 흘러들어오는 혈액을 일시적을 모아 두는 부분으로 구성된다. 혈액을 밀어내는 부분을 심실(cardiac ventricle)이라고 하고 모아 두는 부분을 심방(heart atrium)이라고 한다. 펌프는 오른쪽과 왼쪽에 있기 때문에 이 네 부분을 각각 '왼심방', '왼심실', '오른심방', '오른심실'이라고 하고 대략 심방이 위쪽, 심실이 아래쪽에 위치한다. 심실의 벽에는 두꺼운 '심장근육'의 층이 있고 이들이 수축하여 혈액을 흘려보낸다. '왼심방'과 '왼심실' 사이에 '승모판'이 있고 '오른심방'과 '오른심실' 사이에는 '삼첨판'이 위치한다. 왼심실에서 대동맥으로 흘러나가는 곳에는 '대동맥판막', 오른심실에서 허파동맥으로 나가는 곳에 '허파동맥판막'이 있다. 승모판과 삼첨판의 끝에는 '힘줄끈'이라는 결합조직의 끈이 많이 나와 있다. 힘줄끈은 심실내강에 돌출한 '꼭지근'에 붙어 있다[그림 12-5].

2. 심근세포(cardiac muscle cell)의 전기적 활동

심전도(electrocardiogram, ECG)를 이해하기 위해서는 심근세포에서 일어나는 전기적 활동을 일 필요가 있다. 심근세포가 '정지상태'에 있을 때 세포 내외의 이온 상태를 보면 세포 내에는 세포 외 농도의 약 30배나 되는 칼륨이온(K^+)이 있고 세포 외에는 세포 내 농도의 약 10배가 되는 나트륨이온(Na^+)이 있다. 또한 칼슘이온(Ca^{2+})은 세포 외에 많은 상태이다. 그러나 이들은 세포막을 사이에 두고 균형을 이루고 있으며, 그 전기적 상태는 세포막 안쪽이 마이너스(-)로 바깥쪽이 플러스(+)로 하전되어 있다. 이것을 전기적으로 '분극되어 있다'고 표현한다[그림 12-6]. 이 정지상태일 때 전기적 흥분이 전해지면, 세포막의 투과성에 변화가 생겨 이온의 이동이 일어난다. 세포 외의 나트륨이온이 급속하게 세포 내로 밀려들어간다. 이 때 세포 내 전위는 일시적으로 +25mV 정도로 상승하는데, 이를 '탈분극(depolarization)'이라고 한다. 이후 칼슘이온이 세포 외에서 세포 내로 흘러들어 가고 세포 내의 칼륨이온은 세포 외로 흘러나온다. 그 과정에서 전위는 다시 −80mV 정도로 감소되는데 이것을 '재분극(repolarization)'이라고 한다. 마지막으로 세포막펌프의 작용으로 본래의 상태로 돌아가 다시 '정지상태'가 된다[그림 12-7].

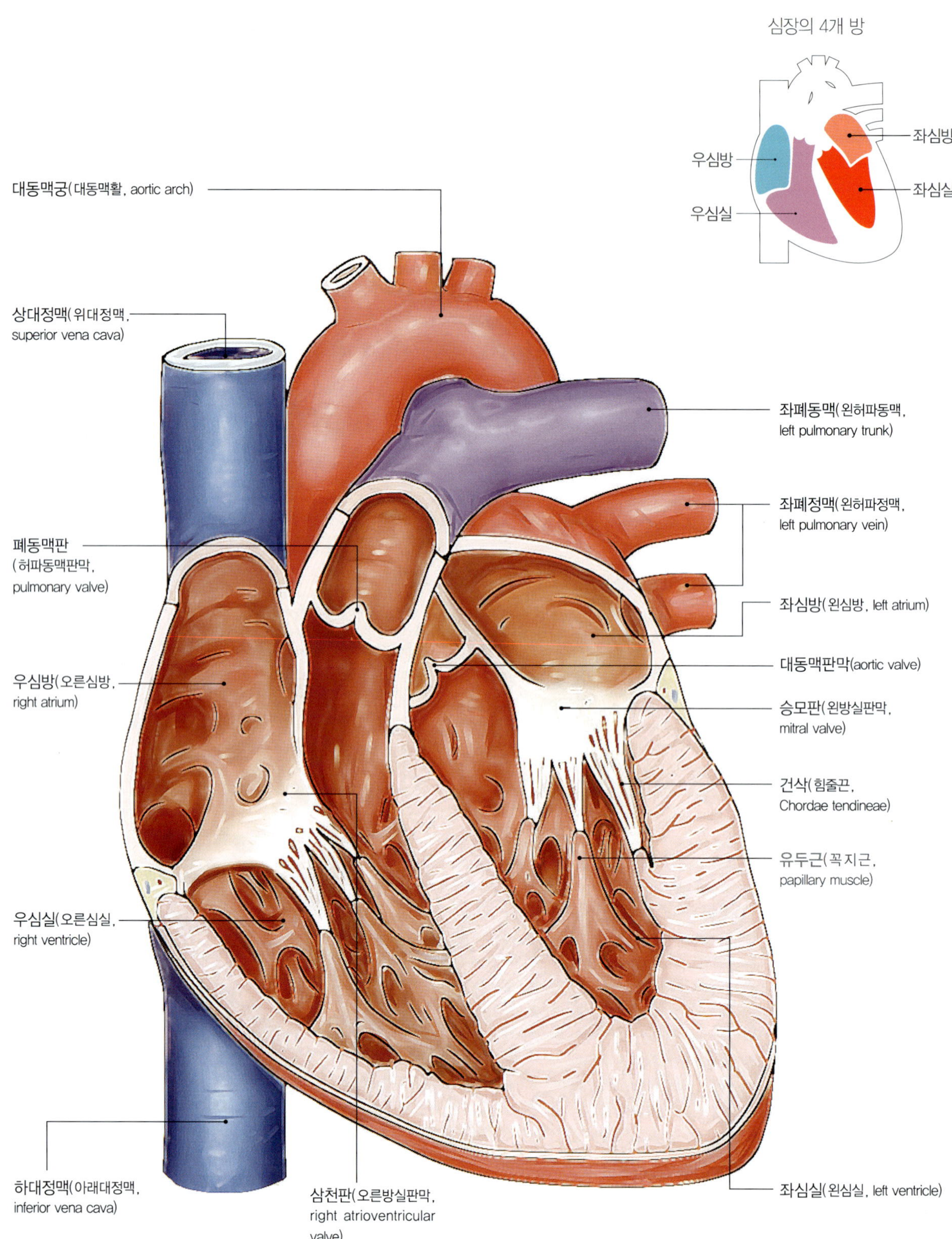

[그림 12-5] 심장의 각 부위 명칭

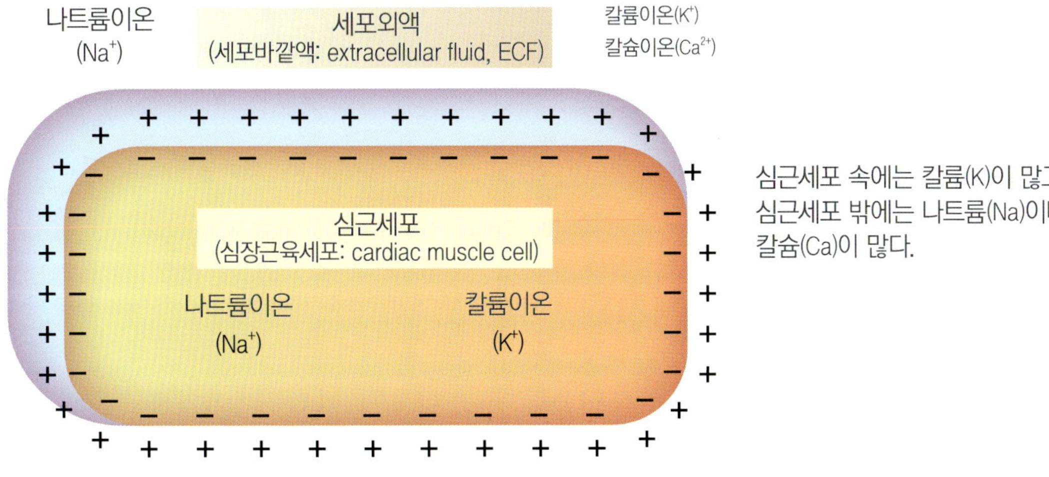

[그림 12-6] 심근세포가 분극되어 있는 상태

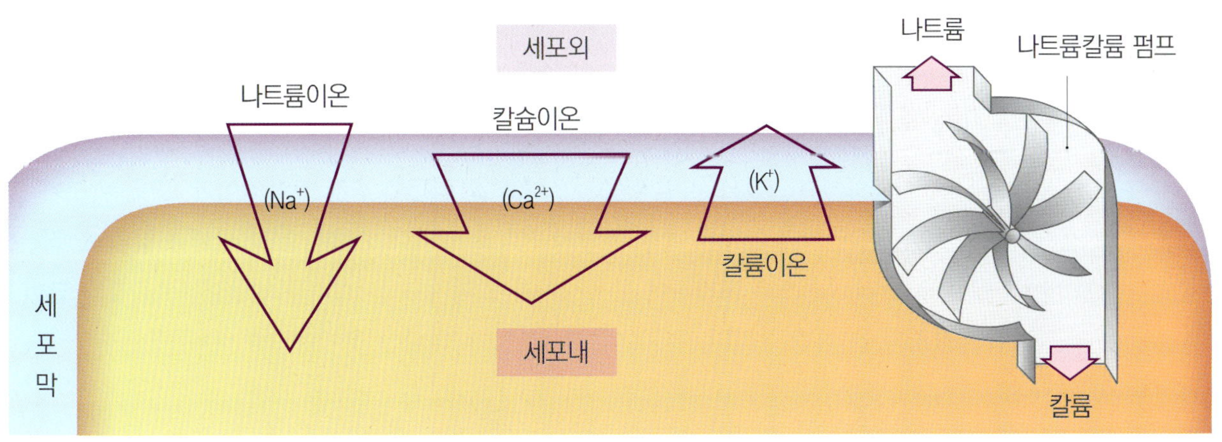

[그림 12-7] 심근세포의 활동전위

3. 심장의 전도과정

히스다발(His bundle)을 거친 뒤 심실의 좌각과 우각이라는 두 줄기로 나누어진다. 좌각과 우각의 끝은 가늘며 여러 갈래로 나누어져 있는데 이것을 '푸르킨예섬유(Purkinje fiber)'라고 부른다. 여기서 자극전도계가 끝나고 이 부위에서 전기적 자극이 심근으로 전달된다.

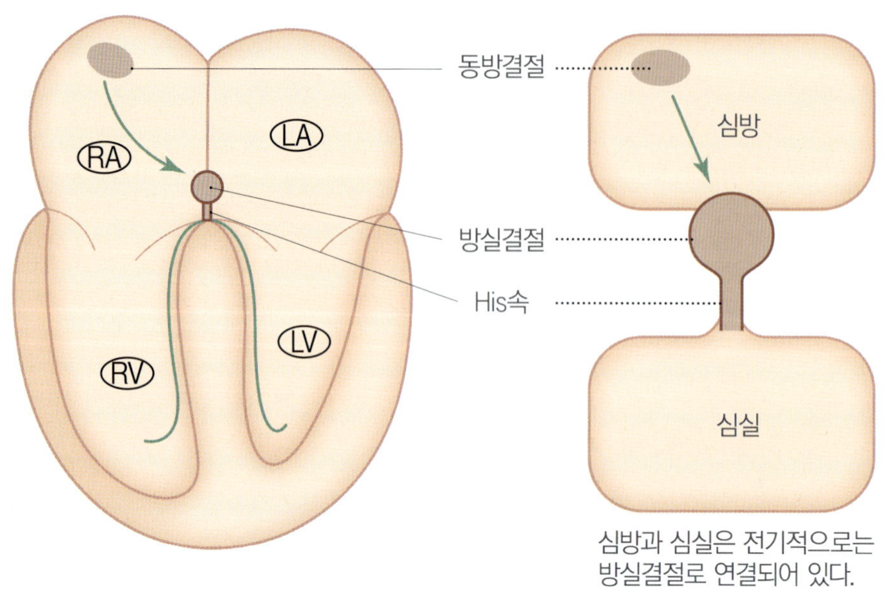

[그림 12-8] 심장의 전도과정

4. 심전도의 기계적 원리

심근세포는 극히 미량의 전기를 리드미컬하게 일으키고 그 리듬이 심장을 움직이고 있다. 이것이 심장의 '전기적 활동'이다. 이 전기적 활동은 매우 미량의 전기로 일어나기 때문에 그 상태를 알려면, 작은 소리를 마이크로폰(microphone)으로 포착하여 증폭시켜서 스피커로 큰 소리를 만들어 듣는 것과 같이 '증폭'의 과정이 필요하다. 이러한 장치의 결과물이 '심전도'로 나타나는 것이다[그림 12-9].

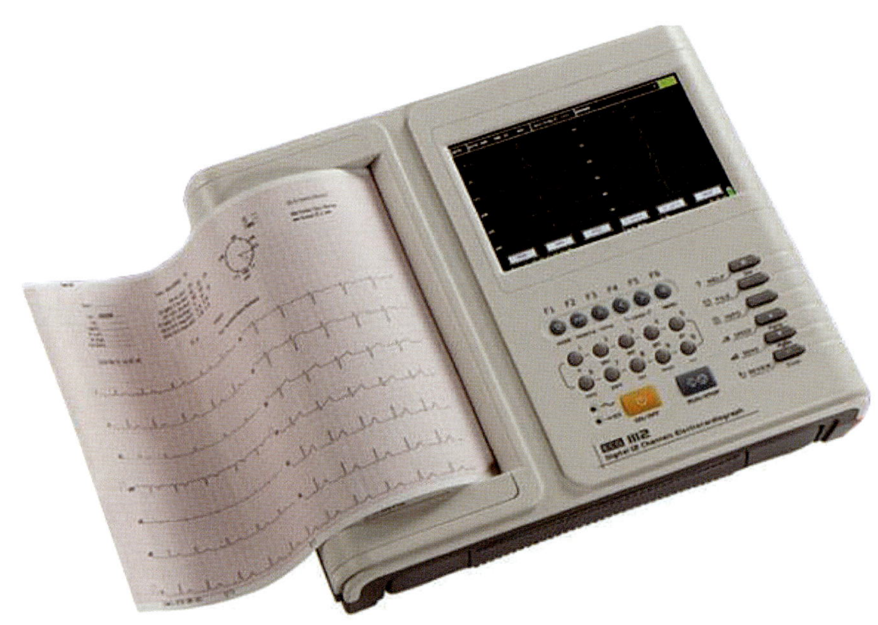

[그림 12-9] 표준 12유도 심전도의 모습

5. 심전도의 명칭

심전도는 영어로 electrocardiogram이라고 한다. 이 말은 3개의 단어로 이루어져 있는데, electro는 '전기', cardio는 '심장', gram은 '그림'이라는 의미이다. 즉 '심장의 전기를 기록한 그림'인 것이다. 이 세 단어의 머리 글자를 따면 'ECG'가 된다. 하지만 국내 의료현장에서는 아직도 'EKG'라는 용어로 더 많이 쓰이고 있다. 이는 독일어에서는 심장을 'kadio'로 표기하기 때문이며, 초기 의료계가 '독일'의 영향을 받았던 것을 시사한다.

6. 표준 12유도 심전도(12-lead EKG)

심장의 전기적 흥분은 그 측정방향에 따라 전위의 크기나 방향이 달라진다. 심장의 구조는 3차원적이므로 한 벡터 방향만으로는 충분히 표현해 낼 수 없다. 따라서 12가지 방향으로 각각 전위차를 기록하는 것이 '표준 12유도 심전도'이다.

1) 쌍극지유도(bipolar extremity lead): 쌍극지유도 심전도란 오른손, 왼손, 왼발 중에서 2개의 전극으로부터 유도되는 심전도이다. 양손을 펼친 뒤 왼발과 연결하는 선을 그어 보면 '삼각형' 모양이 되는데 이를 '에인트호벤 삼각형'이라고 한다. 삼각형은 3변이기 때문에 유도방법에도 세 종류가 있다. [그림 12-10]

Ⅰ 유도: 오른손과 왼손의 전위차
Ⅱ 유도: 오른손과 왼발의 전위차
Ⅲ 유도: 왼발과 왼손의 전위차

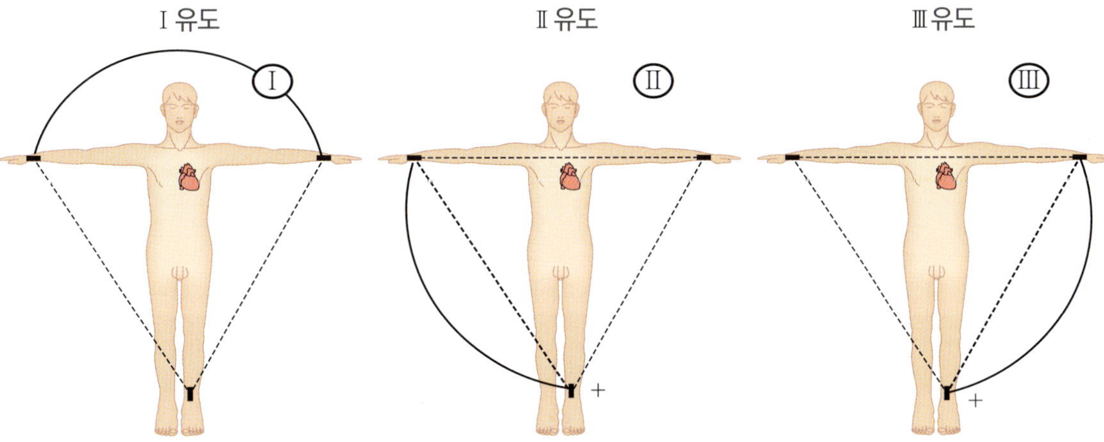

[그림 12-10] 쌍극지 유도와 에인트호벤 삼각형

2) **단극지유도**(unipolar limb lead): 단극지유도는 원래 삼각형의 전기적 중심으로부터 각각의 지점까지의 전위차를 기록한 것이었다. 이것이 후에 개량되어 변형되었다. 측정지점에서 시작하여 나머지 두 극의 중심부를 잇는 전위차가 계산된다. aVR, aVL, aVF 라고 표기하는데 'a'는 증폭되었다는 의미의 augumented를 뜻하며, 'V'는 방향이란 의미의 'vector' 그리고 R, L, F는 각각 right, left, foot이 된다[그림 12-11].

aVR 유도: 오른손과 왼손/왼발의 중심부 간의 전위차
aVL 유도: 왼손과 오른손/왼발 중심부 간의 전위차
aVF 유도: 왼발과 왼손/오른손 중심부 간의 전위차

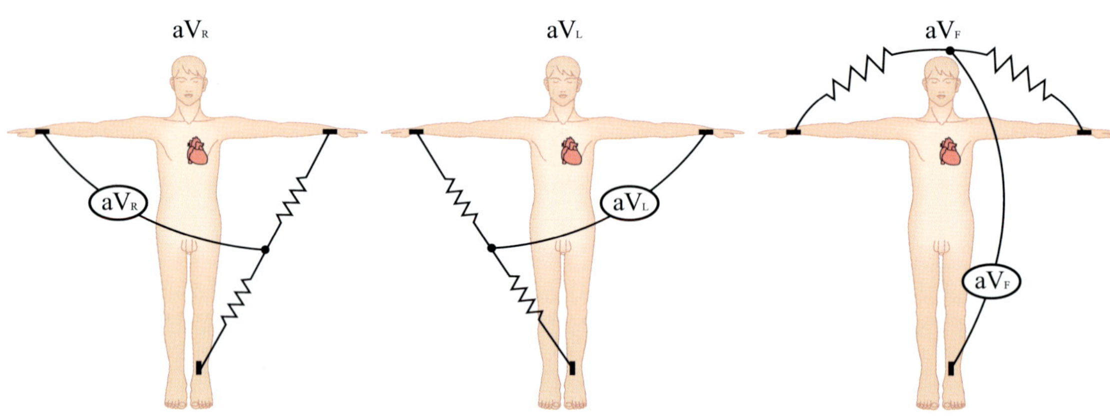

[그림 12-11] 단극지 유도

3) **흉부유도**: 삼각형의 전기적 중심의 전극과 흉벽에 장착한 전극사이의 전위차를 나타낸 것을 흉부유도(chest lead)라고 한다. 이때 흉벽에 부착하는 전극은 전흉벽 및 좌흉벽에서 심장의 왼쪽을 둘러싸듯이 6개를 장착하고 각각 V1–V6로 나타낸다. 이 흉부유도의 전극은 다음의 위치에 장착한다. [그림 12-12] [그림 12-13] [그림 12-14]

V1: 흉골우연의 4늑간
V2: 흉골좌연의 4늑간
V3: V2와 V4 연결선의 중점
V4: 좌측쇄골 중앙선상 5늑간

V5: V4 높이의 전액와선

V6: V4 높이의 후액와선

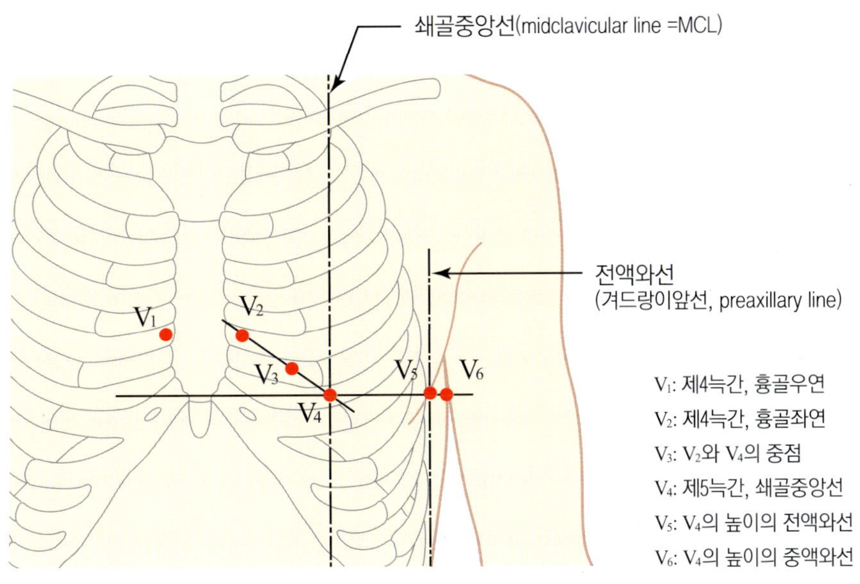

[그림 12-12] 흉부유도의 전극 위치

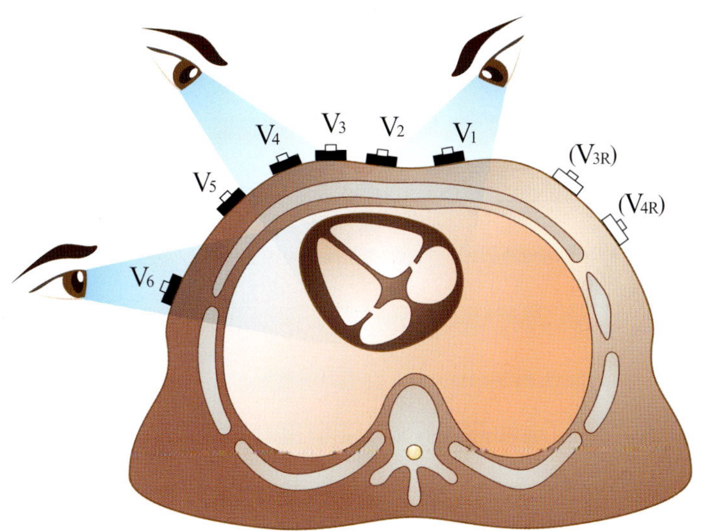

[그림 12-13] 흉부유도

12

말초산소포화도 측정과 심전도 모니터 적용

[표 12-2] 유도전극 장착부위

단극사지유도

단자의 색	장착부위
적색	오른손목
황색	왼손목
흑색	오른발목(접지용)
녹색	왼발목

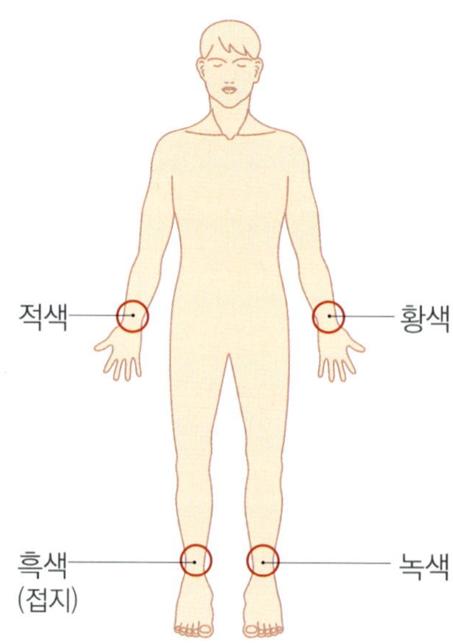

단극흉부유도

	단자의 색	장착부위	심장부위
V1	적색	제4갈비사이 복장뼈의 오른쪽 모서리	우심실
V2	황색	제4갈비사이 복장뼈의 왼쪽 모서리	
V3	녹색	V2와 V4의 결합선 중간점	심실 중간부위 근처
V4	갈색	왼쪽 빗장뼈 중간선과 제5갈비사이를 가로지르는 수평선과의 교차점	
V5	흑색	V4 높이의 수평선과 앞겨드랑선의 교차점	좌심실
V6	보라색	V4 높이의 수평선과 중간겨드랑선과의 교차점	

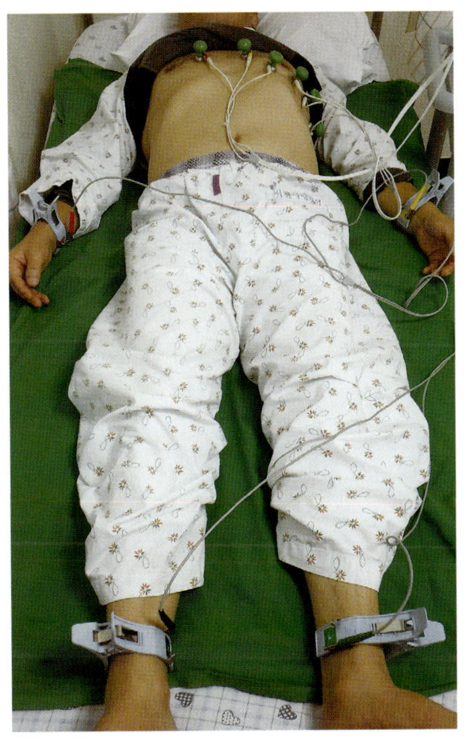

[그림 12-14] EKG 측정 위해 전극을 부착한 모습

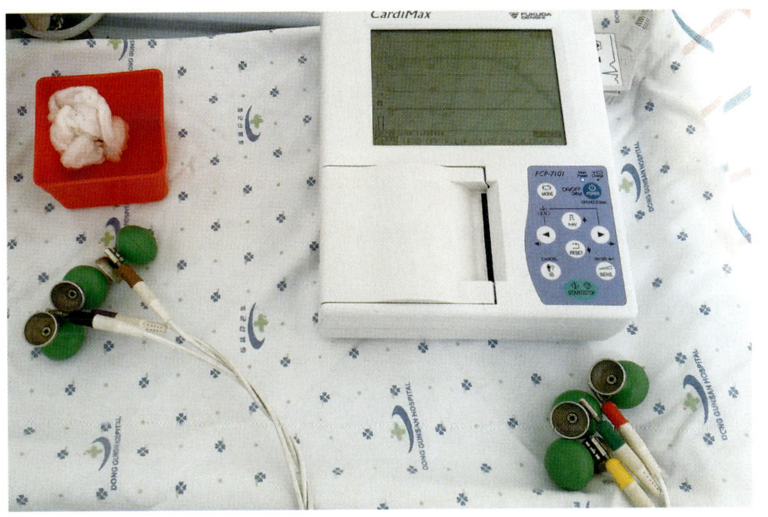

[그림 12-15] EKG

7. 심전도 모니터의 적용

앞서 설명한 표준 12유도 심전도는 다양한 방향의 전기적 기록을 바탕으로 심장 상태에 대해 풍부한 정보를 제공해 줄 수 있다. 하지만 단회적으로 측정된 것을 용지에 기록하는 장치이기에 시간적 연속성을 제공해 줄 수 없다. 심전도를 찍는 '찰나'의 정보는 제공하지만 지속적인 감시는 불가능한 장비이다. 이것을 보완하는 장치가 바로 '심전도 모니터'다[그림 12-16]. 3개의 전극(RA, LA, LL)만을 부착한 뒤 'II 유도' 파형만을 실시간으로 표시해 준다. 특히 중환자들의 심장상태를 실시간으로 파악하고 대처할 수 있게 해 준다. 전극의 부착부위는 다음과 같다[그림 12-17] [그림 12-18].

RA(right arm) : 오른쪽 쇄골 아래

LA(left arm) : 왼쪽 쇄골 아래

LL(left leg) : 왼쪽 5번째 늑간

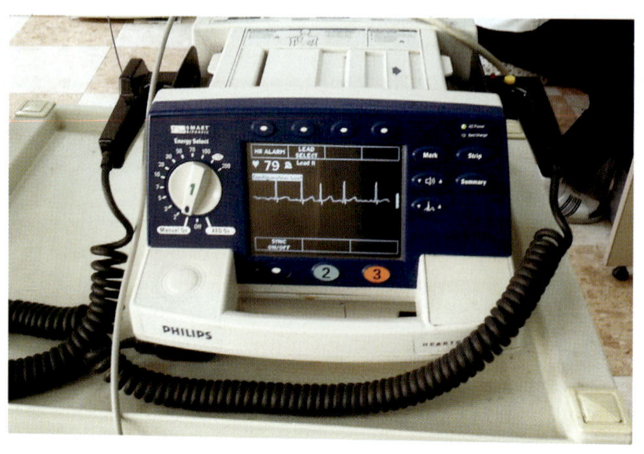

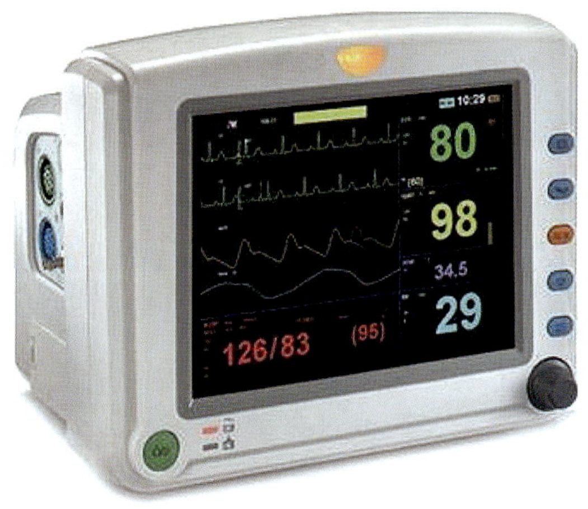

[그림 12-16] 심전도 모니터

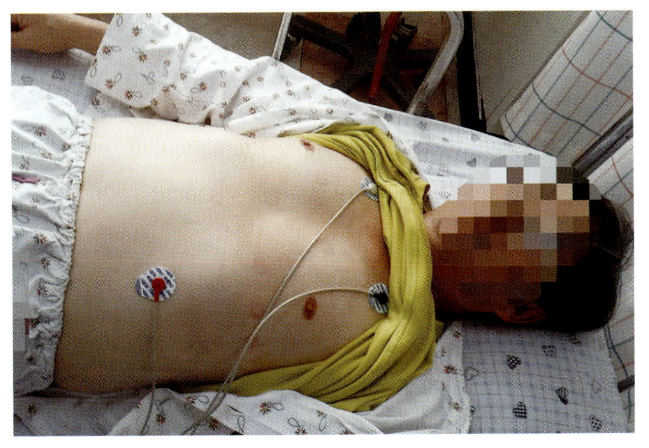

[그림 12-17] 환자에게 전극을 부착한 모습

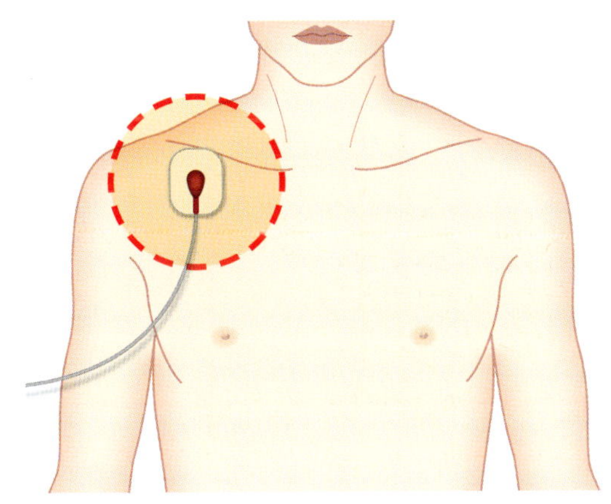

RA(right arm): 오른쪽 쇄골 아래

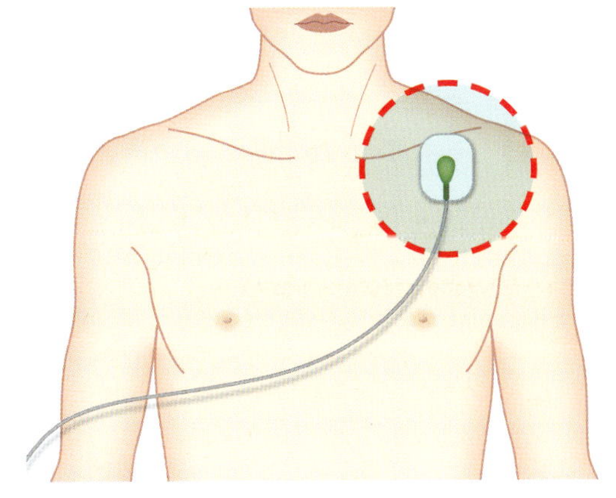

LA(left arm): 왼쪽 쇄골 아래

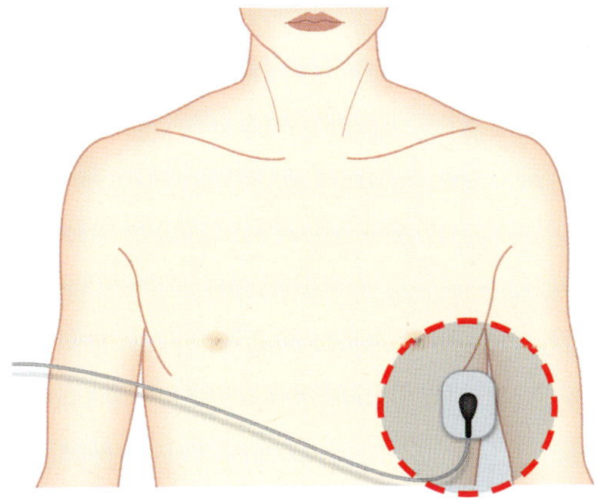

LL(left leg): 왼쪽 5번째 늑간

[그림 12-18] 전극의 부착부위

심전도는 '전류'를 측정하는 장치이기에 좋은 결과를 얻으려면 전기가 잘 통해야 된다. 피부의 이물질이 전기의 흐름을 방해할 수 있기 때문에 물을 적신 거즈로 잘 닦고 건조시키는 것이 좋다. 실제 의료현장에서는 알코올솜을 더 많이 사용하고 있다. 털이 많은 사람은 전극의 접착력이 안 좋아 쉽게 떨어질 수 있으므로 미리 제거해 두도록 한다.

8. 정상심전도의 이해

1) 심전도 기록용지의 눈금: 심전도의 용지에는 가로, 세로 각각 1mm의 눈금이 있고 5mm마다 굵은 선으로 표시되어 있다. 세로축의 한 눈금은 0.1mV의 전압이며, 가로축은 0.04초의 시간적 흐름을 의미한다. [그림 12-19]

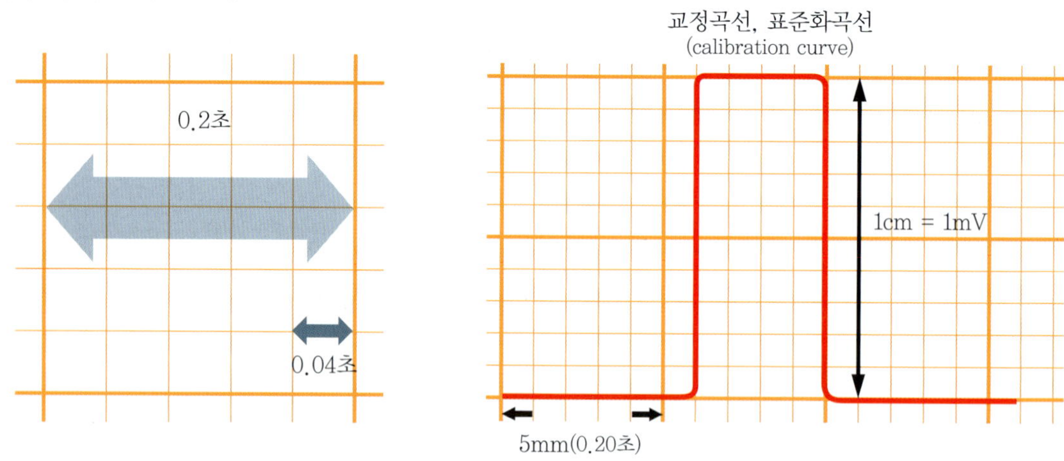

[그림 12-19] 심전도 기록용지의 눈금

2) 기준선(base line): 전기적으로 정지상태에 있을 때의 평탄하고 곧은 선을 기준선(base line)이라 하며, 윗방향은 양성, 아래방향은 음성전위를 의미한다.

3) P파: 심장의 전기적 활동이 시작되고 가장 먼저 나타나는 파형으로 위로 볼록한 형태의 산 모양을 띈다. P파는 심방의 전기적 흥분, 즉 수축상태를 의미한다. 정상 높이는 2.5mm 이하, 폭은 0.12초 미만이다(0.08~0.11초라고 하기도 한다).

4) QRS군: P파가 끝난 뒤 아래방향의 작은 움직임을 Q파, 연이어 나타나는 윗방향의 파형을 R파, 다시 기준선(base line)으로 돌아온 뒤 생기는 아래방향의 파형을 S파라 한다. 이 세 가지 파형은 떨어지지 않고 항상 1개의 움직임으로 보이기 때문에 QRS군으로 통합해서 명명한다. 이 QRS군은 모두 심실의 전기적 흥분을 나타내며, 매우 날카로운 형태를 띄는 것은 심실의 근육에서는 자극이 매우 빠르게 전달되기 때문이다. 정상간격은 0.06-0.12초이다(0.10초 미만으로 보기도 한다).

5) T파: QRS군의 움직임 이후 잠시 평탄하게 진행한 뒤 완만한 경산의 산이 나타난다. 이것을 T파라고 하는데 심실의 재분극(repolarization)을 나타낸다. 정상간격은 0.05–0.15초이다. [그림 12–20]

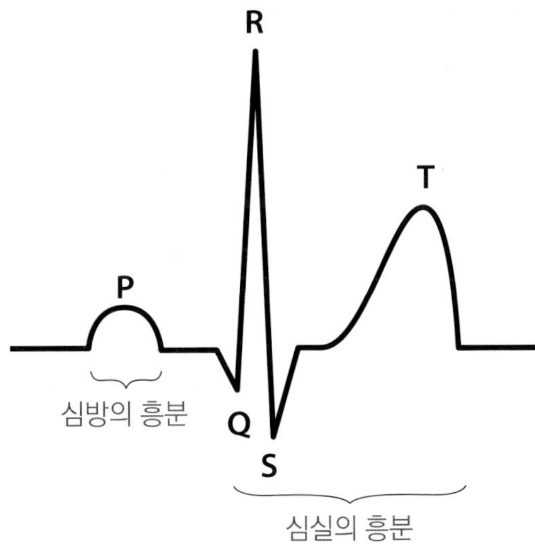

[그림 12-20] T파

6) PR간격: P파의 시작지점에서 QRS군의 시작지점까지의 간격을 PR간격이라 한다. 엄밀히 말해서 P파에서 Q파까지의 간격이므로 PQ간격이라 함이 더 설득력이 있어 보이지만, QRS군을 R파가 대표한다는 의미로 PR간격이라 통칭하게 되었다. 다소 헷갈리는 부분이므로 시험문제 출제 시 학생들이 곧잘 틀리곤 한다. PR간격은 P파에서 R파까지가 아니라, P파에서 Q파 사이의 간격임을 꼭 명심하자. 정상간격은 0.12~0.20초이다. [그림 12–21]

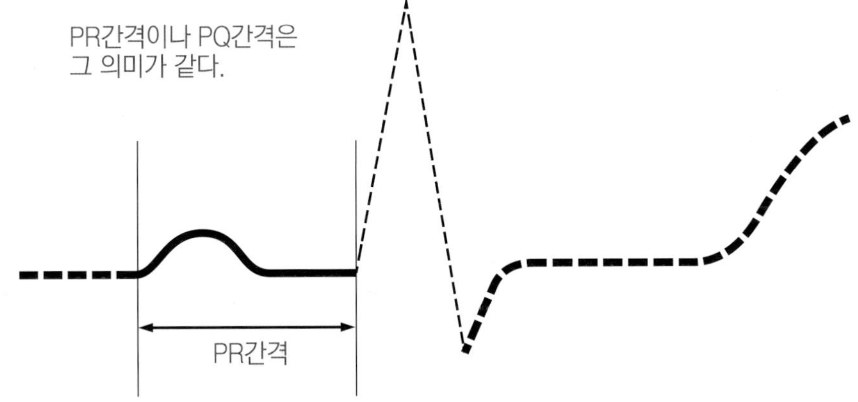

[그림 12-21] PR간격

7) ST간격: S파의 종료지점에서 T파의 시작지점까지의 간격을 ST간격이라고 한다. ST간격은 심근상태에 관해 매우 중요한 정보를 제공해 주는 곳이다. [그림 12-22]

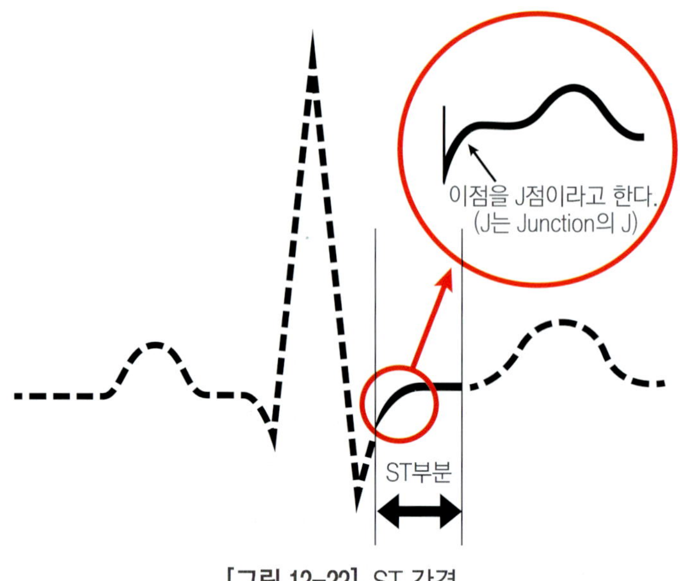

[그림 12-22] ST 간격

8) RR간격: R파의 가장 높은 꼭지점 간의 간격을 RR간격이라 한다. RR간격은 심장의 완전한 율동에 걸린 시간을 의미한다. 쉽게 말해 심장이 한 번 뛴 시간이라는 뜻이다. 이 간격을 바탕으로 심박수를 계산해 낼 수 있다. 심박수란 60초 동안 심장이 뛴 횟수이므로, 60초를 RR 간격으로 나누면 심박수가 도출된다. [그림 12-23]

심박수 x 심장이 한 번 뛰는 데 걸린 시간 = 60초이므로

심박수 = 60초 / 심장이 한 번 뛰는 데 걸린 시간

심박수 = 60초 / RR 간격

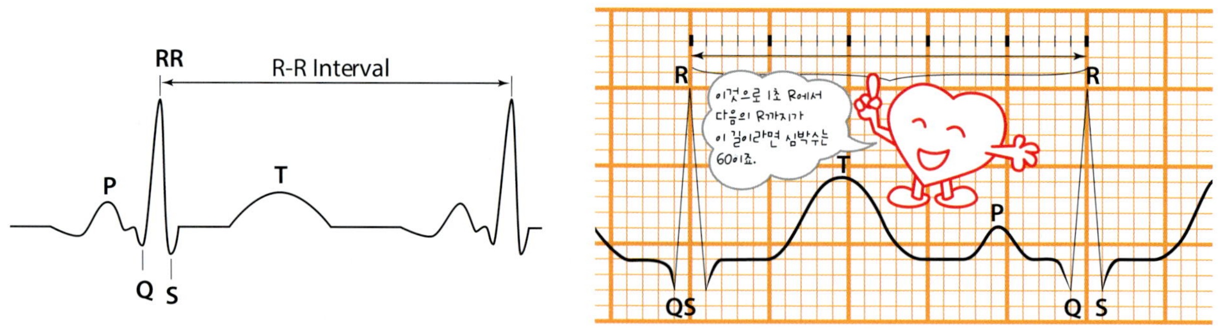

[그림 12-23] RR 간격으로 심박수(heart rate)를 계산하는 방법

9. 비정상리듬

심전도를 해석하는 것은 매우 어려운 영역이다. 대부분의 의사들이 '심전도'라면 난색을 표하며, 내과 전문의 조차 확신이 없을 때면 '심장내과 세부전문의'에게 자문을 구할 정도다. 이에 간호학생의 수준에서 심전도의 비정상리듬을 공부하는 것은 버거운 일이다. 이 책에서는 비정상리듬의 용어를 이해하고 기본적 개념을 익히는 정도만 다루고자 한다. 의료현장에서 의사와 소통할 수 있는 능력을 갖추는 것을 일차적 목표로 삼기로 한다.

1) 심방세동: 심방세동은 영어로 atrial fibrillation이며, 약자로 'AF'라 표시한다. 국내 의료현장에서는 A-fib(에이핍)이라 명명하며 의사소통을 한다. 심방세동은 심방이 멋대로 흥분하여 300~600회/분이라는 빠른 속도로 수축하는 것이다. 심방세동의 심전도 소견은, P파가 소실되고 기준선은 불규칙하게 흔들리는 것이다. 또한 불규칙한 흥분의 일부가 심실로 전달되기 때문에 심실흥분도 불규칙하게 되어 RR간격 간의 편차가 심해진다. 심방세동을 일으키기 쉬운 기초 심질환(heart disease)으로는 판막증, 심근증, 선천성심질환, 고혈압성심질환 등을 들 수 있지만, 건강한 사람에게서도 생길 수 있다. 물론 빈도상 고령자에게서 많이 확인된다. 심방세동(심방잔떨림, atrial fibrillation)이 중요한 이유는 합병증으로 뇌경색(cerebral infarction) 등의 혈전색전증(thromboembolism)을 일으킬 수 있기 때문이다. 따라서 심박수를 떨어뜨리는 약을 사용하며, 혈전증의 위험도가 높은 환자들에게는 항응고제(anticoagulant drug)를 처방하기도 한다.

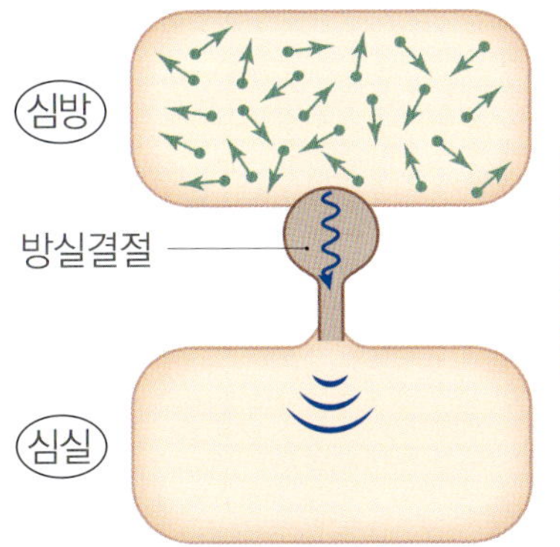

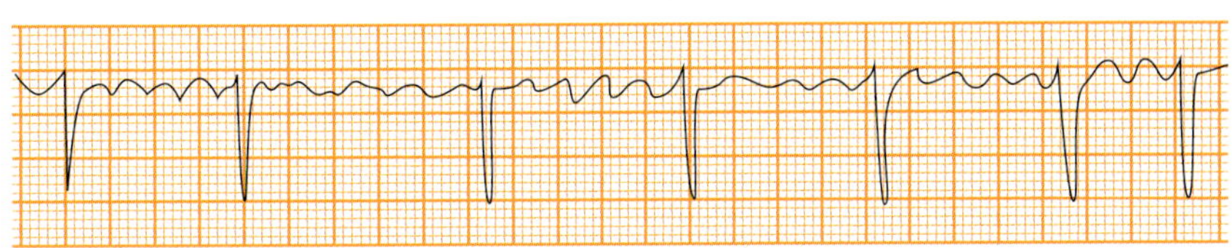

기준선은 불규칙하게 흔들리고, R-R간격도 심하게 불규칙하다.

[그림 12-24] AF의 기전과 EKG

2) 발작성 상심실성 빈맥: 발작성 상심실성 빈백(paroxysmal supra-ventricular tachycardia)은 앞글자를 따서 'PSVT'라고 쓰며, 알파벳 그대로 '피에스브이티'라고 읽는다. PSVT의 발생원리는 매우 복잡하여 무리하게 이해하려 애쓰지 않아도 된다. 동방결절에서 나온 자극은 보통 때는 정상전도로와 부전도로의 2군데서 심실로 전달된다. 그러다 어떤 계기로 정상전도로만 전달되는 경우가 있으며 심실에 전달된 자극이 부전도로 거슬러 올라가는 상황이 생긴다. 또 다음 그림과 같이 전기회선(re-

entry)이 생겨 빈맥이 발생하기도 하는데, 이는 AVRT(atrio ventricular re-entry tachycardia)라고 한다. PSVT의 심전도소견으로는 QRS파의 앞에 있어야 할 P파가 사라지고, 오히려 QRS 직후 역행성 P파가 관찰된다. 갑자기 발생했다가 갑자기 사라지는 PSVT의 통상 심박수는 150~250회/분 정도이다. PSVT의 응급처치로는 경동맥동 마사지나, 발살바조작법(valsalva maneuver) 등 부교감신경을 흥분시키는 술기가 도움이 된다. 병원 내에서는 아데노신(adenosine)을 일차 약제로 주사 후, 방실결절을 억제하는 베라파밀(verapamil) 등이 고려될 수 있다.

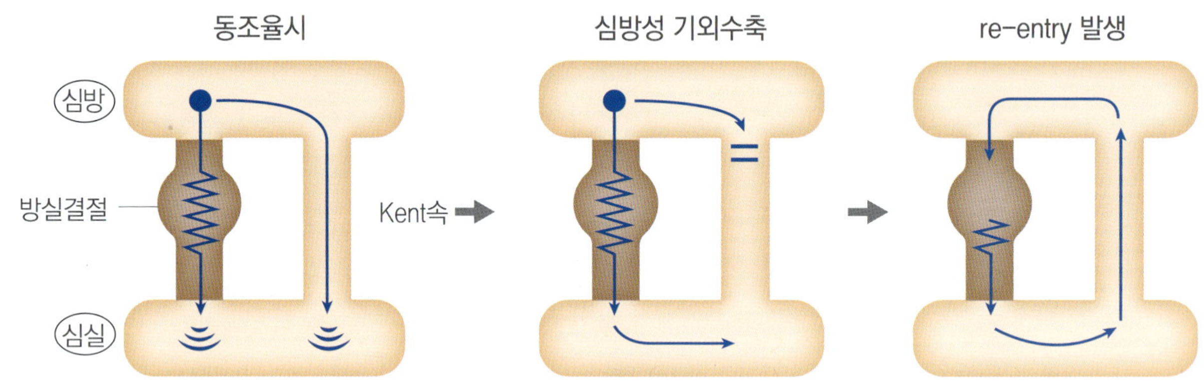

빠른 PAC가 일어나면 Kent속이 아직 불응기로써 전도가 차단된다.

[그림 12-25] PSVT 기전

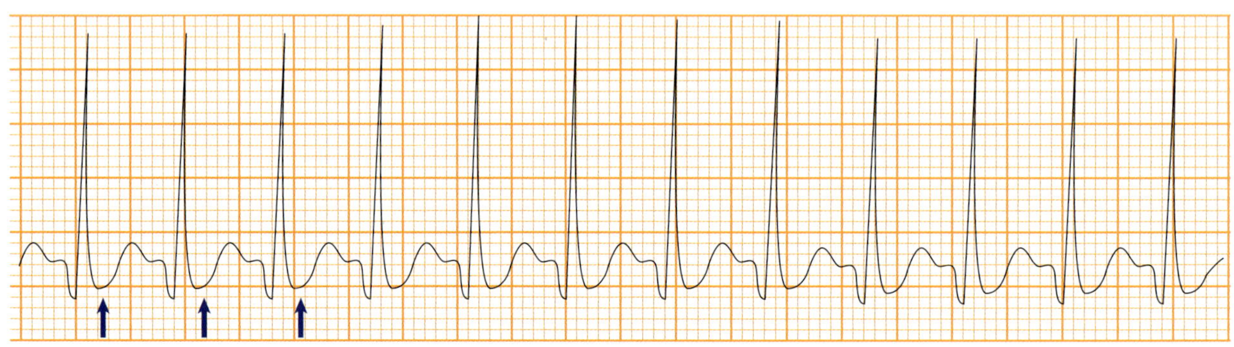
QRS파의 직후에 역행성 P파(화살표)가 확인된다.

[그림 12-26] PSVT 심전도

3) 심방성 기외수축: 심방성 기외수축(premature atrial contraction)은 앞글자를 따서 'PAC'라고 표기하며, 알파벳 그대로 '피에이씨'라고 읽는다. 정상적으로 심방의 흥분은 동방결절에서부터 시작된다. 그러나 심방 내 다른 부위에서 자발적인 조기흥분이 발생하면 그곳에서부터 심장 전체로 전기가 흐르게 되어 전체적으로 박동이 일어난다. 심방 내 조기수축이 일어나면 동방결절의 전도는 불응기가 되어 전달되지 않는다. 따라서 정상적인 리듬보다 조금 일찍 심방-심실박동이 일어날 뿐 다른 차이는 없다. PAC의 심전도특징은 정상리듬보다 조기에 발생하는 P파와 그에 이어 정상적인 QRS파를 수반하는 것이다. PAC는 대부분 치료하지 않고 경과 관찰하면 된다.

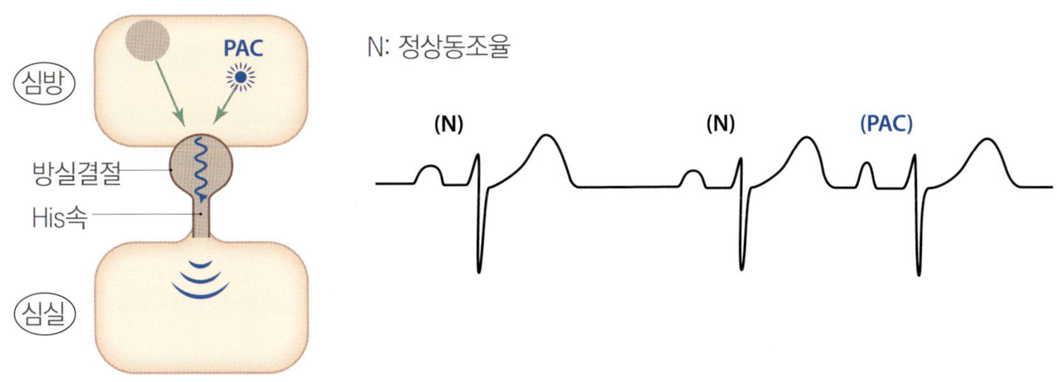

[그림 12-27] PAC 기전과 EKG

4) 심실성 기외수축: 심실성 기외수축(premature ventricular contraction)은 앞글자를 따서 'PVC'라 표기하며, 알파벳 그대로 '피브이씨'라 읽는다. PVC는 조기흥분이 심실에서 발생되기 때문에 갑자기 QRS파가 출현한다. 심실흥분은 PVC가 발생한 심실 내 특수병소에서 시작되기 때문에 평소와는 전혀 다른 전도가 일어난다. 따라서 QRS파형이 변한 형태가 되는 것이다. 또한 심방의 수축이 없이 심실자체의 흥분이 일어나므로 PVC에 선행하는 P파가 없다. PVC도 특별한 치료 없이 경과 관찰하면 되지만, 다른 부정맥으로 발전하는 전구증상으로 보는 학자도 있어 주의를 요한다.

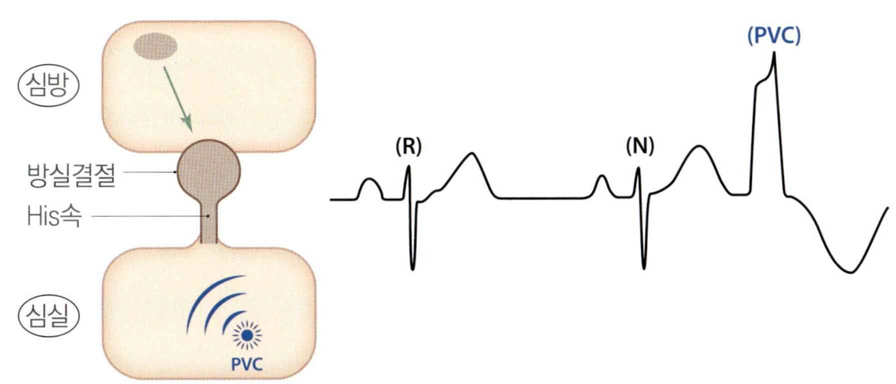

[그림 12-28] PVC 기전과 EKG

5) 심실빈맥: 심실빈맥(ventricular tachycardia)은 앞글자를 따서 'VT'라고 표기하지만 의료현장에서는 'V-tac(브이택)'이라고 부르는 곳이 많다. VT는 심실의 이상흥분에 의하여 생기는 빈맥발작이다. 심실성 빈맥의 원인으로는 허혈성심질환, 심근증, 심근염, 심장판막증, 중증심부전 등이 있다. 심실빈맥의 증상으로는 심계항진(두근거림, palpitation)이나 현기증(dizziness)과 같은 가벼운 것도 있으나 대부분 실신(syncope)이나 쇼크(shock) 상태에 이르는 심각한 경우가 많다. 따라서 곧바로 전기적 제세동을 실시하지 않으면 목숨을 잃을 수 있는 매우 위급한 질환이다. VT의 심전도양상으로는 폭넓은 QRS파만 연속적으로 분포하는 형태가 된다. 통상적으로 QRS파가 3개 이상 연속적으로 발생하는 상태를 말한다.

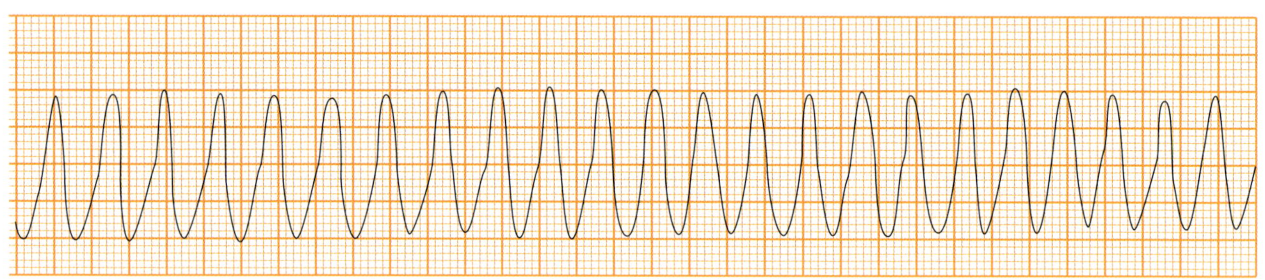

[그림 12-29] VT의 EKG

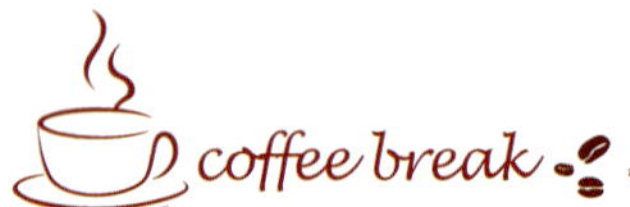

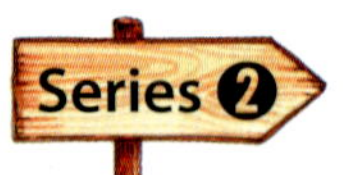

우리나라에서 인기리에 방송된 '닥터스'라는 드라마는 신경외과를 배경으로 펼쳐지는 병원 내 알력다툼과 로맨스에 관한 이야기입니다만 극중 의학적 요소의 디테일은 굉장히 정확합니다. 사소한 의료술기 하나하나가 매우 교과서적이고 특히 수술장면은 실제를 방불케 합니다. 이중에서 머리를 번쩍이게 한 장면이 있는데 바로 '자동 CPR' 방송시스템입니다. 주인공의 양아버지가 뇌종양으로 위험한 순간에 다다르고 심실빈맥(VT)이 발생합니다. 심실빈맥은 대부분 전기적 제세동을 포함한 CPR(심폐소생술)을 시행해야 하는 상태입니다. 이때 병원 내 자동으로 방송이 울려 퍼집니다. '코드블루, 코드블루 VIP실' 환자를 감시하고 있던 EKG monitor가 자동으로 VT을 인지한 후 응급상황을 알리는 방송이 나오도록 한 것입니다. 현재 이런 시스템을 지닌 대학병원이 있는지 모르겠습니다. 드라마 속에서 아이디어를 얻어 모든 병원에 적용할 수 있었으면 좋겠습니다. 'EKG monitor내 부정맥을 감지하는 장치와 응급방송과의 연계' 생각만 해도 가슴 두근거리는 일입니다.

말초산소포화도 측정과 심전도모니터 적용의 성취목표·선행지식과 관련된 문제

01 말초산소포화도 측정기(pulse oximeter)란 무엇인가?

02 산소측정치의 정상범위를 설명하시오.

03 심전도란 무엇인가?

04 정상 심전도에 대해서 자세히 서술하시오.

문항에 대한 해설

01 산소포화도를 측정하는 방법은 동맥혈을 채혈하여 임상병리실의 기계를 통하여 측정하는 방법과 경피적으로 측정하는 방법, 크게 두 가지로 나눈다. 동맥혈로 검사하는 경우는 산소포화도 측정의 정확도는 높지만, 침습적이라는 단점이 있다. 이에 반해 경피적으로 산소포화도를 측정하는 경우는 정확도는 다소 떨어질 수 있으나, 비침습적이라 비교적 간편하게 시행할 수 있다는 장점이 있다. 이러한 경피적으로 산소포화도를 측정하는데 사용되는 의료기기를 pulse oximeter라고 한다. 정확한 표현으로는 본문에 사용된 용어처럼 맥박산소측정기(pulse oximeter)가 맞으나[실제로도 산소포화도(oximeter) 뿐만 아니라 맥박수(pulse)까지 측정됨], 말초혈액으로 산소포화도를 측정한다는 의미에서 '말초산소포화도 측정기'라는 용어로도 흔히 사용된다.

02
▶ SaO_2: 정상 95~100%(일부 97~99%)
▶ 저산소증 ≦ 90%
▶ PaO_2: 정상 80~100mmHg(일부 80~110mmHg)
▶ 경도 저산소증 60~79mmHg
▶ 중등도 저산소증 40~59mmHg
▶ 고도 저산소증 < 40mmHg

03 심전도(心電圖)를 글자 그대로 해석하자면, 심장(心)의 전기적인 흐름(電)을 도면(圖)으로 표시한 검사라고 할 수 있다. 이것은 영어로도 마찬가지인데, 영어로는 심전도를 ECG(electrocardiodiagram)으로 표기하는데, 여기서 'electro'는 전기, 'cardio'는 심장, 'gram'은 그림이라는 의미로 결국은 같은 의미가 되겠다. 그런데 실제로는 심전도를 EKG라는 약자로 사용하는데, 이것은 심장이라는 의미의 접두사가 영어로는 cardio인데 반해 독일어로는 kadio이기 때문이다. 우리나라의 의학용어의 경우는 일본의 영향을 많이 받았는데, 일본은 또한 독일의 영향을 많이 받았기에, 현재 우리나라에서는 ECG대신 EKG라는 용어를 사용하고 있다.

문항에 대한 해설

04

- ▶**P파:** 심장의 전기적 활동이 시작되고 가장 먼저 나타나는 파형으로 위로 볼록한 형태의 산 모양을 띈다. 정상 높이는 2.5mm 이하, 폭은 0.12초 미만이다(0.08~0.11초라고 하기도 한다).
- ▶**QRS군:** P파가 끝난 뒤 아래 방향의 작은 움직임을 Q파, 연이어 나타나는 윗방향의 파형을 R파, 다시 기준선(base line)으로 돌아온 뒤 생기는 아래 방향의 파형을 S파라 한다. 이 세 가지 파형은 떨어지지 않고 항상 1개의 움직임으로 보이기 때문에 QRS군으로 통합해서 명명한다. 정상간격은 0.06~0.12초이다(0.10초미만으로 보기도 한다).
- ▶**T파:** QRS군의 움직임 이후 잠시 평탄하게 진행한 뒤 완만한 경산의 산이 나타난다. 정상 간격은 0.05~0.15초이다.
- ▶**PR간격:** P파의 시작지점에서 QRS군의 시작지점까지의 간격을 PR간격이라 한다. PR간격은 P파에서 R파까지가 아니라, P파에서 Q파사이의 간격임을 알아야 한다. 정상간격은 0.12~0.20초이다.
- ▶**ST간격:** S파의 종료지점에서 T파의 시작지점까지의 간격을 ST간격이라고 한다.
- ▶**RR간격:** R파의 가장 높은 꼭지점 간의 간격을 RR간격이라 한다.

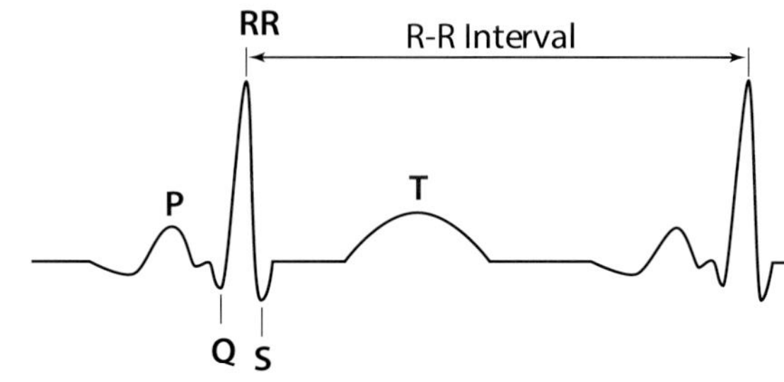

12 말초산소포화도 측정과 심전도 모니터 적용

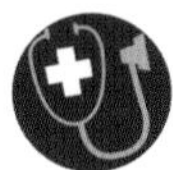

말초산소포화도 측정과 심전도모니터 관련 사례

ex 01

당신은 대형병원 응급실 5년차 간호사이다. 56세 남자 AV환자는 매우 불안해 보이고, 극심한 두통을 호소하며 본원 응급실을 방문하였다. 상기 환자는 뇌 전산촬영[Brain CT(computed tomogrphy)]을 시행하였고, 검사결과 대뇌출혈(cerebral hemorrhage)을 진단받았다. 진단 후, 담당 주치의로부터 다음과 같은 오더가 추가되었다.

Dr's order EKG & SpO_2 monitoring 시행

▶위의 오더에 적절한 간호활동을 시행하세요.

ex 02

71세 여자 AW환자는 본원 검진센터에 건강검진을 위해 내원하여 수면으로 위내시경 검사[좀 더 정확하게는 '수면'이 아니라 '의식하 진정(unconscious sedation)'이라는 표현이 맞고, '위내시경' 검사가 아니라 '상부위장관내시경' 검사임]를 시행 중이다. 상기 환자의 내시경 검사 중 Pulse oximeter의 산소포화도 측정값이 '80, 70, 60, …'으로 감소하는 것이 관찰되었다.

▶현 상황에서 적절한 간호활동을 시행하세요.

ex 03

45세 남자 AX환자는 현재 안정협심증(stable angina)로 입원하였으며, 심초음파(echocardiography)와 운동부하심전도[exercise EKG, TMT(trendmill test)라고도 함] 검사가 예정 중이다. 환자는 입원 중 금일 오후 8시에 갑작스러운 흉통(chest pain)을 호소하며, 담당 간호사인 당신을 호출하였다.

Dr's order If chest pain develop, Check EKG & cardiac enzyme and sublingual NTG trial ➜ Then, notify to Dr.

▶위의 오더를 확인 후 본 환자에 대한 적절한 간호활동을 시행하세요.

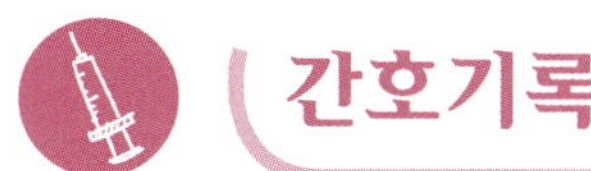

간호기록

날짜/시간	처 치	간 호 내 용	서 명

MEMO

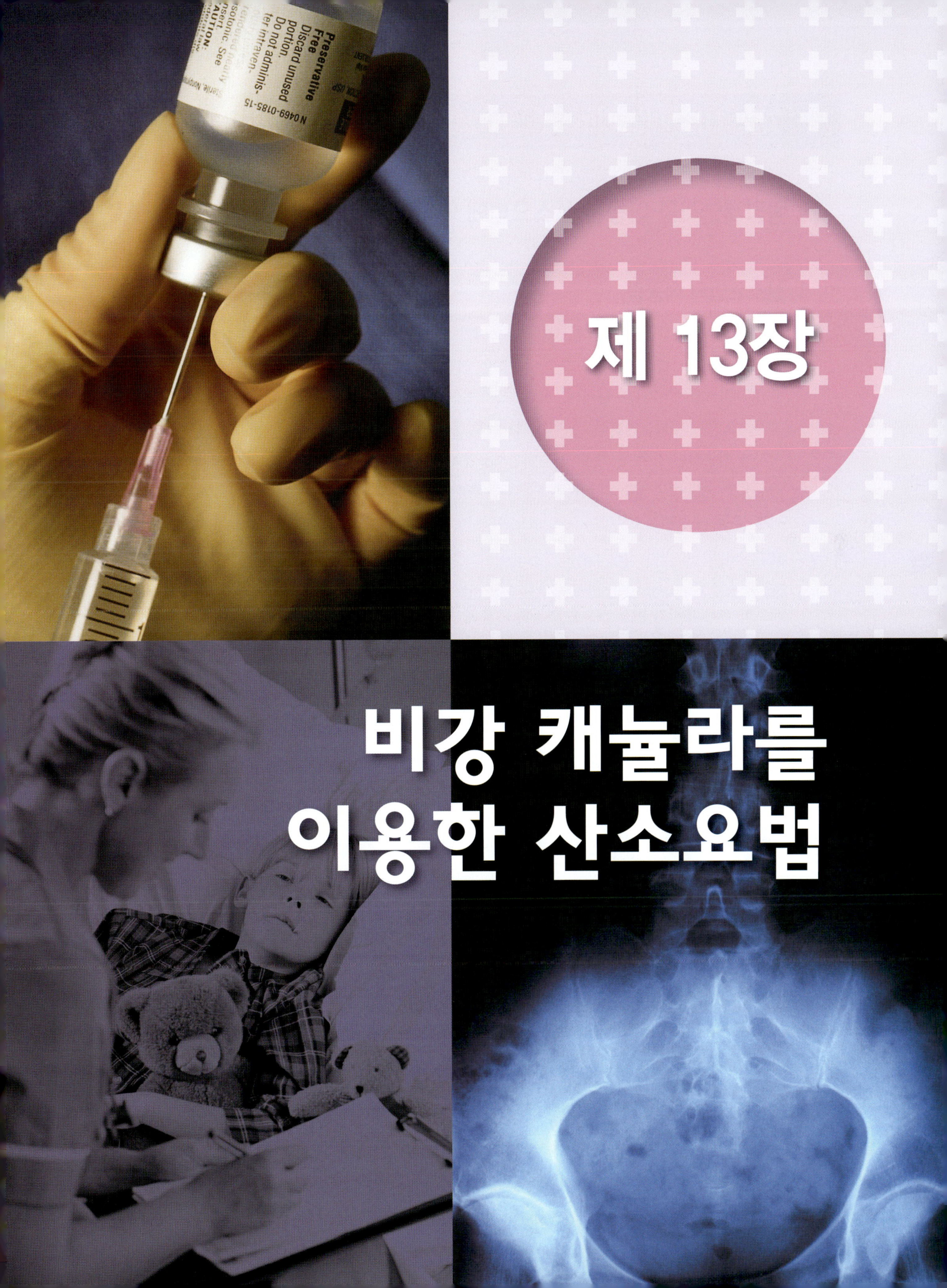

제 13장

비강 캐뉼라를 이용한 산소요법

제 13장 비강캐뉼라(nasal cannula)를 이용한 산소요법

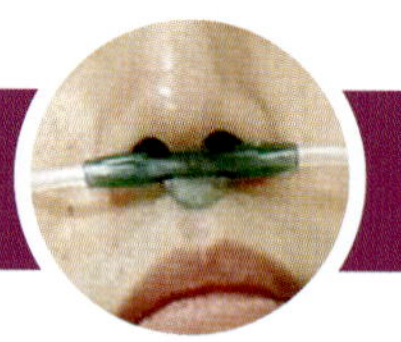

Ⅰ. 비강캐뉼라를 이용한 산소요법에 대하여 우선 알아야 할 지식들

1. 산소요법의 적응증

산소요법에는 급성산소요법과 장기산소요법이 있다. 급성산소요법의 적응증은 급성저산소증(동맥산소분압 <60mmHg, 산소포화도 <90%), 심폐정지, 저혈압, 심장박출량 감소, 대사산증(중탄 산염 <18mmol/L), 호흡곤란(호흡수 >24/분) 등이며, 장기산소요법(long-term oxygen therapy)에는 '지속산소요법'과 '비지속산소요법'이 있다. '지속산소요법'은 안정 시 동맥산소분압이 55mmHg 이하 혹은 산소포화도가 88% 이하가 지속되는 경우나, 안정 시 동맥산소분압이 56~59mmHg 이거나 산소포화도가 89% 이상이지만 폐심장증, 폐동맥고혈압 혹은 적혈구증가증(적혈구용적율 ≥55%)이 있는 경우에 실시한다. '비지속산소요법'은 운동 시 동맥산소분압이 55mmHg 이하 이거나 산소포화도가 88% 이하 일때, 취침 시 동맥산소분압이 55mmHg 이하 이거나 산소포화도 88% 이하 일때, 저산소증(hypoxia)의 징후, 증상이 있으면서 동맥산소분압의 감소(>10mmHg) 혹은 산소포화도의 감소(>5%)인 경우에 실시한다. 지속산소요법 시 최소한 하루 15시간 이상 사용을 권장하고 동맥산소분압은 60~65mmHg, 산소포화도는 90~92% 정도로 유지하는 것이 적합하다. 장기산소요법은 재택산소요법(home oxygen therapy)의 일환으로서 만성폐쇄성폐질환 환자의 생존율을 높이고 삶의 질을 향상시킨다.

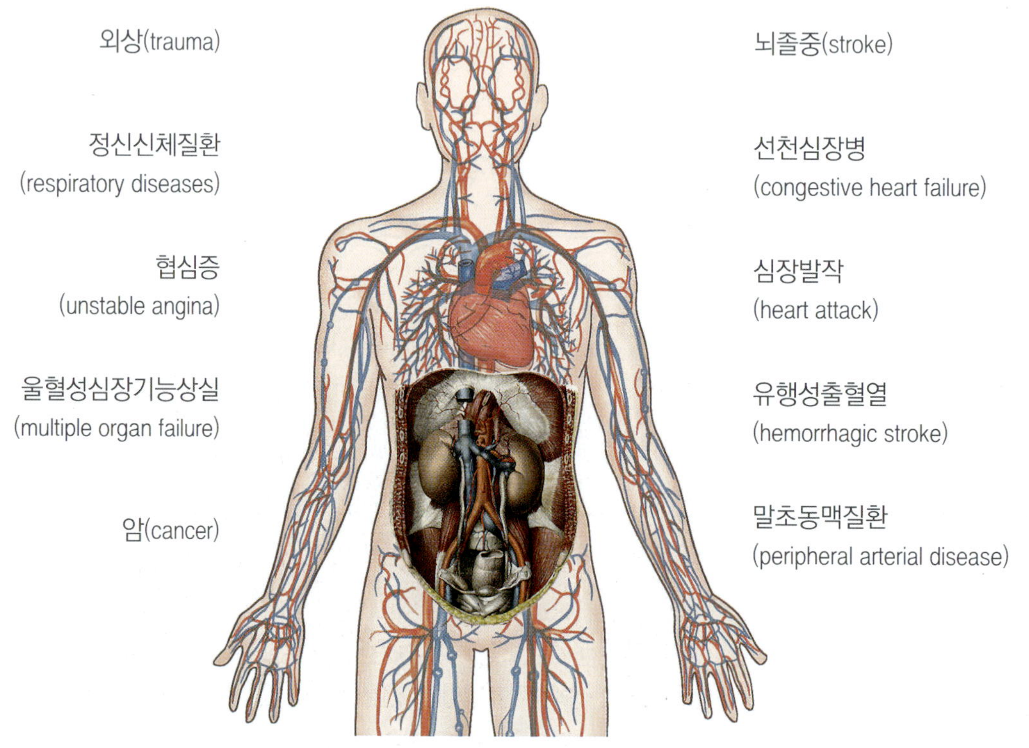

[그림 13-1] 저산소증을 일으키는 질환

플러스 tip

인공호흡기의 설정

심정지 환자에게 기관삽관 후 인공호흡기를 사용하는 경우에는 다음과 같은 수치를 기준으로 설정한다.

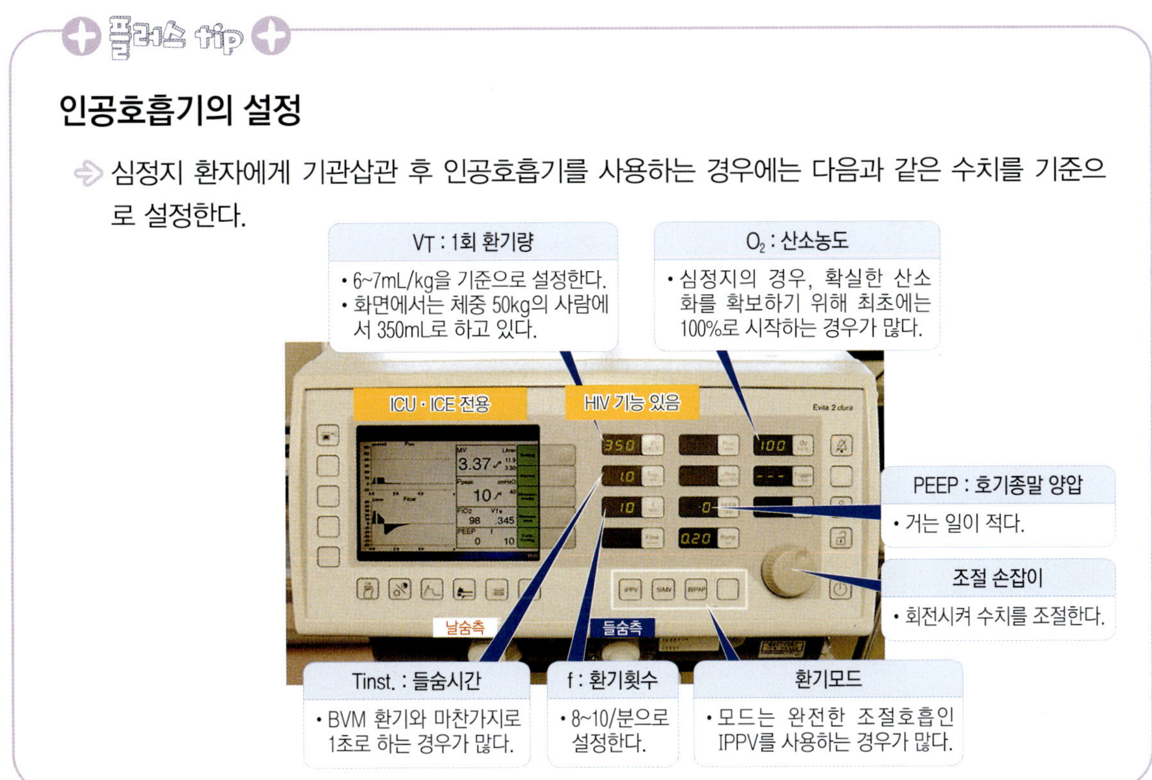

2. 저산소증의 증상

저산소증의 급성 증상은 시간의 흐름에 따라 전기반응과 후기반응으로 나뉠 수 있다. 또한 만성적으로 발생하는 저산소증의 경우 몇 가지 추가증상을 보인다. 이를 정리하면 아래와 같다.

- 급성 전기증상: 호흡곤란, 빈맥, 불안, 고혈압, 호흡보조근의 사용, 구역
- 급성 후기증상: 창백, 호흡의 감소 혹은 소실, 서맥, 부정맥, 저혈압, 구토, 무기력, 집중력저하, 혼동, 기면, 실신
- 만성증상: 곤봉형수지, 적혈구증가증, 우심실비대, 만성폐고혈압, 유두부종

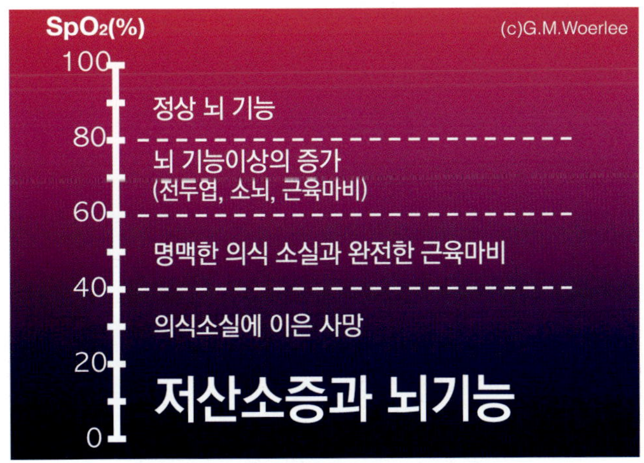

[그림 13-2] 산소포화도에 따른 저산소증의 증상

3. FiO_2의 개념

'FiO_2'란 fraction of inspired oxygen의 약자로 한글 용어로는 '흡입산소농도' 또는 '흡기산소분율'이라한다. 이는 환자가 숨을 들이 쉴 때 그 중에 산소가 얼마나 있는지 백분율로 표기한 개념이다. 만일 100% 산소를 흡기한다면 FiO_2 = 1.0일 것이며, 산소가 전혀 없는 공기라면 FiO_2 = 0이다. 일반적으로 대기 중 산소의 농도는 21%이므로 산소요법을 하지 않은 환자의 FiO_2 = 0.21이 된다. 흡입하는 산소의 농도가 증가할수록 동맥혈 내 산소분압(PaO_2)은 상승하며, 아무런 질환이 없는 일반인의 경우 아래와 같은 상관관계를 보인다.

4. 산소유량과 FiO_2

투여하는 분당 산소유량(oxygen flow rate)이 증가할수록 FiO_2(흡입산소농도) 값은 상승한다. 하지만, 분당 산소유량을 무조건 증가시킨다고 FiO_2가 정비례해서 올라가는 것은 아니다. 환자에게 산소를 투여하는 기구에 따라 환자에게 전달되는 FiO_2의 상한선은 정해져있으며, 따라서 각각의 기구에 따라 적절하게 공급할 수 있는 분당 산소유량의 상한선도 정해져있다고 볼 수 있다. 쉽게 예를 들자면 환자의 산소공급에 흔히 이용되는 비강 캐뉼라의 경우 환자에게 공급할 수 있는 FiO_2의 최대값은 44%이며, 따라서 분당 공급되는 산소유량은 6L/분(=liter/min)까지 가능하며 산소유량을 이 이상으로 설정한다고 하여도 이 기구(비강 캐뉼라)의 특성상 FiO_2는 44%를 넘을 수 없으므로 무의미한 시도라고 볼 수 있다. 비강 캐뉼라처럼 환자에게 산소를 공급하는 기구를 의학적인 용어로 산소전달체계(oxygen delivery system)라고 한다. 이제부터 임상에서 이용되는 산소전달체계에 대해서 구체적으로 살펴보도록 하겠다.

(1) 산소전달체계의 분류

① 저유량 산소전달체계

- 정의 및 특성: 환자의 분당환기량(minute ventilation) 정도의 공기유속을 전달하기 위하여, 대기 중의 공기를 보충하는 형태로 설계되어 다양한 유속의 공기를 전달하는 체계임. 실내공기를 호흡하므로 환자의 1회 호흡량(tidal volume)의 일부를 공급하게 됨. 환자가 흡입하는 산소의 총량은 환자의 호흡수와 1회 호흡량에 의해서 결정됨, 즉 FiO_2가 일정하게 공급되지 않음
- 적용되는 환자의 특성: 호흡양상이 규칙적이고, 1회 호흡량이 300~700ml, 호흡수가 20회 이하인 환자에게 적합 → 주로 경증 호흡곤란 환자에게 적용됨
- 종류: 비강 캐뉼라(nasal cannula), 단순 안면마스크(simple facial mask), 부분재호흡 안면마스크(partial rebreathing facial mask), 비재호흡 안면마스크(non-rebreathing facial mask)

② 고유량 산소전달체계

- 정의 및 특성: 환자의 분당환기량보다 빠른 유속의 공기를 전달하는 체계로 환자의 호흡수, 1회 호흡량과 관계없이 일정한 FiO_2를 제공하게 됨. 환자가 흡입하는 공기 전체를 모두 공급하는 방식임
- 적용되는 환자의 특성: 호흡양상이 불규칙적이고, 1회 호흡량이 적고, 호흡수가 빠른 환자에게 적합 → 주로 중증 호흡곤란 환자에게 적용됨
- 종류: 백밸브마스크(bag-valve-mask, BVM), 벤츄리마스크(venturi mask)

(2) 각각의 산소전달체계 설명

① 비강 캐뉼라(nasal canulla)

다른 용어로 'nasal prong'이라고 표현하기도 한다. 일반적으로 임상에서 환자에게 산소공급 목적으로 가장 흔하게 사용되는 기구로, 보통 1~6L/분의 산소유량을 사용한다. 따라서, 투여할 수 있는 산소의 농도(FiO_2)는 24%(1L/분)~44%(6L/분)이다. 6L/분 이상의 유속으로 투여하는 경우 비강점막을 건조시키고 불편감을 초래하게 된다. 주로 경증~중등도 정도의 저산소증 환자에게 이용되며, 비강으로 산소를 공급하기에 비강폐쇄나 구강호흡을 하는 환자에게는 효과가 있다.

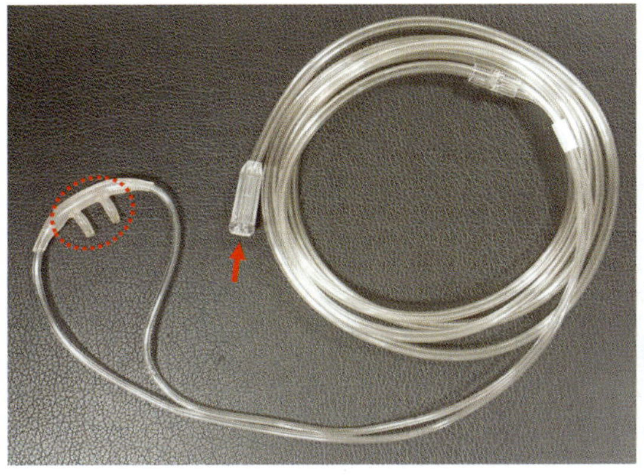
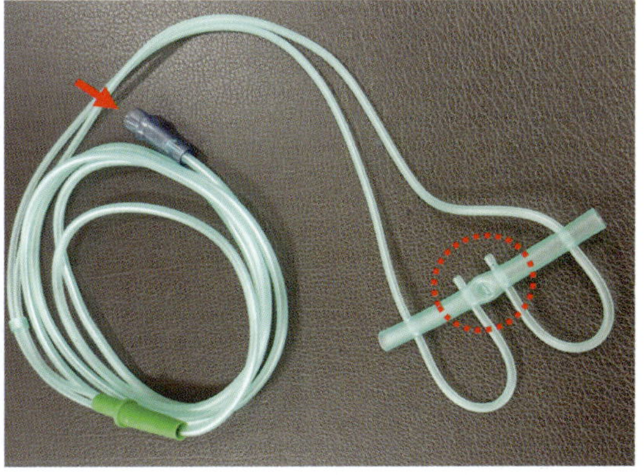

[그림 13-3] 비강 캐뉼라의 모습 [붉은색 점선원은 환자의 비강에 직접 삽입되어 산소를 공급하는 부위이며, 붉은색 선은 비강 캐뉼라를 산소공급장치와 연결하는 부위이다. 위의 사진은 일반적인 비강 캐뉼라이며, 하단의 사진은 환자의 편의를 위하여 조금 고급화된 비강캐뉼라의 사진이다. 기능이나 산소공급적인 측면에서는 큰 차이는 없다.]

② 단순 안면마스크(simple facial mask)

코와 구강 위를 가볍게 덮도록 설계되어 있는 기구로, 마스크의 측면에는 호기된 이산화탄소가 배출될 수 있도록 여러 구멍이 있어서 배출된 이산화탄소를 재호흡하는 비율을 줄인다. 또한, 이러한 구멍과 마스크와 환자의 피부사이에 틈이 있어 흡입산소와 대기의 공기가 자연스럽게 혼합되는 데에도 도움을 준다.

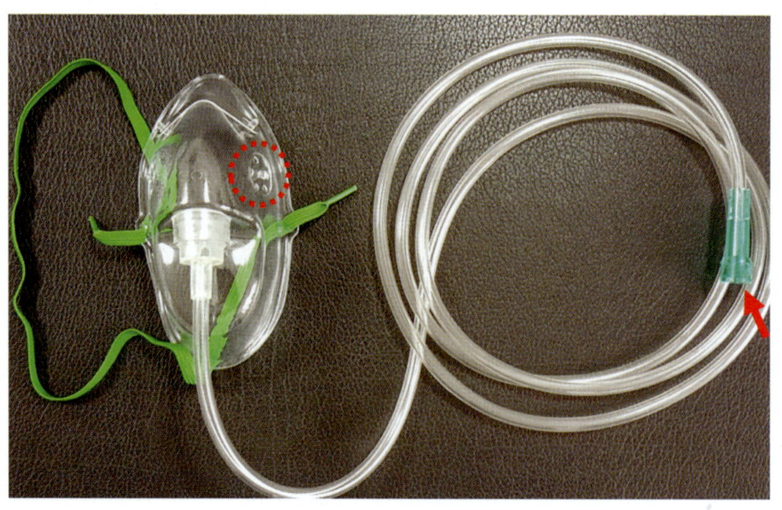

[그림 13-4] 단순 안면마스크의 모습 [붉은색 점선원은 마스크 측면에 있는 구멍을 나타내며, 붉은색 화살표는 단순마스크를 산소공급장치와 연결하는 부위이다.]

③ 저장용 백(reservoir bag)이 있는 안면마스크

저장용 백이 있는 안면마스크로 호기(날숨)의 저장백으로 유입여부에 따라 부분재호흡 안면마스크(partial rebreathing facial mask)와 비재호흡 안면마스크(non-rebreathing facial mask)로 구분된다. 각각의 구체적인 설명은 다음과 같다.

- 부분재호흡 안면마스크: 흔히 줄여서 부분재호흡 마스크라고 표현한다. 이러한 부분재호흡 마스크는 저장용 백(reservoir bag)이 있으며 백과 마스크 연결부위의 공기소통이 가능하여 환자는 자신이 내쉰 공기의 일부(보통 1/3 정도)를 다시 들이마시게 된다. 따라서, 비재호흡으로는 볼 수 없으므로 부분재호흡 마스크로 불린다.

- 비재호흡 안면마스크: 줄여서 비재호흡 마스크로 표현하며, 저장용 백과 마스크의 연결부위가 일방통행 방식(one-way valve)으로 구성되어 호기(날숨)가 저장백으로 유입되지 않는다. 따라서 저장백은 100% 산소로만 구성되어 있으며, 이것이 환자의 흡기(들숨) 때 구강과 비강을 통하여 공급되게 된다.

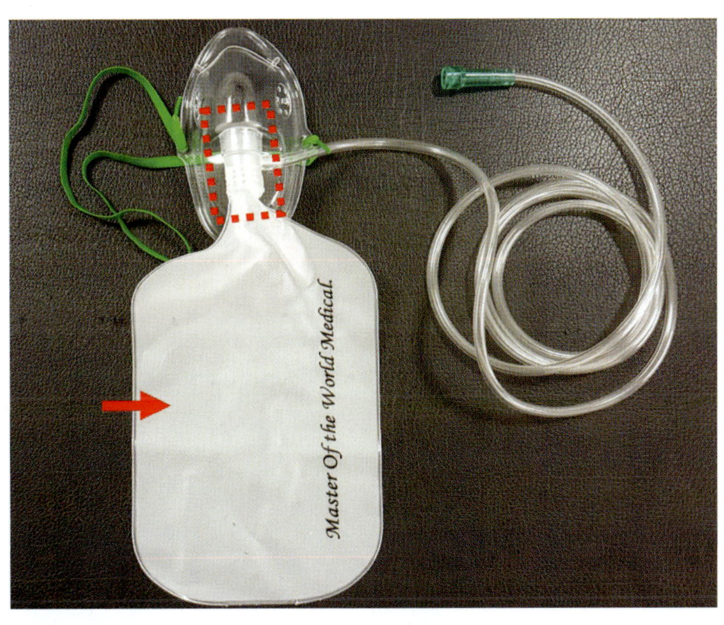

[그림 13-5] 부분재호흡 마스크의 모습 [붉은색 화살표가 가르키는 부위는 저장용 백(reservoir bag)이며, 붉은색 네모는 이러한 저장백과 마스크 사이의 연결부위이다.]

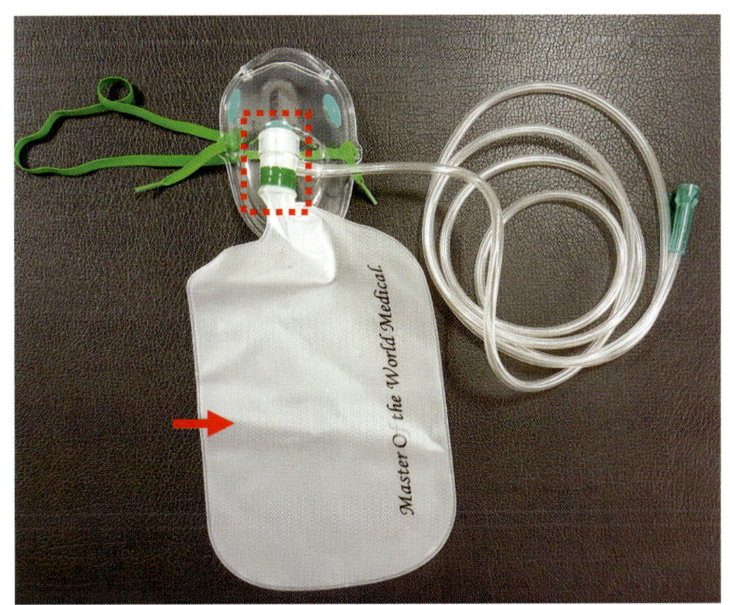

[그림 13-6] 비재호흡 마스크의 모습 [붉은색 화살표가 가르키는 부위는 저장용 백(reservoir bag)이며, 붉은색 네모는 이러한 저장백과 마스크 사이의 연결부위이다. 비재호흡 마스크는 부분재호흡 마스크와는 달리 저장백과 마스크 사이의 연결관이 one-way valve 형태이다. 따라서, 환자의 호기가 저장백으로 유입되지 않으므로, 저장백은 대체로 100% 산소로만 구성되게 된다. 앞의 부분재호흡마스크와 비재호흡마스크의 모습은 사진상으로 매우 유사하나, 본 사진에서 보이는 제품에서는 마스크와 저장백의 연결부위에 녹색으로 구별하였고, 이처럼 녹색의 띠가 보이는 제품이 비재호흡 마스크였다.]

④ 백-밸브-마스크(bag-valve mask)

안면마스크와 밸브, 그리고 팽창주머니로 구성된 산소전달장치로서 자가호흡이 없거나 불충분 환 환자를 대상으로 사용한다. 저장백(reservoir bag)을 연결할 수 있는데, 이때는 일방통행 방식(one-way valve)으로 연결되어 공노도의 산소가 항상 농축되어 있다. 따라서, 호기 시 백 밖으로 공기가 배출되어 재호흡을 하는 것을 방지할 수 있으며, 따라서 산소유량은 10~15L로 거의 100%에 가까운 산소투여가 가능하다.

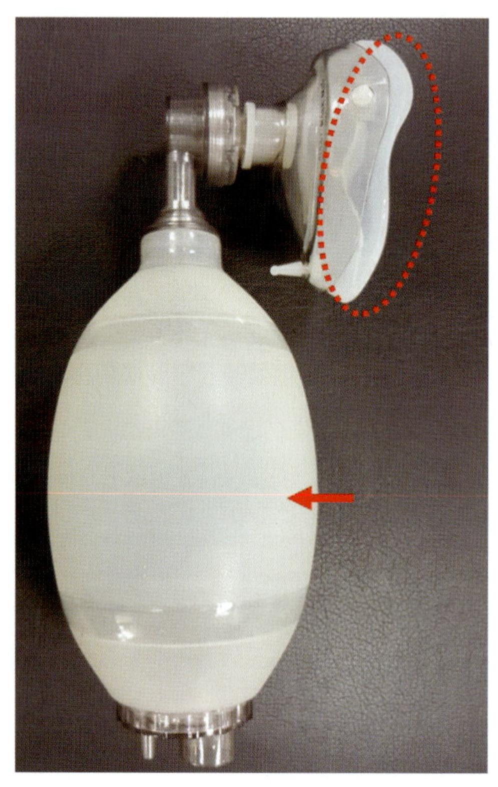

[그림 13-7] 백-밸브-마스크의 모습 [붉은색 점선원은 환자에게 부착되는 부위이며, 붉은색 선은 팽창주머니로 고농도 산소를 포함한 기체를 저장하며, 간호사를 비롯한 의료인의 압박에 의해서 수축하여 산소를 강한 압력으로 환자의 비강 및 구강을 통하여 공급되게 한다.]

⑤ 벤츄리마스크(venturi mask)

앞의 다른 산소전달장치와는 달리 환자의 호흡패턴(횟수, 호흡량 등)에 상관없이 상대적으로 정확한 산소농도를 공급할 수 있는 장치이다. 벤츄리마스크에 부착되는 탈착식 어댑터(removable adaptor)의 종류에 따라 24%, 28%, 31%, 35%, 40%, 50%의 FiO_2로 산소를 공급할 수 있게 구성되어 있다. 벤츄리마스크의 산소공급은 Benoulli 법칙에 의해 초기에 이동하는 산소는 저유량(low flow)이나, 마스크내 작은 입구를 지나면서 궁극적으로 고유량(high flow)의 산소가 공급되게 된다. 이때 벤튜리 마스크를 통해 이동하는 산소(flow air)와 실내의 산소(room air)가 혼합되어 FiO_2가 결정되게 된다.

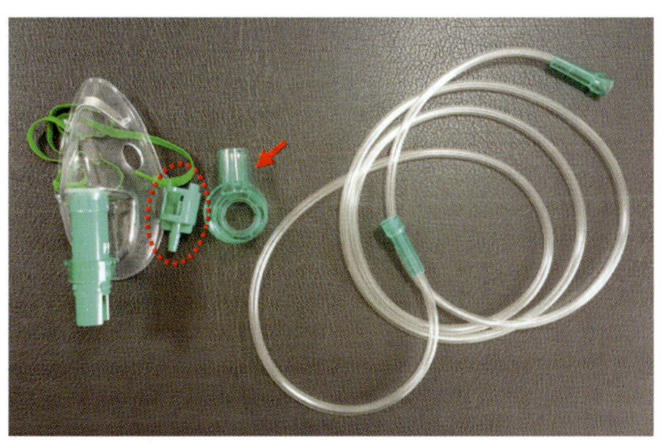

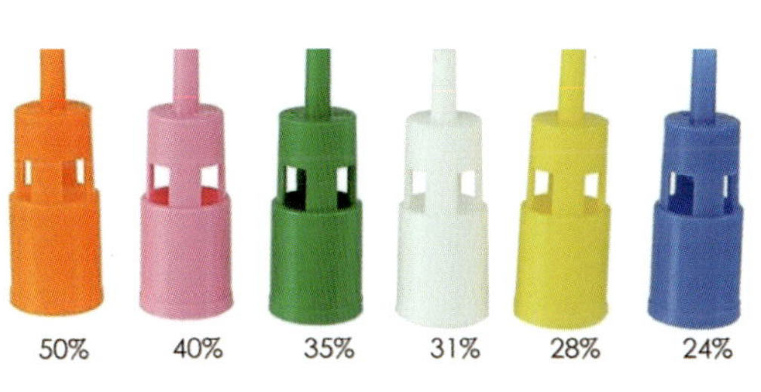

[그림 13-8] 벤츄리마스크 조립전의 모습 [붉은색 점선원이 벤츄리마스크의 FiO2의 상한선을 결정하게 되는 탈착식 어댑터(removable adaptor)이다. 공급되는 FiO2정도가 색깔에 따라 구별되어 있다(아래 사진). 붉은 색 화살표는 습연연결부(aerosol hood)로 필요에 따라 이곳을 통해 환자에게 공급되는 공기에 습도를 올릴 수(가습, humidification) 있다.]

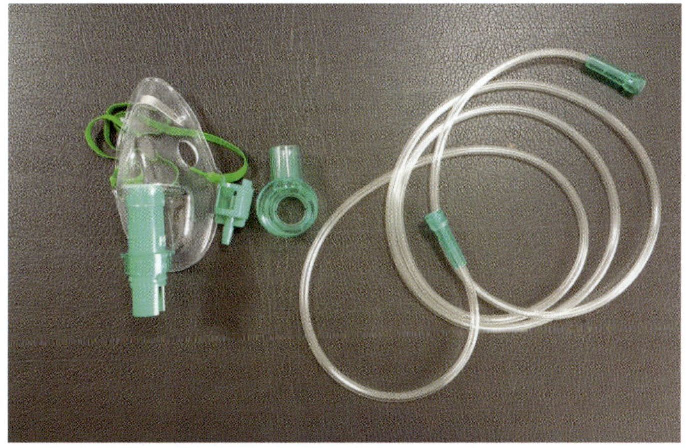

[그림 13-9] 잘 조립된 벤츄리마스크의 모습

[표 13-1] 산소요법

종류		특징	적절한 산소유량 (L/분)	얻은 FiO_2(%)
비강 캐뉼라	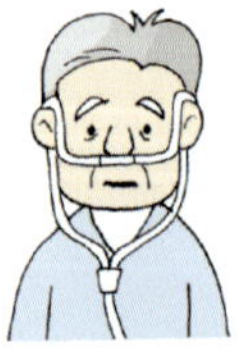	• 경증~중등증에 이용된다. • 비강점막이 건조되기 때문에 산소 유량은 6L/분 이하에서 이용한다. • 입호흡을 하고 있는 환자에서는 효과가 없다.	1	24
			2	28
			3	32
			4	36
			5	40
			6	44
단순산소 마스크	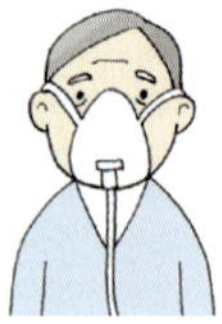	• 중등증에 이용된다. • 저유량에서는 마스크 내 호흡을 재호흡하여 이산화탄소가 고이기 때문에 산소유량은 5L/분 이상에서 이용한다.	5 ~ 6	40
			6 ~ 7	50
			7 ~ 8	60
리저버 장착 산소 마스크 (부분 재호흡 마스크)	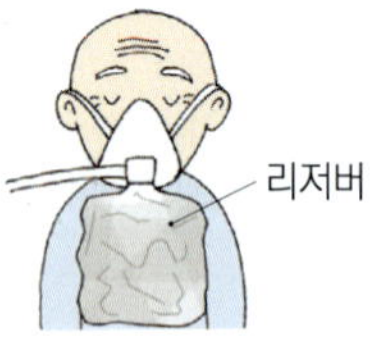 리저버	• 중등증~중증에 이용된다. • FiO_2를 올리고 싶을 때 자주 이용된다. • 마스크와 얼굴이 제대로 맞지 않으면 리저버의 효과가 약해진다.	6	60
			7	70
			8	80
			9	90
			10	99
리저버 장착 BVM	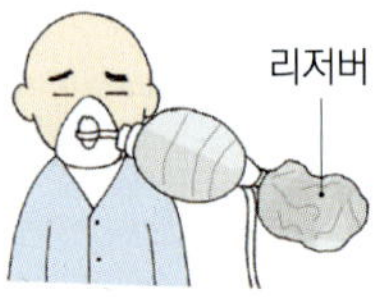 리저버	• 심정지 등 자발호흡이 없거나 또는 불충분한 경우 이용된다. • 산소유량은 10~15L/분의 고유량으로 공급하고 100%에 가까운 FiO_2의 투여가 가능하다.	10 ~ 15	99
비재호흡 마스크	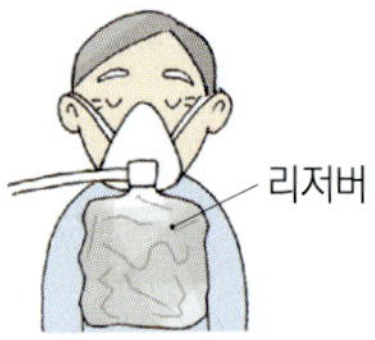 리저버	• 자발호흡이있는대상자에게 가장 높은 농도의 산소를 공급한다. • 산소유량은~15L/분으로0~100%의 산소투여가 가능하다.	6~15	0~100
벤츄리 마스크	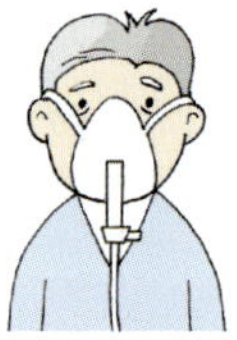	• 가장 정확한 농도로 산소를 투여하는 방법으로서 만성폐쇄성 폐질환대상자에게 사용된다. • 24~40%의 농도로 산소투여가 가능하며 마스크 입구관 옆의 구멍이 홑이불 옷 등으로 막혀있으면 불안정한 농도로 산소가 공급될 수 있으므로 주의한다.	4~15	24~50

5. 산소요법의 종류별 장단점

비강캐뉼라(nasal canulla)는 매우 간편하고, 귀와 턱에 이르는 튜브의 길이를 얼굴에 맞추어 조정할 수 있다. 저농도산소공급에 유용하며 비용이 저렴하다. 비강 내 투여하기에 식사하거나 대화하는 데 지장이 없다. 단점으로는 6L/분 이상의 산소는 공급할 수 없고 점막을 쉽게 건조시킨다. 비강이 폐쇄된 환자에게는 사용할 수 없고 고개를 돌리거나 활동 시 의외로 쉽게 빠질 수 있다.

단순 안면마스크(simple facial mask)는 보다 고농도의 산소를 공급해 주며 코점막을 건조시키지 않는다. 하지만 입과 코를 전부 덮는 형태이기 때문에 식사나 대화가 어렵다. 또한 다양한 얼굴 윤곽에 따라 모양을 조정할 수는 없기 때문에 들뜨거나 꽉 끼는 부분이 생기며, 돌출된 곳의 피부를 자극할 수 있다.

저장백을 가진 안면마스크(facial mask with reservoir mask, 부분재호흡 마스크와 비재호흡 마스크를 포함함)는 단순 안면마스크에 비해 같은 유량의 산소를 공급함에도 더 높은 FiO2를 보인다. 또한 호기된 공기가 보유주머니(reservoir bag) 안에 머물게 함으로써 높은 습도를 제공해 준다. 코점막을 건조시키지 않는 것은 동일한 장점이다. 단점으로는 보유주머니가 꼬이거나 돌아갈 수 있고, 목주위에서 걸리적거리는 불편함도 있을 수 있다. 그 외는 단순 안면마스크와 같은 장단점을 가진다.

백-밸브-마스크(bag-valve-mask, BVM)는 100%에 가까운 산소투여가 가능한 중증의 저산소증 환자에게 사용가능하다. 만일 주머니를 너무 많이 쥐어짜면 폐가 압력손상(barotrauma)을 입을 수 있으므로 주의를 요한다.

벤츄리마스크는 저농도의 지속적인 산소를 주입해야하는 폐질환 환자에게 좋다. 그러나 호기출구를 막을 시 산소 농도가 불안정해지므로 대상자의 주의를 필요로 한다. 그리고 단순안면마스크와 동일하게 코와 입주변에 돌출된 피부의 자극이 생길 수 있다.

[표 13-2] 산소요법의 종류별 장단점

종류	장점	단점
비강캐뉼라	• 저농도 산소공급 • 간편 • 식사, 대화가능 • 길이 조정가능	• 6L/분 이상 불가 • 쉽게 빠짐 • 비강폐쇄 시 사용불가 • 코점막 건조/ 코자극
단순안면마스크	• 고농도 산소공급 • 코점막 안전	• 단일한 규격 • 돌출된 피부자극 • 식사, 대화불가
보유마스크 (부분재호흡마스크)	• 높은 FiO_2 • 높은 습도 • 고농도 산소공급 • 코점막 안전	• 보유주머니 꼬임/ 접촉부위 불편 • 단일한 규격 • 돌출된 피부 자극 • 식사, 대화불가
백-밸브-마스크	• 100% 산소공급 • 중증환자 사용가능	• 압력손상
비재호흡마스크	• 삽관하지 않고 가장 높은 FiO_2 공급 가능하며 점막이 건조해지지 않음	
벤츄리마스크	• 정확하게 FiO_2 유지가능 가습가능	• 피부자극

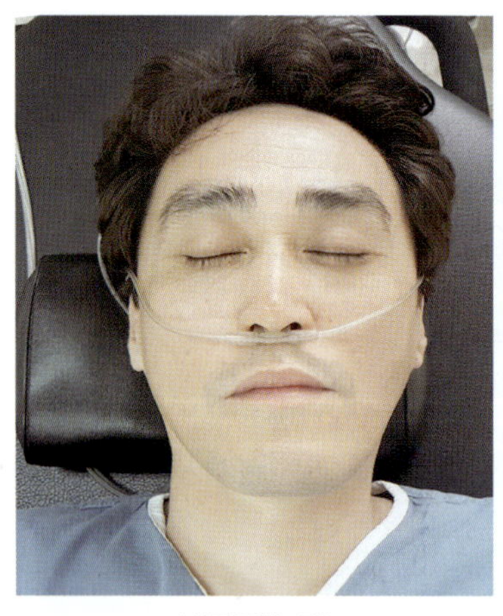
비강캐뉼라

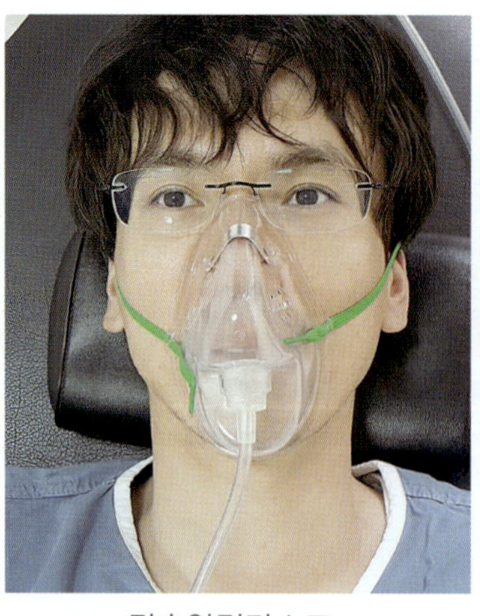
단순안면마스크

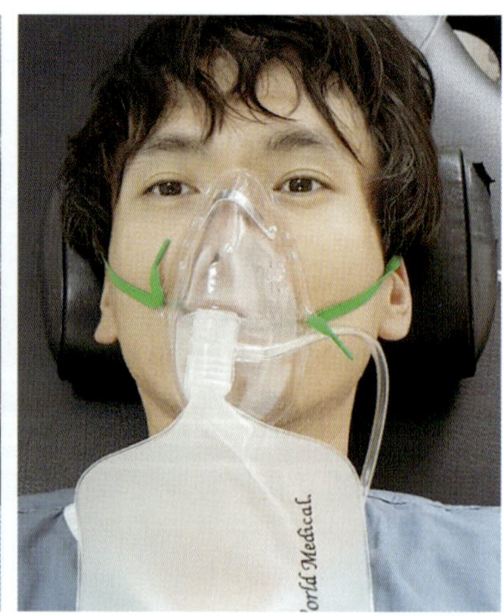

부분재호흡마스크

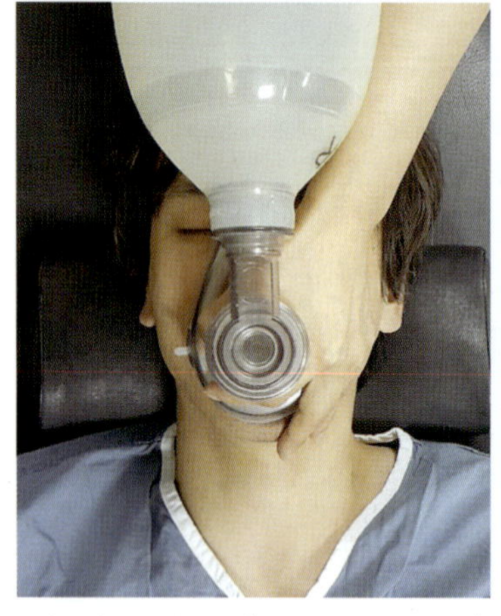
백-밸브-마스크(bag valve mask)

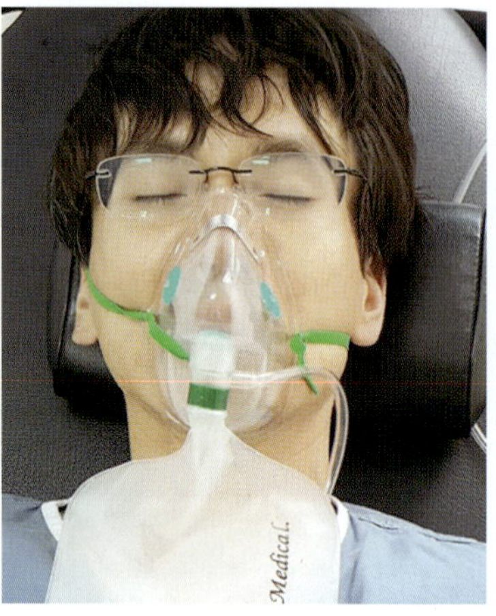

비재호흡마스크

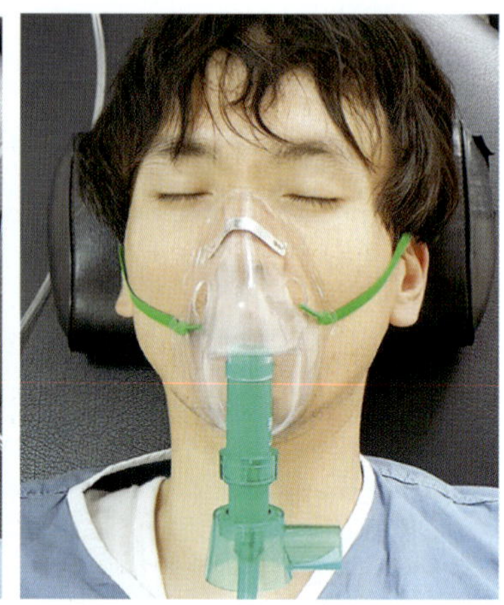
벤츄리마스크

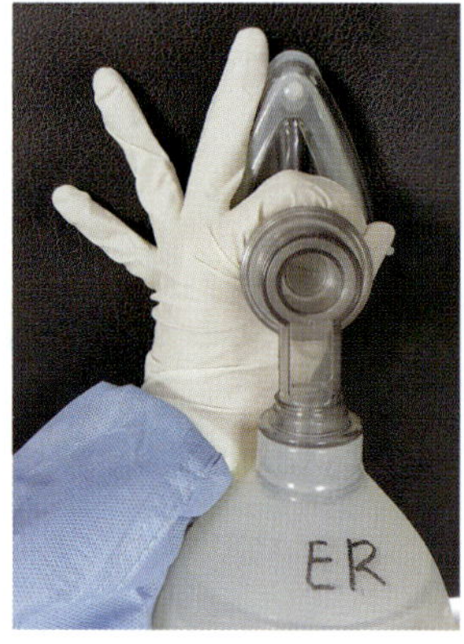

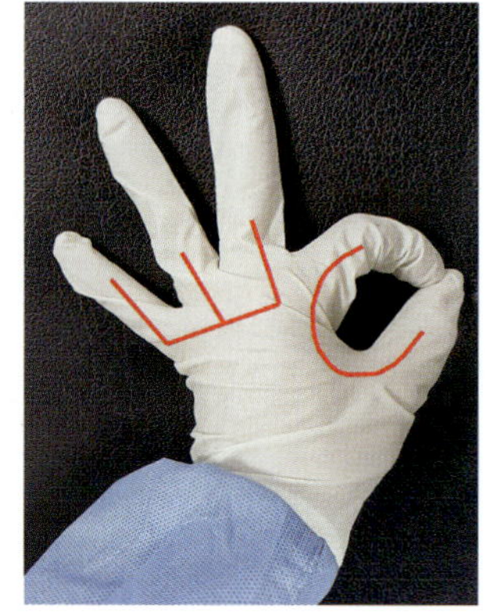

백-밸브-마스크를 잡는 방법 [백-밸브-마스크는 위와 같이 중지(3번째 손가락), 약지(4번째), 소지(5번째)를 이용하여 E모양을 만들고, 엄지(1번째)와 검지(2번째)를 이용하여 C모양을 만들어 잡는 것이 좋다. 실제로 이렇게 EC모양으로 잡는 것이 고정력이 좋고, 환자에게 산소 공급 시 환자의 구강에 잘 밀착될 수 있다.]

[그림 13-10] 산소요법의 종류

플러스 tip

호흡 형태 · 수 · 리듬 · 깊이의 평가

- 호흡수나 리듬, 깊이에 특징이 있는 것도 있으므로 문진 등을 하는 동안 관찰한다.
- 호흡 시기를 파악하기 어려울 때에는 환자의 배에 손을 대고 측정하면 알기 쉽다.

		상태	호흡형	증상이 나타나는 상황 · 질환
정상		성인: 호흡수 – 대략 12~18회/분 1회 환기량 – 약 500mL 규칙적		–
호흡수와 깊이의 이상	빈호흡 tachypnea	호흡수: 증가(25회/분 이상) 호흡 깊이: 변화 무		• 폐렴 • 발열 등
	서호흡 bradypnea	호흡수: 감소(12회/분 이하) 호흡 깊이: 변화 무		• 두개내압항진상태 • 마취 시 등
	다호흡 polypnea	호흡수: 증가 호흡 깊이: 증가		• 호흡곤란증후군(RDS) • 과다환기증후군 • 폐혈전색전증 • 선천성 가로막탈장 등
	호흡저하 oligopnea	호흡수: 감소 호흡 깊이: 감소		• 사망 직전
	과다호흡 hyperpnea	호흡수: 변화 무 호흡 깊이: 증가 (다만, 실제로는 다소 호흡수가 증가된다.)		• 과다환기증후군 • 신경증 • 모야모야병 등
	감소호흡 hypopnea	호흡수: 변화 무 호흡 깊이: 감소 (다만, 실제로는 다소 호흡수가 감소된다.)		–
	무호흡 apnea	안정적인 호흡자세에서 호흡이 일시적으로 정지한 상태를 가리킨다.		• 수면무호흡증후군
리듬 이상	Kussmaul 호흡	느리고 깊은 규칙적인 호흡[$PaCO_2$를 저하시켜 산증(pH ↓)을 보정하기 때문]		• 당뇨병케톤산증
	Cheyne–Stokes 호흡	호흡수: 변화 무(증감 있음) 호흡 깊이: 주기적 변화 수초~수십초의 무호흡 ⇨ 과다호흡 ⇨ 감소호흡 ⇨ 무호흡을 주기적으로 반복한다.		• 심부전 • 요독증 • 뇌출혈 • 뇌종양 등
	Biot 호흡	불규칙적으로 빠르고 깊은 호흡이 갑자기 중단되어 무호흡이 되며, 또 빠르고 깊은 호흡으로 돌아간다.		• 뇌종양 • 뇌외상 • 뇌막염
노력호흡	콧방울호흡	기도를 넓히기 위해 콧방울이 확장되고 코안이 커진다.		• 호흡부전
	입오므리기 호흡	날숨 시에 입술을 오므리는(휘파람을 부는 듯한 느낌) 호흡 (이처럼 호흡하면 날숨 시에 말초 기도가 막히는 현상이 줄어든다.)		• COPD • 폐기종
	함몰호흡	들숨 시에 가슴벽이 들어간 상태가 된다(가슴 내의 음압이 커지기 때문).		• COPD • 기관지천식 • 호흡곤란증후군(RDS)

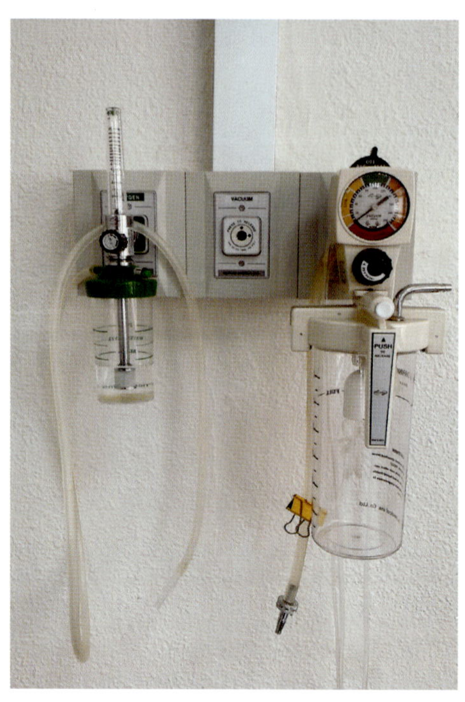

[그림 13-11] 중앙공급 배관시스템에 연결한 산소공급장치와 흡인기

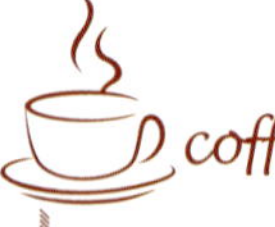

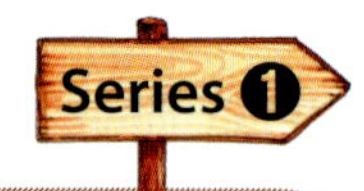

촉각을 다투는 응급실, 심폐소생술이 실시되는 상황에서 많이 사용되는 '앰부'라는 단어로 통칭되는 기구가 있습니다. 환자의 산소포화도를 유지하기 위해 커다란 백을 쥐어 짜다 보면 손이 떨리고 점차 감각마저 잃어갑니다. 의료인에게 발생한 손가락관절염의 원인 중 하나가 바로 이 '앰부' 때문일지 모릅니다. 그런데 '앰부'라는 단어를 일상적으로 사용하여 왔음에도 단어의 어원을 모르는 이가 많습니다. 앰부는 영어로 AMBU라고 표기하며 이는 air mask bag unit의 줄임말입니다. 1953년 독일 엔지니어 Holger Hesse와 덴마크 마취과 의사 Henning Ruben이 처음 이 기구를 개발하였습니다. 그리고 1956년 'Ambu'라는 이름의 회사를 만들어 'AMBU'를 판매하기 시작했습니다. 이 때부터 의료인들은 이 회사의 상품명을 일반명으로 대체하여 사용해 왔습니다. 사실 AMBU 대신 백-밸브-마스크(bag-valve-mask, BVM)라는 용어가 있습니다. 하지만 굴삭기 대신 상품명인 '포크레인', 일회용 반창고 대신 '대일밴드'라 부르는 것처럼 이제는 그냥 '앰부'가 일반명이 되어버린 것 같습니다. 그렇다고 해서 문제될 것은 없지만, 다만 '앰부'라는 단어를 사용하면서 이 뜻은 알고 있어야 합니다.

? 비강캐뉼라를 이용한 산소요법의 성취목표·선행지식과 관련된 문제

01 산소요법 적용의 목적은 무엇인가?

02 저산소증의 증상에 대해서 설명하시오.

03 FiO_2의 개념에 대하여 설명하시오.

04 비강캐뉼라에 대해서 상세히 기술하시오.

05 비강캐뉼라로 공급받을 수 있는 산소의 양에 대해 설명하시오.

06 환자가 비강캐뉼라를 통해 O_2 5L/min을 공급받는 경우 FiO_2는 얼마인가?

문항에 대한 해설

01 저산소증(hypoxemia)은 체내의 여러 장기에 손상(damage)을 초래할 수 있는데, 이 중 가장 중요한 것은 뇌손상이다. 실제로 뇌(brain)의 경우 5분 정도의 저산소증만으로도 영구적인 뇌손상을 가져올 수 있으며, 빨리 교정되지 않는 경우에는 사망에 이를 수도 있다.

산소요법(oxygen therapy)의 적응증은 주로 이러한 저산소증으로 인한 손상을 막기 위해 산소포화도를 모니터링하면서 산소포화도(oxygen saturation)가 저하되는 경우 비강 또는 구강의 경로로 다양한 장비(흔하게는 주로 비강캐뉼라가 이용됨)를 이용하여 산소를 공급하는 데에 있다.

예시 임상에서 내시경 검사나 간단한 성형수술의 경우 미다졸람(midazolam)이나 프로포폴(propofol) 등의 약제를 이용하여 진정상태(sedation)에서 시행하게 된다. 이때 산소포화도를 pulse oximeter 등을 이용하여 반드시 모니터링 하여야 하며, 모니터링 중 산소포화도가 저하되는 경우는 즉시 산소를 환자에게 공급(=산소요법)하여 이러한 저산소증을 교정해야 한다. 간간히 뉴스에서 이러한 시술 시 발생하는 사망사고가 보고되는데, 대개의 경우 산소포화도의 모니터링 없이 시술이나 검사를 진행하는 경우에 주로 발생한다. 만약 산소요법만으로 저산소증이 교정되지 않는 경우에는 기관삽관(intubation) 등이 필요할 수 있다.

02

저산소증	증상
급성 전기증상	호흡곤란, 빈맥, 불안, 고혈압, 호흡보조근의 사용, 구역
급성 후기증상	창백, 호흡의 감소 혹은 소실, 서맥, 부정맥, 저혈압, 구토, 무기력, 집중력저하, 혼동, 기면, 실신
만성증상	곤봉형수지, 적혈구증가증, 우심실비대, 만성폐고혈압, 유두부종

03 'FiO_2': fraction of inspired oxygen의 약자로 한글 용어로는 '흡입산소농도'로 환자가 숨을 들이 쉴 때 그 중에 산소가 얼마나 있는지 백분율로 표기한 개념이다.

- 100% 산소를 흡기한다면 FiO_2 = 1.0, 산소가 전혀 없는 공기라면 FiO_2 = 0
- 대기 중 산소의 농도는 21% 이므로 산소요법을 하지 않은 환자의 FiO_2 = 0.21
- 흡입하는 산소의 농도가 증가할수록 동맥혈 내 산소분압(PaO_2)은 상승

문항에 대한 해설

04 다른 용어로 'nasal prong'이라고 표현하기도 한다. 일반적으로 임상에서 환자에게 산소공급 목적으로 가장 흔하게 사용되는 기구로, 보통 1~6L/분의 산소유량을 사용한다. 주로 경증~중등도 정도의 저산소증 환자에게 이용된다.

05 ▶산소의 양 = 1~6L/분

- 그 이상의 경우 산소투여효율이 떨어지며 비강점막이 건조되기 쉽다.
- 경증-중등도 정도의 저산소증에 이용되며 비강폐쇄나 구강호흡을 하는 환자에게는 효과가 없다.

06 ▶O_2 1L/min는 FiO_2 4%를 증가 시킨다.

▶일반적으로 대기 중 산소의 농도는 21% FiO_2 = 0.21 그러나 0.01을 제외하고 통상적으로 20%로 계산

▶ 20% + 4 × O_2 flow rate = FiO_2

▶ O_2 5L/min를 환자가 공급받는 경우: 20% + 4 × 5L = 40 FiO_2(%)

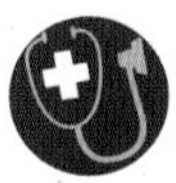

비강캐뉼라를 이용한 산소요법 관련 사례

ex 01

71세 여자 AY환자는 본원 검진센터에 건강검진을 위해 내원하여 수면으로 위내시경 검사 [좀 더 정확하게는 '수면'이 아니라 '의식하 진정(unconscious sedation)'이라는 표현이 맞고, '위내시경' 검사가 아니라 '상부위장관내시경' 검사임]를 시행 중이다. 상기 환자의 내시경 검사 중 Pulse oximeter의 산소포화도 측정값이 '80, 70, 60, …'으로 감소하는 것이 관찰되었다. 담당 내시경 간호사인 당신은 내시경 검사의사에게 환자(=수검자)의 산소포화도가 떨어짐을 보고하였고, 담당의는 구두오더(verbal order)로 산소(O_2) 2L를 비강 캐뉼라를 이용하여 환자에게 공급할 것을 지시하였다.

▶위의 오더에 대한 적절한 간호중재를 수행하세요.

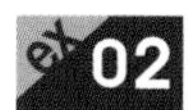

ex 02

25세 여자 AZ환자는 기침(cough), 객담(sputum), 호흡곤란(dyspena)을 주소로 본원 응급실을 내원하여 혈액검사와 영상의학검사 시행 후 현재 결과를 기다리는 중이다. 환자는 "가슴이 답답하고 숨이 막히는 것 같아요." 라고 호소하였다. 활력징후 측정결과 BT: 36.8℃, PR: 108회/분, RR: 30회/분, BP: 110/60mmHg로 확인되었으며, SpO_2는 88%로 확인되었다. 담당의사는 아래와 같은 오더를 처방하였다.

Dr's order
O_2 3L/min supply via nasal cannula

▶위의 오더에 대한 적절한 간호중재를 수행하세요.

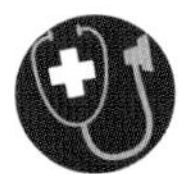

비강캐뉼라를 이용한 산소요법 관련 사례

ex 03

62세 남자 BA환자는 5년 전 천식(asthma)을 진단받고 한달에 한번 본원 외래로 내원하여 경구약과 흡입기(nebulizer)를 처방 받고 조절 중인 환자이다. 환자는 최근 기관지염(bronchitis)이 이환되어 호흡곤란이 악화되었고, 본원 외래를 통해 병실로 입원하였다. 환자는 간호병력 청취 시 숨쉬기가 힘들다고 호소하고 있었고, 호흡수는 28회/분으로 증가되어 있으면서 호흡보조근육을 이용하여 힘든 호흡을 하고 있는 것이 관찰되었다. 담당 주치의의 오더에는 'O_2 supply 2L/min via nasalcannula'라는 오더가 확인되었다.

▶위의 오더에 적절한 간호중재를 시행하세요.

간호기록

날짜/시간	처 치	간 호 내 용	서 명

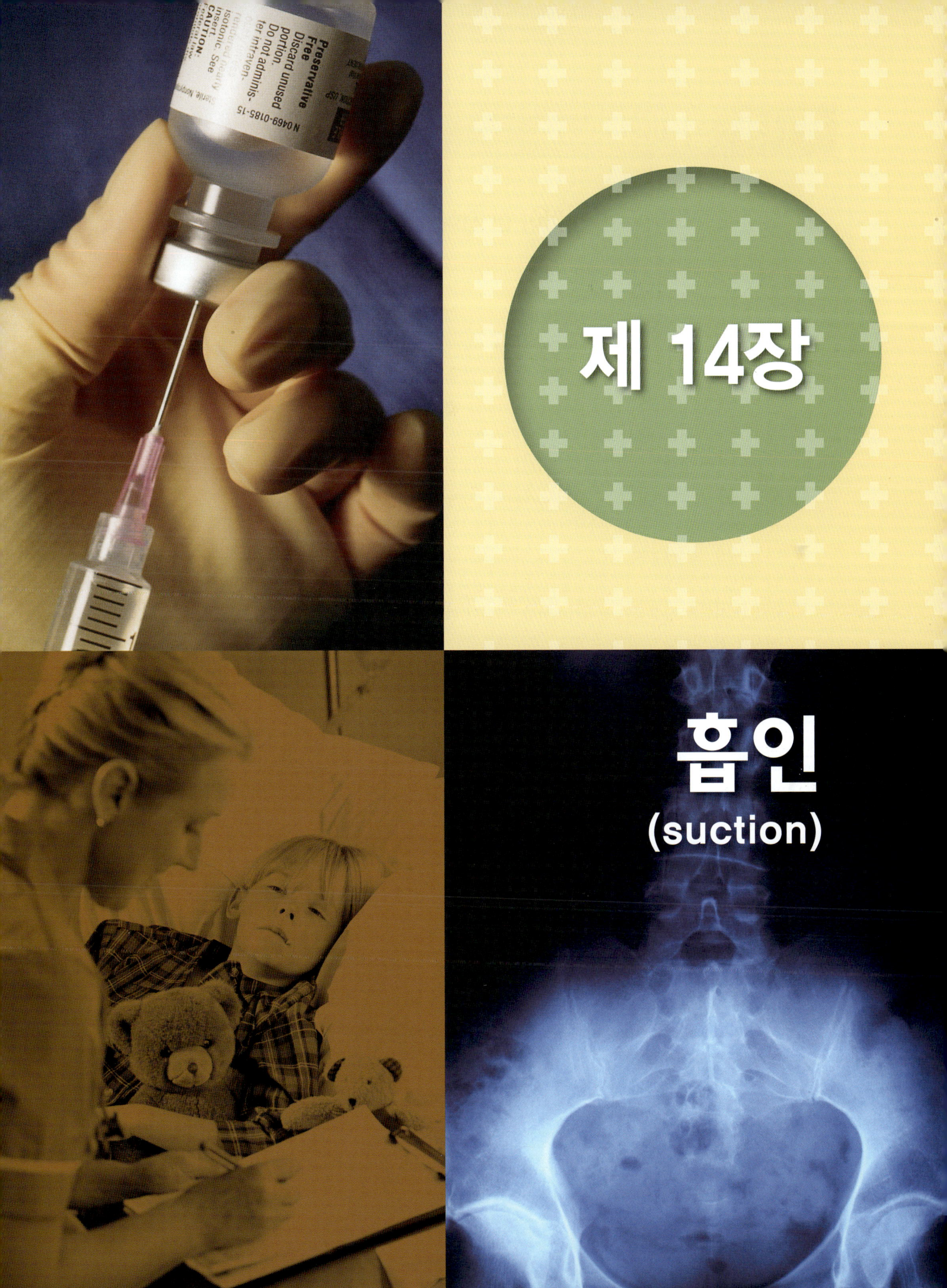

제 14장

흡인
(suction)

제 14장 흡인(suction)

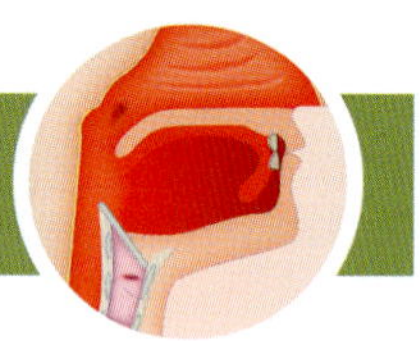

Ⅰ. 흡인에 대하여 우선 알아야 할 지식들

1. 흡인이 필요한 이유

폐포는 아주 작은 호흡상피(respiratory epithelium)로 이루어져 있고 모세혈관에 의해 둘러쌓여 있다. [그림 14-1] 폐포의 직경은 대략 100~200㎛ 인데, 그 수는 5~6억 개로 추정되며 총 면적은 60~80㎡나 된다. 이렇게 넓은 면적이 공기와 접하고 있어 공기 중의 수많은 이물질에 노출된다. 그렇기 때문에 인체는 폐를 보호하기 위한 여러 가지 방어기전을 갖추고 있다. 후두개(epiglottis)는 기도내 이물질 흡입을 기관 입구에서 봉쇄한다. 즉, 음식을 삼킬 때 식도로 들어가야 할 음식물이 기관내로 들어가지 않도록 막아준다. 그리고 삼킴이 끝나면 열려서 호흡할 때 공기만 기관 내로 통과시킨다. 이물질이 기도로 들어간 경우에는 자극성 C섬유가 자극되어 기도를 좁게 만들고 점액분비를 증가시켜 기관지벽에 달라붙게 만든다. 그런 다음 섬모세포의 왕복운동으로 이물질을 입구쪽으로 밀어 내는데 이 속도만 1000~1500회에 이른다. 만일 급작스럽게 다량의 이물질이 침범 된다면 기침반사를 통해 순간적으로 배출시킨다. 이러한 것은 건강한 사람의 정상적인 방어기전이다. 그러나 환자들은 이런 방어능력이 떨어져 있다. 뇌병변으로 기침반사가 잘 일어나지 않을 수 있고, 후두개조절이 어려워 쉽게 사래에 걸릴 수 있다. 장기간 흡연으로 섬모기능이 떨어졌거나, 기관지확장증으로 객담의 배출이 어려워진 경우도 있다. 이러한 경우 구강, 비강내 분비물을 자주 제거해 주는 것은 아주 의미 있는 일이다. 더욱이 삽입된 기관내관(endotracheal tube)이나 기관절개관(tracheostomy)은 이물질이 쉽게 통과할 수 있고, 세균감염의 통로가 될 수 있다. 그러므로 인체에서 호흡기 면역방어가 정상적으로 작동하지 못하는 경우 필요에 따라 흡인하여 기도유지를 해주어야 한다.

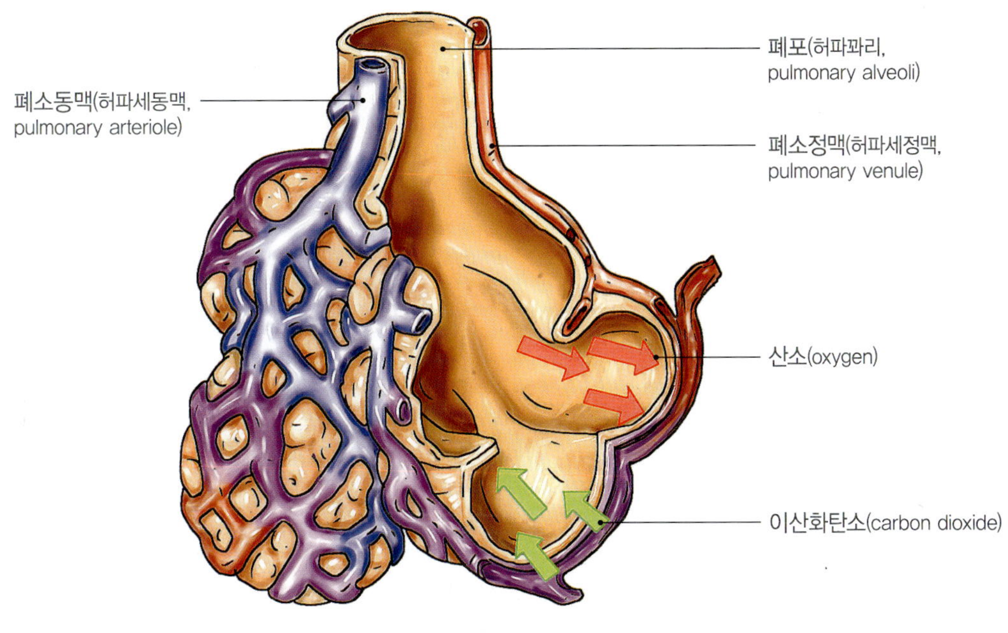

[그림 14-1] 폐포의 구조

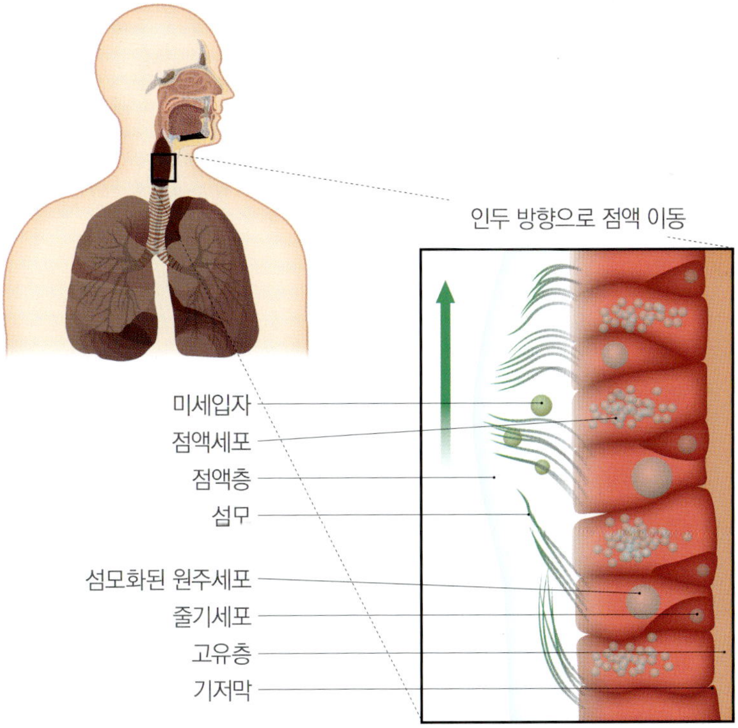

인두 방향으로 점액 이동

미세입자

점액세포

점액층

섬모

섬모화된 원주세포

줄기세포

고유층

기저막

[그림 14-2] 호흡기 상피세포 내 섬모의 움직임

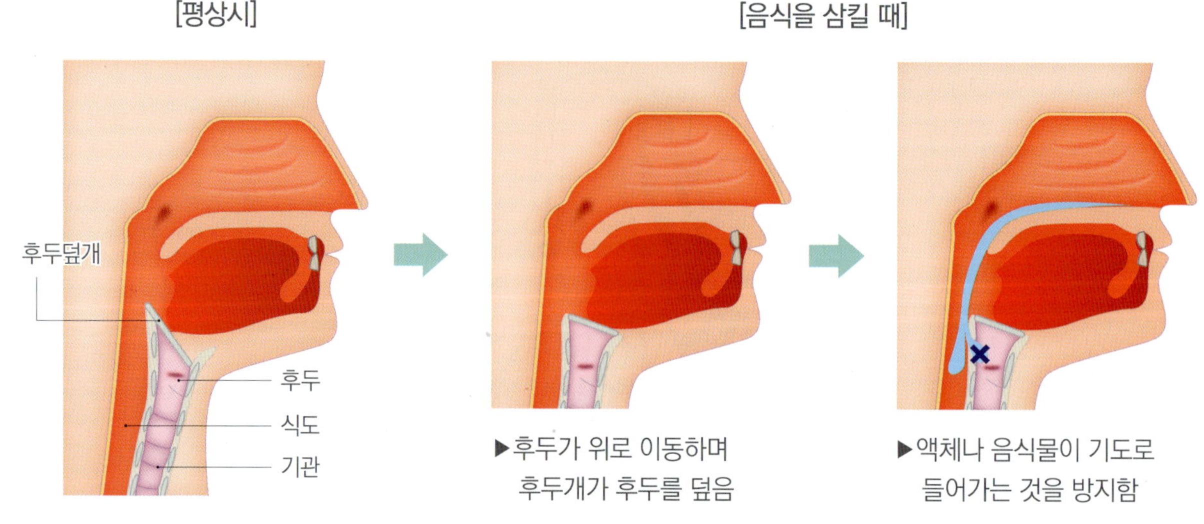

[그림 14-3] 후두개의 역할

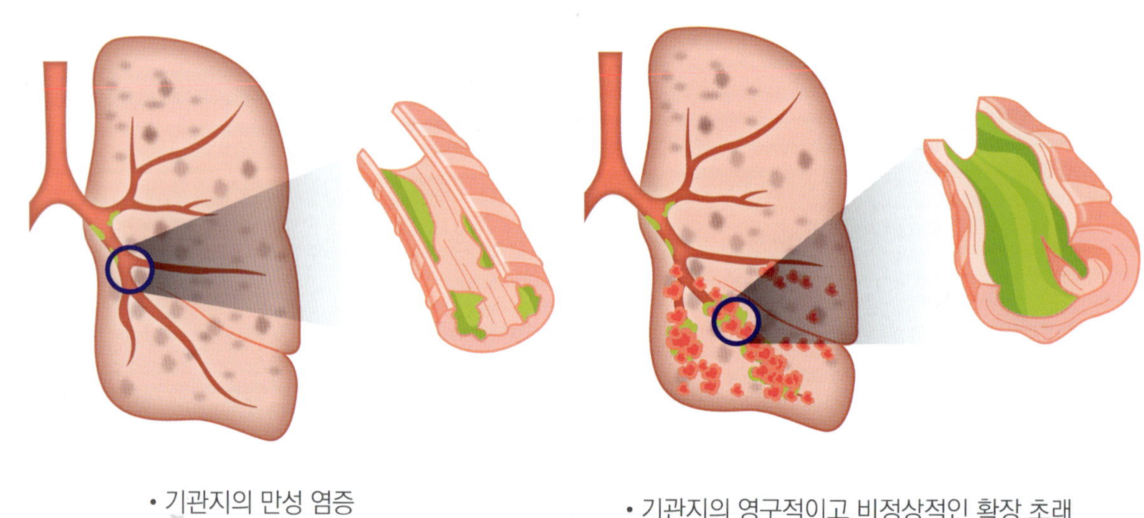

[그림 14-4] 기관지확장증의 개념

플러스 tip

가슴 X선 사진에 의한 확인

- 자가심박이 재개되면 가슴 X선 사진에서 기관튜브의 위치를 확인한다.
- 심정지 시 이외에는 튜브 고정 후 바로 가슴 X선 사진에 의한 확인을 한다.

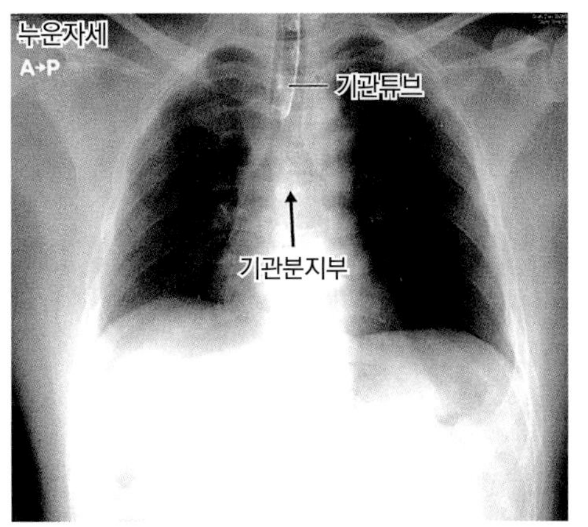

• 튜브 끝이 성문에서 기관분지부 사이에 있는 것을 확인할 수 있으며 튜브의 깊이는 적절하다.

2. 흡인 시 사용하는 압력과 시간

흡인 시 벽 장치용 흡인기(wall suction unit) 압력은 성인의 경우 110~150mmHg, 소아의 경우 90~100mmHg, 영아의 경우 50~95mmHg이며, 이동식 흡인기(portable suction unit)의 압력은 성인의 경우 10~15mmHg, 아동의 경우 5~10mmHg, 영아의 경우 2~5mmHg로 시행한다. 1회 흡인 시간은 10~15초 정도로 실시하며 더 길어지면 기도점막 손상이 일어나고, 저산소증의 위험성이 커진다. 추가 흡인이 필요하면 20~30초의 간격을 두어야 하며, 총 흡인시간은 5분을 넘기지 말아야 한다.

'하루에 흡인을 몇 번 해야 하는가?'라는 문제는 정해진 것이 없다. 환자의 상태에 따라 임상적 필요가 다양하기 때문이다. 환자의 기도에 분비물이 축적되어 숨소리가 '그렁그렁'하게 들리면서 자발적으로 뱉어내지 못하는 경우 흡인을 해 주어야 한다. 만일 객담이 다량 배출되는 폐렴환자의 경우 더욱 자주 흡인해 줄 수 있다. 다량의 객담이 기도를 막고 있을 때 흡인하여 제거해주지 않으면 호흡기 감염의 위험성이 높아지며, 과도하게 자주 흡인하면 기도점막이 자극되어 분비물이 증가된다. 그러므로 환자의 상태를 고려하여 시행빈도를 잘 정해야 한다. 흡인할 때 카테터에 의해 인두부가 자극되어 구역과 구토를 유발할 수 있으므로 흡인을 결정할 때에는 식사여부를 고려해야 한다. 식사 후 얼마 되지 않아 흡인하면 구역에 의해 역류된 음식물이 기도로 흡입되어 흡인성폐렴(aspiration pneumonia)이 발생하기 쉽기 때문에 흡인은 가급적 식사 전에 시행하는 것이 좋다.

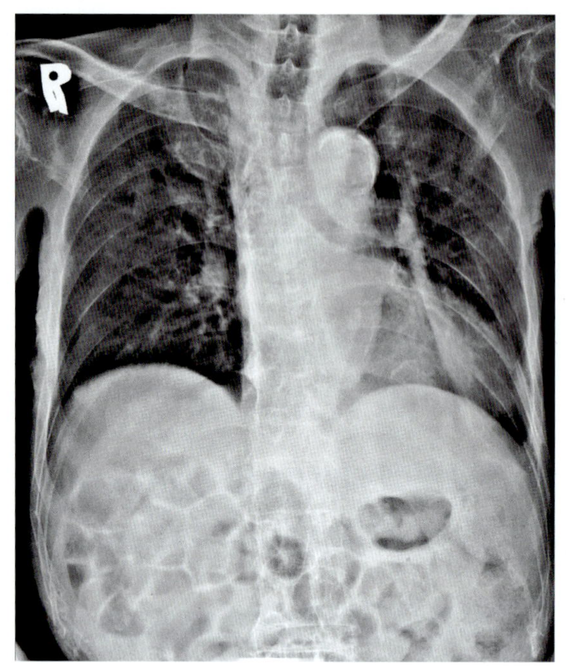

[그림 14-5] 흡인성 폐렴 환자의 X-ray

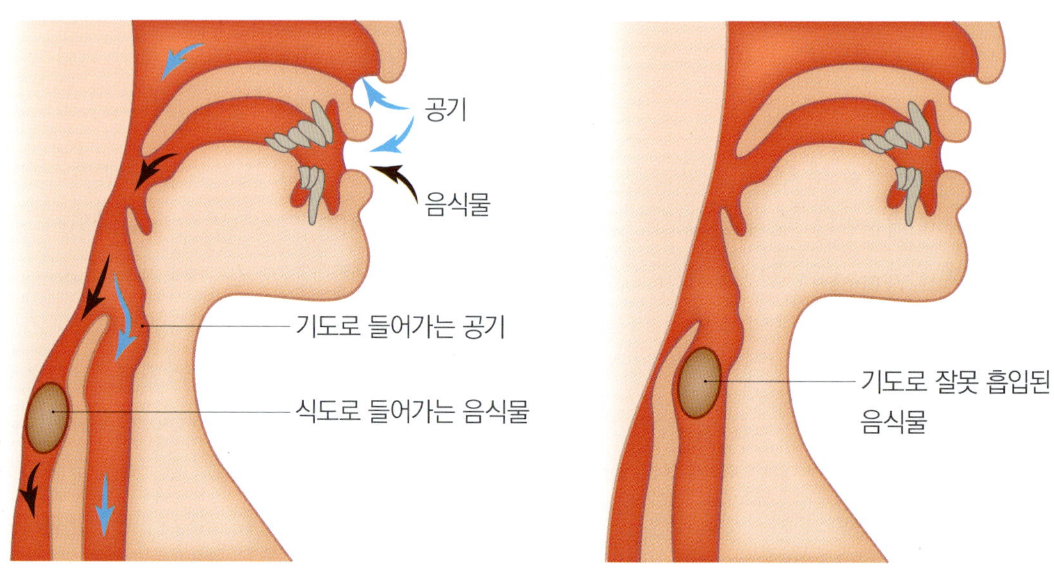

[그림 14-6] 흡인성폐렴의 발생원리

3. 구강인두(oropharyngeal), 비강인두(nasopharygeal) 삽입

1) 구강인두관(oropharyngeal airway): 구강인두관은 삽입 시에 인두자극이 커서 구토를 유발하므로 의식이 없고 기침 · 인두반사가 없는 환자에게 사용한다.

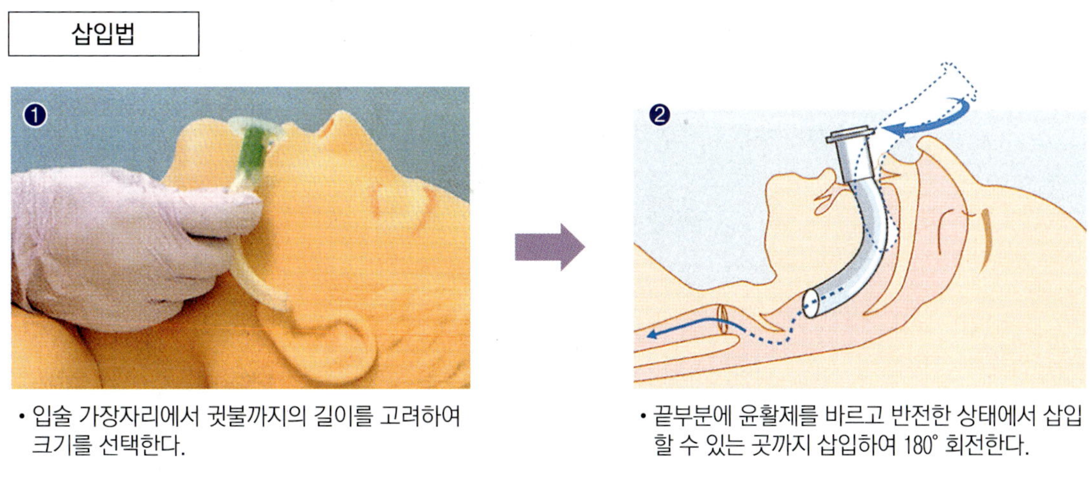

• 입술 가장자리에서 귓불까지의 길이를 고려하여 크기를 선택한다.

• 끝부분에 윤활제를 바르고 반전한 상태에서 삽입할 수 있는 곳까지 삽입하여 180° 회전한다.

[그림 14-7] 구강인두관 삽입

2) 구강인두관의 크기

크기	나이
00	신생아
0	신생아~1세
1	1~2세
2	2~6세
3~5	성인

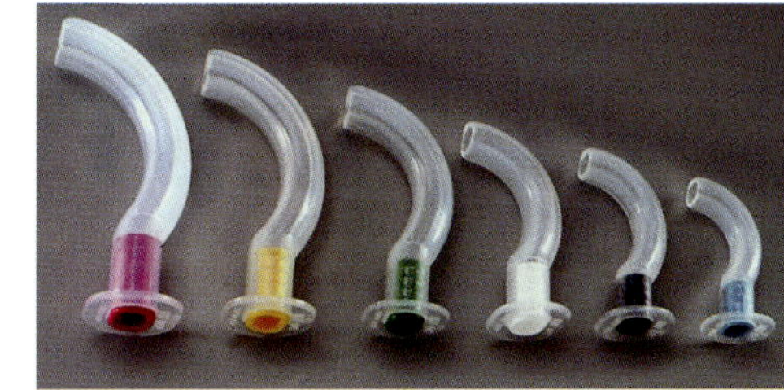

[그림 14-8] 구강인두관 크기

3) 비강인두관(nasopharygeal airway): 비강인두관은 삽입 시에 인두자극이 적어 기침 · 인두반사가 있는 환자나 의식이 남아 있는 환자에게도 사용하기 쉽다. 머리뼈바닥 골절이 의심되는 환자에게는 사용을 피하고 삽입 시에 코피를 일으키지 않도록 주의할 필요가 있다.

삽입법

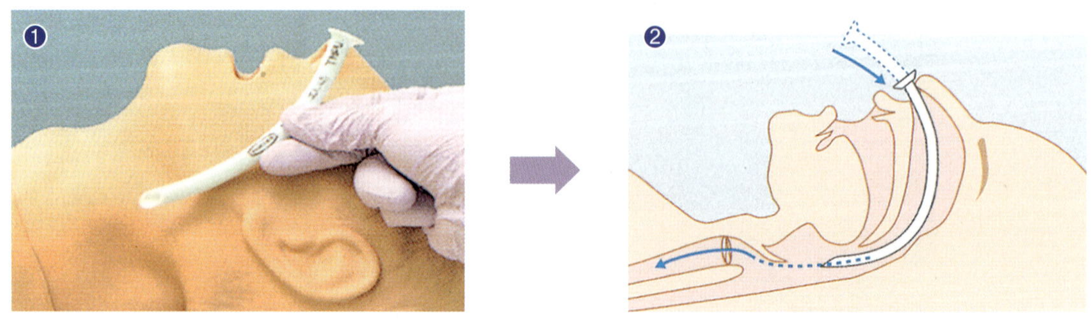

• 코끝에서 턱뼈각까지의 길이와 콧구멍의 크기를 참고로 하여 크기를 선택한다.

• 끝부분에 윤활제를 바르고 후두부 방향으로 삽입하며 비강에 따라 진행한다.

[그림 14-9] 비강인두관 삽입

플러스 tip

기도확보의 종류

손을 이용한 기도확보	• 머리를 젖히고 턱끝을 드는 방법 • 턱들기
보조기구를 이용한 기도확보	• 후두마스크 기도기(LMA) • 후두튜브 • 콤비튜브 • 기관삽관
외과적 기도확보	• 윤상갑상간막절개 · 천자 • 기관절개

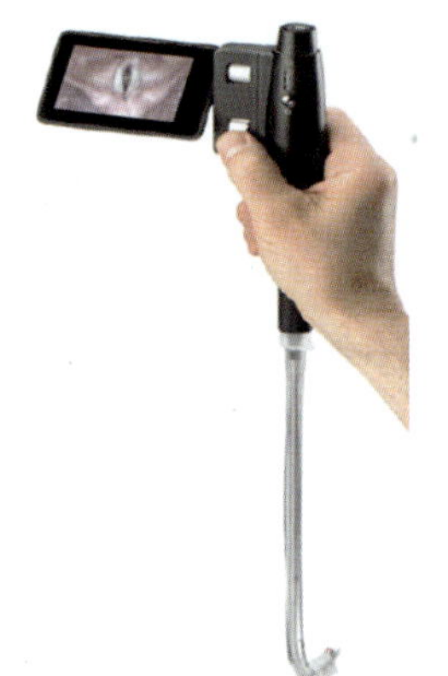

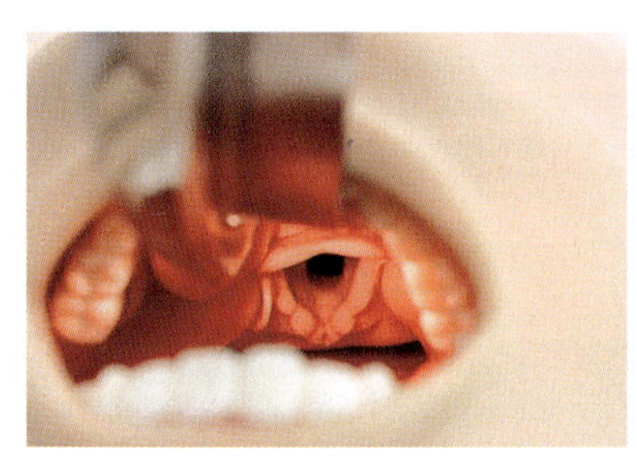

• 비디오 후두경

4. 흡인법

① 흡인카테터를 흡인기(suction)에 연결
흡인카테터
흡인병

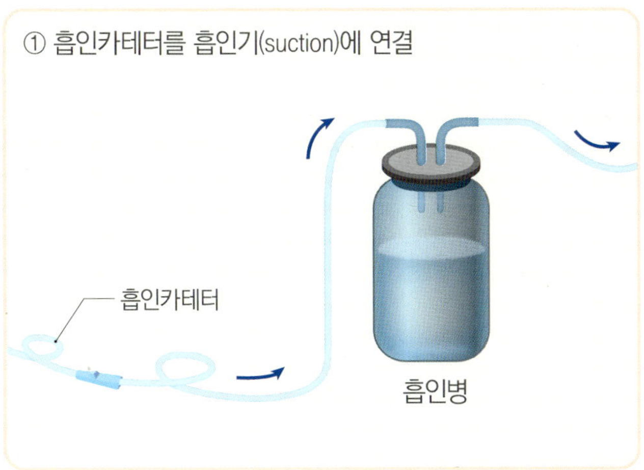

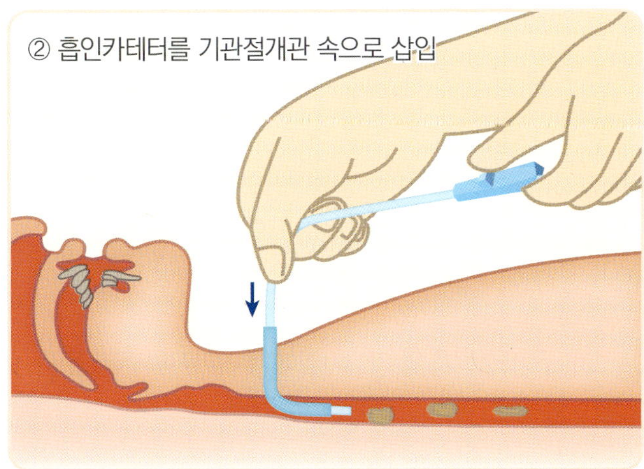

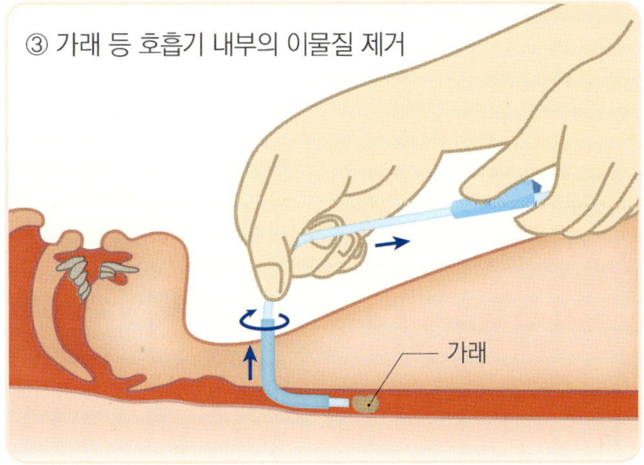

[그림 14-10] 기관지절개관의 흡인

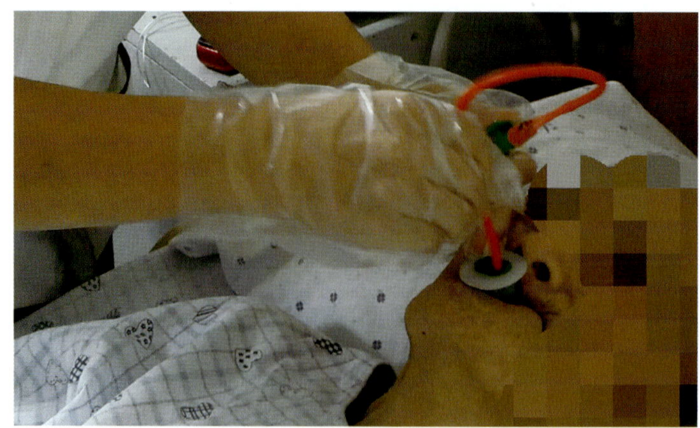

[그림 14-11] 구강흡인의 모습

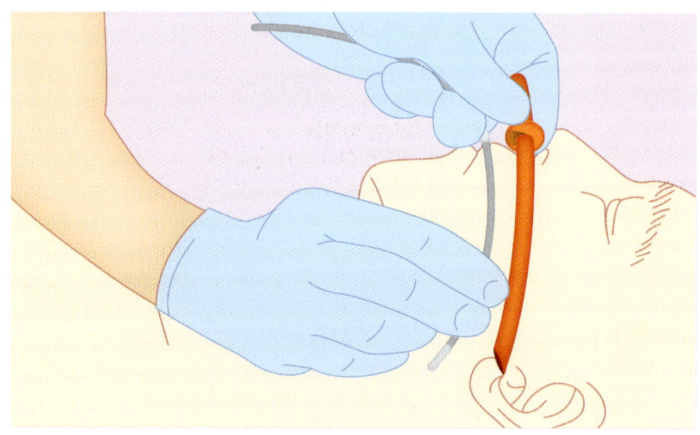

[그림 14-12] 구강흡인 시 입 가장자리에서 귀까지의 거리를 가늠하는 모습

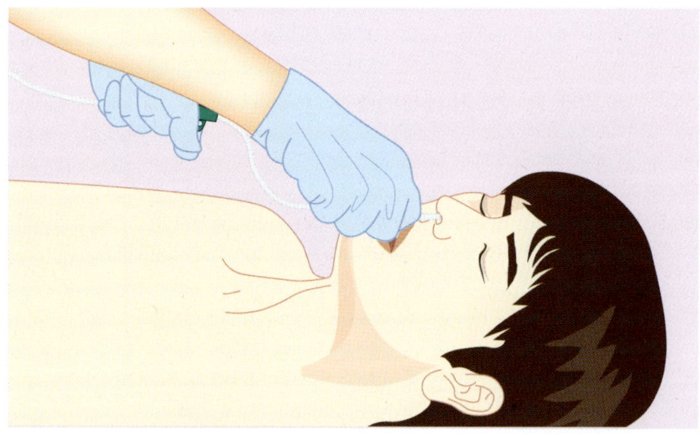

[그림 14-13] 비강흡인의 모습

플러스 tip

삽관 시의 요점

- 올바른 기관 삽관을 시행하기 위해서는 구강에서 후두를 최대한 직선으로 하여 후두를 분명히 보고 삽관하는 것이 중요하다.
- 그러기 위해서 올바른 자세(sniffing position)를 취하게 하여 후두전개를 시행할 필요가 있다.

올바른 예

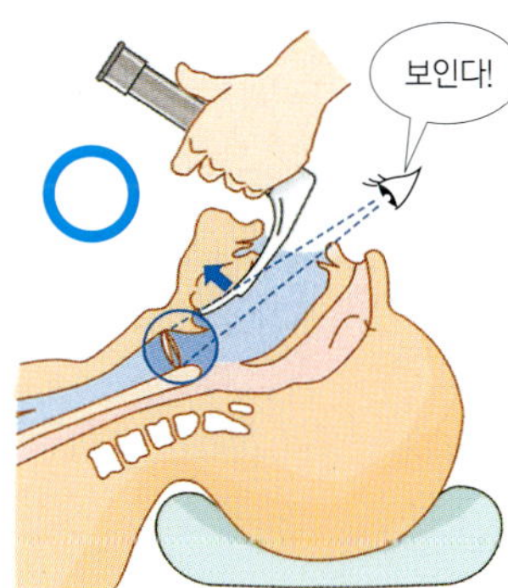

후두전개

- 날의 끝을 후두덮개계곡에 두고 후두경을 밀어 올린다.
- 후두경은 시술자의 전상방을 향해서 움직인다.

sniffing position

- 후두부 아래에 베개를 두고 머리를 뒤로 젖혀 구강에서 기관을 최대한 직선에 가깝게 한다. 그렇게 하면 후두전개를 시행했을 때에 후두를 똑바로 볼 수 있다.

- 경추손상을 일으킬 수 있는 사례에서는 무리하게 sniffing positon을 취하게 하지 말고 아래턱을 전방으로 돌출시키면 좋다.

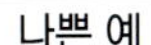

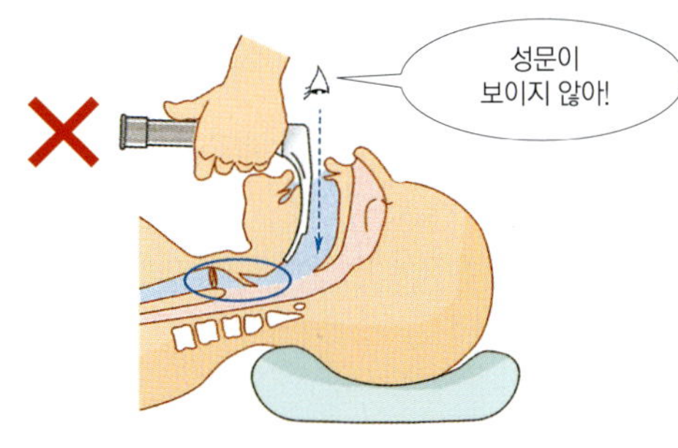

- sniffing position을 올바르게 취하지 않으면 구강축과 인두축이 어긋나 직시할 수 없어 정확한 기관 삽관을 할 수 없다.

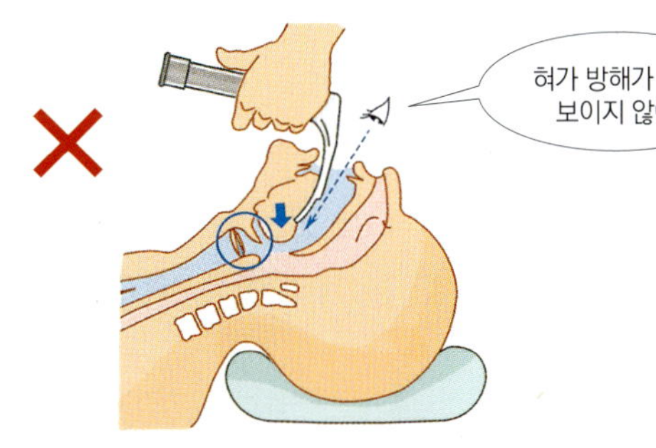

- 후두전개가 올바르게 시행되어 있지 않으면 혀가 꺼져 후두를 볼 수 없어 정확한 기관 삽관을 할 수 없다.

5. 흡인 시 카테터(튜브)의 삽입 길이와 굵기

구강이나 비강흡인의 경우 카테터 삽입길이는 약 12~16cm 정도로 구강흡인은 입 가장자리에서 귓불까지의 거리를 측정하여 삽입하고, 비강흡인은 코에서 귓불까지의 거리를 측정하여 삽입한다. 카테터 삽입 시 충분히 들어가지 않은 채 걸리는 느낌이 들면 무리하게 삽입하지 않는 것이 좋다. 비강폐쇄 가능성이 있으며 무리한 삽입 시 비출혈(nasal bleeding, 코피)을 유발한다. 기관흡인은 삽관된 기관내관 길이 정도를 삽입하여 흡인한다. 기도점막 손상을 방지하기 위해 Y관을 막기 전 1~2cm 정도 빼면서 흡인을 시작하는 것이 안전하다. 기관절개관 흡인 시 카테터의 길이는 8~10cm 정도이며 이는 다음 장에서 자세하게 다루도록 하겠다. 사용하는 카테터의 굵기는 보통 성인은 12~14G, 소아는 8~10G를 사용한다.

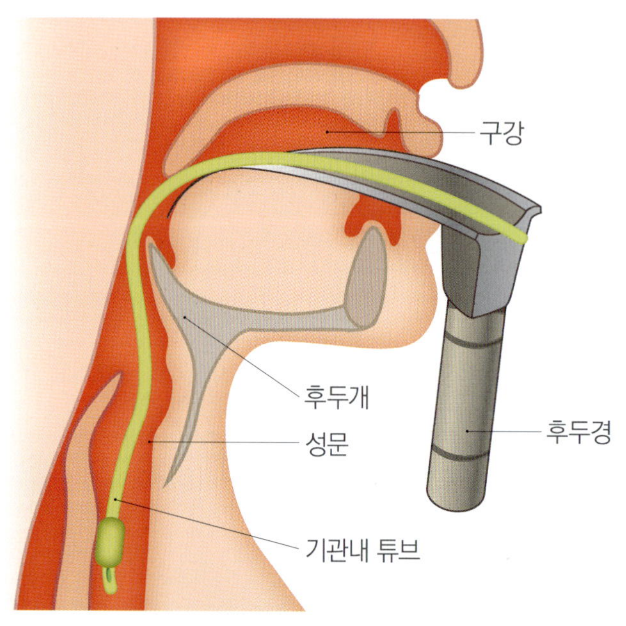

[그림 14-14] 기관 내관

1) 기관내관의 위치

기관내관이 잘못된 위치에 삽입되어 식도나 한쪽 허파에 삽관되어 버리면 환기가 잘 되지 않아 생명에 위험이 미친다. 따라서 삽관 후의 카테터 위치 확인은 중요하다. 특히 식도삽관은 치명적이므로 주의해야 한다. 잘못된 삽관을 한 경우 식도삽관에서는 재삽관, 허파삽관에서는 카테터를 적절한 위치까지 빼내는 처치를 취한다.

올바른 삽관

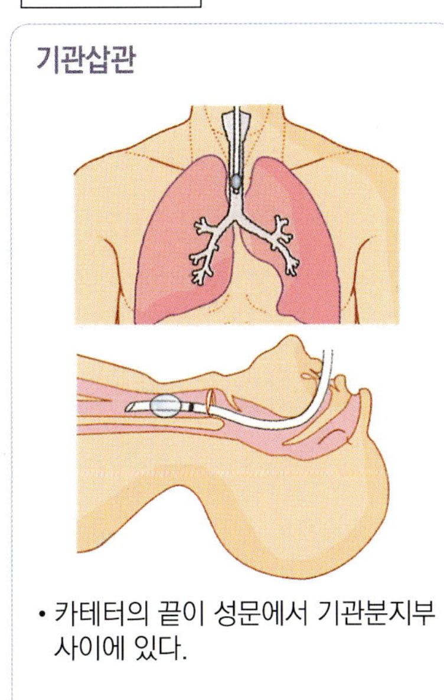

잘못된 삽관

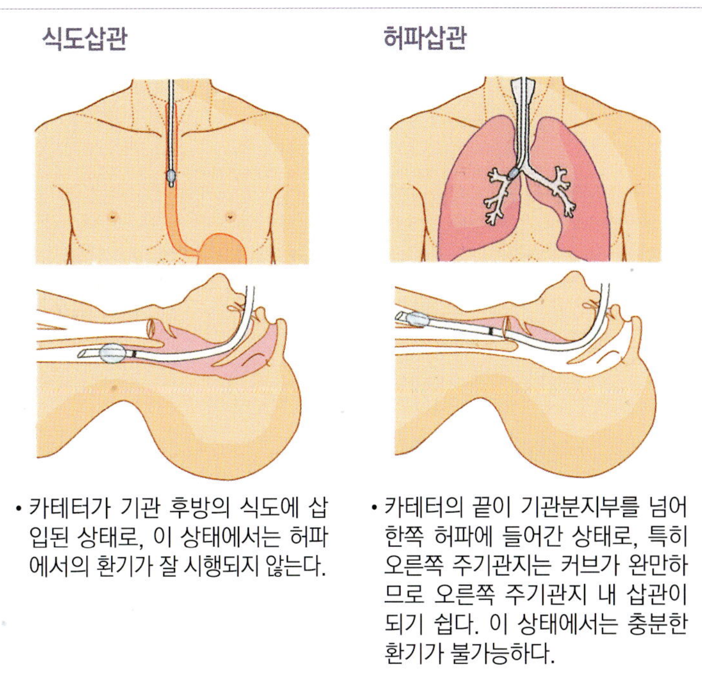

[그림 14-15] 기관카테터의 위치

6. 흡인 시 주의할 점

110~150mmHg 흡인압력은 상당히 높은 압력으로 점막의 일정부분에 지속적인 음압을 가하면 손상이 발생하게 된다. 그러므로 일정부분의 점막에 지속적인 압력이 가해지지 않도록 카테터를 부드럽게 회전시키면서 흡인해야 한다. 또한 분비물의 양상이 어떤지 파악하고 특이사항은 간호기록지에 기록해야 한다. 만일 흡인액에서 선홍색 혈액이 보인다면 즉시 흡인을 멈추고 담당의사에게 고지(notice) 하도록 한다. 이론적으로는 10~15초간 흡인하도록 되어 있지만, 절대적인 것은 아니며 환자의 저산소 상태를 면밀히 관찰하며 시행해야 한다. 짧은 흡인에도 환자가 심하게 괴로워 하거나 저산소발작이 생긴다면 즉시 흡인을 멈추어야 한다.

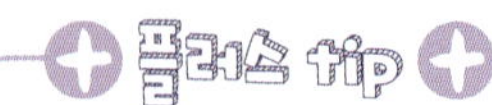

합병증

- 심정지 시의 주요 기관 삽관 합병증에는 다음과 같은 것이 있다.

	기도삽관	외상(치아, 입술, 인두 등)	폐흡인
합병증			
예방 · 대처	• 마지막까지 확인을 게을리 하지 말고 잘못 삽입했음을 깨달았다면 즉시 발관한다.	• 주의깊게 적절한 조작을 하도록 하고 위턱의 앞니를 지지점으로 하지 않는다.	• 반지연골압박으로 예방할 수 있다. • 폐흡인을 일으켰을 때에는 흡인이나 폐렴을 치료한다.

- 심정지 시 이외에서는 상기 외에 저산소혈증, 후두경련, 기관지경련, 혈압상승, 서맥화, 인두통, 쉰소리 등에도 주의할 필요가 있다.

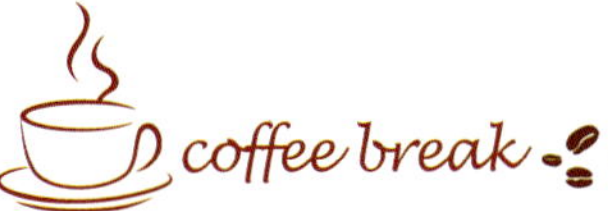

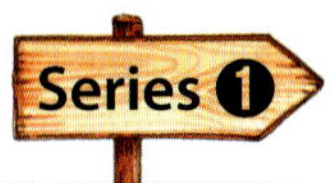

감기와 섬모세포

왜 날씨가 추워지면 '감기'에 잘 걸리게 되는 것일까요? 가장 큰 원인은 감기를 일으키는 대부분의 바이러스가 기온이 낮아야 그 힘이 세지기 때문입니다(바이러스는 생물이 아니라서 '힘'이라는 표현은 의학적으로 타당하지 않지만, 쉽게 설명하기 위해 약간의 왜곡된 비유를 사용하였음). 다음으로 기온이 낮아지면 인체의 면역력이 떨어져 감염에 취약해 집니다. 그래서 감기에 걸리기가 쉬운 몸 상태가 되는 것입니다. 여기에 더하여 관심을 많이 받는 부분은 바로 '섬모'입니다. 호흡기 상피세포 내 '섬모'는 미세한 털 같은 구조로 1,000~1,500회의 아주 빠른 왕복운동으로 이물질을 밖으로 배출하는 역할을 합니다. 이러한 섬모의 기능이 떨어지면 호흡기감염의 위험성이 높아집니다. 우선 공기가 건조하면 섬모를 덮고 있는 점막이 말라 운동성이 감소합니다. 또한 기온이 떨어져 차가운 곳에 노출이 되면 그 기능이 떨어지게 됩니다. 흡연도 부정적인 영향을 끼치는 요인 입니다. 최근 섬모에 관하여 재미있는 연구가 하나 있습니다. 아주대학교병원 이비인후과에서는 휴대전화 전자기파가 인체에 미치는 영향, 특히 호흡기점막의 점액섬모 수송에 어떤 영향이 있는지 실험을 통해 연구한 결과, 휴대전화 전자기파가 코점막의 점액섬모 운동을 억제한다는 사실을 밝혀냈습니다. 이를 종합해 보면 감기에 걸리지 않는 비법을 알 수 있습니다. 바로 섬모기능과 운동성을 증가시키는 생활방식입니다. 즉 차가운 곳에 노출을 피하고 수분섭취와 가습을 충분히 한 뒤, 금연과 동시에 스마트폰을 멀리하면 됩니다. '감기 예방', 참 쉽죠? 

14 흡인

흡인의 성취목표·선행지식과 관련된 문제

01 흡인의 목적은 무엇인가?

02 흡인이 필요한 대상자에 대해 설명하시오.

03 흡인 시 사용하는 압력과 시간에 대해 서술하시오.

04 흡인 시 카테터의 삽입길이와 굵기에 대해 설명하시오.

05 흡인 시 주의사항에 대해 설명하시오.

문항에 대한 해설

01 스스로 호흡기계의 분비물을 배출하지 못하는 환자에게 흡인기구를 이용하여 축적된 분비물을 제거하는 것으로 이러한 과정을 통해서 환자의 분비물 흡인으로 인한 폐렴 등의 호흡기 감염의 가능성을 낮추며, 분비물을 제거하여 식사 및 호흡에 도움을 줄 수도 있다.

02 인체에서 호흡기 면역방어가 정상적으로 작동하지 못하는 경우 구강, 비강 및 기도에서 분비되는 분비물을 제거하여 기도유지를 하기 위함이다.

03
▶흡인 시 압력은 성인의 경우 110~150mmHg, 소아의 경우 90~100mmHg로 조정한다.
▶1회 흡인 시간은 10~15초 정도로 실시한다.
▶흡인시간이 길어지면 기도점막 손상이 일어나고, 저산소증의 위험성이 커진다.
▶추가흡인은 20~30초의 간격을 두어야 하며, 총 흡인시간은 5분을 넘기지 말아야 한다.

04
▶구강과 비강흡인의 경우 카테터 삽입길이는 약 12~16cm 정도로 삽입한다.
- 구강흡인: 입 가장자리에서 귓불까지의 거리를 측정하여 삽입
- 비강흡인: 코에서 귓불까지의 거리를 측정하여 삽입

▶기관절개관 흡인 - 카테터의 길이는 8~10cm 정도 삽입
▶카테터의 굵기는 보통 성인은 12~14G, 소아는 8~10G를 사용한다.

05
▶일정부분의 점막에 지속적인 압력이 기해지지 않도록 가데디를 부드럽게 회진시키면서 흡인한다.
▶흡인액에서 선홍색 혈액이 보인다면 즉시 흡인을 멈추고 담당의사에게 고지(notice)한다.
▶10~15초간 흡인하도록 되어 있지만, 절대적인 것은 아니며 환자의 저산소 상태를 면밀히 관찰하며 시행한다.
▶짧은 흡인에도 환자가 심하게 괴로워하거나 저산소발작이 생긴다면 즉시 흡인을 중지한다.
▶분비물의 양상이 어떤지 파악하고 특이사항은 간호기록지에 기록한다.

흡인 사례

ex 01

44세 남자 BB환자는 루게릭병[근위축성 측삭경화증(amyotrophic lateral sclerosis)이 좀 더 정확한 질환명]으로 현재 거동불능의 와상상태이며, 기관절개관이 삽관되어 있는 상태로 본원 입원 중이다.

Dr's order Endotracheal suction q 4hrs *Remark) 흡인액의 색상이 변하거나 양이 증가한 경우 → Notify to Dr.

▶상기 환자에 대한 적절한 간호활동을 시행하세요.

ex 02

82세 여자 BC 환자는 호흡유지의 어려움으로 인하여 기관절개술(tracheostomy)이 실시되었으며, 현재 기관절개관(tracheotomy tube)이 삽관되어 있는 상태이다. 많은 가래가 배출되나 자발적으로 활발하게 기침하거나 가래를 뱉지 못하며, 숨쉴 때 그르렁거리는 소리가 들리고 있었다. 호흡양상은 호흡수는 32회/분으로 증가되어 있으며, 호흡의 깊이는 얕으며, SPO_2는 93%으로 확인되었다. 담당 주치의의 오더에는 'Prn) Tracheal suction frequently'라는 오더가 확인되었다.

▶적절한 간호활동을 시행하세요.

ex 03

77세 여자 BD 환자는 현재 입원 중으로 의식이 없고, 기침 · 인두반사가 소실된 상태이다.

▶이 환자의 흡인 방법으로 적절한 방법을 설명하고, 간호중재를 시행하세요.

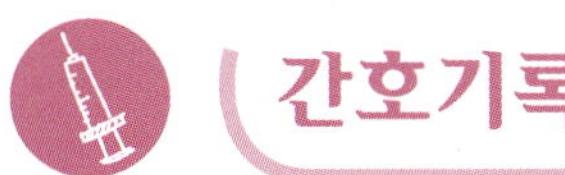

간호기록

날짜/시간	처 치	간 호 내 용	서 명

MEMO

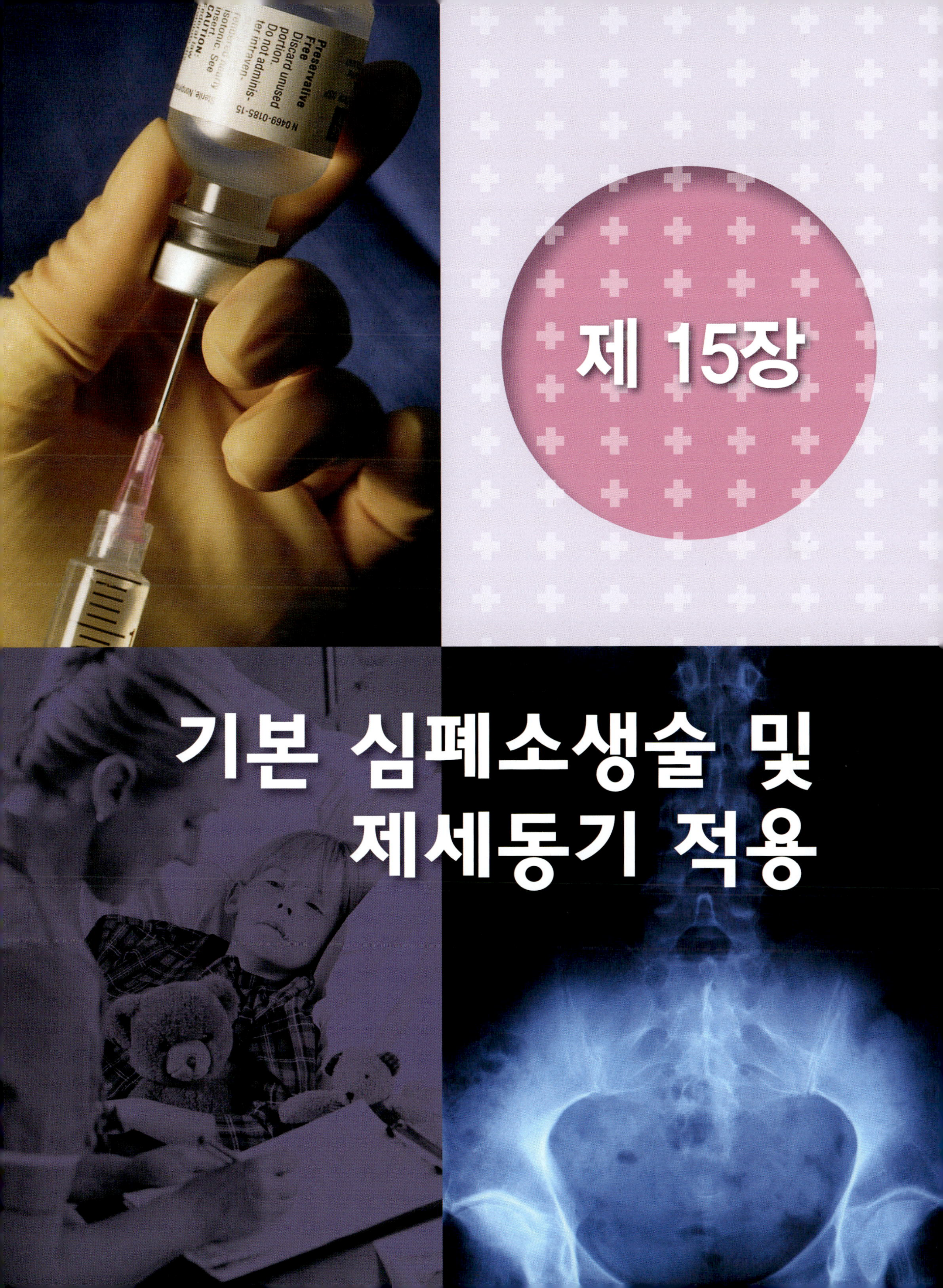

제 15장

기본 심폐소생술 및 제세동기 적용

제 15장 기본 심폐소생술 및 제세동기 적용

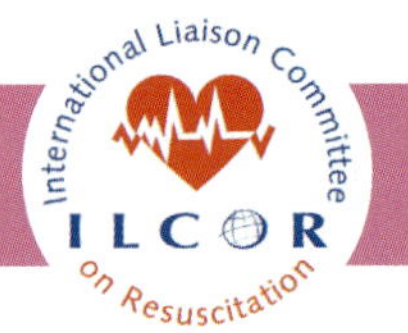

Ⅰ. 기본 심폐소생술 및 제세동기 적용에 대하여 우선 알아야 할 지식들

1. 심폐소생술 이론의 의학적 근거와 가이드라인

각 국가는 최신의 과학지식을 바탕으로 해당 지역사회의 상황에 적합한 심폐소생술 가이드라인을 개발하여 의료인과 국민에게 보급함으로써 심정지 환자의 생존율을 개선하려고 노력하고 있다. 심폐소생술 가이드라인은 1966년 미국심장협회(American Heart Association: AHA)와 미국국립과학원(National Academy Of Science: NAS)이 처음으로 제정한 후, 관련 분야의 연구결과를 바탕으로 일정한 주기로 개정되어 왔다. 1993년에는 심폐소생술에 관한 가이드라인을 국제적으로 표준화하기 위하여 미국심장협회와 유럽소생위원회(European Resuscitation Council: ERC)가 주축이 되어 심폐소생술 국제연락위원회(International Liaison Committee on Resuscitation: ILCOR)를 구성하였다. ILCOR은 심폐소생술의 연구 및 가이드라인 개발에 대한 중심체 역할을 하고 있으며, 심폐소생술의 주요 이슈에 대한 과학적 근거를 제시하는 역할을 하고 있다. ILCOR은 5년을 주기로 새로운 심폐소생술과 응급심혈관치료 가이드라인(International Consensus on Cardiopulmonary Resuscitation and Emergency Cardiovascular Care Science with Treatment Recommendations)으로 발표한다. 각 국가는 ILCOR에서 발표한 가이드라인을 바탕으로 각 국가의 심폐소생술 가이드라인을 개정 또는 제정한다. 한국 심폐소생술 가이드라인(Korean Guidelines for Cardiopulmonary Resuscitation and Emergency Cardiovascular Care)은 심폐소생술 관련 학술단체 및 사회단체가 참여하여 운영하고 있는 대한심폐소생협회(Korean Association of Cardiopulmonary Resuscitation: KACPR)에 의하여 2006년에 처음 제정되었다. 2020년 ILCOR에서 새로운 가이드라인을 발표하였으며 이에 따라 한국 심폐소생술 가이드라인도 재 개정하게 되었다. 핵심기본간호술기 평가도 새롭게 개정된 2020 한국 심폐소생술 가이드라인에 따라 수정되어야 할 것이다.

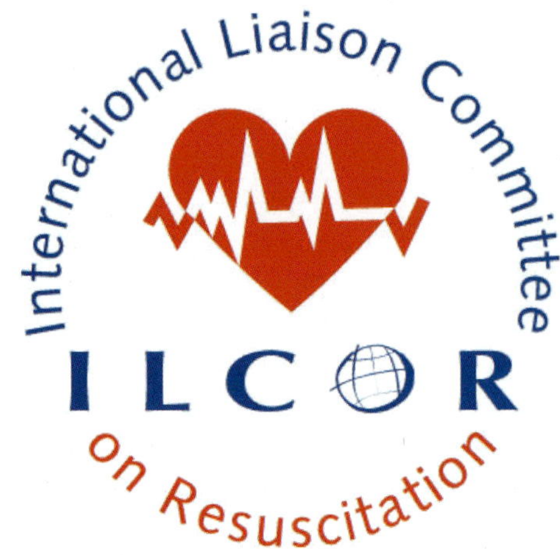

[그림 15-1]
전 세계의 심폐소생술 지침의 근간이 되는 ILCOR

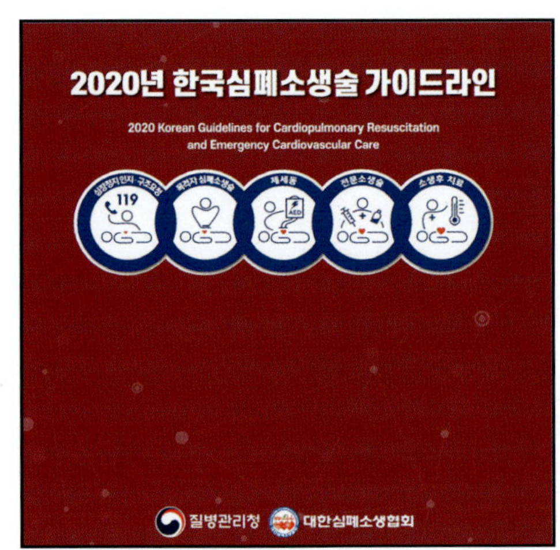

[그림 15-2]
대한심폐소생협회와 질병관리청이 공동제작한 2020년 한국심폐소생술 가이드라인

2. 심폐소생술의 법적인 측면

1) 응급의료종사자: 응급의료종사자가 심폐소생술을 하는 것에 대해서는 법적인 문제가 없다. 기본소생술의 시행은 1급 응급구조사뿐 아니라, 2급 응급구조사의 업무범위에도 해당되며 의료인의 구체적 지시가 없어도 할 수 있다.

2) 일반인 구조자: 일반인에 대해서는 응급의료에 관한 법률 제5조에 "응급환자를 발견한 때에는 즉시 이를 응급의료기관 등에 신고하여야 한다."라는 신고의무와 "응급의료종사자가 응급의료를 위하여 필요한 협조를 요청하는 경우에는 이에 적극 협조하여야 한다."라는 협조의무만을 규정하고 있다. 그러나 같은 법의 제4조에는 "모든 국민은 응급상황에서의 응급처치 요령, 응급의료기관 등의 안내 등 기본적인 대응방법을 알 권리가 있으며, 국가 및 지방자치단체는 이를 위한 교육 · 홍보 등 필요한 조치를 강구하여야 한다."라고 규정하고 있다. 따라서 심폐소생술을 모든 국민에게 교육하고 응급상황에서 시행할 수 있게 하는 것은 국민의 기본권리에 해당된다.

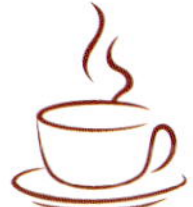

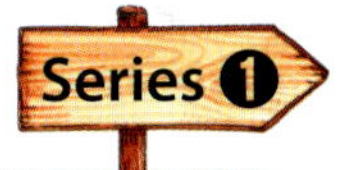

이태원 참사 주 사망 원인은 질식에 의한 심정지, 심폐소생술(인공호흡) 굉장히 중요

2022년 10월 29일 밤 서울 용산구 이태원동에서 발생한 압사 사고로 156명이 숨지고 172명이 다쳐 모두 328명의 사상자가 발생했다. 사망자 중 여성 98명, 남성 56명(외국인 사망자 14개국 26명)으로 폭 4m 정도의 좁은 길에서 한꺼번에 인파가 뒤엉키자 상대적으로 버티는 힘이 약하고 체격이 작은 여성의 피해가 많았다.

이번 참사는 좁은 골목에 수많은 사람들이 엉켜 넘어지며 도미노처럼 외부 압력에 의해 하중이 누적되고 흉부가 압도적인 압력으로 눌리면서 숨을 쉬지 못해 흉강이 팽창하지 못하여 산소 공급이 중단되어 질식에 의한 저산소성 심정지라는 전문가의 의견이 많았다.

산소 부족으로 인한 산소 농도가 떨어지면 가장 중요한 것은 빠르게 심폐소생술을 시행하는 것이다. 이때 심폐소생술보다 더 필요한 것이 인공호흡을 통한 산소공급으로 환자의 심장 박동이 회복될 때까지 환자의 뇌와 심장에 산소가 전달될 수 있도록 해주어야 한다. 하지만 현장 상황을 보면 이 같은 조치가 힘들었을 것으로 짐작되었다. 또한 압사 사고로 인한 복부팽창은 의사의 증언에 의하면 내부출혈인지 가스인지 확실하지 않지만 산소가 폐 아닌 다른 장기에 과도하게 쌓일 때 발생할 수 있다. (국제신문 2022.10.31)

3) 선의의 응급의료에 대한 면책(선한 사마리아인 조항): 응급의료에 관한 법률에 선의의 응급의료에 대한 면책조항이 있다. 이 법 제 5조 2항(선의의 응급의료에 대한 면책)은 "생명이 위급한 응급환자에게 해당하는 응급의료 또는 응급처치를 제공하여 발생한 재산상 손해와 사상에 대하여 고의 또는 중대한 과실이 없는 경우 해당행위자는 민사책임과 상해에 대한 형사책임을 지지 아니하고 사망에 대한 형사책임은 감면한다."로 규정함으로써, 선의의 구조자를 보호할 수 있는 법적 근거를 제공하고 있다.

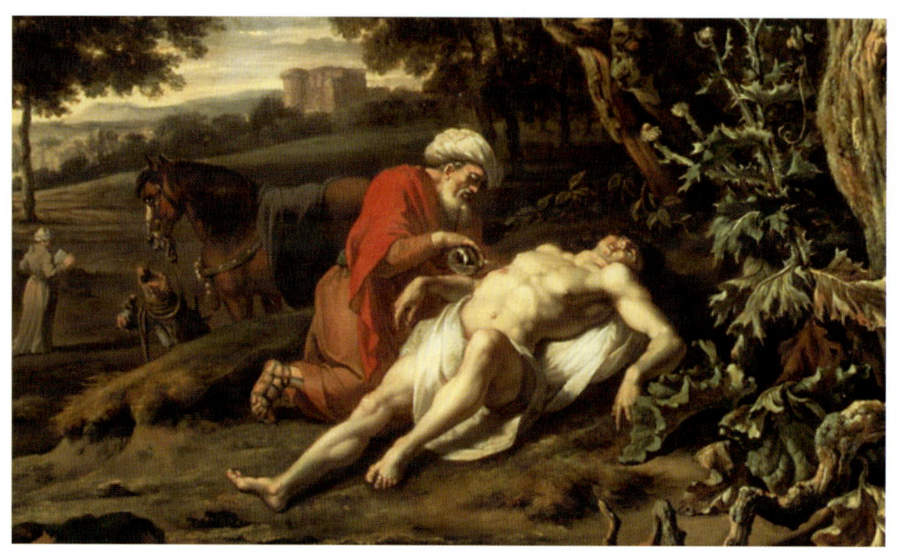

[그림 15-3] 성서에 등장하는 선한 사마리아인

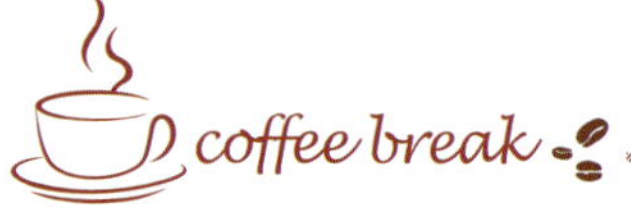

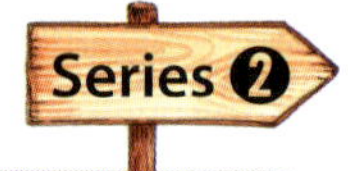

어떤 유대인이 예루살렘으로 가다가 강도를 만나 상해를 입은 상태였는데, 제사장과 레위인(종교인)은 그냥 지나쳤지만 사마리아인(천민)은 상처를 치료해주고 돌봐주었습니다. 다음 날 떠나면서까지 주막 주인에게 보살펴 달라고 부탁하였고, 돈이 더 들면 자기가 돌아올 때 갚겠다고 하였습니다. 당시 배경이 유대인이 사마리아인을 멸시하던 시대였지만 이 사람을 선한 사마리아인이라 불렀습니다. 여기서 유래된 이름을 따 '선한 사마리아인의 법'을 제정하였는데, 이는 다른 사람을 도와줄 때 발생할 수 있는 여러 사고에 대한 책임을 구제해 주는 법입니다. 선한 사마리아인의 법이 있기에 '내가 도와주려다 혹시 더 잘못되면 어쩌나' 하는 염려는 버려도 됩니다. 물론 응급처치의 기본원칙에 벗어나는 행동을 해서는 안 되는 것은 당연지사입니다.

3. 심폐소생술의 목적과 적응증

심폐소생술이란 환자가 의식장애, 호흡정지, 심정지 혹은 그에 가까운 상태에 빠졌을 때 호흡 및 순환을 보조하여 환자를 살리기 위해 시행하는 처치, 치료를 말한다. 소생술의 목적은 단기적인 관점과 장기적인 관점이 있다. 단기적 목적은 가슴압박과 인공호흡을 통해 뇌에 산소화된 혈류를 보내어 뇌의 심각한 손상을 피하게 하는 것이다. 뇌는 저산소에 상당히 약해서 심정지 때문에 산소공급이 끊기면 다양한 기능장애를 일으킨다. 또한 뇌로 가는 산소공급이 수분 이상 끊기면 뇌세포에 비가역적인 장애를 일으켜 자가심박이 재개해도 심각한 후유증이 남을 우려가 있다.

심폐소생술의 장기적 목적은 환자의 '사회복귀'이다. 심폐소생술을 통한 자발순환이 회복된 후에도 효율적인 '심정지 후 치료'를 시행함으로써 다시금 사회인으로서 살아가게 하는 것이 궁극적인 지향점이다.

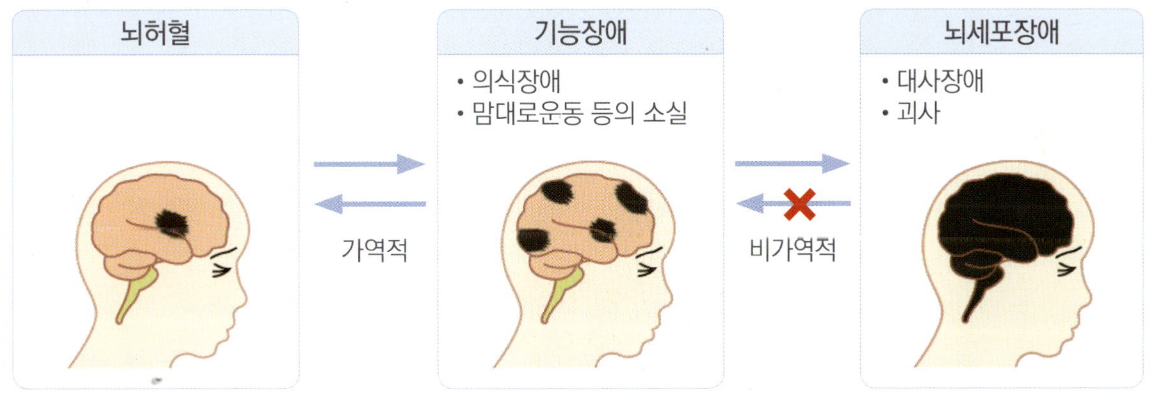

[그림 15-4] 저산소에 의한 뇌의 장애

4. 생존율 향상을 위한 5가지 생존사슬

심정지 환자의 생존율을 증가시키기 위해 반드시 필요한 일련의 단계들을 생존사슬(chain ofsurvival)이라 한다. 심정지 환자의 생존율을 높이기 위해서는 이와 같은 5가지의 필수적인 단계들이 사슬과 같이 서로 유기적으로 연결되어야만 하며 병원밖 심정지와 병원내 심정지로 구분하여 확인할 수 있다. [그림 15-5]

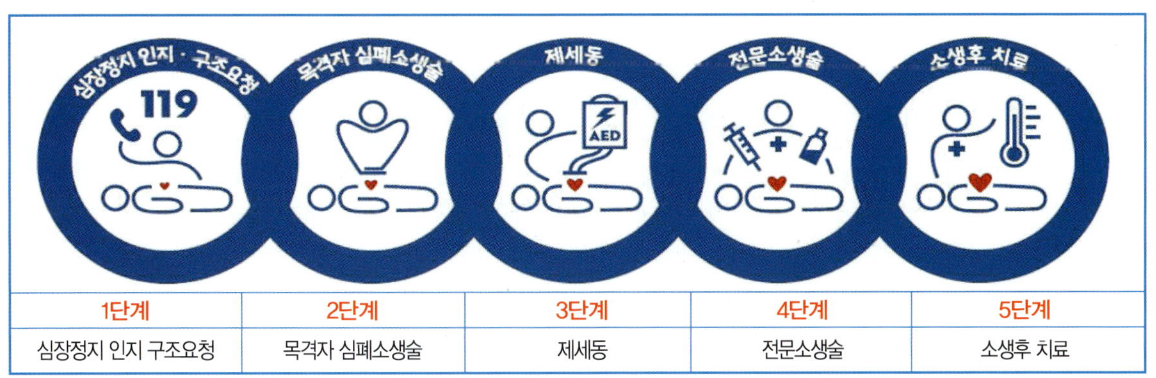

1단계	2단계	3단계	4단계	5단계
심장정지 인지 구조요청	목격자 심폐소생술	제세동	전문소생술	소생후 치료

[그림 15-5] 생존사슬

15
기본 심폐소생술 및 제세동기 적용

1) **심장정지 인지(병원 밖),조기인지(병원내)와 구조요청**: 심정지가 발생된 이후에는 적절한 심폐소생술이 시행되더라도 생존율이 매우 낮다. 따라서 심정지 발생을 예방하는 것이 매우 중요하다. 병원 밖에서는 심정지를 일으킬 수 있는 유발요인 및 위험요인을 감소시키기 위해 노력해야 하며 구조요청은 목격자가 심정지를 인지한 후 가장 먼저 해야한 행위로, 주변 사람들에게 구조를 요청하고 119에 전화함으로 응급의료체계가 활성화 된다. 병원 안에서는 심정지 발생 전에 나타나는 징후들을 빨리 파악하고 대처를 할 수 있는 원내응급팀(medical emergency team)이나 원내신속반응팀(rapidresponse team)의 역할이 필요하다.

2) **심폐소생술**: 신속한 신고 후에 구급대원이 도착할 때까지 심정지 환자에게 가장 필요한 처치는 목격자에 의한 심폐소생술이다. 목격자에 의한 심폐소생술이 시행된 경우에는 목격자에 의한 심폐소생술이 시행되지 않은 경우보다 심정지 환자의 생존율을 2~3배 증가시킨다. 드링커 박사의 생존곡선을 보면 심정지가 발생한 뒤 3분만 지나도 급격하게 소생률이 감소하고 4분만 지나도 50%가 채 안 된다. 심정지 환자의 생존율에 중요한 것은 심정지 후 얼마나 빨리 심폐소생술을 시작하느냐 하는 '시간싸움'인 것이다.

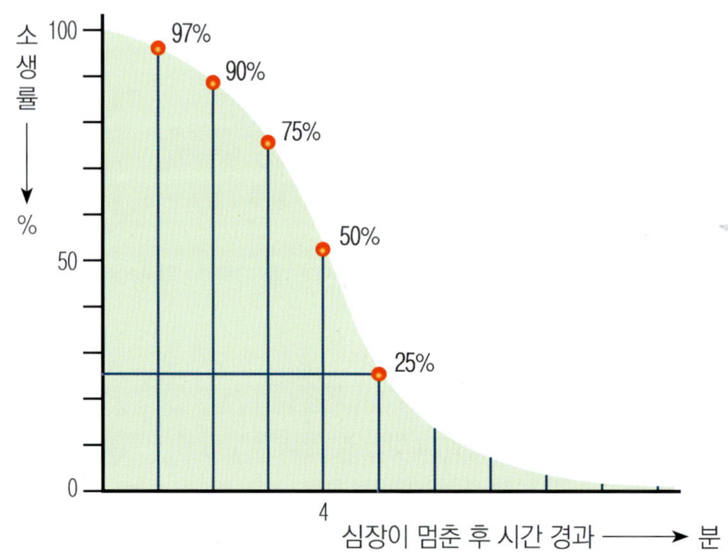

[그림 15-6] 드링커 박사의 생존곡선

3) **제세동**: 제세동처치는 빨리 시행할수록 효과적이다. 심실세동에서 제세동이 1분 지연될 때마다 제세동의 성공가능성은 7~10%씩 감소한다. 빠른 제세동을 위해 구급차에 자동제세동기가 보급되었고, 일반인 제세동 프로그램에 의해 자동제세동기가 공공장소에 설치됨으로써, 제세동치료를 받은 심실세동 환자의 생존율이 획기적으로 높아졌다.

4) **전문소생술**: 제세동처치에 반응하지 않는 심정지 환자의 자발순환을 회복시키려면 약물투여로 확보, 혈관수축제 또는 항부정맥제 등의 약물투여, 전문기도유지술 등의 전문소생술을 시행해야 한다. 자발순환이 회복된 심정지 환자에게는 통합적인 심정지 후 치료가 필요하다.

5) 소생후 치료 : 폐 환기 유지, 혈역학적 감시, 중환자 집중치료와 더불어 목표체온유지치료, 급성관상동맥증후군에 대한 응급관상동맥조영술 및 경피관상동맥중재술, 심장저지 원인 치료, 신경학적 예후를 평가하기 위한 치료 등이 포함된 통합적 치료과정으로 심정지로부터 순환회복된 환자를 심장정지 치료를 할 수 있는 적절한 시설, 인력, 장비를 보유한 의료기관으로 이송하여 치료를 하도록 해야한다.

5. 심폐소생술 기본원리의 변화

2006년 심폐소생술 지침에서는 기도개방(air way, A) – 호흡확인 및 인공호흡(breathing, B) – 가슴압박(chest compression, C) 즉 A – B – C가 권장되었지만, 2011년 지침 이후로는 C – A – B의 순서로 변경되었다. 이번에 개정된 2020년 가이드라인 역시 C – A – B 순서를 기본으로 하고 있다. 심폐소생술 전문교육을 받지 않은 일반인은 기도확보와 인공호흡 과정이 어려우므로 'only C', 즉 가슴압박소생술(hands–only CPR)'만 시행하는 것이 좋다.

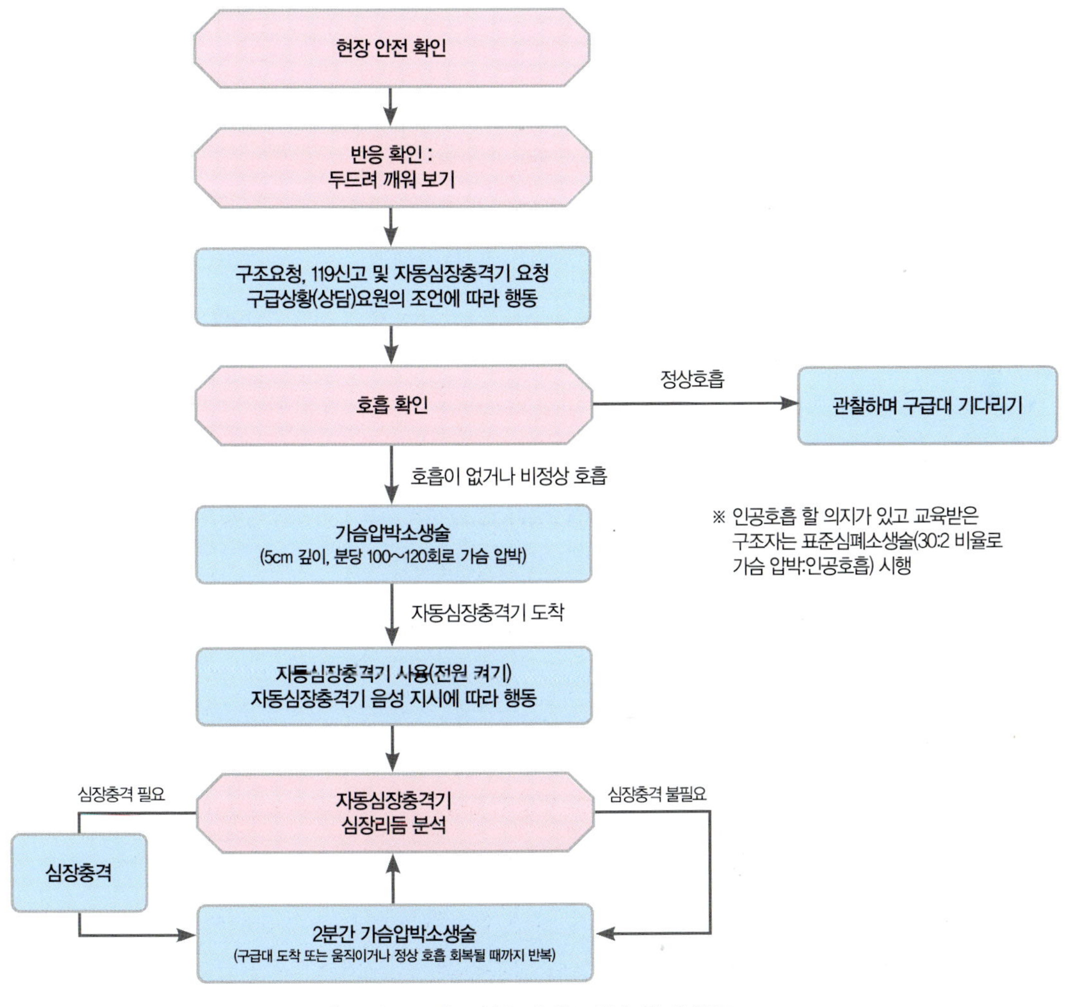

[그림 15-7] 기본 심폐소생술의 흐름도

[표 15-1] 기본 심폐소생술 흐름도 세부 참고표

치료	내용
호흡과 맥박 확인	10초 이내에 맥박과 무호흡(또는 비정상 호흡)을 동시에 확인
가슴압박	압박위치: 가슴뼈의 아래쪽 1/2 압박깊이: 성인 약 5cm, 소아 4~5cm, 영아 4cm 압박속도: 분당 100~120회
가슴압박 대 인공호흡 비율	가슴압박: 인공호흡을 30:2
(자동)제세동기 사용	(자동)제세동기가 도착하는 즉시 전원을 켜고 사용
심장리듬 분석	가슴압박을 중단한 상태에서 시행
제세동 후 심폐소생술	제세동 쇼크를 시행한 후에는 즉시 가슴압박을 다시 시작

6. 기본 심폐소생술 세부내용

1) 현장 안전과 환자의 반응 확인: 환자에게 접근하기 전에 구조자는 현장상황이 안전한지, 감염의 가능성은 없는지를 우선 확인한다. 안전하다고 판단되면 환자에게 다가가 어깨를 가볍게 두드리며 "괜찮으세요?"라고 물어본다. 확인하는 동안에 쓰러져 있는 환자의 머리나 목의 외상이 의심되면 손상이 더 악화되지 않도록 불필요한 움직임을 최소화한다. 이때 환자의 반응이 없으면 119에 신고한다. 반응이 있고 진료가 필요한 상태이면 119에 연락을 한 다음 환자의 상태를 자주 확인하면서 구급요원의 지시를 따른다.

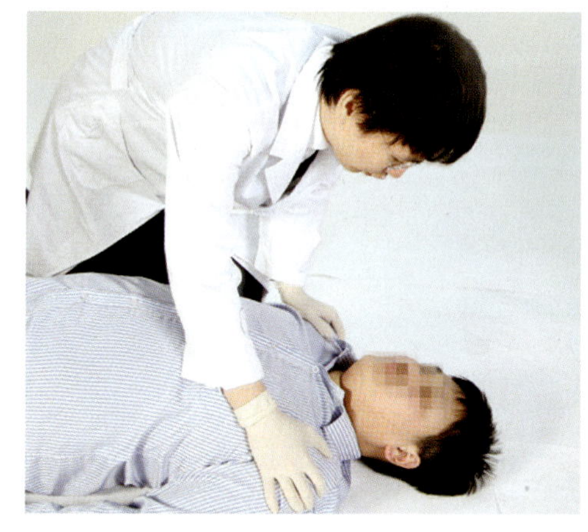

[그림 15-8] 반응의 확인

2) 응급의료체계 신고: 쓰러진 사람이 반응이 없으면, 즉시 119에 신고하고 자동제세동기를 요청한다. 현장에 있는 다른 사람에게 신고를 부탁할 때는 구체적으로 지목해 주는 것이 좋다. 사람이 많을 때는 다른 누군가가 신고할거라는 막연한 추측으로 아무도 하지 않을 수도 있다. 따라서 '거기 까만 옷에 안경 낀 아저씨, 119에 신고 좀 해주세요.' 라는 식으로 구체적으로 요구해야 한다. 구조자가 심폐소생술 교육을 받은 적이 없거나 심폐소생술 시행에 자신이 없다면, 응급의료 전화상담원의 지시를 따른다. 구조자는 응급의료 전화상담원이 전화를 끊어도 된다고 할 때까지 전화지시를 따르며 심폐소생술을 계속한다. (요약 ① 나이와 관계없이 전화 우선 ② 119 신고 ③ 구급요원의 심폐소생실 지도)

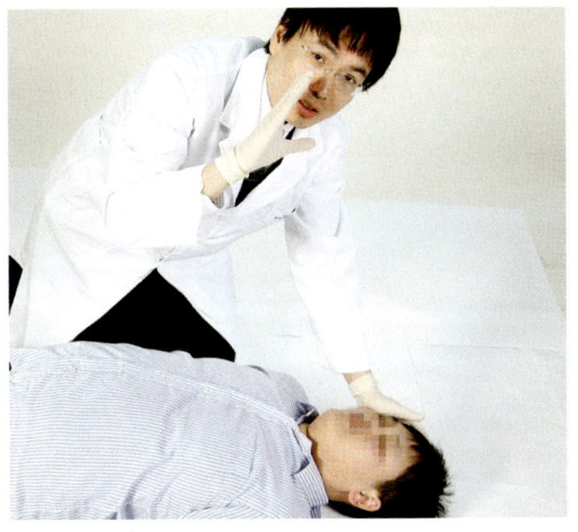

[그림 15-9] 119신고

3) 호흡과 맥박확인: 호흡은 없거나 비정상인지 관찰하며, 맥박은 목동맥에서 확인한다. 맥박과 호흡의 유무 및 비정상 여부를 동시에 10초 이내에 판별해야 한다. 의료인도 심정지를 확인하는 과정으로써 맥박을 확인하는 데 너무 많은 시간을 소모하는 것으로 나타났다. 일반인에게 맥박과 호흡의 확인은 매우 어렵다. 따라서 의료제공자가 아닌 경우는 맥박확인을 하지 않고 바로 가슴압박 단계로 넘어가면 된다.

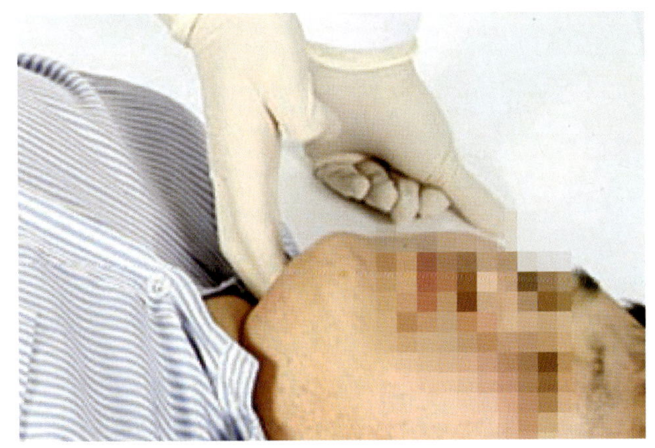

- 경동맥을 촉지하며 호흡까지 동시에 확인
  - 10초 이내!!!

[그림 15-10] 호흡과 맥박확인

4) 가슴압박: 심정지의 경우 압박 깊이는 성인의 경우 약 5cm, 가슴압박의 속도는 분당 100회~120회를 유지한다. 소아의 경우는 4~5cm, 가슴 두께의 최소 1/3이상이며, 영아의 경우 4cm, 가슴 두께의 최소 1/3이상을 압박한다. 가슴압박을 할 때 손의 위치는 가슴뼈의 아래쪽 1/2을 제안한다. [그림 15-12] 가슴압박 위치를 확인하기 위해 젖꼭지를 연결하는 가상의 선을 이용할 수 있으나 환자의 특성에 따라 정확한 압박 위치 선정에 도움이 되지 않을 수도 있다. 또한 가슴압박 이후 다음 가슴압박을 위한 혈류가 심장으로 충분히 채워지도록 각각의 가슴압박 이후 가슴의 이완을 최대로 해야 한다. 현장이 위험하지 않다면 일단 발견된 장소에서 가슴압박이 시작되어야 한다. 환자를 바닥이 평평하고 단단한 곳에 등을 대고 눕히거나 환자의 등에 단단한 판을 깔아 준다. 구조자는 한쪽 손바닥을 압박 위치에 대고 그 위에 다른 손바닥을 평행하게 겹쳐 두 손으로 압박한다. 손가락은 펴거나 깍지를 껴서, 손가락 끝이 가슴에 닿지 않도록 한다. 팔꿈치를 펴서 팔이 바닥에 대해 수직을 이룬 상태에서 체중을 이용하여 압박한다. 이렇지 않고 팔꿈치를 구부린 채 팔의 힘으로 압박하면 일정한 깊이를 유지할 수 없을 뿐만 아니라, 근육피로도가 증가하여 쉽게 지친다. 체중이 온전히 전달되기 위해 환자의 가슴과 구조자의 팔의 각도는 90도를 이루는 것이 좋다. 소아의 경우 한 손 혹은 두 손의 손바닥을 이용하며, 영아의 경우, 두 손가락으로 흉골 아래 1/2부분을 압박한다.이때 칼돌기와 갈비뼈를 누르지 않는다.

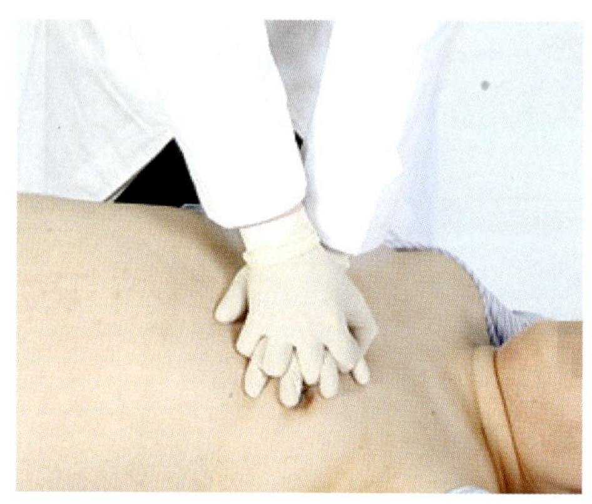

시술자의 전면 모습

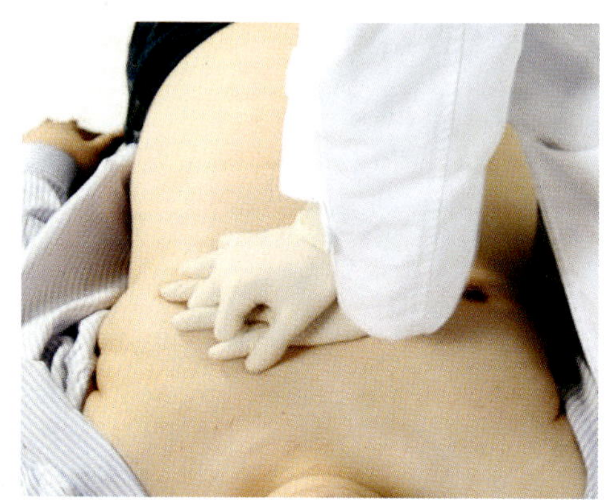

시술자의 측면 모습

[그림 15-11] 가슴압박

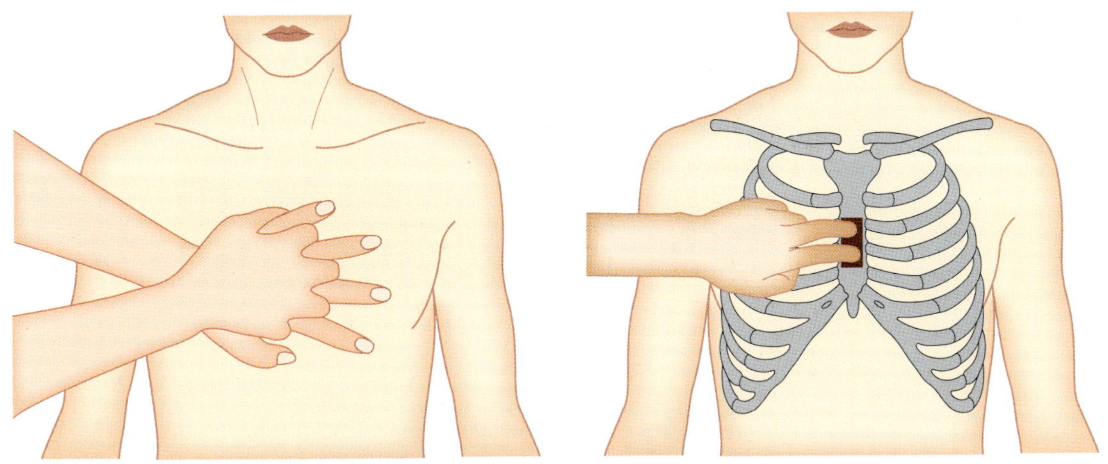

[그림 15-12] 가슴압박의 해부학적 위치

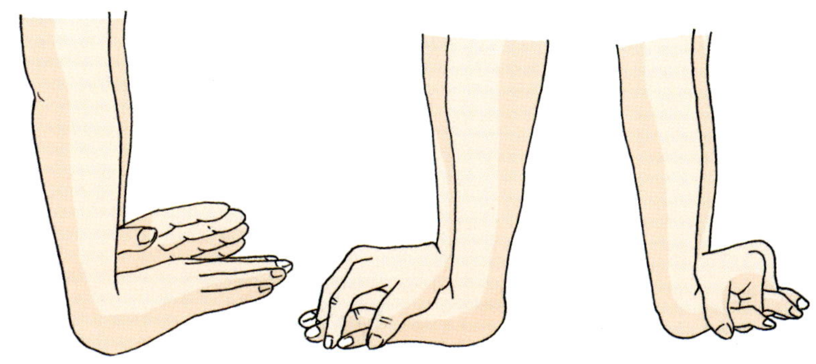

[그림 15-13] 가슴압박 시 손의 여러 가지 모양

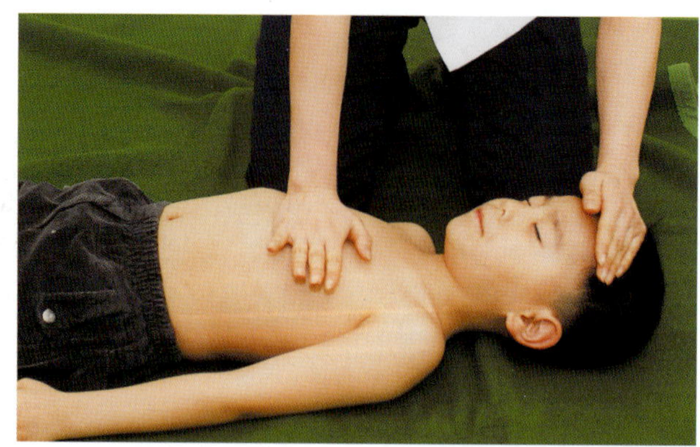

[그림 15-14] 소아의 가슴압박

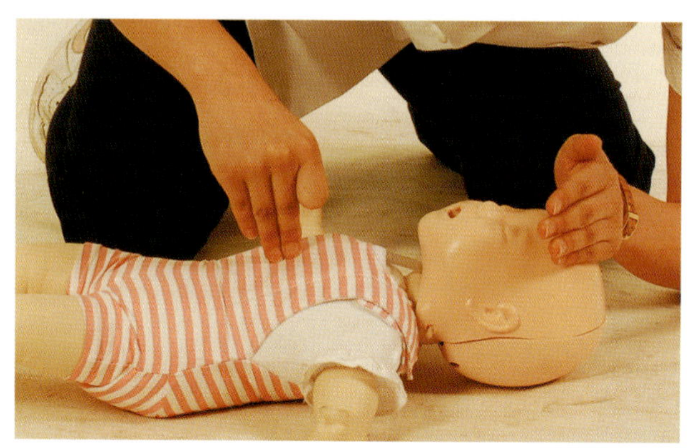

[그림 15-15] 영아의 가슴압박

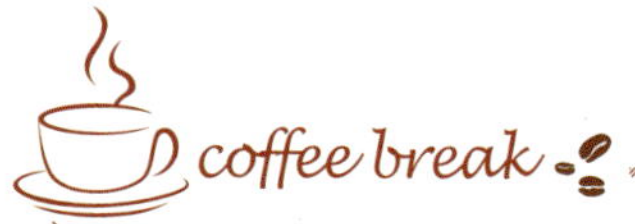

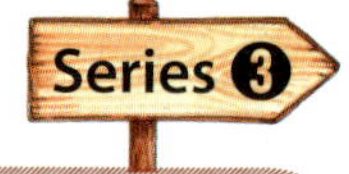

과거에는 가슴 압박의 경우 위치를 확인하기 위해 젖꼭지를 연결하는 가상의 선을 이용하기도 했습니다. 하지만 젖꼭지의 위치가 일반적이지 않고 위나 아래로 치우친 사람이 있어, 현재는 일반적으로 권고되지 않고 있습니다. 예를 들어 연예인 '유모씨'의 경우 '저쪼아래' 라는 별명이 있을 정도로 젖꼭지의 위치가 아래로 쳐져 있습니다. 인터넷에서 사진을 보았는데 가슴뼈(흉골)의 가장 하단부와 평행하여 있었고, 이럴 경우 가상의 선을 이용하며 압박을 하면, 가슴이 아닌 '위장압박'이 됩니다. 따라서 가슴압박의 위치를 선정함에 있어 직접 가슴뼈를 촉지한 뒤 아래 1/2 부위를 목표로 삼는 것이 좋겠습니다.

5) 기도유지 및 인공호흡: ① 기도유지방법 –훈련된 구조자는 머리기울임–턱들어올리기(head tilt-chin lift) 방법을 사용하여 기도를 개방한다. [그림 15-16] 이 방법은 한 손을 심정지 환자의 이마에 대고 손바닥으로 압력을 가하여 환자의 머리가 뒤로 기울어지게 하면서, 다른 손의 손가락으로 아래 턱의 뼈 부분을 머리 쪽으로 당겨 턱을 받쳐 주어 머리를 뒤로 기울이는 것이다. 이때 턱아래 부위의 연부조직을 깊게 누르면 오히려 기도를 막을 수 있기 때문에 주의한다. 척추손상 위험이 의심되는 경우에는 척추고정 장치를 적용하는 것보다 먼저 구조자의 손으로 척추 움직임을 제한하는 것을 고려한다. 경추손상이 의심되는 경우에는 머리를 신전시키지 않는 턱밀어올리기(jaw thrust) 방법을 사용하여 기도를 확보한다. [그림 15-17] 구조자는 심정지 환자의 머리 쪽에서 두 손을 각각 환자 머리의 양옆에 두고, 팔꿈치는 바닥에 닿게 한다. 그리고 두 손으로 아래턱 모서리를 잡아 위로 들어 올린다.

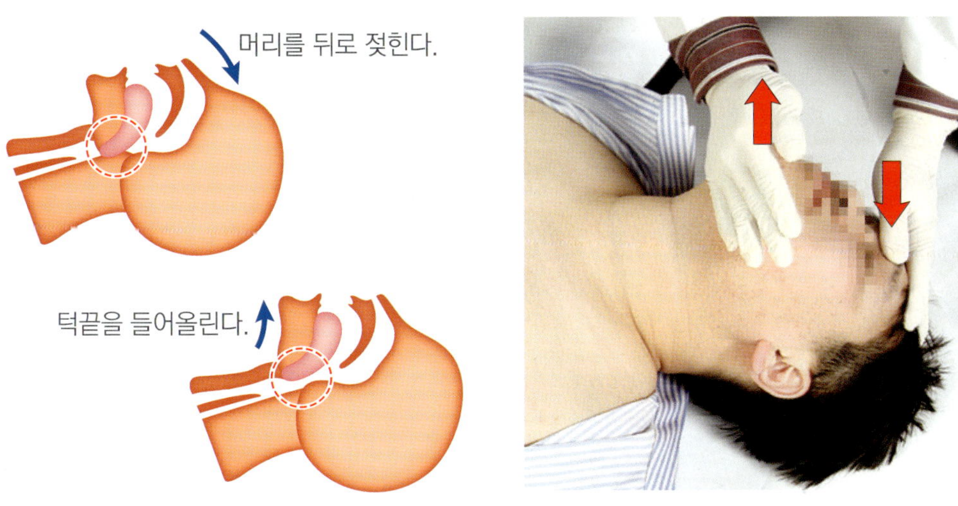

[그림 15-16] 머리기울임–턱들어올리기(head tilt-chin lift) 방법

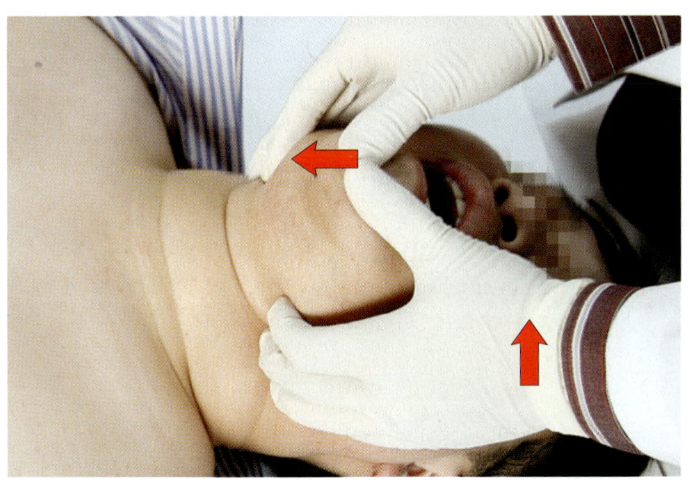

[그림 15-17] 턱밀어올리기(jaw thrust) 방법

② 인공호흡 방법 – 먼저 환자의 기도를 개방하고, 환자의 코를 막은 다음 구조자의 입을 환자의 입에 밀착시킨다. 입을 열 수 없는 경우에는 '입–코 인공호흡'을 하기도 한다. 만일 인공호흡 보조기구(ex. 포켓마스크)가 준비되어 있다면 사용할 수도 있으나, '입–입 인공호흡'을 통해 질병이 전염될 위험성은 매우 낮은 것으로 알려져 있으므로 보호기구를 준비하기 위해 인공호흡을 지연시키지 않아야 한다. 백마스크를 사용하기도 하는데 이것을 능숙하게 시행하기 위해서는 상당한 연습이 필요하기 때문에 혼자서 심폐소생술을 시행하는 경우에는 권장하지 않는다. 백마스크는 경험을 갖춘 2인 이상의 구조자가 사용할 때 가장 효과적이다.

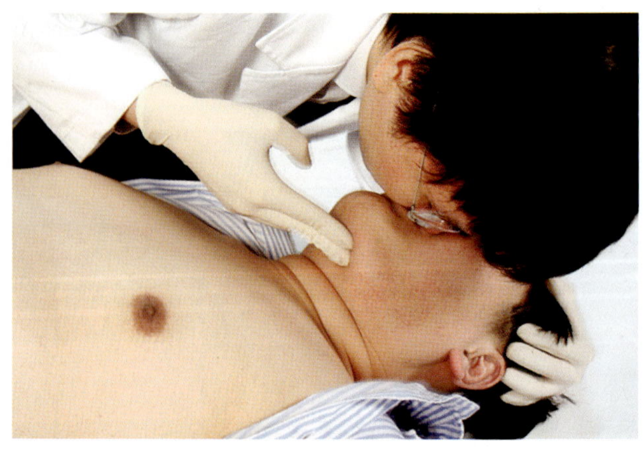

[그림 15–18] 입–입 인공호흡

인공호흡은 '보통 호흡'을 1초 동안 환자에게 불어넣는 것이다. '보통 호흡'이란 구조자가 숨을 깊이 들이쉬는 것이 아니라 평상 시 호흡과 같은 양을 들이쉬는 것이다. '깊은 호흡'보다 '보통 호흡'을 하는 것은 환자의 폐가 과다팽창 되는 것을 방지하고, 구조자가 과호흡할 때 발생되는 어지러움이나 두통 및 메스꺼움을 예방할 수 있기 때문이다. 성인심폐소생술 중에는 500~600ml(6~7 ml/kg)의 일회 호흡량을 유지한다. 이 양은 가슴팽창이 눈으로 확인될 정도의 호흡량이다.

적절한 가슴압박: 인공호흡의 비율은 30:2를 제안한다. 소아나 영아의 경우에는 1인 구조자의 경우 30:2로 동일하며, 의료제공자가 2인 이상 있는 경우는 15:2의 비율로 시행한다. 기관내 삽관 등 전문기도기가 유지되고 있는 경우에는 한 명의 구조자는 분당 100회~120회의 속도로 가슴압박을 중단 없이 계속하고 다른 구조자는 백밸브 마스크로 6초에 한번씩(분당 10회) 호흡을 보조하면 된다.

[표 15–3] 기타 인공호흡법

포켓마스크(Pocket Mask)	백마스크(Bag Mask)
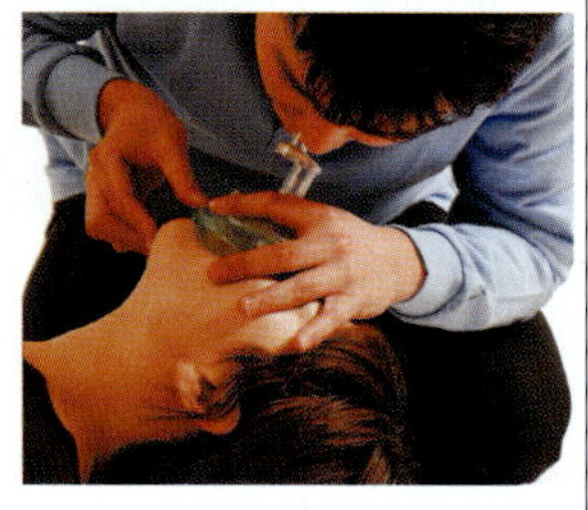 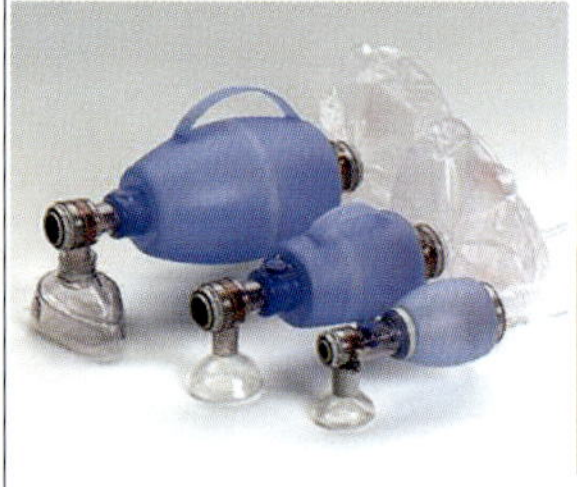	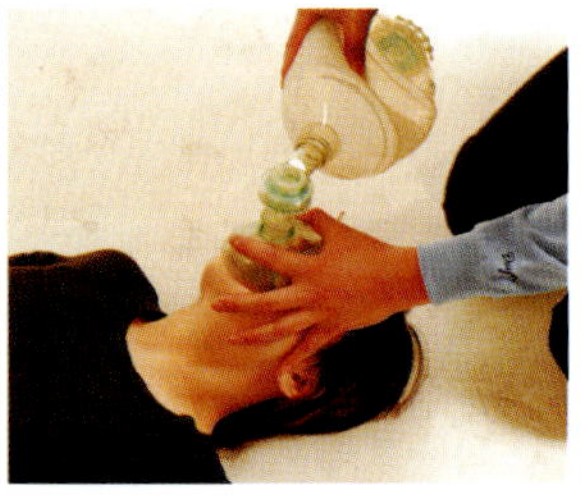
누구나 쉽게 휴대할 수 있으며 얼굴에 밀착하여 인공호흡의 효율성을 높일 수 있고 환자와 직접 접촉(일 방향 원리)하지 않아 감염으로부터 보호를 받을 수 있다.	한손으로 마스크를 밀착시키고 또 한손으로 밸브를 사용하며 대기 중 산소를 사용할 수 있으며 산소장비를 연결할 경우에는 고농도의 산소 공급이 가능하다.

6) 현장 소생술 시간과 회복 자세: 현장 소생술의 경우 일반은은 구급대가 도착할 때까지, 병원내의 경우 원내 전문소생술팀이 도착할 때까지 하는 것을 권고한다. 회복자세를 취해주는 방법은 몸 앞쪽으로 한쪽 팔을 다닥에 대고 다른 쪽 팔과 다리를 구부린 채 환자를 옆으로 돌려 눕히며, 머리의 위치는 낮게하여 가슴에 압력이 가해지지 않도록 한다.

7) 자동제세동기의 사용: 갑자기 발생된 심정지의 대부분은 심실세동에 의해 유발되며, 심실세동의 가장 중요한 치료는 전기적제세동(electrical defibrillation)이다. 제세동 성공률은 심실세동 발생 직후부터 1분마다 7~10%씩 감소되므로, 제세동은 심정지 현장에서 신속하게 시행되어야 한다. 자동제세동기는 의료지식이 충분하지 않은 일반인이나 의료제공자들이 쉽게 사용할 수 있도록 환자의 심전도를 자동으로 분석하여 제세동이 필요한 심정지를 구분해 주며, 사용자가 제세동을 할 수 있도록 유도하는 장비이다.

먼저 자동제세동기가 도착하면 심폐소생술에 방해가 되지 않는 위치에 놓은 후에 전원버튼을 누른다. 환자의 상의를 벗긴 후에, 두 개의 패드를 포장지에 그려져 있는 대로 환자의 가슴에 단단히 부착한다. 한 패드는 오른쪽 빗장뼈 아래에 부착하고, 다른 패드는 왼쪽 젖꼭지 아래의 중간겨드랑선(midaxillary line)에 부착하는 전외위치법(antero-lateral placement)이 일반적으로 사용된다. 패드 부착 부위에 땀이나 기타 이물질이 있으면 제거한 뒤에 패드를 부착한다. 자동제세동기가 심정지 환자의 심전도를 분석하는 동안 혼선을 주지 않기 위해 환자와의 접촉을 피하고, 환자의 몸이 움직이지 않도록 한다. 제세동이 필요한 경우라면 '제세동이 필요합니다.'라는 음성 또는 화면 메시지와 함께 자동제세동기가 스스로 제세동 에너지를 충전한다. 이후에 '제세동 버튼을 누르세요.'라는 음성 또는 화면지시가 나오면, 안전을 위하여 심정지 환자와 접촉한 사람이 있는지 확인한 뒤에 제세동 버튼을 누른다. 제세동을 시행한 뒤에는 지체 없이 심폐소생술을 다시 시작해야 하므로, 즉시 가슴압박을 시작한다. 자동제세동기가 '제세동이 필요하지 않습니다.'라고 분석한 경우에도 마찬가지로 심폐소생술을 다시 시작한다.

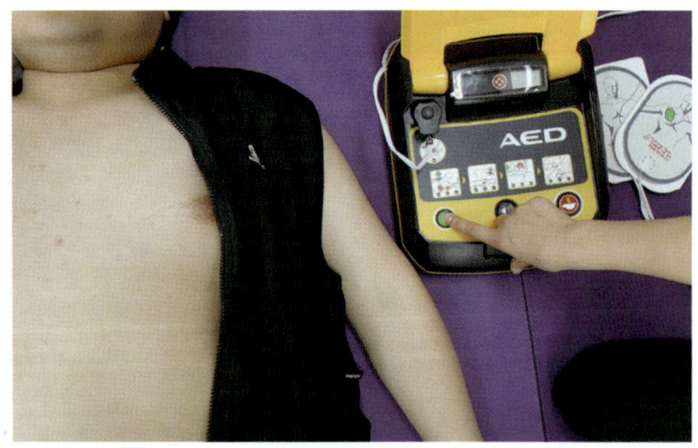

① 전원 ON

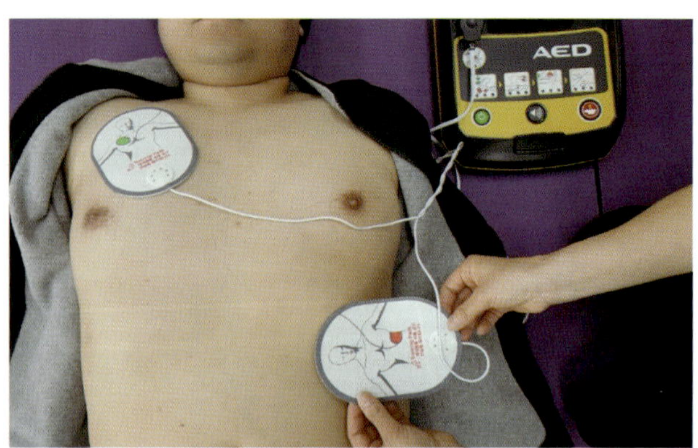

② 패드 부착

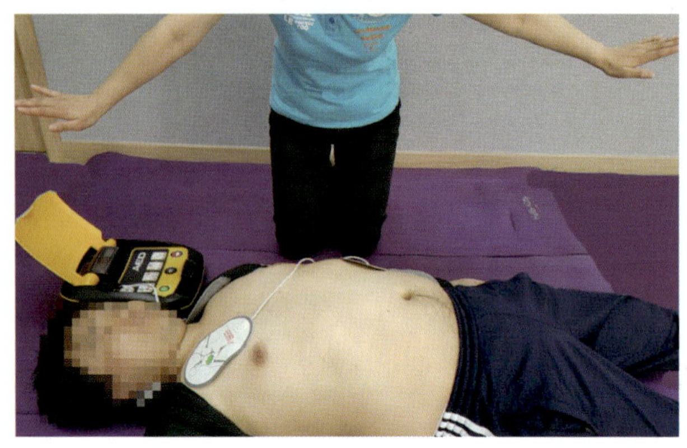

③ 분석 및 제세동 시행(shock버튼)

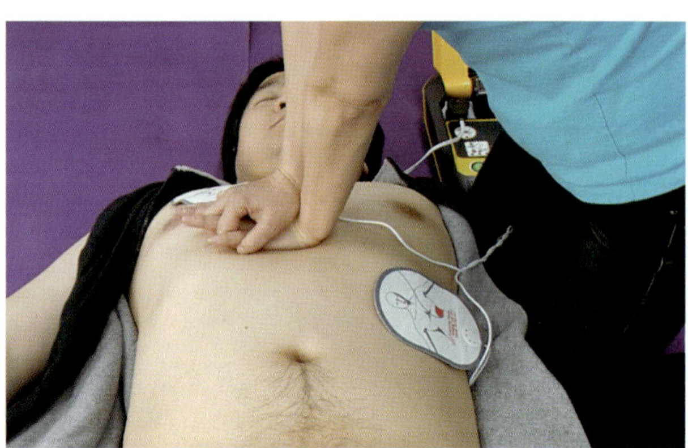

④ 가슴압박 실시

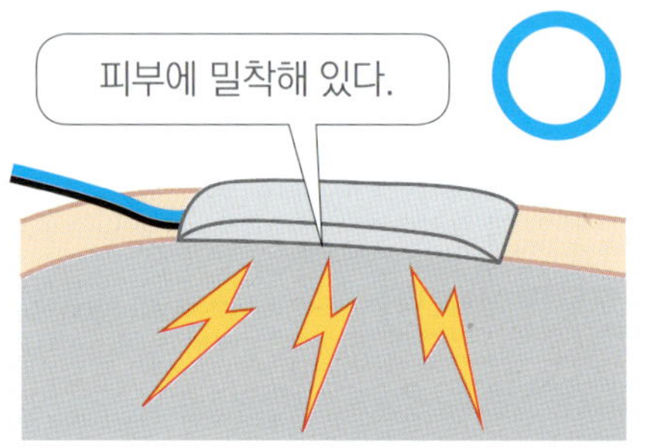

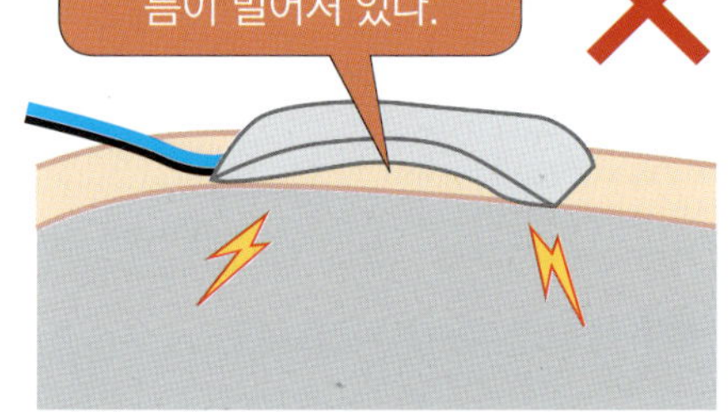

• 피부와의 사이에 공기가 들어가 있으면 전기가 잘 전달되지 않으므로 잘 밀착시킨다.

[그림 15-19] 자동제세동기의 사용 및 부착방법

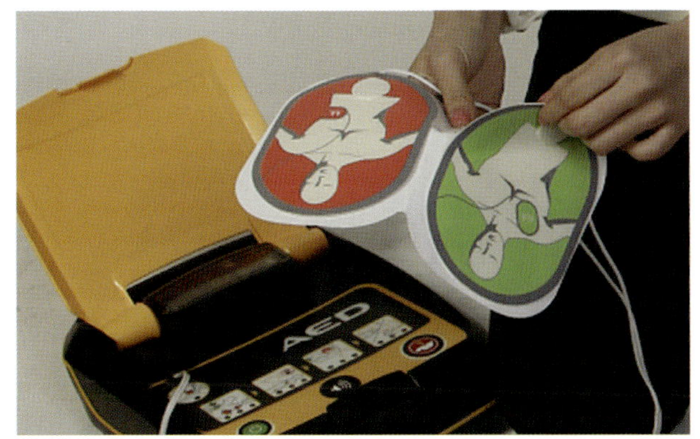

• 패드에 부착 위치가 각각 그려져 있다.

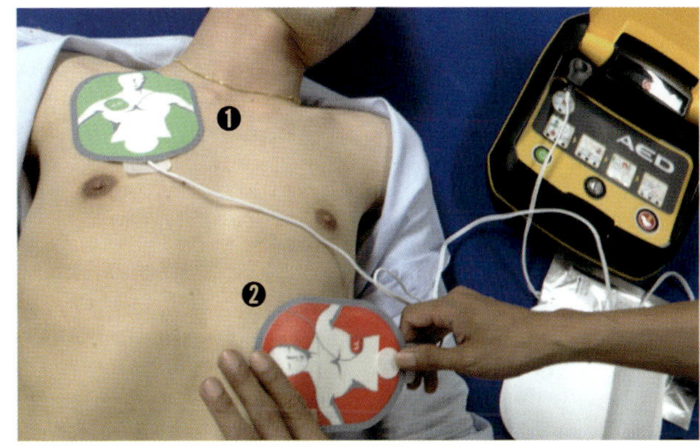

• 패드1: 오른쪽 빗장뼈 바로 아래 부착
• 패드2: 왼쪽 젖꼭지 옆 겨드랑이 부착

[그림 15-20] 패드의 부착 위치

8) 기도폐쇄 : 기도폐쇄로 인해 나타나는 증상으로는 갑자기 기침을 하면서 괴로운 표정을 짓거나, 호흡 시 이상음이 들리며 의식이 점점둔해지거나, 얼굴 등에 청색증이 나타나고 공기를 불어 넣어도 들어가지 않는 경우 등이 있다. 이때 환자에세 "목에 뭐가 걸렸나요?"라는 질문에 답하지 못하거나 고개를 끄덕이면 심가한 상태로 판단해야 한다. 가벼운 증상일 경우 "등두두리기 5회"를 시시하고 효과적이지 못할 경우 "복부 밀어내기 5회"를 실시한다. 이물질이 나올 때까지 반복한다. 심각한 경우 즉시 119에 연락 후 등 두두리기 5회, 복부 밀어내기 5회를 연속 실시하고 환자가 의식을 잃으면 바닥에 눕히고 즉시 심폐소생술을 실시한다. 임신, 고도 비만 등으로 복부를 감싸지 못할 경우 "가슴 밀어내기 5회" 를 실시한다.

복부 밀어내기 (Heimlich maneuver)	가슴 밀어내기 (chest thrust)	이물질 제거용 포셉 (foreign body remove forceps)
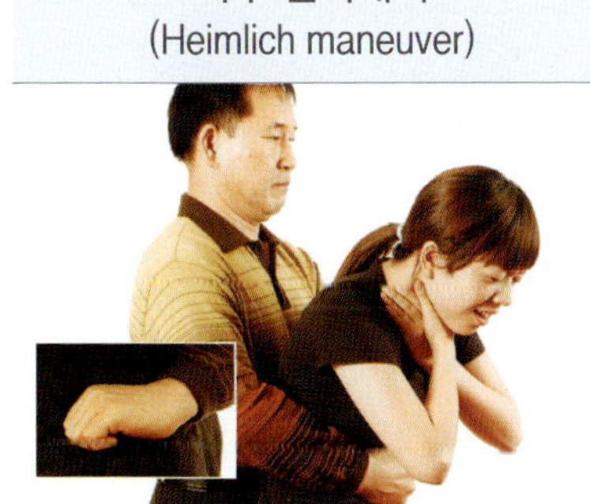	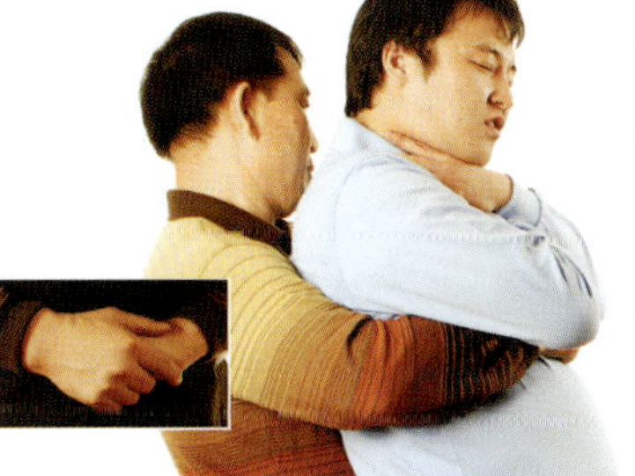	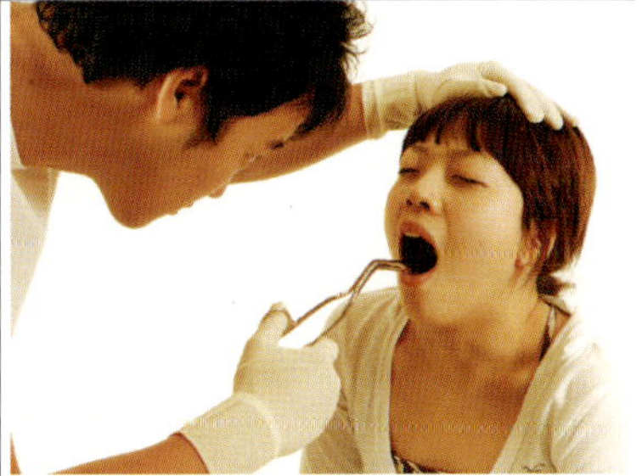
환자를 뒤에서 안고 환자의 상복부에 주먹 쥔 손을 대고 다른 손으로 주먹을 감싼 후 복부를 후상방으로 강하게 밀어올린다.	임산부, 복부비만자에게 가슴압박은 불가하기에 손을 환자의 상복부가 아닌 가슴에 두고, 압박을 후상방 아닌 후방으로 압박한다.	훈련을 받은 응급의료종사자는 환자의 입안에 이물질이 육안으로 보이는 경우에만 이물 제거 포셉 장비를 사용한다.
환자가 의식을 잃으면 바닥에 눕히고 즉시 가슴압박의 심폐소생술을 시행하는데 인공호흡을 할 때 마다 입을 벌리고 입 안을 확인하여 이물질이 보이면 턱과 혀를 동시에 한 손으로 쥐고 들어 올리면서 손가락을 이용하여 훑어내기 방법(finger sweep)으로 제거한다. 이물질이 보이지 않을 때 손가락을 목구멍에 넣지 않도록 한다.		

▶ 기도폐쇄 처치 방법

9) 익수 : 익수자가 차가운 물에 오랫동안 익수상태에서 소생하거나 의식이 완전히 회복된 경우가 종종 있기 때문에 발견 즉시 빠른 심폐소생술이 필요하다. 익사자의 심정지 원인이 대부분 저산소성이기에 익수에 의한 심정지 환자에게 구조자가 훈련을 받았고 시행 의지가 있는 경우, 인공호흡을 포함한 '표준 심폐소생술(C-A-B)'을 할 것을 제안하였다.

- 익수에 의한 심정지 환자에게 '자동제세동기의 사용'을 고려할 수 있다
- 익수로 심정지가 발생한 경우 적절한 장비를 갖춘 잘 훈련된 수상구조팀이라면 '구명보트 위'에서 심폐소생술을 시행하는 것을 고려할 수 있다.
- 익수로 인한 심정지 환자에게 '물 속에서의 심폐소생술'은 적절한 장비를 갖춘 잘 훈련된 수상구조팀이라면 고려할 수 있다.

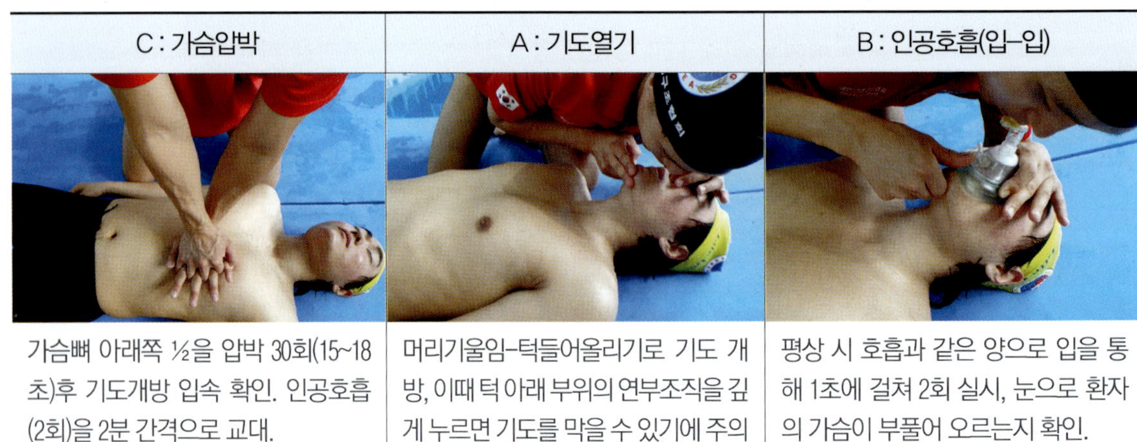

C : 가슴압박	A : 기도열기	B : 인공호흡(입-입)
가슴뼈 아래쪽 ½을 압박 30회(15~18초)후 기도개방 입속 확인. 인공호흡(2회)을 2분 간격으로 교대.	머리기울임-턱들어올리기로 기도 개방, 이때 턱 아래 부위의 연부조직을 깊게 누르면 기도를 막을 수 있기에 주의	평상 시 호흡과 같은 양으로 입을 통해 1초에 걸쳐 2회 실시, 눈으로 환자의 가슴이 부풀어 오르는지 확인.

10) 소아와 성인의 구분

[표 15-2] 심폐소생술 성인, 소아, 영아의 비교표

항 목	성인(만 8세부터)	소아(만 1세~만 8세 미만)	영아(만 1세 미만까지)
기본소생술 순서	가슴압박(C) - 기도유지(A) - 인공호흡(B)		
응급의료연락(119신고)	반응을 확인하고 반응이 없으면 119 신고(자동제세동기도 요청)		
호흡확인	호흡이 없거나 비정상적인 호흡으로 판단되면 즉시 가슴압박		
가슴압박 위치	가슴뼈 아래쪽 ½ (분당 100-120회)		
가슴압박 깊이	약 5cm	약 4-5cm	약 4cm
가슴압박 : 인공호흡	30 : 2 (소아 · 영아에서 보건 의료인 2인 구조 시 15 : 2)		
가슴압박소생술	심폐소생술 훈련을 받지 않은 일반인이나, 인공호흡을 제공할 의사가 없을 때 사용		
기도유지/인공호흡	머리기울임-턱 들어 올리기/입-입 인공호흡		
이물에 의한 기도폐쇄	성인 · 소아 : 등두드리기 5회-복부밀어내기5회(반복) 영아 : 등두드리기5회-가슴밀어내기 5회(반복)		
자동제세동기 사용	제세동기가 도착하면 음성지시에 따라 제세동 쇼크를 한 후 즉시 가슴압박 실시		

11) 코로나 19관련

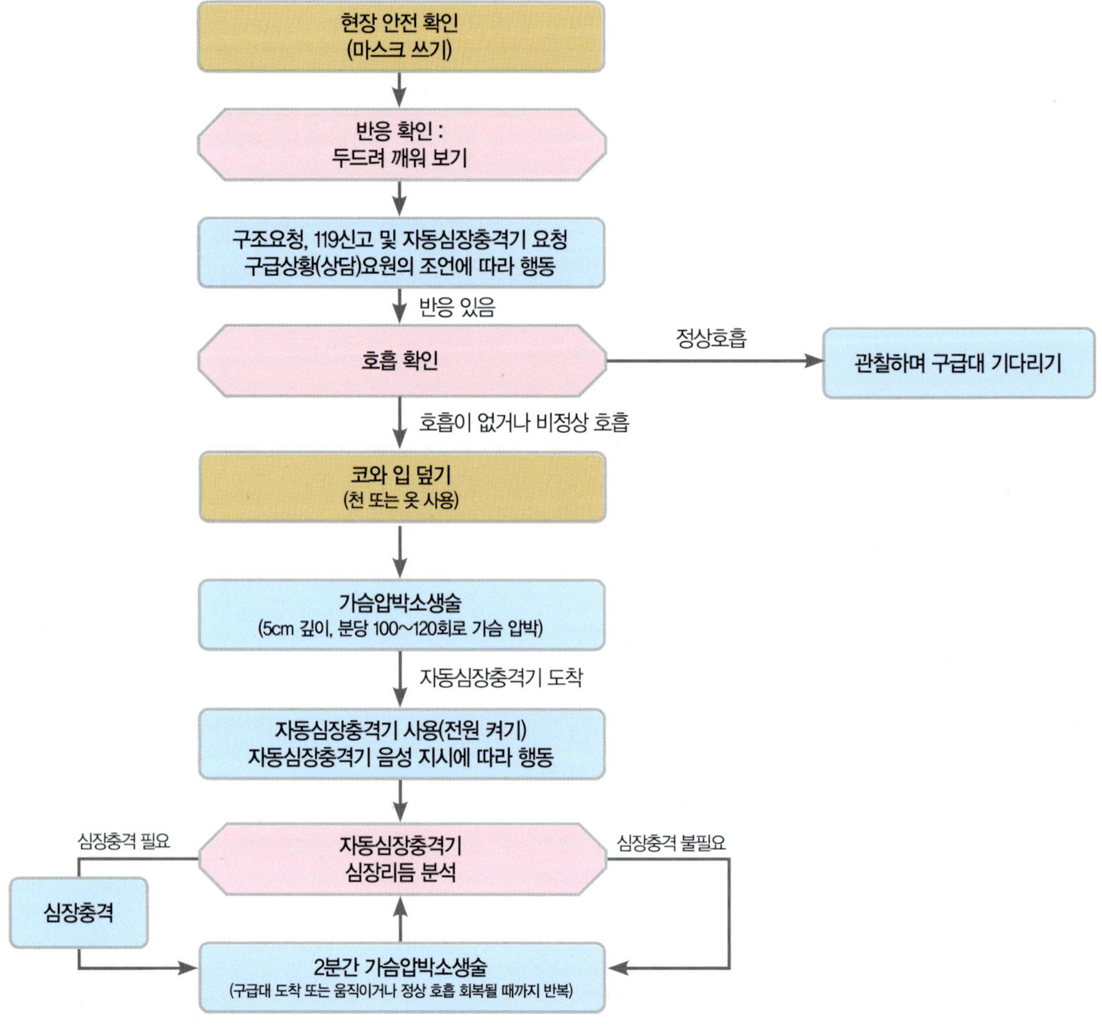

■ **일반인 구조자(2020년 한국형) 심폐소생술 순서 (COVID-19 의심자)**

12) 심폐소생술의 주기와 시행자의 교대: 제세동기의 사용 후 2분 동안 가슴압박과 인공호흡을 30:2의 비율로 반복한다. 통상적으로 5주기 정도가 시행되게 되며, 그 후 다시 제세동기를 사용하면 된다. 가슴압박을 하는 구조자가 지치면 가슴압박의 속도나 깊이가 부적절해진다. 구조자 자신은 가슴압박을 시행한 후 5분 정도까지도 피로를 느끼지 못할 수 있으나, 가슴압박을 시작하고 1분 정도가 지나면 압박 깊이가 줄어든다. 두 명 이상의 구조자가 심폐소생술을 할 때에는 2분마다 또는 5주기의 심폐소생술 후에 가슴압박시행자를 교대해 준다. 임무를 교대할 때에는 가능하면 가슴압박이 5초 이상 중단되지 않도록 한다. 여러 명의 구조자가 있다면 2분마다 돌아가면서 가슴압박을 시행하는 것이 바람직하다.

7. 심폐소생술의 합병증

가슴압박이 적절히 시행되더라도 늑골골절이 발생한다. 심폐소생술 후 사망한 환자를 부검한 연구에 의하면 늑골(13~97%)이나 가슴뼈의 골절(1~43%)이 흔히 관찰되었으며 드물지만 기흉, 혈흉, 폐좌상, 간열상, 지방색전증, 혈심낭염, 대동맥열상, 비장손상 등이 발생한다고 알려졌다. 그럼에도 불구하고 심폐소생술에 의한 합병증의 발생 가능성과 심폐소생술에 의한 소생가능성의 효과를 비교한다면 심정지가 의심되는 환자에게 심폐소생술을 시행할 것을 권고한다.

8. 가장 중요한 한마디!

여기까지 심폐소생술에 대해 자세히 알아보았다. 이번 단원을 마치면서 꼭 당부하고 싶은 말이 있다. 그것은 바로 '절대 멈추지 말라!'이다. 처음 5분 정도는 열심히 가슴압박을 하지만 시간이 흐를수록 몸도 지치고 정신도 집중력을 잃기 쉽다. 특히 가슴압박 시술자 교대 시, 모니터의 파형확인이나 제세동 시, 의료인의 경우 기관삽관 동안이나 확인과정 동안에 특히 주의하자. 그 어떤 것보다 '가슴 압박' 보다 중요한 것은 없다.

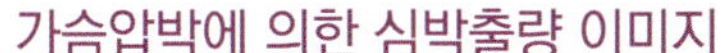

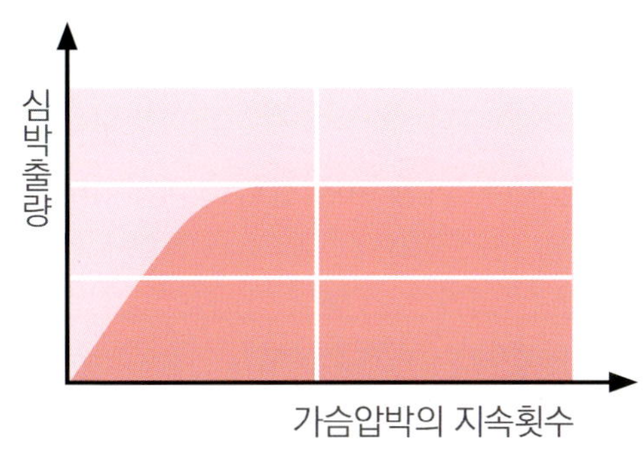

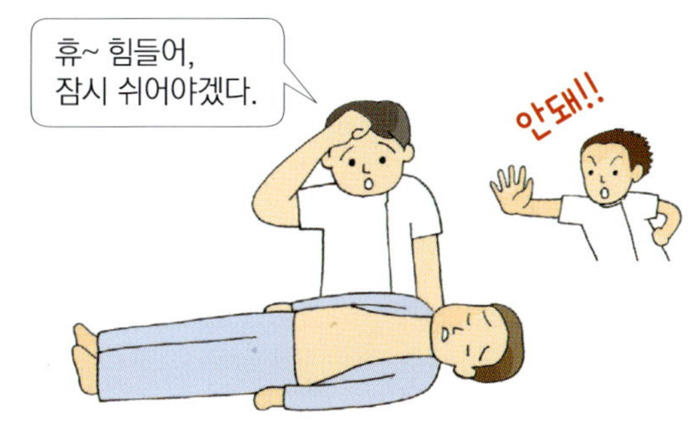

특히 주의해야 하는 시기	
• 일시 중단했을 때 - 가슴압박 시술자 교대 시 - 모니터의 파형 확인이나 제세동 - 기관삽관 후의 확인 등 ➜ 바로 재개	• 모니터, 제세동의 준비나 기관삽관을 하는 동안 ➜ 준비나 술기에 지장이 없는 한 끊임없이 계속한다.

[그림 15-21] 가슴압박에 의한 심박출량 및 주의사항

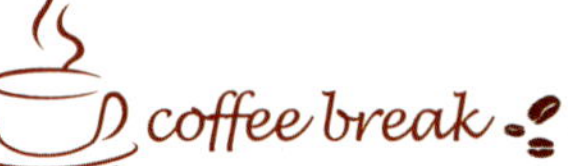

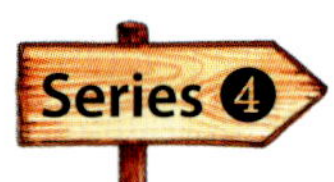

제세동기(除細動器)를 한자 그대로 풀이해보자면 '(심장의) 잔떨림(細動)'을 없애는(除) 기계(器)라고 할 수 있겠습니다. 이것은 주로 심정지가 심실의 세동(defibrillation)에 의해서 발생하므로, 이것을 정상 심박동으로 전환한다는 의미에서 유래한 단어라 할 수 있습니다. 실제로 제세동기의 영어단어인 defrillation도 어원상 결국은 같은 의미입니다.

좀 더 넓은 의미로 표현하자면 심장에 고압전류를 단시간 동안 통하게 함으로써 다양한 형태의 생명을 위협(life-threatening)하는 심실빈맥(ventricular tachycardia, VT), 심실세동(ventricular fibrillation, VF), 심방세동(atrial fibrillation, Af), 심방조동(atrial flutter, AF) 등의 부정맥을 정상적인 리듬(normal sinus rhythm)으로 되돌리는 기기라고 할 수 있습니다.

이번 칼럼에서는 이 단어(제세동기)가 일반인들에게는 생각보다 어렵다는 것입니다. 실제로 인터넷을 찾아보면, 일반인들은 제세동기를 '재'세동기로 표현하는 경우도 종종 있습니다. 따라서, 2017년 8월부터 행정안전부에서는 제세동기라는 표현대신 심장충격기라는 단어를 사용하고 있습니다. 실제로 공문에서는 이미 심장충격기라는 단어를 사용하고 있습니다(그림 1). 우리가 향후 의료계에 나가서 환자를 간호하게 될 때에는 어려운 의학용어 사용은 '지양'하고, 쉬운 용어 사용을 '지향'해야하겠습니다. ➜ 이렇게 표현하면 독자 여러분들도 이해가 어려우시죠? ^^ 마찬가지입니다. 어려운 의학용어 사용은 자제하고, 환자에게는 쉬운 용어를 사용하도록 합시다. 이상 이번 칼럼을 마칩니다.

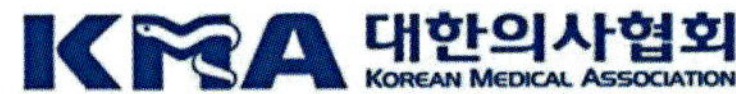

"국민을 위한 바른의료, 대한의사협회가 함께 합니다"

㉾140-721 서울시 용산구 이촌로 46길 33(이촌동) [http://www.kma.org]/전화(02)6350-6542/전송(02)796-4487
정책국 정책국장 최윤배(6530)**정책팀장** 팀장 박우민(6532) 팀원 이은혜(6542) E-mail : luvu000@kma.org

문서번호 대의협 제626-46호

시행일자 2017. 4. 10.

수 신 수신처 참조

참 조

제 목 의료기기 안전성 서한 배포[저출력심장충격기]

1. 귀회의 무궁한 발전을 기원합니다.

2. 관련 근거 :식품의약품안전처 의료기기안전평가과-2240(2017.4.7.)

3. 상기 근거와 관련하여, 필립스코리아(주)는 저출력심장충격기(모델명 : HeartStart MRx)의 전원이 켜지지 않거나 반복적으로 재부팅되는 등의 문제가 발생할 수 있어 현재 해당제품 사용자에게 조치사항을 안내하고 있습니다.

*해당 저출력심장충격기는 의료기관 및 구급차 등에서 전문가가 사용하는 의료기기임

4. 이에, 식품의약품안전처에서는 해당제품의 사용자가 보유중인 제품을 점검하고, 점검결과 이상이 있는 경우 해당업체에 연락하여 수리 또는 교체하도록 의료기기 안전성 서한을 붙임과 같이 우리협회로 배포해 온 바, 귀회 소속회원들에게 널리 안내하여 주시기 바랍니다.

5. 아울러, 동 사례 관련 의심되는 이상사례 등을 인지하는 경우에는 식품의약품안전처(의료기기안전평가과, 043-719-5007, 5014)로 신고해 주시기 바랍니다.

대 한 의 사 협 회 장

"국민의 건강과 행복, 의협이 함께 합니다"

수신처 : 각시도의사회장, 대한의학회장(26개 전문과목학회장), 대한개원의협의회장(각과개원의협의회장)

[그림 15-22] 대한의사협회의 공문. 공문을 보면 제세동기 대신에 심장충격기라는 용어를 사용하고 있다.

15

기본 심폐소생술 및 제세동기 적용

기본 심폐소생술 및 제세동기 적용의 성취목표·선행지식과 관련된 문제

01 심폐소생술의 목적에 대해 서술하시오.

02 기본 심폐소생흐름에 대해 설명하시오.

03 자동제세동기에 대해 설명하시오.

04 심폐소생술로 인한 합병증에 대해 설명하시오.

05 경추 손상이 의심되는 환자의 경우 기도확보방법은 무엇인가?

문항에 대한 해설

01 환자가 의식장애, 호흡정지, 심정지 혹은 그에 가까운 상태에 빠졌을 때 호흡 및 순환을 보조하여 환자를 살리기 위해 시행하는 처치, 치료를 말한다.

- 단기적 목적: 가슴압박과 인공호흡을 통해 뇌에 산소화된 혈류를 보내어 뇌의 심각한 손상을 피하게 하는 것이다.
- 장기적 목적: 환자의 '사회복귀'

02

치료	내용
호흡과 맥박 확인	10초 이내에 맥박과 무호흡(또는 비정상 호흡)을 동시에 확인
가슴압박	압박위치: 가슴뼈의 아래쪽 1/2 압박깊이: 성인 약 5cm, 소아 4~5cm, 영아 4cm 압박속도: 분당 100~120회
가슴압박 대 인공호흡 비율	가슴압박: 인공호흡을 30:2
(자동)제세동기 사용	(자동)제세동기가 도착하는 즉시 전원을 켜고 사용
심장리듬 분석	가슴압박을 중단한 상태에서 시행
제세동 후 심폐소생술	제세동 쇼크를 시행한 후에는 즉시 가슴압박을 다시 시작

03

▶갑자기 발생된 심정지의 대부분은 심실세동에 의해 유발되며, 심실세동의 가장 중요한 치료는 전기적제세동(electrical defibrillation)이다.

▶제세동 성공률은 심실세동 발생 직후부터 1분마다 7~10%씩 감소되므로, 제세동은 심정지 현장에서 신속하게 시행되어야 한다.

▶자동제세동기는 의료지식이 충분하지 않은 일반인이나 의료제공자들이 쉽게 사용할 수 있도록 환자의 심전도를 자동으로 분석하여 제세동이 필요한 심정지를 구분해 주며, 사용자가 제세동을 할 수 있도록 유도하는 장비이다.

04

▶늑골(13~97%), 가슴뼈의 골절(1~43%) 발생

▶그외 기흉, 혈흉, 폐좌상, 간열상, 지방색전증, 혈심낭염, 대동맥열상, 비장손상 등이 드물게 발생

05 머리를 신전시키지 않는 턱밀어올리기(jaw thrust) 방법을 사용하여 기도를 확보한다.

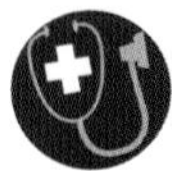

기본 심폐소생술 및 제세동기 적용 관련 사례

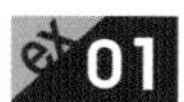

당신은 내과병동 3년 차 간호사이다. 간호회진 중 병실 화장실 앞에서 67세 남자 BI환자가 의식을 잃고 쓰러져있는 모습을 발견하였다.

▶적절한 간호활동을 수행하세요.

ex 02

당신은 간호대학생으로 6층 강의실에 가기 위해 엘리베이터 앞에 서 있다. 엘리베이터를 기다리고 있던 중, 건강해 보이던 30대 남성이 갑자기 가슴을 움켜쥐며 쓰러지는 모습을 목격했다. 엘리베이터 맞은편에는 자동 체외 제세동기[AED(automatic external defibrillator), '체외'를 생략하여 자동제세동기라고도 하며, 최근에는 제세동기라는 용어 대신에 심장충격기라고도 함]가 설치되어 있었다.

▶상기 응급상황에 적절한 조치를 시행하세요.

ex 03

은행에서 4세로 보이는 남자아이가 쓰러져 있는 것을 발견하였다. 아이의 어머니는 방금 전에 사탕을 입안에 물고 있었다고 하였다.

▶적절한 응급조치를 시행하세요.

ex 04

70세 여자 BJ환자는 고관절 전치환술(total hip replacement, THR)을 시행받고 현재 입원치료 중이다. 환자는 모니터링 중에 심실세동(ventricular fibrillation, VF)의 리듬이 발생하였다. 환자의 심박동수(heart rate, HR)는 280회/분으로 확인되었으며, 심전도 상 P파와 PR파는 소실되었고 QRS는 0.18이상으로 넓어졌으며 QT 간격은 없었다. 담당 의사에게 바로 상황을 notify하였으며, 방송실에 코드 블루(code blue. 의료코드의 한 종류로 주로 심폐소생술이 필요한 환자가 발생시 사용함)를 띄우고, CPR(cardiopulmonary resuscitation)팀을 호출하였다.

▶현 상황에 대해서 담당 간호사로서 적절한 간호활동을 수행하세요.

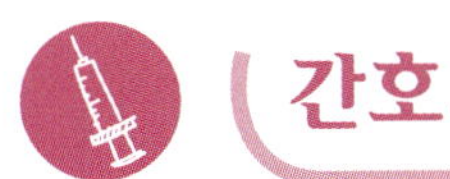

간호기록

날짜/시간	처 치	간 호 내 용	서 명

MEMO

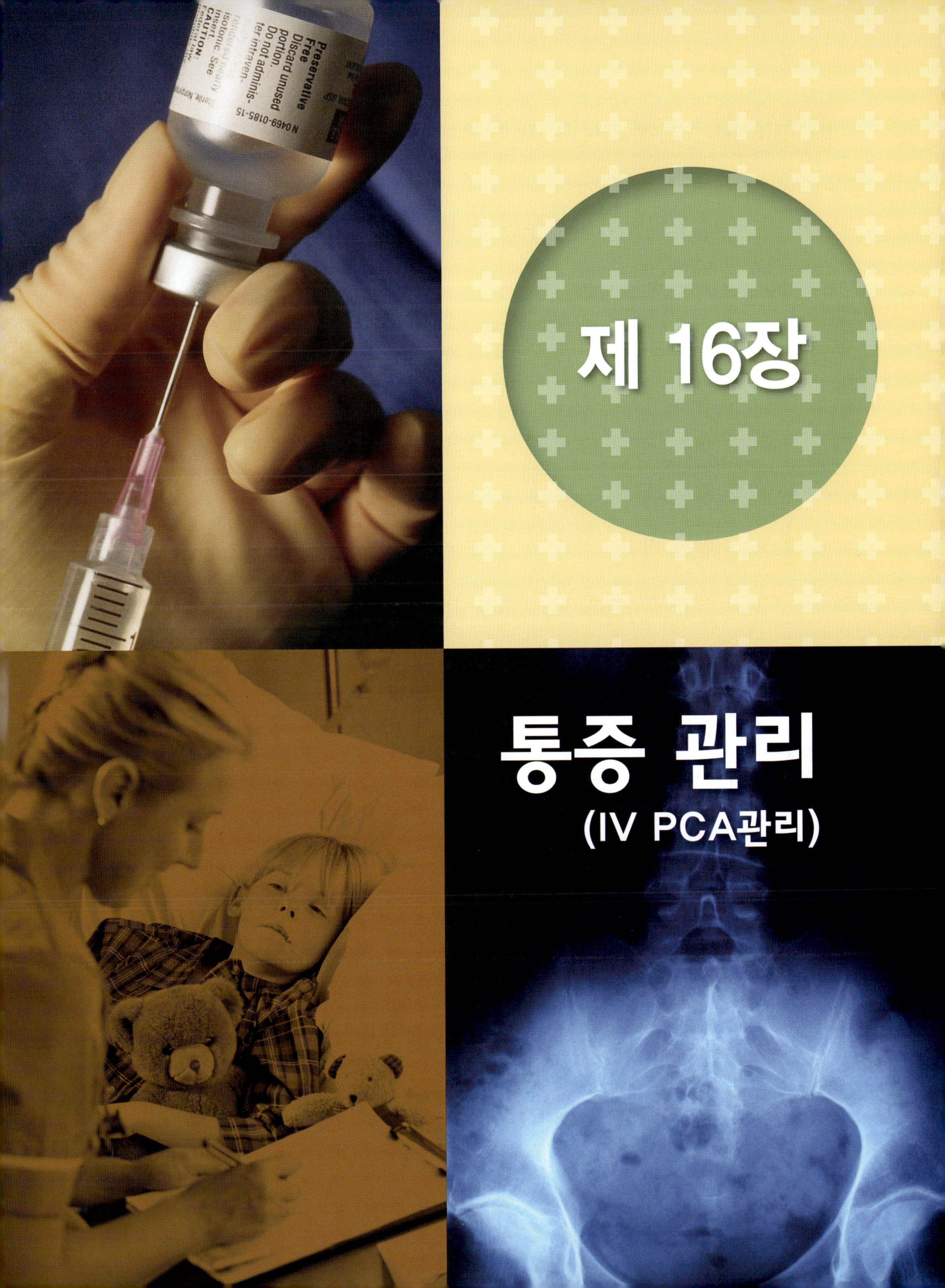
제 16장
통증 관리
(IV PCA관리)

제 16장 통증 관리(IV PCA 관리)

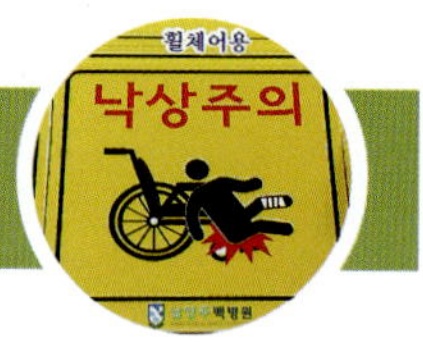

Ⅰ. 통증위험요인에 대하여 우선 알아야 할 지식들

1. 통증환자와의 면담법

이번 장에서 다루는 내용은 대부분 대한통증학회에서 발생한 '통증의학' 교과서의 내용을 참고하였다. 이 책에 수록된 내용에 따르면 통증환자의 대화 시 환자가 자신 스스로 표현하도록 두는 것이 좋다. 프랑스의 레리시(Leriche)는 '통증에 대해 알고 통증이 없어지는 방법을 정말로 알고 싶다면 환자가 호소하는 말에 최대한 집중하라. 아무리 길고 지루하더라도 환자의 고통에 대한 이야기를 들어야 한다.'고 하였다. 통증을 가진 환자와의 면담 시에는 일관된 순서에 따라 시행하고 기록해야 하는데, 논리적이고 정돈된 형식으로 간결하고 명확하게 해야 한다.

1) 통증의 출현: 원인이 될 만한 손상, 시작된 날짜와 시간확인
2) 통증의 위치와 분포: 통증이 나타나는 부위와 방사되는 부위
3) 통증의 질: 환자가 표현하는 말 그대로의 의미를 파악(저림, 쑤심, 타는 듯 등)
4) 통증의 정도: 흔히 사용하는 척도를 이용(VAS, NRS)
5) 약화 또는 강화인자: 통증을 줄이거나 또는 더 아프게 하는 상황
6) 이전 치료의 효과와 부작용: 과거에 시행 받았던 치료에 대한 질문
7) 동반질환: 동반이환된 질환이나 선행된 질환과의 관련성
8) 직업, 사회, 대인관계 등 삶에 미치는 영향: 환자를 둘러싼 환경에 미치는 영향

2. 기본적인 통증 평가 방법

환자입원 시 간호사가 시행할 수 있는 방법은 간단하고 효과적인 것이 좋다. 따라서 빠르고 숫자화된 지표를 통해 측정할 수 있는 단순차원의 평가방법들이 사용될 수 있다. 통증강도를 측정하는 세 가지 가장 흔한 방법은 시각통증등급(visual analog scale, VAS), 숫자통증등급(numerical rating scale, NRS), 언어통증등급(verbal rating scale, VRS)이다. 그 외에는 구두표현등급(verbal descriptor scale), 행태등급(behavioral rating scale), 단순수치통증등급(simple numerical rating scale), 점수상자등급(point box scale) 등이 있다. 여러 연구에서 앞서 언급한 평가방법들에 있어 서로 의미 있는 연관성이 있음을 밝혔다. 그러나 일반적으로 환자들은 VAS보다 NRS나 VRS를 더 선호한다는 의견이 있다. 그에 비해 VAS는 연속형 척도, 그 중에서도 비율척도의 성질을 갖고 있다는 이점을 보이며, 아래에서 더욱 세분화하여 설명하고자 한다.

1) 시각통증등급(visual analog scale, VAS): 이것은 길이 10cm의 직선을 이용하여 통증의 정도를 시각적인 형태로 표현하는 방법이다. 왼쪽 끝에는 '통증이 전혀 없음(no pain)'이라고 적혀 있으며, 오른쪽 끝에는 '극심한 통증(worst pain imaginable)'이라고 적혀 있다. [그림 16-1] 환자로 하여금 이 직선 중 통증의 정도를 표시하도록 한다. 이 방법의 장점으로는 간단하여 쉽게 사용할 수 있고 이전 측정치와 비교하기 좋다.

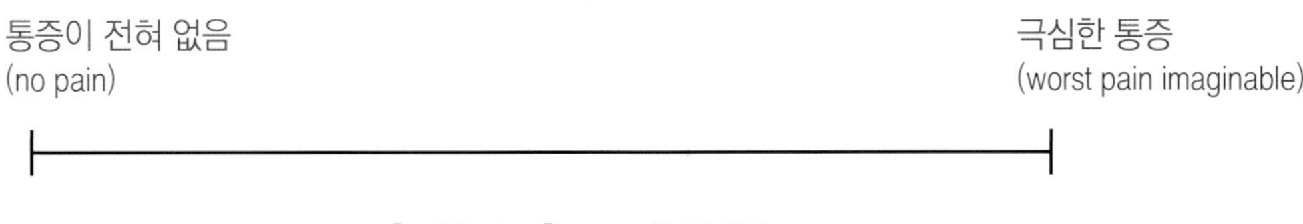

[그림 16-1] VAS 측정방법

2) 숫자통증등급(numerical rating scale, NRS): 환자로 하여금 0에서 10까지의 숫자로 통증의 정도를 표현하도록 하는 방법이다. 여기서 0의 지점은 VAS의 왼쪽 끝과 같은 개념이며, 10의 지점은 VAS의 오른쪽 끝과 같다. 따라서 VAS 척도와 매우 유사하지만 직선 대신 0에서 10까지의 숫자들이 표시되어 있다는 점에서 다르다고 볼 수 있다. NRS는 이해하기 쉽고, 관리와 수치기록이 용이한 장점이 있다. 또한 통증의 강도를 세 단계로 재분류할 수 있는데, 3점 이하는 경도, 4~6점은 중등도, 7점 이상은 심한 통증으로 나타낸다. [그림 16-2]

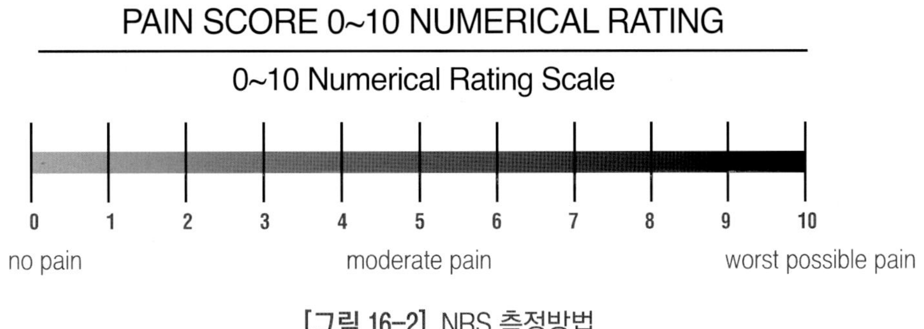

[그림 16-2] NRS 측정방법

3) 언어통증등급(verbal rating scale, VRS): VRS는 환자로 하여금 통증의 정도를 일정한 언어로 표현하도록 하는 방법이다. 통증없음(no pain), 약한(mild), 중간(moderate), 심한(severe)으로 나타낼 수 있다. [그림 16-3] 이것은 NRS와 마찬가지로 다루기 쉬우며, 수치 기록이 용이하다. 대신 제한된 선택으로 세분화하여 표현할 수 없다는 단점이 있다.

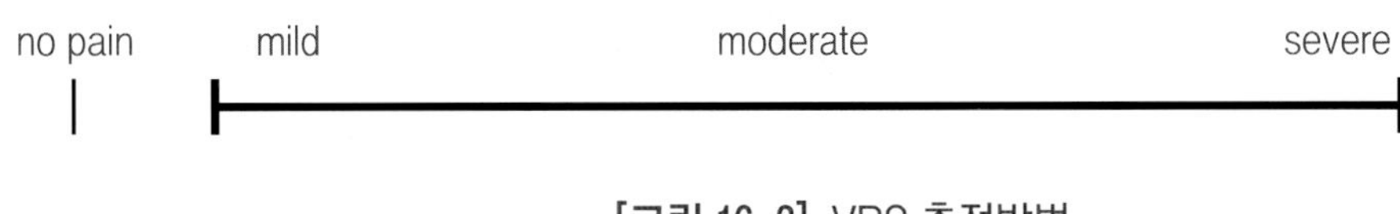

[그림 16-3] VRS 측정방법

4) 얼굴통증척도(Face Pain Rating Scale, FPRS): 숫자나 선의 개념을 이해하지 못하는 소아의 경우는 앞서 소개한 통증척도를 사용하기가 어렵다. 따라서 12세 이하의 소아의 경우 얼굴 표정을 통해 직관적으로 이해할 수 있는 FPRS를 이용하는 것이 좋다. 6가지 그림 중에 환자 본인의 상태에 해당하는 것을 선택함으로써 간접적인 통증평가를 시행하게 된다. [그림 16-4] [그림 16-4]

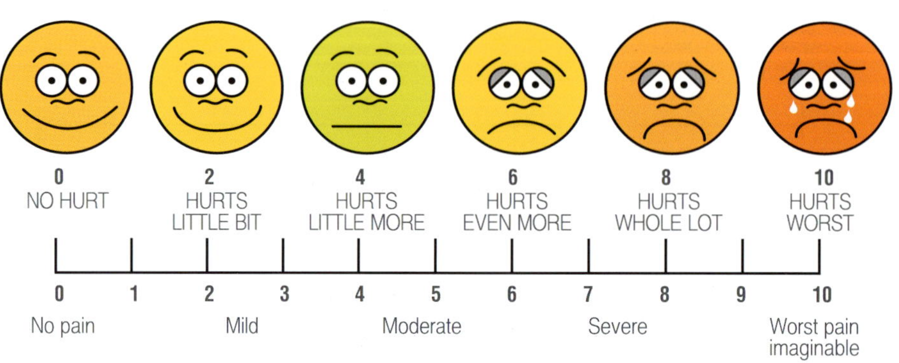

[그림 16-4] FPRS 측정방법(외국의 경우)

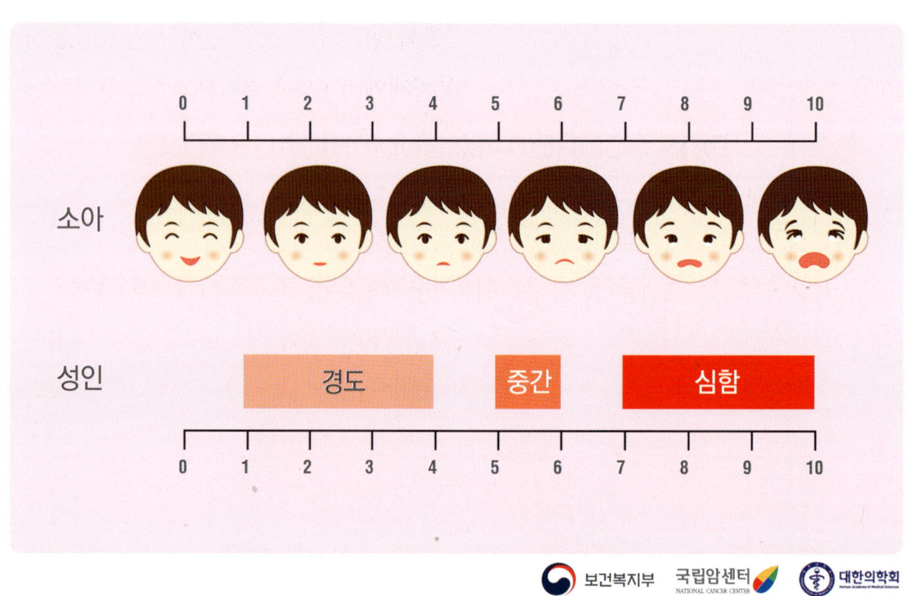

[그림 16-5] FPRS 측정방법(보건복지부 제공)

3. 전문적인 통증 평가 방법

간호학생의 수준에서는 의료현장에서 일할 때 앞서 소개된 네 가지 평가방법으로도 충분하다. 하지만 학문적 이해도를 높이기 위해 조금 더 소개하기로 한다. 통증이란 다각적인 요소가 혼재된 양상이므로 단순히 그 강도만으로 평가한다는 것은 적절하지 않다. '복합적 차원의 평가방법'은 통증의 정서적이며 기능적인 면, 삶의 질에 미치는 영향을 평가하기 위해 개발되었다. 단순차원의 평가보다 적절하지만 설문내용이 길고 시간이 많이 걸린다는 단점이 있다.

1) BPI(brief pain inventory): 이 방식은 원래 암환자의 평가를 위해 개발된 것으로 암환자 연구에서 흔히 사용된다. 최근에는 그 영역이 넓어져 다양한 통증의 평가에 이용되고 있다. 기본적으로 '통증강도'와 '간섭정도'의 두 가지 분야로 나눈 뒤 세부항목을 11-point NRS를 이용하여 신체그림에 자신의 통증부위를 표시하게 한다. '통증의 강도'는 현재의 통증, 지난 24시간 중 가장 심한 통증, 지난 24시간 중 가장 적은 통증, 평균통증의 네 가지 분야를 측정합니다. '통증간섭척도'는 일반활동, 기분, 걷는 능력, 밖과 가정 일을 포함한 정상적인 일, 다른 사람과의 관계, 삶을 즐김 그리고 수면의 일곱 가지 영역에서 평가한다.

2) MPQ(MacGill pain questionnaire): MPQ는 크게 네 가지로 구성되어 있다. 첫 번째로는 인체의 모습을 한 그림을 통해 통증의 부위를 표시하도록 한 것이나. 두 번쌔는 통증등급지수로서 78개의 낱말들을 20개로의 군으로 나누고, 각 군에서 2개에서 6개의 낱말로 통증의 강도에 따라 구성, 열거되어 있다. 이 가운데 10개군은 시간, 공간, 온도감에 대한 것으로 감각적 차원을 측정하며, 5개의 군은 긴장감, 공포 등의 자율신경적 특성을 나타내는 낱말들로 정서적인 차원을 측정하며, 한 군은 전체적 평가를 반영하며, 나머지 네 군은 어떤 특정한 질환에 대한 낱말로 구성되어 있다. 세 번째는 과거의 통증경험과 부위, 현재 진통제의 사용에 대한 질문들이다. 네 번째는 현재 통증강도지수로서 0에서 5단계까지 모두 6단계로 표시하도록 되어 있다.

[표 16-1] BPI 평가척도

연구번호: ________________ 위의 내용은 기록하지 마십시오. 병원번호: ________________

간이통증조사지

병증평가일자: ________ / ________ / ________ 시간: ____________

이름: ______________________ ______________________ ______________________

성 이름 중간이름

1. 우리들 대부분은 살아가는 동안 이따금 통증(가벼운 두통, 염좌, 치통)을 경험합니다.
이러한 일상적인 통증 외에 다른 통증을 오늘 느낀 적이 있습니까?

1. 예 2. 아니오

2. 다음 그림에 귀하가 통증을 느끼는 부위에 음영으로 처리해 주십시오.
그중에서 가장 아픈 부위에 X표를 하십시오.

앞 뒤

우측 좌측 좌측 우측

3. 귀하의 통증이 지난 24 시간 동안 가장 **심했을 때** 그 정도를 가장 잘 나타내는 숫자에 동그라미 표시를 하십시오.

0	1	2	3	4	5	6	7	8	9	10
통증이 없음										

4. 귀하의 통증이 지난 24 시간 동안 가장 **약했을 때** 그 정도를 가장 잘 나타내는 숫자에 동그라미 표시를 하십시오.

0	1	2	3	4	5	6	7	8	9	10
통증이 없음										상상할 수 없을 정도의 심한 통증

5. 귀하가 느끼는 통증의 **평균 정도**를 가장 잘 나타내는 숫자에 동그라미 표시를 하십시오.

0	1	2	3	4	5	6	7	8	9	10
통증이 없음										상상할 수 없을 정도의 심한 통증

6. 귀하가 **바로 지금** 느끼는 통증의 정도를 가장 잘 나타내는 숫자에 동그라미 표시를 하십시오.

0	1	2	3	4	5	6	7	8	9	10
통증이 없음										상상할 수 없을 정도의 심한 통증

연구번호: ________________ 위의 내용은 기록하지 마십시오. **병원번호:** ________________

병증평가일자: ________ / ________ / ________ 시간: ____________

이름: ________________________ ________________________ ________________________

성 이름 중간이름

7. 귀하는 통증을 조절하기 위해 어떤 치료나 투약을 받고 있습니까?

8. 지난 24시간 동안 귀하가 받고 있는 통증치료나 투약이 얼마나 통증을 줄여주었습니까? **통증이 줄어든** 정도를 가장 잘 나타내는 퍼센트에 동그라미 표시를 하십시오.

0	1	2	3	4	5	6	7	8	9	10
전혀 줄어들지 않음										완전히 줄어듬

9. 지난 24시간 동안 통증이 귀하에게 얼마나 지장을 주었는지를 가장 잘 나타내는 숫자에 동그라미 표시를 하십시오.

가. 전반적인 활동

0	1	2	3	4	5	6	7	8	9	10
지장을 주지 않음										완전히 지장을 줌

나. 기분

0	1	2	3	4	5	6	7	8	9	10
지장을 주지 않음										완전히 지장을 줌

다. 보행 능력

0	1	2	3	4	5	6	7	8	9	10
지장을 주지 않음										완전히 지장을 줌

라. 통상적인 일(집 안팎의 일을 다 포함하여)

0	1	2	3	4	5	6	7	8	9	10
지장을 주지 않음										완전히 지장을 줌

마. 대인관계

0	1	2	3	4	5	6	7	8	9	10
지장을 주지 않음										완전히 지장을 줌

바. 수면

0	1	2	3	4	5	6	7	8	9	10
지장을 주지 않음										완전히 지장을 줌

사. 인생의 낙

0	1	2	3	4	5	6	7	8	9	10
지장을 주지 않음										완전히 지장을 줌

Ⅱ. IV-PCA 관리에 대하여 우선 알아야 할 지식들

1. 수술 후 통증관리의 중요성

수술은 환자들에게 오심, 구토, 통증, 불안과 같은 다양한 신체적 · 정서적 불편감을 초래한다. 그 중 통증은 환자가 경험하는 가장 심각한 불편감 중 하나로 수술환자의 50~70%에서 심한 통증을, 20~40%는 중등도의 통증을 경험한다. 수술 후 즉각적인 통증관리는 수술환자의 신체적 · 정신적 고통 완화와 합병증 발생을 감소시킴으로써 정상적 생리기능의 회복을 촉진시켜 준다는 점에서 간호사의 중재가 반드시 필요하다.

2. PCA의 개념

PCA(patient controlled analgesia, 자가통증조절)는 환자가 통증을 느낄 때 버튼을 눌러 환자에게 맞게 제조된 진통제를 주입하는 방법이다. 이 방법은 환자 자신이 약물의 투여 시기와 투여량을 결정할 수 있다. 포함된 성분으로는 마약성 진통제(narcotic analgesic)가 주이며 환자 개개인의 필요에 따라 다양한 약물이 추가되기도 한다.

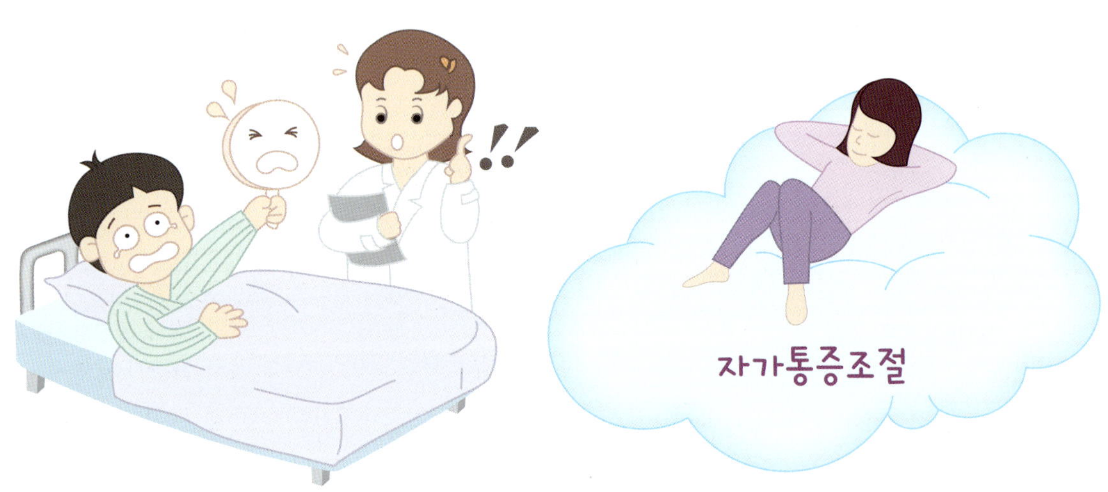

[그림 16-6] 수술 후 통증의 고통에서 PCA를 통해 해방감을 느낄 수 있다.

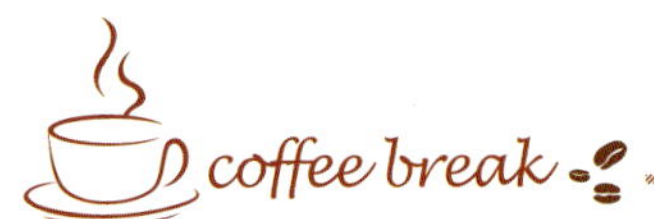

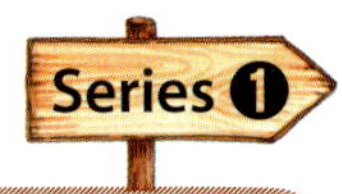

PCA와 IV-PCA는 같은 말인가요?

PCA와 IV-PCA에 대해서 혼동하는 경우가 종종 있어서 본 칼럼에서 간단히 설명 드리도록 하겠습니다. 앞에서 설명 드렸다시피 PCA는 patient controlled analgesia의 약자로서 단어 그대로 해석하자면 '환자(patient)가 스스로 조절하는(controlled) 진통법(analgesia)'이라고 할 수 있으며, 일반적으로는 환자 스스로 버튼을 눌러 환자의 통증을 조절하는 장비를 가리킵니다.

병원에 입원한 환자들, 특히 수술 후 환자들은 저마다 그 정도가 크든 작든 수술 후 통증(post-OP. pain)을 겪게 되는 경우가 많습니다. 이 때 매번 환자에게 통증의 정도를 간호사정한 후 담당의에게 보고(notify)하고, 담당의의 처방을 받아 진통제를 투여할 수도 있습니다. [이것이 원칙입니다] 이러한 일련의 과정을 간단히 정리해보자면 다음과 같습니다.

> 환자 통증호소 → 간호사 호출 → 통증의 정도 간호사정 → 담당의 보고
> → 진통제 오더처방 → 환자에게 진통제 적용

하지만, 보다시피 그 단계(처리과정)가 꽤 길어서 그동안 환자가 통증으로 고생할 수 있습니다. 만약 통증의 양상에 큰 변화가 없고, 이러한 통증이 해당수술 후 동반되는 일상적인 과정이라면 위의 과정을 조금 단축시키는 것이 환자에게 도움이 될 수 있습니다. 이러한 측면에서 조금 더 간략한 방법으로는 PRN오더가 있습니다. 위의 사례(환자의 통증호소)에 대해서 PRN오더를 적용해보면 다음과 같습니다.

> 환자 통증호소 → 간호사 호출 → 통증의 정도 간호사정
> → PRN에 적절한 상황(=PRN 적용에 적절한 통증 정도) → PRN오더(진통제) 환자에게 바로 적용

앞의 과정과의 차이점은 담당의에게 보고하고 처방을 받는 두 단계의 절차가 생략되었다는 점인데, 이로 인해 좀 더 신속하게 환자에게 오더(여기서는 진통제 투여)가 적용될 수 있습니다.

PRN오더보다 신속성에서 좀 더 앞선 개념이 바로 이번 챕터에서 설명하고 있는 PCA입니다. PCA를 이해를 돕기 위해서 아주 간략히 설명 드리자면, 진통제를 미리 준비하여 둔 뒤 환자가 스스로 통증을 느낄 때 자가로 투여할 수 있는 모든 방법(또는 기계)이라고 할 수 있습니다. 사실 환자에게 상비약으로 진통제를 준 뒤, 환자가 통증을 호소하면 스스로 복용하게 하는 것도 어떻게 보면 일종의 PO-PCA라고 할 수가 있겠네요. 하지만, 일반적으로 PCA는 주로 IV로 투여되기에 IV-PCA와 PCA가 거의 같은 용어처럼 사용되게 됩니다(이런 의미에서 본 챕터에서는 IV-PCA 용어를 PCA 용어 와 혼용해서 사용함).

이러한 IV-PCA는 미리 진통효과를 지니고 있는 약물들을 혼합하여 기구에 주입하는데, 환자가 통증을 느낄 때 버튼을 누르게 하고 버튼을 누르는 동시에 해당 약물의 소량이 환자의 정맥으로 투여되고 그 결과 환자의 통증이 경감되게 됩니다. IV-PCA를 이용한 환자의 통증에 대한 진통제 투여과정을 간략히 요약해보면 다음과 같습니다.

환자가 통증을 느낌 ➜ IV-PCA 버튼 누름 ➜ 진통제 투여됨

앞의 사례와 비교해보면 과정이 아주 간략화 되었죠? 이처럼 PCA를 이용하면 여러 과정이 생략되기에 비교적 빠른 시간에 환자의 통증을 경감할 수 있습니다. 물론 여기서 원칙적으로는 수술 후 통증 뿐만 아니라 환자의 모든 통증들은 간호사에게 보고가 되어야 하며, 정확한 간호 통증사정 후에 적절한 처치가 이루어지는 것이 원칙입니다. 또한, 경우에 따라서는 통증에 대해서 무조건 진통제만 투여하다가는 수술 후 합병증(천공, 출혈, 감염 등)을 놓칠 수도 있기에 주의가 필요합니다. 하지만, 앞에서도 여러 차례 언급하였듯이 통증의 양상이 변화가 없고, 수술 후 합병증의 가능성이 없고, 통증의 발생이 필연적으로 예측이 되는 상황이라면 여러 단계를 거쳐 진통제를 투여하는 것보다는 IV-PCA를 통해 과정을 간략히 하는 것이 환자에게 실질적인 도움이 되겠습니다.

3. PCA의 장점

PCA는 시술이 간편하고 통증 정도에 따라 환자 스스로 조절이 가능하여 간호업무 부담감을 줄일 뿐 아니라, 재원일수의 단축, 수술 후 합병증 발생을 감소시키는 장점이 있어 통증관리를 위한 목적으로 흔히 사용하고 있다.

4. PCA의 부작용

PCA의 부작용으로는 오심, 구토, 가려움증, 호흡억제, 진정, 착란, 요저류 등이 있다. 특히 오심과 구토는 이 조절장치를 사용하는 환자의 20~45%에서 발생하는 것으로 보고되고 있다.

5. 통증 조절에 대한 간호사 교육 및 중재의 필요성

PCA사용 이후 간호사들은 환자가 스스로 통증을 관리하고 있기 때문에 진통제(analgesics)를 충분히 투여 받고 있다고 인식하지만, 환자들은 PCA의 약물이 주입되는 원리와 약물투여를 위해 버튼을 눌러야 하는 시점 등에 대해 잘 알지 못하고 있다. PCA에 대한 교육은 환자의 통증정도를 낮추고 통증만족도를 높이고, 부작용으로 인한 PCA의 사용중지 비율을 낮추는 효과가 있다고 보고되고 있나. 2010년에 인제대학교 상계백병원 간호부에서 연구한 자료에 따르면 통증조절 만족도에서는 통증관리 교육을 받은 실험군이 교육을 받지 않은 대조군보다 만족도가 통계적으로 유의하게 증가하였는데, 이는 통증관리 교육을 받은 실험군의 경우 교육받지 않은 결과보다 통증정도가 현저하게 감소하였기 때문으로 사료된다. 또한 통증약물 사용에 대한 태도가 통증관리 교육을 받은 후 실험군이 대조군보다 유의하게 높아 긍정적인 태도를 보인 결과와도 관련이 있다고 본다. 만족도는 간호의 질에 대한 평가로서 교육 및 간호정보의 제공으로 통증관리 만족도나 간호만족도가 증가한 것은 통증교육 프로그램이 간호중재로 효과가 있음을 나타내는 것이라고 하겠다.

6. 배경주입률(background infusion rate)과 수요량(demand dose)의 개념

배경주입률은 환자가 버튼을 누르지 않아도 기본적으로 주입되는 속도이다. 이때 버튼을 누르면 추가로 들어가는 양을 수요량이라 한다. 이것은 환자의 상태, 나이, 키, 몸무게 등을 고려하여 의사가 오더를 내리게 되며 지시대로 세팅하면 된다.

예시) fentanyl 1200mgm + ketorolac 150mg + ondansetron 8mg + 식염수 60ml

Background rate: 0.5cc/hr, demand dose: 0.5ml

7. 공장폐쇄간격(lockout interval)의 개념

PCA는 환자가 버튼을 누르면 정해진 용량이 주입된다. 하지만 그 후 일정기간(보통 10~15분) 버튼을 눌러도 진통제가 투여되지 않는다. 이것을 공장폐쇄간격이라 부르며, 이는 과량의 약물투여를 방지하기 위한 장치이다.

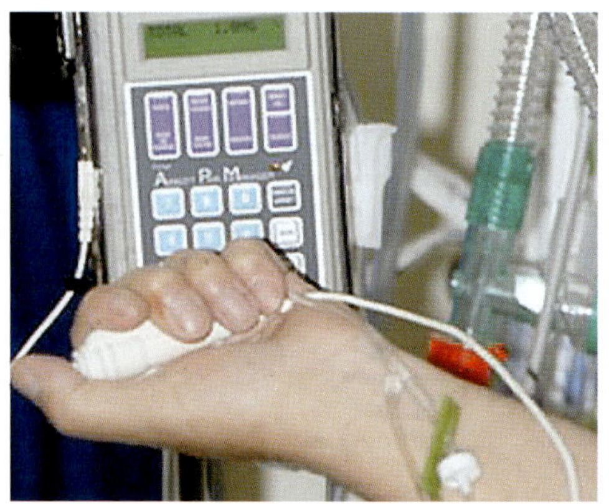

[그림 16-7] IV PCA 장치

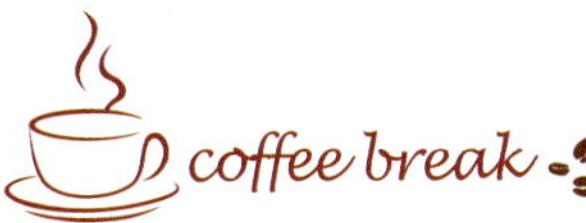

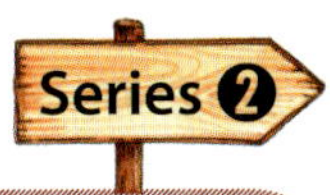

중세시대 유럽에서는 여성이 출산을 할 때 고통을 겪어야 한다는 인식이 팽배했습니다. '여자에게 이르시되 내가 네게 임신하는 고통을 크게 더하리니 네가 수고하고 자식을 낳을 것이며'(창세기 3장 16절)라는 성경구절 때문이었습니다. 실제로 스코틀랜드에서 1591년 유파니 맥컬리언(Euphanie Macalyane)이라는 여성이 분만 시 통증을 줄이려고 했다는 죄목으로 화형을 당했습니다. 19세기에 이르러 미국인 의사 사무엘 거스리(Samuel Guthrie)가 '클로로포름'이라는 전신마취제를 발견합니다. 그리고 16년 뒤 스코틀랜드 에딘버러 산과학 교수였던 제임스 심슨(James Simpson)이 처음으로 클로로포름을 이용해 무통분만에 성공합니다. 이 사건으로 인해 당시 교회로부터 엄청난 비난을 받게 됩니다. 그때 제임스 심슨은 창세기 2장 21절을 인용해 반박합니다. '여호와께서 아담을 깊이 잠들게 하시니 잠들매 그가 그 갈빗대 하나를 취하고 살로 대신 채우시고' 라는 구절입니다. 신께서도 아담을 마취시킨 후 고통 없이 갈비적출 수술을 하셨는데 인간이 하면 왜 안되냐고 항변합니다. 이러한 논란 도중 영국의 '빅토리아 여왕'은 과감한 결단을 내립니다. 1853년과 1857년 레오폴드 왕자와 베아트리스 공주를 낳을 때 클로로포름을 이용해 무통분만을 시행합니다. 그후 여전히 교회의 반대는 있었지만 무통분만이 민간에 널리 퍼지게 됩니다. 21세기에는 의료기술의 발전으로 분만 시 척추 마취를 통해 통증을 줄였고, 최근에는 PCA 사용 또한 늘어가는 추세입니다. 혹여 분만 시 PCA를 사용하는 것이 종교적으로 꺼림칙했다면 제임스 심슨 박사의 말을 기억했으면 좋겠습니다. PCA는 신의 섭리에 반항하는 것이 아니라 어쩌면 신이 인간에게 내려 주신 축복일지 모릅니다.

통증관리의 성취목표·선행지식과 관련된 문제

01 PCA란 무엇인가?

02 PCA의 장점과 부작용에 대해 설명하시오.

03 PCA사용 통증조절에 있어 환자가 알아야 할 사항을 설명하시오.

04 통증 평가방법에 대해 설명하시오.

문항에 대한 해설

01 PCA(patient controlled analgesia, 자가통증조절)는 환자가 통증을 느낄 때 버튼을 눌러 환자에게 맞게 제조된 진통제를 주입하는 방법으로 환자 자신이 약물의 투여 시기와 투여량을 결정할 수 있다.

02

PCA의 장점	PCA의 부작용
- 시술이 간편 - 통증 정도에 따라 환자 스스로 조절이 가능 - 간호업무 부담감 감소 - 재원일수의 단축 - 수술 후 합병증 발생을 감소	- 사용하는 환자의 20~45%는 오심과 구토 유발 - 가려움증, 호흡억제, 진정, 착란, 요저류 등 발생우려 있음

03

▶PCA는 환자가 버튼을 누르면 정해진 용량이 주입된다. 하지만 그 후 일정기간(보통 10~15분) 버튼을 눌러도 진통제가 투여되지 않음을 설명한다(공장폐쇄간격).

▶오심, 구토, 가려움증, 호흡억제, 진정, 착란, 요저류 등 부작용이 있음을 설명한다.

04

▶시각통증등급(visual analog scale, VAS): 이것은 길이 10cm의 직선을 이용하여 통증의 정도를 시각적인 형태로 표현하는 방법

▶숫자통증등급(numerical rating scale, NRS): 환자로 하여금 0에서 10까지의 숫자로 통증의 정도를 표현하도록 하는 방법

▶언어통증등급(verbal rating scale, VRS): 환자로 하여금 통증의 정도를 일정한 언어로 표현하도록 하는 방법

▶얼굴통증척도(Face Pain Rating Scale, FPRS): 숫자나 선의 개념을 이해하지 못하는 소아에게 그림 중에 환자 본인의 상태에 해당하는 것을 선택하게 하는 간접적인 통증평가방법

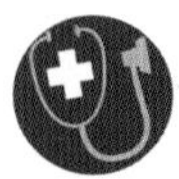

수술 후 간호 관련 사례

ex 01

41세 남자 AM환자는 금일 응급실을 통해 입원한 후 오전 10시에 복막염(peritonitis)으로 수술을 시행한 후, 오후 4시에 병실로 돌아왔다. 현재 환자는 IV PCA와 JP drain 부착 중이다.

▶이 환자에게 적절한 수술 후 간호중재를 수행하세요.

ex 02

1) 55세 여자 AN환자는 충수돌기염(appendicits)으로 수술을 시행하였고, IV-PCA착용 중이다. 금일은 POD #2(수술 후 2틀째)로 환자는 간호회진 시 수술부위의 통증을 호소하였다.

▶이 환자에게 적절한 PCA 교육을 시행하세요.

2) 상기 AN환자는 교육 후 상기 통증에 대해 PCA를 사용하였으며 사용 후 통증은 완화되었다. 하지만, 수분 후 환자는 "통증은 좋아졌는데요. 속이 울렁거리고, 토할 것 같아요."라고 호소하였다.

▶위의 상황에 적절한 간호활동을 수행하세요.

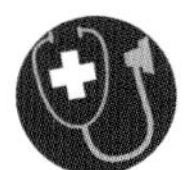

수술 후 간호 관련 사례

ex 03

69세 여자 AO환자는 장협착으로 인한 소장폐쇄와 장괴사(small bowel obstruction and necrosis due to adhesion)로 장부분절제술(partial resection)과 유착박리술(adhesiolysis) 시행 후 병실로 돌아왔다. 환자는 IV PCA와 hemovac 부착 중으로, 담당 주치의는 다음과 같은 오더를 처방하였다.

> Dr's order
>
> 1. Check drainage amout of hemovac q 1hrs
>   → 배출양 증가없으면, 하루 후 부터는 duty(= q 8hrs)당 확인
> 2. If Pt. complaint about OP. site pain, IV PCA apply by Pt.
>   → 만약 IV PCA 적용 후에도 지속적인 통증을 호소하거나,
>   IV PCA 적용후 오심/구토 등을 호소하면 Dr. notify!!

▶위의 오디에 대한 간호중재를 수행하세요.

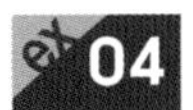

62세 여자 AP환자는 위암으로 위아전절제술(subtotal gastrectomy, STG)을 시행하였다. 환자는 IV-PCA와 JP drain 부착 중으로 현재 POD #5이다. 환자는 통증은 거의 호소하지 않았으나, JP drain을 통해 배액되는 혈액의 양이 증가하였으며 색상 또한 붉어지는 양상이었다.

▶적절한 간호중재를 수행하세요.

간호기록

날짜/시간	처 치	간 호 내 용	서 명

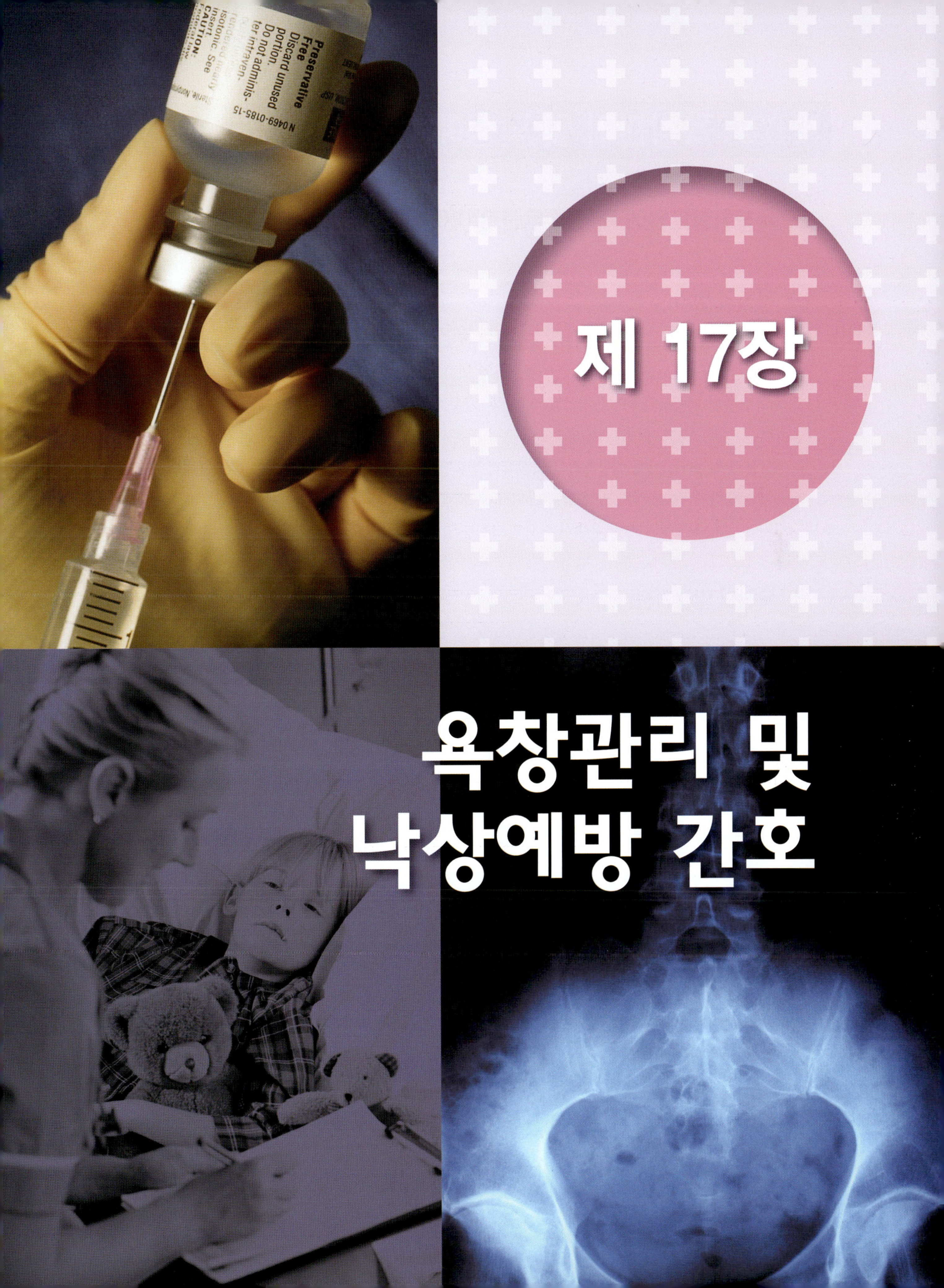
제 17장
욕창관리 및
낙상예방 간호

제 17장 욕창관리 및 낙상예방 간호

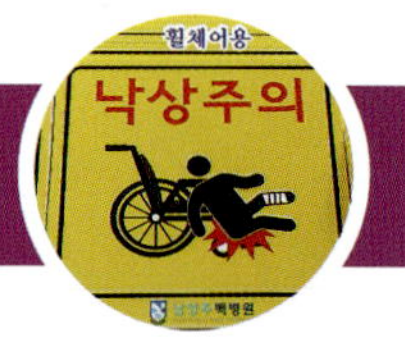

Ⅰ. 욕창위험요인에 대하여 우선 알아야 할 지식들

1. 욕창의 정의

욕창(decubitus ulcer)은 신체뼈의 돌출부에 만성적 혹은 반복적으로 압력이 가해지게 되면 해당 부위 혈액순환(blood circulation)에 문제가 발생하게 되고 이로 인하여 피부조직의 손상 및 괴사(necrosis)가 일어나 발생된 궤양(ulcer)으로 정의될 수 있다. 체중 및 여러 상태에 따라 다르지만 약 40mmHg 이상의 압력은 조직으로의 혈액공급(blood supply)을 저하시키고, 그 상태가 2시간 이상 지속 시에 조직은 영구손상을 받게 된다. 이때 해당조직의 조직학적 변화를 허혈(ischemia)이라 부르고 이로 인하여 궤양, 즉 욕창이 발생하게 된다. 다시 말해 압력(pressure) 또는 전단력(shearing force)과 같은 외력이 욕창의 직접적인 원인이며, 허혈성 괴사를 유발하는 요인으로는 영양부족(malnutrition) 또는 피부습윤이 있다.

2. 욕창의 발생기전

욕창의 발생기전은 명확하게 밝혀지지 않아 앞으로도 계속 연구되어야 하는 과제인데, 최근에는 3가지 기전으로 요약하고 있다.

1) 허혈(ischemia): 피부에 모세혈관 혈압 이상의 압력이 가해지면 모세혈관(blood capillary)이 짓눌려 혈전이 생긴다. 이 혈전으로 인해 혈류가 끊기고 조직이 산소 부족상태에 빠져 독성이 높은 대사산물(metabolite)이 축적되면 세포괴사에 이른다. 일반적인 당 대사에서는 포도당을 분해해서 에너지인 ATP를 만들고 대사산물로 피루브산(pyruvic acid)을 생성한다. 그러나 저산소상태에서는 젖산이 생성되는데, 이는 조직의 pH를 산성으로 만든다. 이러한 산성화가 세포사(cell death)를 일으켜 욕창 발생에 기여한다.

2) 세포변형(cell transformation): 세포에 외력이 가해져 그 형태가 변형되었을 경우 세포사망률이 2배 이상 된다는 연구가 있다. 특히 세포의 사망기전으로 세포자멸사(apoptosis)의 비율이 높다. 그러나 세포변형의 생리적 의의 및 욕창발생의 기전은 거의 해명되지 않았으며 아직 연구단계에 불과하다.

3) 허혈재관류(ischemia reperfusion): 허혈상태가 되면 앞에서 언급했듯이 세포가 죽음에 이르러 조직손상이 발생하지만, 한 번 허혈로 손상된 조직에 다시 혈류가 흐르면 단순한 허혈보다 더 심한 조직손상(tissue damage)이 발생한다고 알려져 있다.

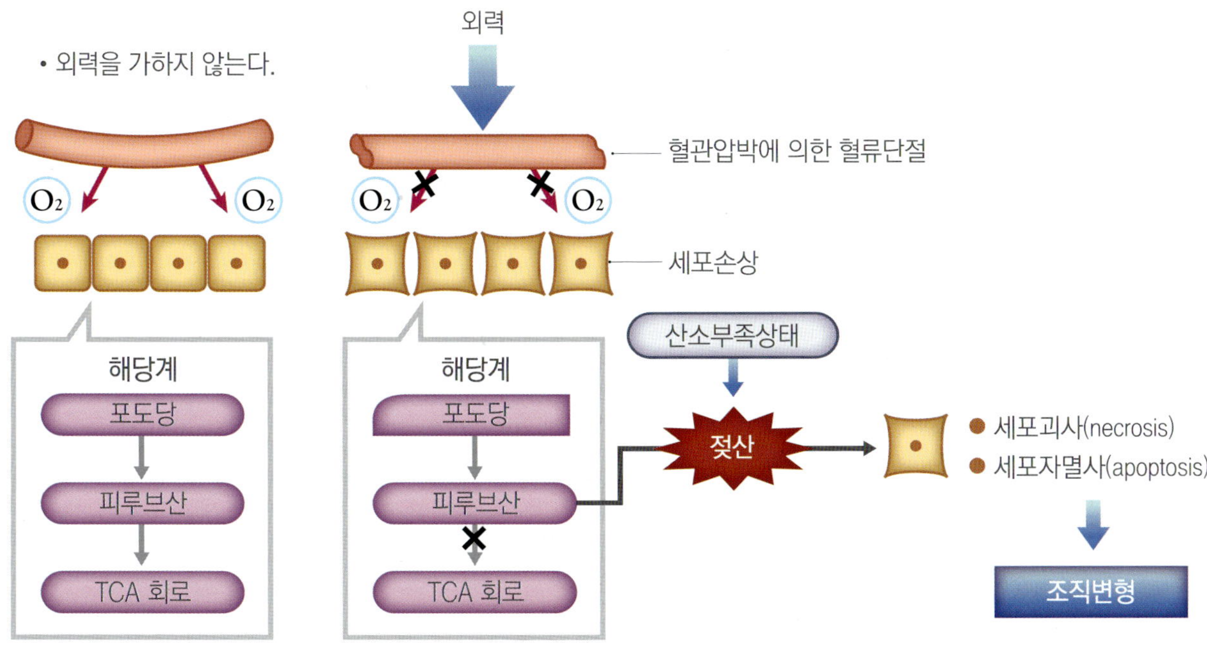

[그림 17-1] 욕창의 발생기전

3. 욕창관리의 중요성

욕창은 그 손상의 특성상 외래를 통한 치료 및 관리가 어려운 경우가 많고, 입원환자에게서도 38%보다 높게 욕창이 발생하는 것으로 보고되고 있다. 이는 자연스럽게 입원기간의 증가와 의료비 지출의 증가로 이어져, 환자 및 보호자, 병원에게 모두 고통을 가중시킨다. 더욱이 관리되지 못한 욕창은 감염의 원인이 되어 환자의 생명과도 귀결된다.

4. 욕창위험도 평가방법

환자가 자신의 체위를 바꾸고 조절하는 능력이 감소되어 있거나 없는 경우에는 피부에 장기적인 강한 압력을 주게 되므로 욕창발생의 가능성이 높아진다. 특히 척수장애환자의 경우 운동장애(motor abnormality)로 욕창이 많이 생긴다. 환자의 일상생활 시 활동정도도 욕창발생과 관련이 있다. 여러 학자들의 연구결과 활동량이 많고, 자주 돌아다니는 환자에서 욕창발생이 적었다고 보고되어 있는데, 활동 시에는 국소적 압력이 적어지는 것은 물론이고, 분당 호흡수, 심박출량, 정맥순환이 증가하고 근육의 크기가 유지되는 것들이 욕창발생을 낮추는 데 기여한다. 피부감각(cutaneous sensation)이 없는 경우, 예를 들어 하반신마비(paraplegia)환자의 경우, 상지를 이용하여 체위를 움직일 수는 있으나 압력에 대한 불편을 느낄 수 없으므로 장기적인 압력을 받을 가능성은 커진다. 의식상태가 좋지 않은 환자도 불편을 느끼는 데 장애가 있거나 체위변경을 요구하는 것에 어려움이 생기게 된다. 뇌신경계 장애나 마약 중독, 장시간의 마취, 과량의 정온제, 진정제 사용 등도 감각저하를 일으켜 환자의 자발적인 움직임을 감소시킬 수 있으므로 욕창유발의 원인으로 볼 수 있다. 욕창발생에 영향을 주는 이러한 요소들을 총 6가지로 나눈 뒤, 각각의 상태를 세분화하여 점수화한 것이 욕창발생위험인자(Braden scale)이다. 욕창발생위험인자의 6가지 요소는 감각(sensory), 습기(moisture), 활성도(activity), 이동성(mobility), 영양(nutrition), 마찰과 엇갈림(firiction & shear)으로 구분되어 있으며 각 항목당 해당하는 점수를 합산하면 최하 6점에서 최대 23점까지이며 낮은 점수일수록 욕창발생위험이 큰 것으로 간주한다. 15~18점은 저위험군, 13~14점은 중위험군, 12점 이하는 고위험군(high risk group)으로 분류된다. 욕창발생위험인자의 장점은 6가지 독립적인 항목을 측정하여 그에 따른 간호계획을 세울 수 있다는 것이다.

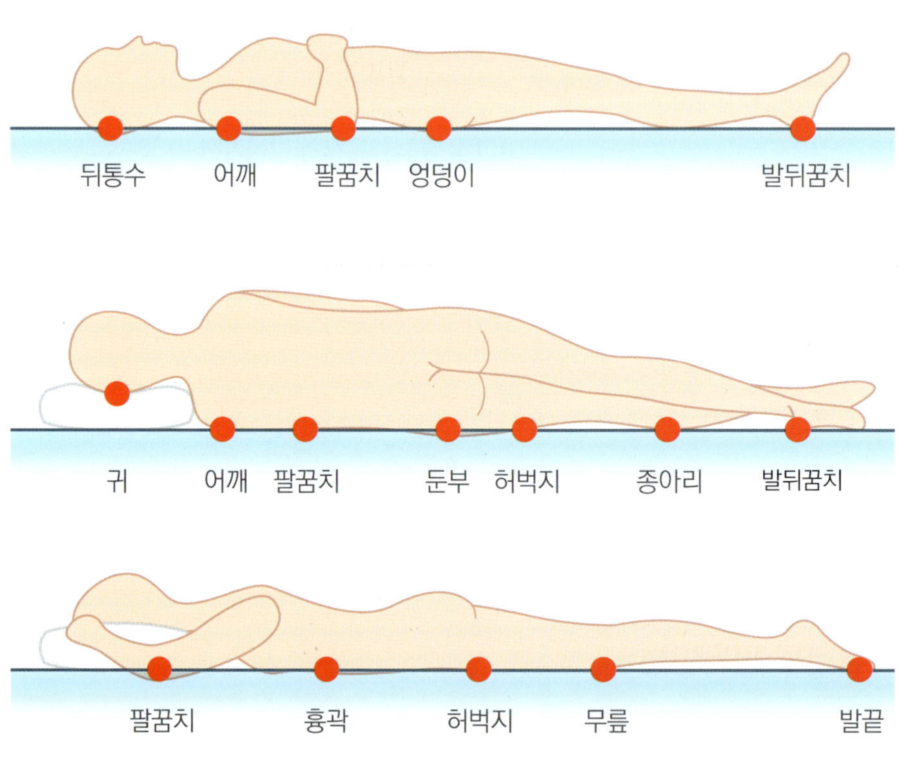

[그림 17-2] 욕창이 생기기 쉬운 부위

5. 욕창의 단계

욕창의 분류는 욕창의 심각성의 정도를 결정하기 위한 방법이다. 분류체계는 단계 또는 등급에 따라 숫자로 나타내며, 각각은 다른 정도의 조직손상을 의미한다. 궤양이 깊고 조직손상이 넓을수록 더 높은 숫자를 나타나게 된다. 간호사는 이미 욕창이 생긴 경우나 예방을 위하여 욕창사정도구를 이용하는 것이 필요하다. 욕창사정도구로는 Norton [표 17-1]과 Braden [표 17-2]의 욕창사정도구를 가장 많이 이용하는데 이는 각 영역별로 점수화하여 욕창상태를 평가하는 것이다.

[표 17-1] Norton 욕창사정도구

		전신신체상태	정신상태	활동정도	가동성정도	실금정도	총 점수
		우수 4 양호 3 불량 2 아주불량 1	정상 4 무감동 3 혼돈 2 혼미 1	보행가능 4 보행시 도움 3 휠체어 사용 2 침대에 국한 1	정상 4 약간제한 3 상당히 제한 2 불가능 1	정상 4 가끔 실금 3 자주 실금 2 소변, 대변실금 1	
환자이름	날짜						

[표 17-2] Braden 욕창사정도구

영역 \ 점수	1	2	3	4
감각지각 압력과 관련된 불편함에 대하여 의미있게 반응하는 능력	**완전 제한** 의식수준의 저하나 진정제 때문에 아픈 자극에 무반응(신음, 주춤하거나 쥐는 반응이 없음)또는 대부분의 신체 표면에서 통증을 느끼는 능력이 제한됨	**매우 제한** 통증 있는 자극에만 반응. 신음, 불안정을 제외한 불편감에 대한 의사소통을 할 수 없음 또는 신체의 1/2에서 통증이나 불편감을 느끼는 능력이 제한되는 감각장애	**약간 제한** 언어지시에 반응하나 항상 체위변경에 대한 필요성이나 불편감에 대해 의사소통을 할 수 없음 또는 사지 중 1~2부위에 불편감이나 통증을 느끼는 능력이 제한되는 부분적 감각장애	**장애 없음** 언어지시에 반응 통증이나 불편감에 대해 느끼고 말하는 능력이 제한되는 감각장애 없음
습기 피부가 습기에 노출된 정도	**항상 축축함** 발한, 소변 등에 의해 피부가 항상 습한 상태를 유지. 환자를 움직일 때나 자세를 변경할 때마다 습기가 발견됨	**축축함** 피부가 자주 습하지만 항상 습하진 않음. 린넨은 근무교대 시 최소 한 번씩 교환해야 함	**가끔 습함** 피부가 가끔 습하여 하루에 대략 한 번 정도 린넨 교환이 요구됨	**거의 축축하지 않음** 피부가 평소에 건조함. 린넨은 주기적인 간격으로 교환이 요구됨
활동 신체활동 정도	**침대에만 있음** 활동이 침대로 제한됨	**의자에만 있음** 보행능력이 심하게 제한되거나 없는 상태. 자신의 체중을 견디지 못하고 또는 의자나 휠체어가 필요함	**가끔 보행함** 도움을 받거나 하루 중 스스로 종종 걷지만 매우 짧은 거리임. 대부분 침대나 의자에서 보냄	**자주 보행함** 방 밖으로 최소 하루에 2번 이상 걸어 다니고 방안에서 깨어 있는 동안 최소 2시간에 한 번씩 걸어 다님
가동성 체위를 변경하고 조절하는 능력	**완전부동** 도움 없이는 신체나 사지를 조금도 움직일 수 없음	**매우 제한** 가끔씩 체위를 약간 변경할 수 있으나 자주 변경할 수 없거나 자유롭게 큰 변경은 할 수 없음	**약간 제한** 자유롭게 신체나 사지를 조금 움직이기는 하지만 자주 움직일 수 있음	**제한 없음** 도움 없이 모든 자세 변경을 자주 할 수 있음
영양 일상적인 음식섭취 양상	**매우 불량** 결코 식사를 다하지 못함. 드물게 제공한 음식의 1/3이상 섭취함. 하루에 단백질(고기나 유제품)은 2단위 이하만 섭취. 수분섭취도 부족. 유동식을 추가하여 섭취하지 못함. 또는 5일 이상 금식/정맥요법이나 맑은 유동식 유지	**대략 부적절** 드물게 식사를 다 하며, 일반적으로 제공된 음식의 1/2 정도를 섭취함. 하루에 고기나 유제품으로 3단위 섭취함. 가끔 식이보충제 섭취함. 또는 최소량의 유동식이나 경관식 공급받음	**적절** 대부분 식사의 1/2 이상 섭취함. 매일 단백질(고기, 유제품)의 4단위를 섭취함. 가끔 식사를 거부하나 만일 제공될 경우 식이보충제를 섭취함 또는 경관식이나 완전비경구 영양요법을 받아 대부분의 영양요구를 대략 충족함	**우수** 대부분 매일 식사를 함. 결코 식사를 거절하지 않음. 대부분 고기와 유제품으로 4단위 이상을 섭취함. 가끔 간식도 섭취함. 보충제 필요 없음
마찰과 엇밀림	**문제** 움직이는데 중등도에서 최대의 도움이 필요함. 홑이불에서 미끄러지지 않으면서 들어 올리기가 불가능함. 종종 침대나 의자에서 미끄러져 전적인 도움이 필요함. 경련, 구축, 들썩거림 등은 대부분 지속적인 마찰을 일으킴	**잠재적 문제** 미약하게 움직이거나 약간의 도움이 필요함. 움직이는 동안 피부가 시트, 의자, 억제대, 다른 기구 등과 마찰하며, 약간 미끄러짐. 의자나 침대에서 비교적 좋은 자세를 유지하지만 가끔 미끄러져 내려감	**명백한 문제는 없음** 침대나 의자에서 스스로 움직이며, 움직이는 동안 완전하게 들어올릴 수 있도록 충분한 근육의 힘을 가짐	
※ 6가지 영역별로 1~4점까지 점수를 매기도록 되어 있으며(범위: 6~23점), 점수가 낮을수록 욕창 위험이 높음을 의미한다. 〈성인〉: 15~18점: 약간 위험군, 13~14점: 중간 위험군, 10~12점: 높은 위험군, 9점 이하: 욕창 고위험군 〈노인〉: 성인에 비해 점수가 더 높아도 위험도가 더 높아진다.				

각 영역별 평가 후 점수를 합산하여 점수대가 낮은 경우 욕창발생 위험이 있는 것으로 간주하고 욕창 간호를 시행한다. 이에 따라 욕창의 단계를 구분하면 4단계로 구분되어 지며 [그림 17-3]과 같다.

1단계는 피부의 손상 없이 홍반상태로 변한 경우로 피부가 어두운 경우 구분이 어려울 수 있다.
2단계는 표피와 진피의 부분 손상으로 표면궤양이나 찰과상, 수포가 생길 수 있다.
3단계는 피하조직까지 손상된 전층 손상으로 근막은 침범되지 않은 상태를 말한다.
4단계는 근막 이하까지 침범 후 근육, 뼈, 지지층까지 파괴시킨 경우이다.

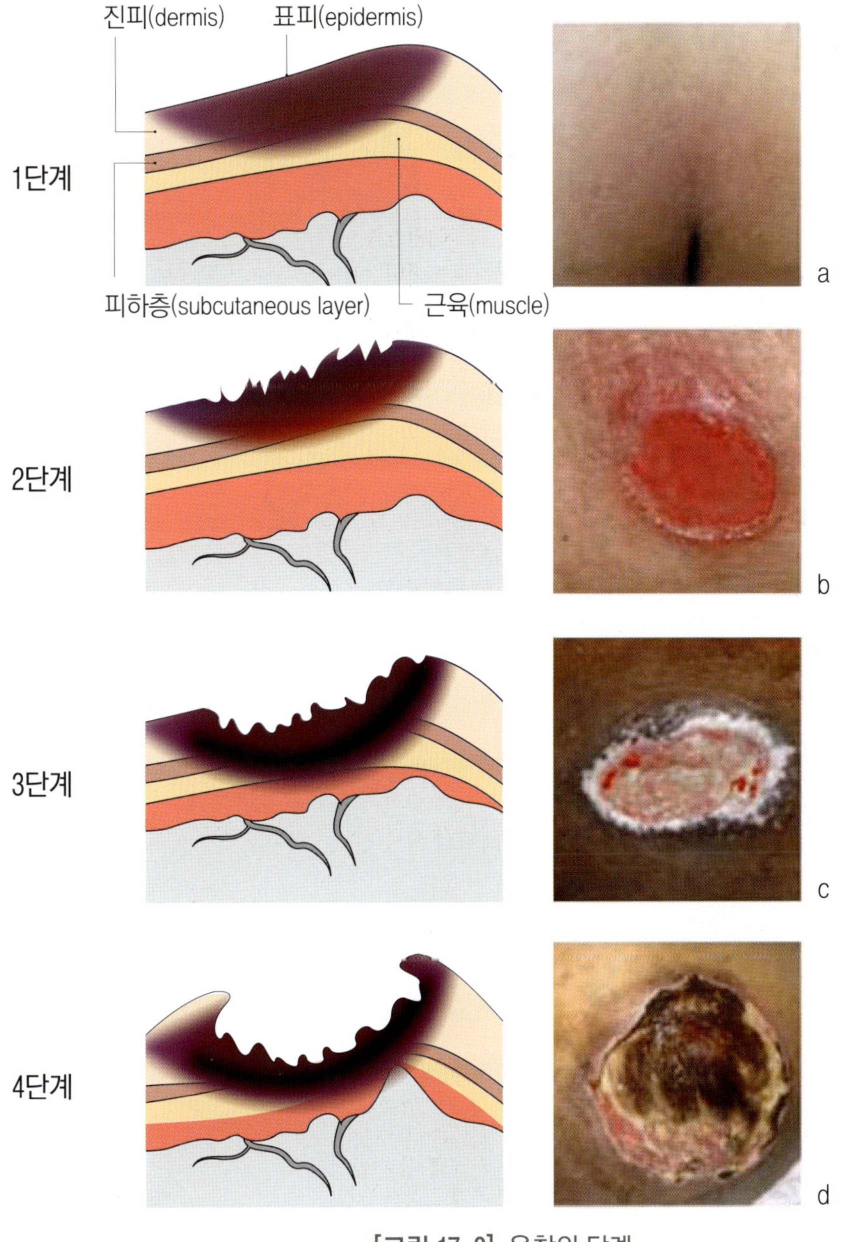

[그림 17-3] 욕창의 단계

6. 욕창 크기의 측정

욕창의 크기는 피부손상(skin injury) 범위의 장축과 단축(장축에 수직인 최대직경)을 측정하여 각각의 값을 곱한 수치로 판정한다. 만일 궤양주변부에 발적이 있다면 발적부위를 반드시 포함하여 측정해야 한다. 중증도 분류를 위해 100 미만을 알파벳 소문자 's', 100 이상을 대문자 'S'로 표기한다. 여기에 더 세분화하여 7단계로 분류할 수 있다. 주의해야 할 점은 단축 측정에서 절대 가장 짧은거리를 재어서는 안된다는 것이다. 장축에서 수직방향의 최대직경을 '단축'으로 정의한다. [그림 17-4]

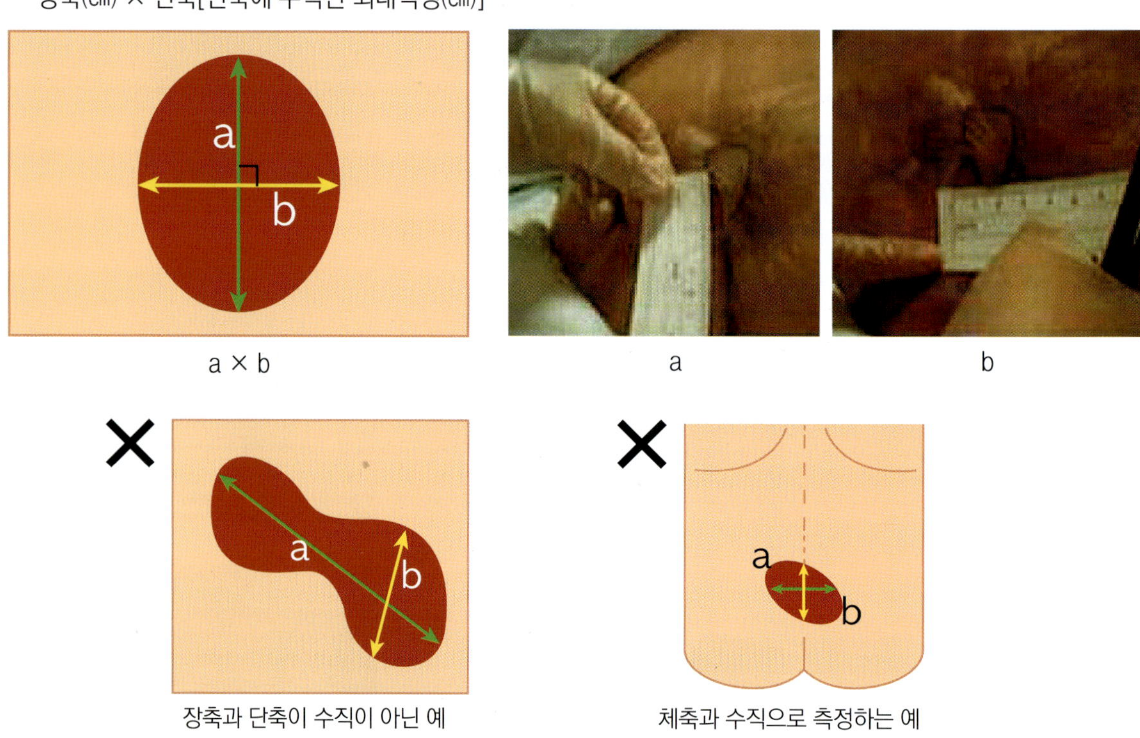

• 매회 같은 체위로 측정한다. 주머니는 측정하지 않고 육안으로 보이는 궤양면을 측정한다.

[그림 17-4] 욕창의 크기 측정

[표 17-3] 욕창의 크기 분류

S_0	• 피부손상 없음
S_3	• 4cm 미만
S_6	• 4cm 이상 16cm 미만
S_8	• 16cm 이상 36cm 미만
S_9	• 36cm 이상 64cm 미만
S_{12}	• 64cm 이상 100cm 미만
S_{15}	• 100cm 이상

※ 수치 = 피부 손상범위 장축(cm) × 장축에 수직인 최대직경(cm)

7. 욕창 예방법

① 자세변화: 체위변경(position change)은 욕창을 예방하는 가장 중요하고, 가장 효과적인 방법 중 하나로 알려져 있다. 환자의 자세를 변화시키면 몸을 지탱하는 압박부위를 바꿔 줄 수 있다. 자세를 지속적으로 바꿔 주고 조직에 산소가 공급되는 기간이 오래 지속되지 않을수록 욕창이 생길 가능성은 적어진다. 자세변화의 빈도는 이 예방법이 효과적인지 여부를 결정해 주며, 욕창의 발생률을 줄여 주는 중요한 인자이다. 전통적으로 2, 3시간마다 자세를 바꿔 주는 것이 권장되어 왔다. 누워 있는 자세의 경우, 평평하게 바로 누워 있거나 30°의 세미파울러 자세(semi-fowler position)에 있을

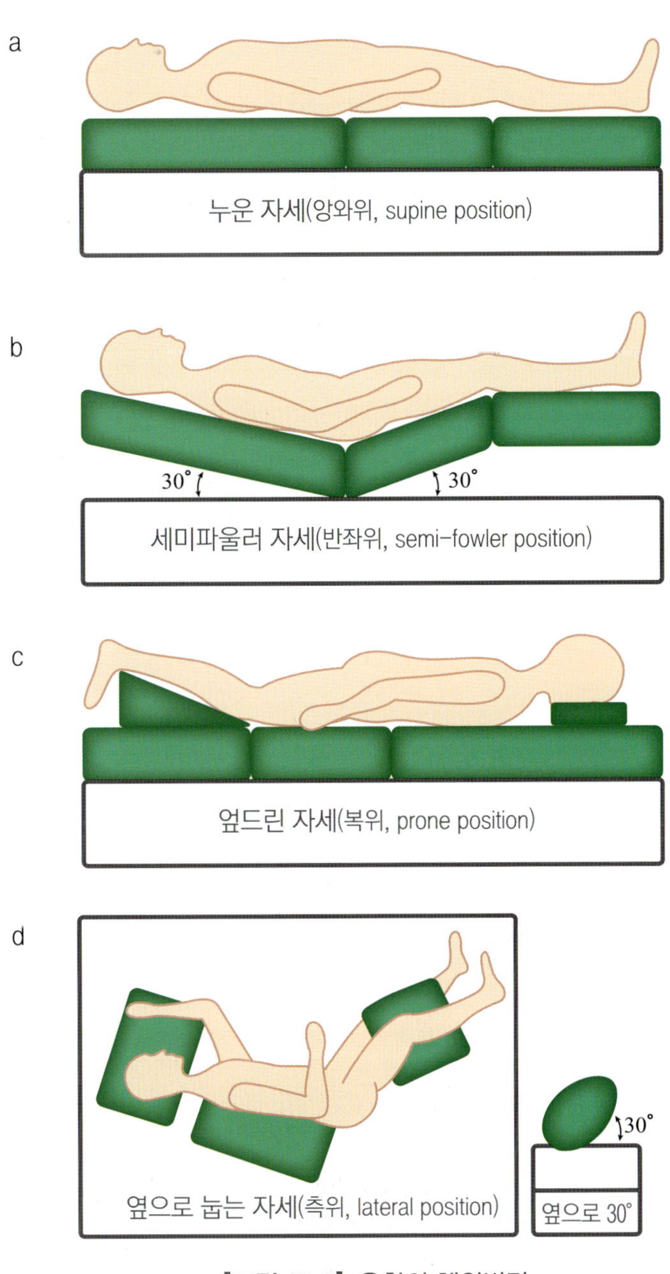

[그림 17-5] 욕창의 체위변경

17 욕창관리 및 낙상예방 간호

때 압력이 가장 낮으며, 따라서 욕창이 생길 위험도 가장 작다. 세미파울러 자세에서는, 머리끝과 발끝이 30° 정도로 들려 있어야 한다. 옆으로 누워 있을 경우에는 가장 적은 압력을 받기 위해서는 30° 기울이고 있어야 한다. 이 경우, 90°를 유지하는 전형적인 옆으로 누워 있는 자세보다 골반 부위에서 접촉하는 면적이 더 넓다. 접촉하는 부위의 조직의 두께도 더 두꺼워서 압력이 흡수되고 분산되기 쉽다. 무릎은 35°, 엉덩관절은 30°로 약간 굽힌상태를 유지하며, 위의 다리가 아래 있는 다리보다 약간 뒤에 있는 자세를 취하도록 한다. 엎드린 자세는 가끔 대안으로 사용할 수 있으나, 편안함이 문제가 될 수 있으며, 특히 딱딱한 메트리스에서는 더욱 힘든 자세이다. [그림 17-5]

② **피부관리:** 나이가 들면 진피와 표피는 서서히 얇아지게 된다. 정상적인 노화과정에서, 표피가 다른 층과 쉽게 분리될 가능성이 높아 피부가 물리적인 손상을 받기 쉽게 된다. 동시에 피하지방 및 지방조직의 감소가 생겨 뼈에 완충역할을 해줄 수 없다. 결과적으로 피부는 얇고, 건조하고, 탄력이 줄어들어 손상에 더 민감해지게 된다. 삼출물(exudate)관리의 목표는 상처환경에서 적절한 습도유지와 주위 피부의 손상을 막는 것이다. 피부가 상처삼출물에 지속적으로 노출되면 짓무름(maceration)과 상피의 더 많은 손실을 초래한다. [그림 17-6]

③ **영양관리:** 여러 연구에 의하면 단백질과 열량의 보충을 아르기닌, 항산화 효과(antioxidant effect)를 가진 비타민과 미세영양소와 같이 섭취하였을 때 욕창의 치료에 긍정적 효과를 보였다는 보고가 있다. 일차적 목표는 이상적으로 입을 통한 단백질-열량 영양불균형을 교정하는 것이다. 만약 구강섭취가 불가능 하다면, 단백-열량이 높은 영양보충물을 고려해야 하며, 정상적인 식사 및 구강섭취를 함에도 불구하고, 영양결핍이 해소되지 않는다면, 관을 통한 음식섭취를 조심스럽게 시도할 수 있다. [그림 17-6]

1) 한 부위가 지속적으로 압박 받는 것을 예방

- 적절한 체위 유지 및 체위변경: 2시간마다 체위를 변경해 준다.
- 압박제거 보조기(물침대, air matress, 도넛 모양의 큐션 등 사용)

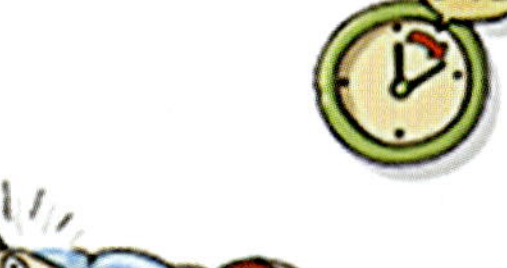

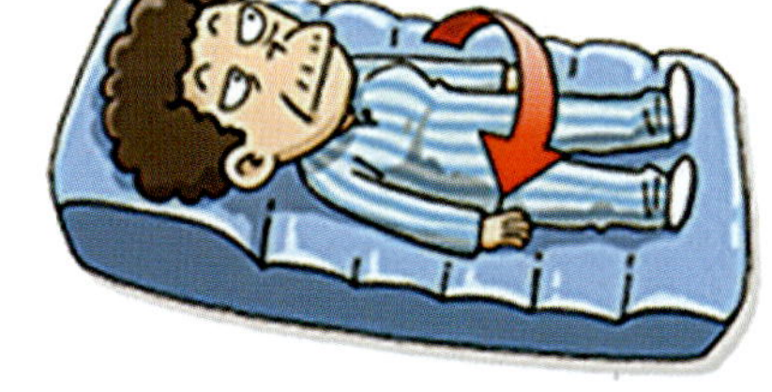

2) 혈액 순환 증진

- 금연

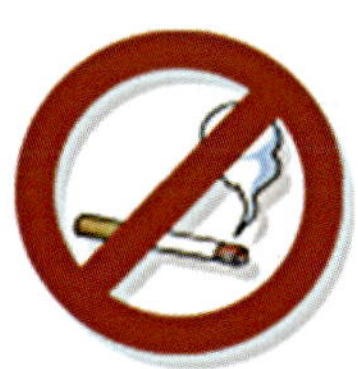

3) 피부를 건조하고 청결하게 유지

- 분비물과 배설물을 빨리 제거하고 더러워지거나 젖은 옷, 시트는 빨리 갈아주는 것이 좋다.

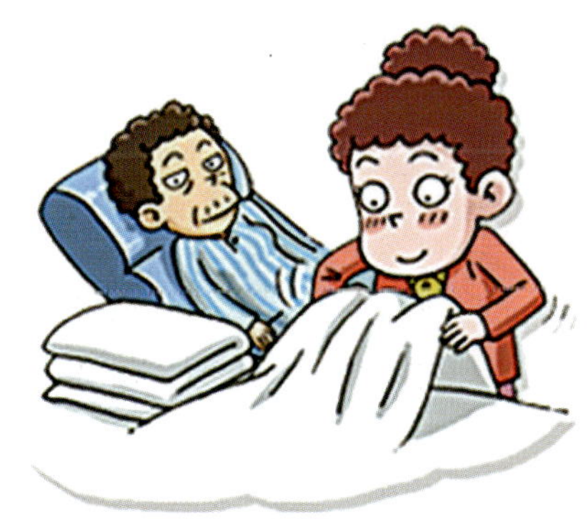

4) 영양과 수분 섭취

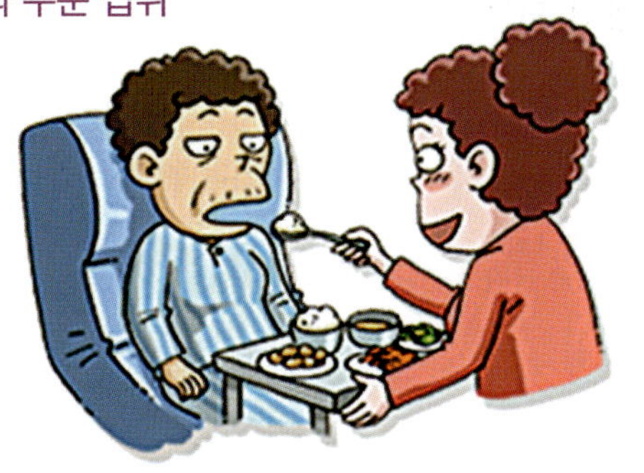

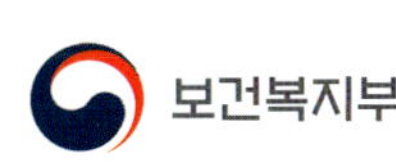

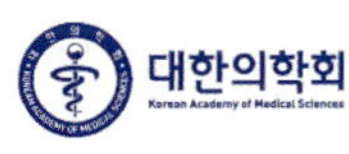

[그림 17-6] 욕창의 예방방법

Ⅱ. 낙상위험요인에 대하여 우선 알아야 할 지식들

1. 낙상의 정의

낙상을 한 마디로 정의하기는 어렵다. 일반적으로 낙상이란 중풍(stroke)이나 기절(fainting) 등으로 갑자기 쓰러지는 것이나, 강한 외부의 힘에 의해 넘어지는 것을 제외하고, 현재의 어떤 위치보다 낮은 위치로 본인의 의사와 상관없이 넘어지는 것을 말한다. 그러나 병원에서 이러한 정의를 그대로 적용하는 것은 어려운 일이다. 특히 낙상에 대하여 보고하고, 사전에 약속된 조치를 취하고, 개선활동을 강구해야 하는 병원에서는 낙상인지 아닌지 애매한 경우가 종종 발생한다. 중풍치료 중인 환자가 넘어질 경우 원인이 무엇인지 감별하기 어려우며 넘어지는 중간에 벽에 부딪혀 상처를 입는 상황도 발생한다. 삼성서울병원에서는 낙상을 '비의도적인 하방이동으로 인하여 신체 일부가 바닥면에 닿은 경우'로 정의하였다. 대한간호학회지에 실린 을지대학교 간호대학 논문에서는 '본인의 의사와 상관없이 발을 땅에 딛고 있는 상태에서 무릎 위보다 낮은 위치로 넘어지거나 미끄러진 경험 또는 발을 땅에 딛지 않은 상태에서 떨어진 경험'이라 정의하였다.

2. 낙상 발생률

경기도 성남시의 65세 이상 남녀를 대상으로 여론조사 방식의 전화설문을 통하여 한국노인의 낙상발생률을 조사하였다. 전화설문 연구였으므로 낙상발생률이 다소 낮게 조사될 가능성이 있음에도 불구하고, 지난 1년간 낙상발생률은 13.0%, 지난 3년간 낙상발생률은 22.7%로 상당히 높았다. 우리나라 65세 이상 노인의 낙상으로 인한 사망률은 2007년 인구 10만 명당 약 36명 정도였으며, 병원에서 낙상의 발생률은 2.18%에서 5.7%와 같이 다양하였다.

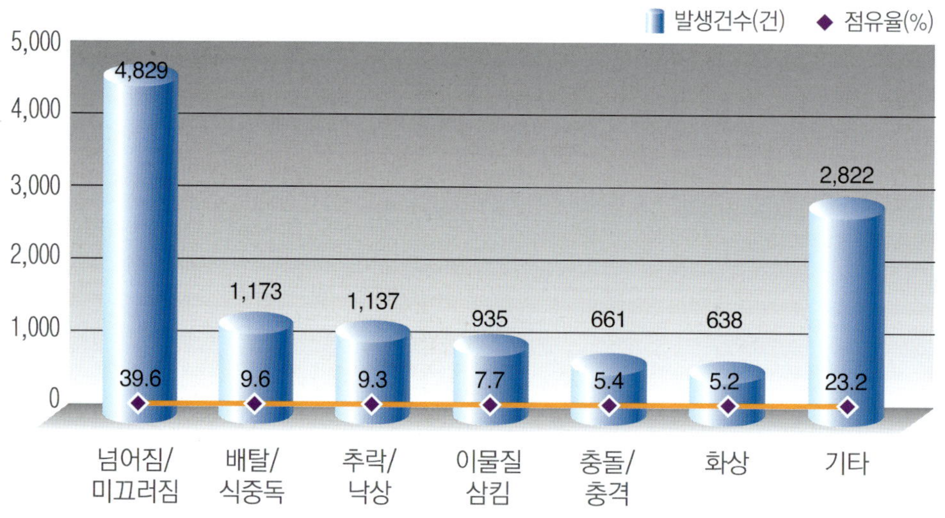

[그림 17-7] 한국소비자원에서 조사한 65세이상 고령자 안전사고 현황(2012~2014)

3. 낙상위험요인

낙상발생위험요인은 내적 요인과 외적 요인으로 구분할 수 있다. 내적 요인은 질병, 고령, 약물 등이 있다. 낙상과 관련된 질병은 부정맥, 기립성 저혈압, 심부전, 뇌혈관장애 등 순환계 질환과 관절염, 골절, 탈구, 골다공증 등 근골격계 질환, 파킨슨병, 치매 등 신경계 질환, 백내장, 녹내장 등 안질환 및 비타민 D 부족, 낙상에 대한 공포심 등이 있다. 고령은 낙상의 주요 위험요인인데, 근력저하, 섬세한 운동기능 저하, 평행기능 저하를 동반하기 때문이다. 수면제, 항우울제, 이뇨제, 강심제, 항경련제 등 약물도 낙상과 관련되어 있다.

외적 요인은 물리적 환경 및 상황적 환경을 말한다. 물리적 환경으로는 부적절한 조명, 미끄러운 바닥, 부적절한 신발, 보행보조기 사용, 정리되지 않은 전선, 바닥의 턱과 계단 등이 해당된다. 상황적 환경은 입원기간, 낙상시간, 직원특성 등을 말한다. 낙상은 한 두가지 요인에 의한 결과가 아니라, 수많은 요인의 복합적 결과로 나타나는 현상이다. 위험요인이 많을수록 낙상위험도 증가한다. [그림 17-8]

낙상 위험도
겨울철이 더 위험하다
머리>발목>허리>손목
여성이 더 위험하다
손목/발목
노인이 더 위험하다
다리>허리등뼈>골반>팔>머리와 목

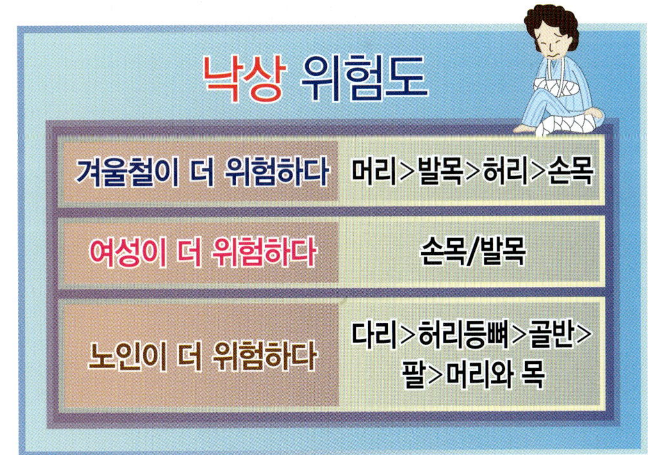

[그림 17-8] 낙상의 위험도

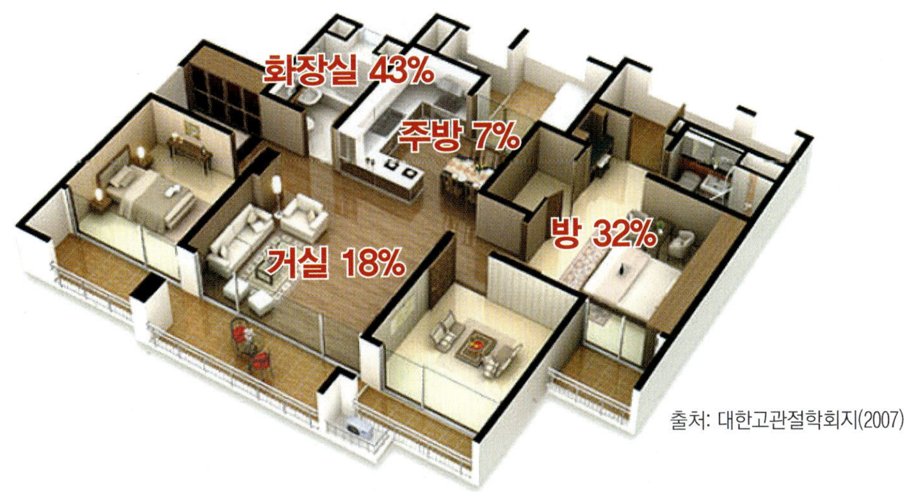

[그림 17-9] 실내 낙상 발생 장소

17 욕창관리 및 낙상예방 간호

4. 낙상위험도 평가 척도

낙상발생위험 평가에는 잘 입증된 도구를 사용하는 것이 좋다. 올리버(Oliver) 등은 낙상위험 평가도구에 대한 기존의 연구결과를 비교하여, 모스낙상척도(Morse fall scale)와 성 토마스낙상척도(St. Thomas's risk assessment tool in fall-ing elderly inpatients)가 잘 검증된 것으로 평가하였다. 여기서는 국내에서 대표적으로 많이 사용하는 모스낙상척도를 소개하려고 한다. 낙상경험, 이차진단, 보행보조, 정맥수액요법 혹은 헤파린록, 걸음걸이, 의식상태 등의 6개 항목으로 구성되어 있고 총점은 0부터 125점이다. 0~24점은 위험성이 없음, 25~50점은 저위험도, 51~125점은 고위험도이다. 위험도의 기준점은 의료기관이나 시설의 종류에 따라 다르게 적용할 수 있다. 따라서 간결하게 45점 이상은 고위험군(high risk group), 그 이하는 저위험군(low risk group)으로 분류하는 곳도 있다.

[표 17-4] 모스낙상척도

구분	척도	점수
1. 낙상의 경험	있음	25
	없음	0
2. 이차적인 진단	있음	15
	없음	0
3. 보행 보조	가구를 잡고 보행함	30
	목발 / 지팡이 / 보행기 사용함	15
	보조기 사용하지 않음 / 침상안정 / 휠체어 / 간호사가 도와줌	0
4. 정맥수액요법/ 헤파린 록(heparin lock)	있음	20
	없음	0
5. 걸음걸이	장애가 있음	20
	허약함	10
	정상 / 침상안정 / 부동	0
6. 의식장애	자신의 기능수준을 과대평가하거나 잊어버림	15
	자신의 기능수준에 대해 잘 알고 있음	0
총점		

※ 결과해석
0~24점: 낙상 위험성이 거의 없음(no rick)
25~50점: 낙상위험성이 낮음(low rick)
51~125점: 낙상위험성이 높음(high rick)
(단, 기준점은 의료기관, 시설의 종류에 따라 다르게 적용할 수 있음)

5. 낙상 예방법

낙상은 의료기관에서도 발생할 수 있는 환자안전사고의 하나로, 그 중요성은 국내외 병원인증기준에 반영되어 있다. 보건복지부 2주기 의료기관 인증기준에 "환자안전을 위해 낙상예방활동을 수행한다."라고 명시되어 있다. 이뿐만 아니라 낙상예방은 환자의 예후와 생명과 직결될 정도로 중요한 사안이다. 이번 장에서는 '낙상예방간호 실무지침서'에 나온 내용을 그대로 수록하고자 한다.

1) 낙상예방 간호중재

① 환자간호 환경에서의 외적 위험요인을 정기적으로 사정하고 위험요인을 제거하도록 한다.

② 낙상고위험군으로 분류된 환자에 대해서는 낙상고위험군임을 알릴 수 있는 낙상위험표지판을 환자의 차트, 환자, 병실, 침상에 부착하고 환자와 보호자에게 낙상예방교육을 시행한다. [그림 17-10]

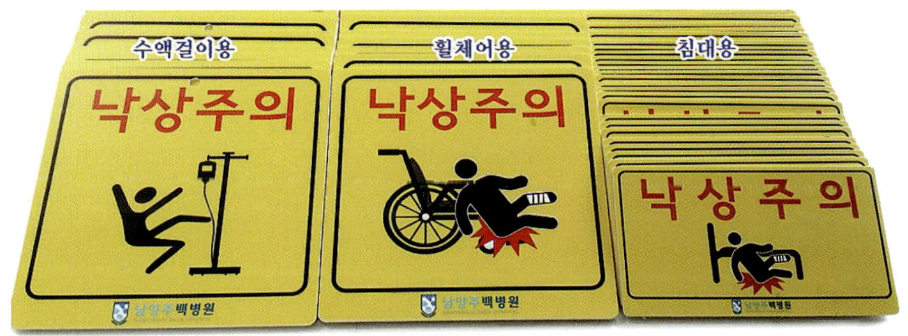

[그림 17-10] 다양한 낙상예방 표지판

③ 호출기(call light)를 환자의 손이 닿는 범위 내에 쉽게 이용할 수 있는 위치에 배치한다.

④ 실뇨와 실변이 있는 환자의 경우 환자의 필요에 따라 혹은 매 2시간마다 규칙적으로 배뇨, 배변상태를 확인하고 적절한 간호를 제공한다.

⑤ 빈뇨가 있을 경우 이동식변기(commodo)를 사용할 수 있도록 한다.

⑥ 크기가 잘 맞고, 바닥이 미끄럽지 않은 신발이나 슬리퍼를 신도록 조치한다.

⑦ 혼동이 심하거나, 주의 깊은 관찰이 필요한 환자의 경우는 간호사실 가까운 쪽으로 병실을 배치하고 환자의 보호자나 간호제공자가 병실에 머무르도록 격려한다.

⑧ 고위험환자는 자주 순회하며 주변의 환경적 상황을 점검한다. 금기가 아니면 조기보행과 규칙적인(1회/일, 30분) 운동을 하도록 격려한다.

⑨ 특히 의식이 명료하지 못하거나 매우 불안정한 환자 및 수술환자는 반드시 간호사 또는 보호자의 보조를 받아 침상에서 내려오도록 한다.

⑩ 보행을 시작할 때는 서서히 단계적으로 움직일 수 있도록 계획한다.

⑪ 거동 시 반드시 보조자와 함께 걷도록 한다.

⑫ 환경측면의 중재

- 침상을 최대한 낮게 유지한다.
- 침대바퀴는 항상 잠금장치가 유지될 수 있도록 한다.
- 침상 주변의 밝기조절장치와 다른 물건들은 환자나 보호자가 찾기 쉬운 곳에 위치시킨다.
- 가능하다면, 낙상을 유발할 행동을 감시하기 위해 경고장치(alarm system)를 이용한다.
- 침대와 욕실에 조명을 적당히 유지한다.
- 바닥 표면이 미끄럽지 않도록 유지한다.
- 통로는 이용이 용이하도록 주변을 정리하고 깨끗이 유지한다.
- 병원바닥을 청소하는 경우에는 통행이 적은 시간을 이용하여 반드시 미끄럼 주의 안내판을 설치하고 반씩 나누어 청소하도록 한다.

⑬ 도움이 필요한 경우 반드시 간호사에게 도움을 요청하도록 한다.

2) 낙상예방을 위한 환자 및 보호자교육

① 환자와 보호자가 병실 및 주변 환경과 생활에 익숙하도록 교육한다.

② 입원생활에 대한 안내서를 책자 또는 유인물로 제공하여 익숙하게 접하도록 한다.

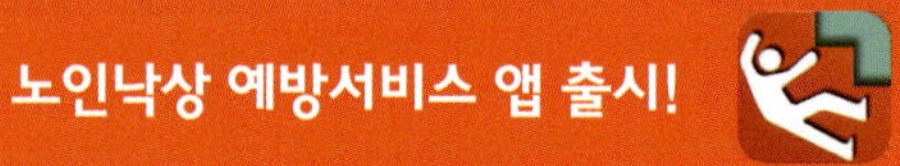

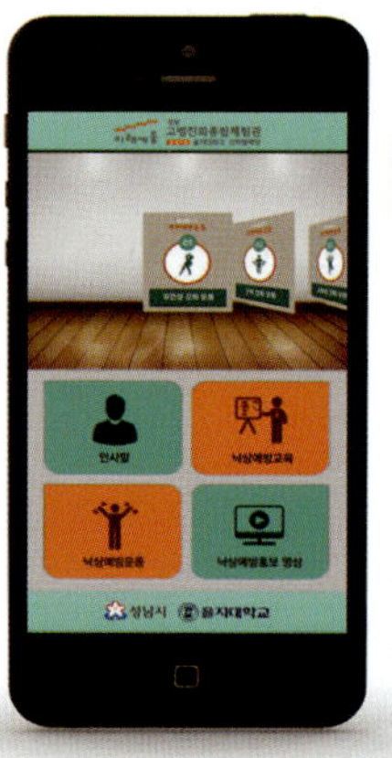

[그림 17-11] 낙상예방 어플리케이션 제공

③ 환자와 보호자에게 직원에 대한 정보를 제공하고 도움이 필요한 경우 반드시 간호요원에게 도움을 요청하도록 설명한다.

④ 환자와 보호자에게 병동에 비치되어 있는 시설물이용에 대해 교육한다(예: 전동침대, 호출기, 휠체어, 욕실 내의 안전대, 침상주변의 이동식변기).

⑤ 환자와 보호자에게 침대, 의자, 화장실, 휠체어로 안전하게 이동하는 방법을 교육시킨다.

⑥ 환경적 위험요인을 인지하고, 낙상예방에 대해 가족들에게 교육한다.

⑦ 병원 안전수칙에 대한 안내문을 제공하고, 내용을 보기 쉽도록 글자크기를 크게 출력하여 환자와 보호자에게 수시로 주지시킨다(예; 침대에서 안전하게 일어나는 방법, 미끄럽지 않는 신발을 착용해야 하는 필요성, 낙상위험기간 동안 반드시 보조자동반에 대한 중요성, 낙상위험과 관련된 일부 약물의 부작용 및 주의사항 관찰 등).

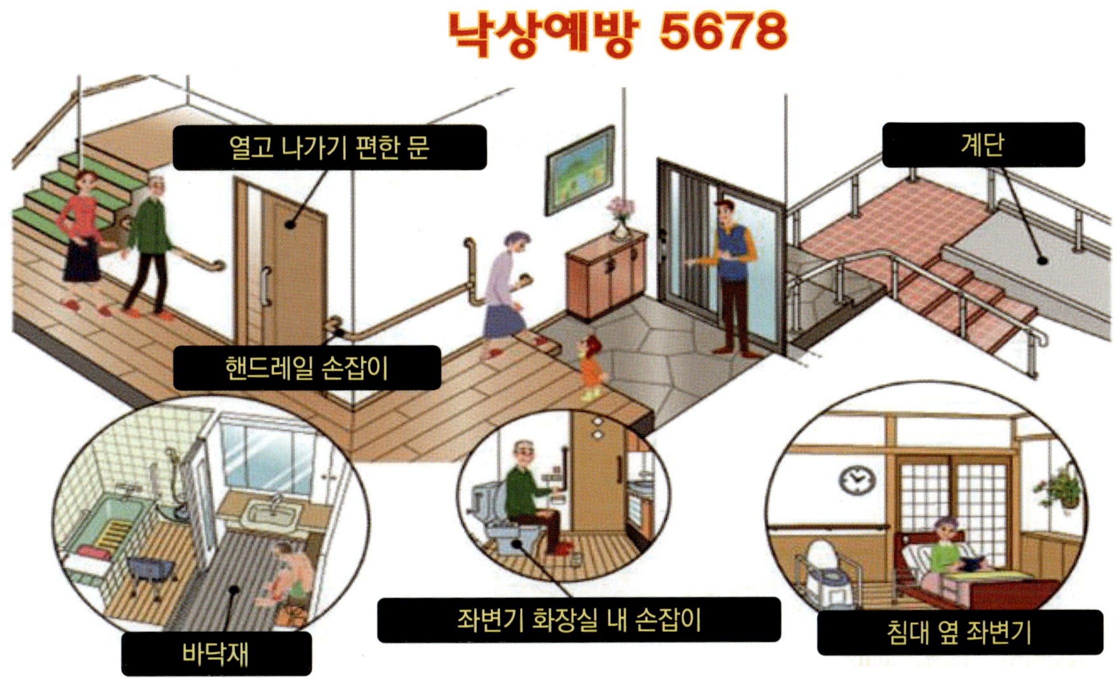

[그림 17-12] 낙상예방 프로젝트를 시행

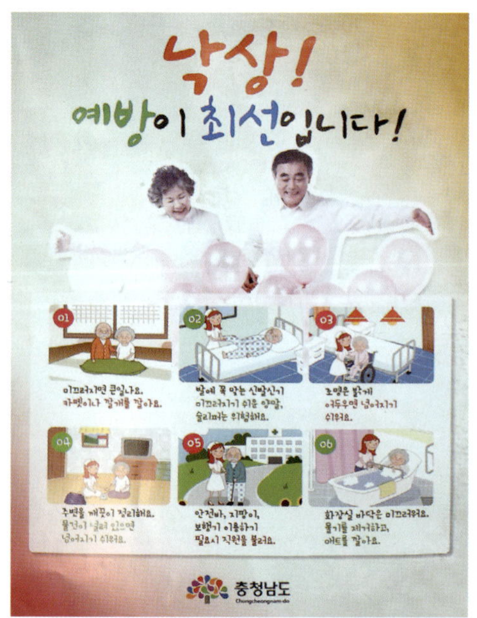

[그림 17-13] 낙상 예방 포스터

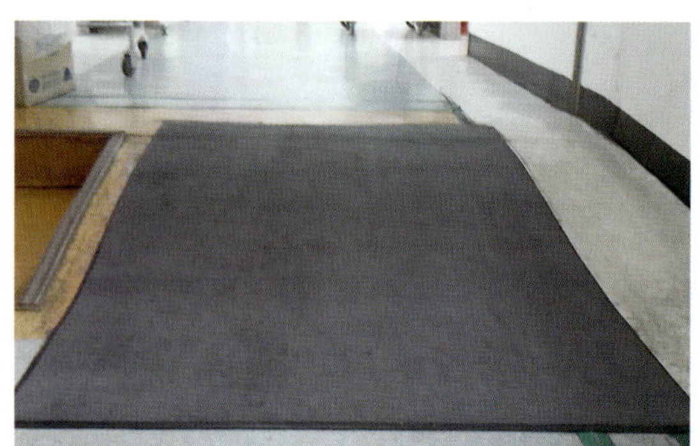

[그림 17-14] 미끄러짐 방지를 위한 카페트

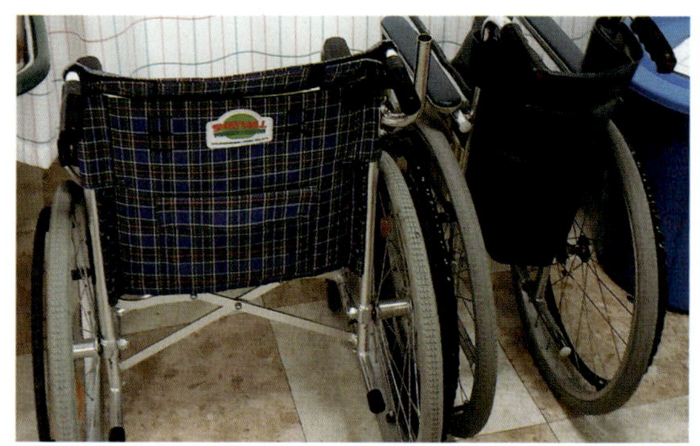

[그림 17-15] 휠체어 배치

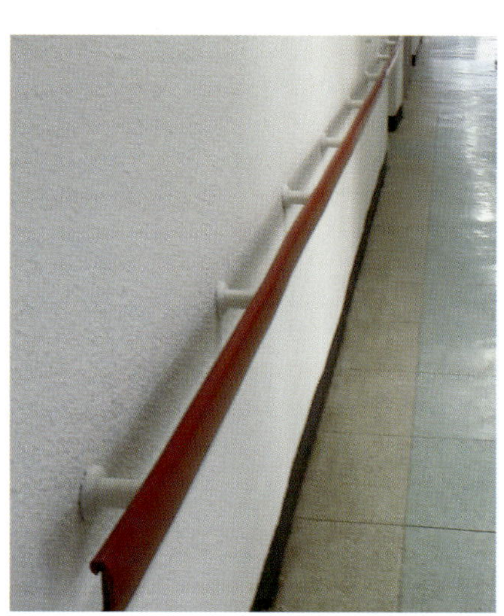

[그림 17-16] 병원 벽에 설치된 핸드레일

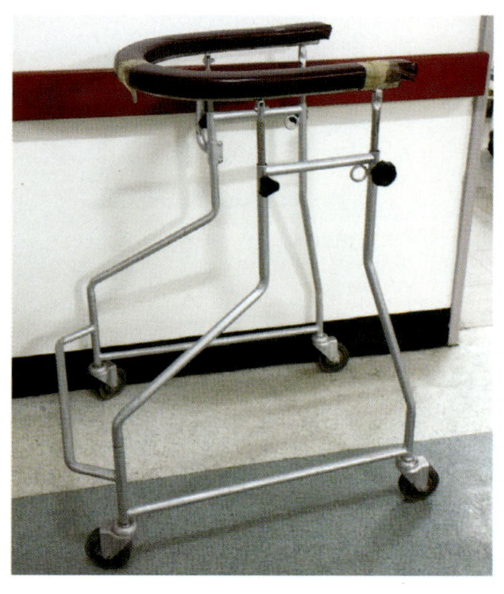

[그림 17-17] 보행 보조기의 배치

아름다운재단과 함께하는
노인 낙상예방
보조기구 지원사업

보행 부분
보행보조차 / 접이식지팡이 / 미끄럼방지신발(실내외) / 근력운동기구
욕실 부분
목욕의자 / 욕실안전손잡이 / 미끄럼방지매트 / 변기안전손잡이

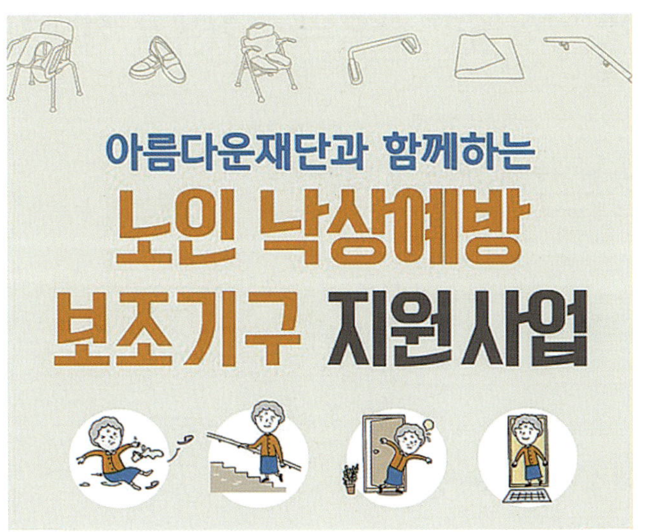

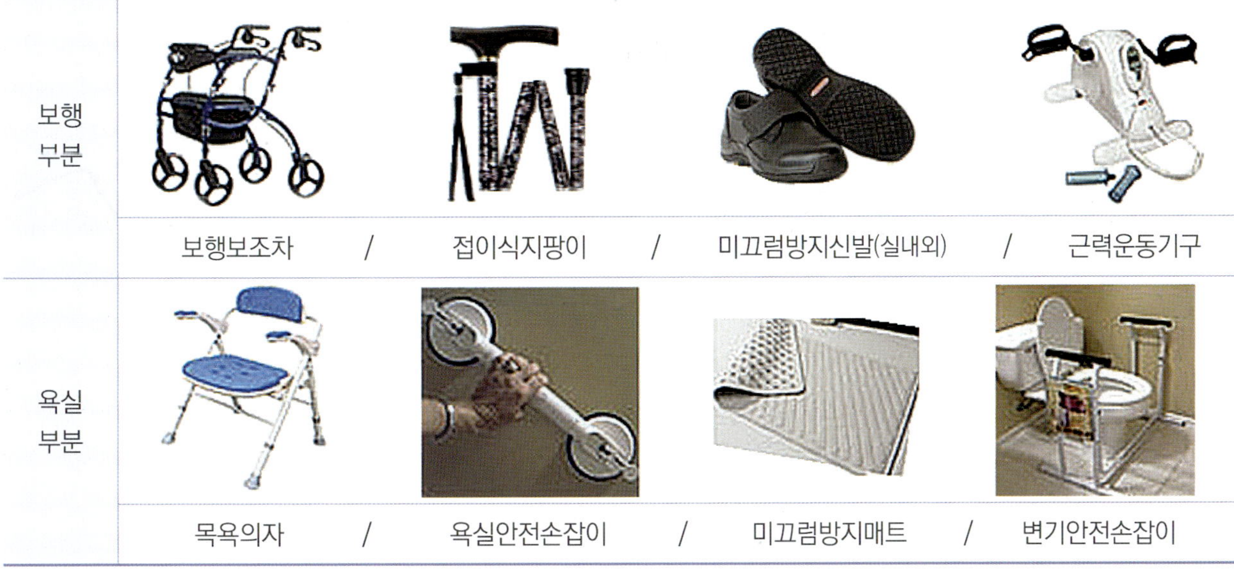

[그림 17-18] 노인낙상예방 보조기구 지원사업(아름다운 재단)

? 욕창관리 및 낙상예방 간호의 성취목표·선행지식과 관련된 문제

01 욕창이란 무엇이며 발생위험인자는 무엇인가?

02 욕창의 단계를 설명하시오.

03 욕창예방법에 대해 상세히 기술하시오.

04 낙상의 위험요인에는 어떠한 것들이 있는가?

문항에 대한 해설

01

▶신체의 뼈의 돌출부에 만성적 혹은 반복적으로 압력이 가해지게 되면 해당부위 혈액순환(blood circulation)에 문제가 발생하게 되고 이로 인하여 피부조직의 손상 및 괴사(necrosis)가 일어나 발생된 궤양(ulcer)이다.

▶욕창발생위험인자의 6가지 요소는 감각(sensory), 습기(moisture), 활성도(activity), 이동성(mobility), 영양(nutrition), 마찰과 엇갈림(friction & shear)으로 구분되어 있다.

02

욕창의 단계	증 상
1단계	피부의 손상 없이 홍반상태로 변한 경우로 피부가 어두운 경우 구분이 어려울 수 있다.
2단계	표피와 진피의 부분 손상으로 표면궤양이나 찰과상, 수포가 생길 수 있다.
3단계	피하조직까지 손상된 전층 손상으로 근막은 침범되지 않은 상태를 말한다.
4단계	근막이하까지 침범 후 근육, 뼈, 지지층까지 파괴시킨 경우이다.

03

▶한 부위가 지속적으로 압박 받는 것을 예방하기 위해 적절한 체위 유지 및 체위변경을 해줘야 한다.

▶피부를 건조하고 청결하게 유지해야 한다.

▶충분한 영양과 수분 섭취를 해야 하며 혈액 순환 증진에 금연해야 한다.

04

내적 요인	외적 요인
- 질병: 부정맥, 기립성 저혈압, 심부전, 뇌혈관장애 등 순환계 질환과 관절염, 골절, 탈구, 골다공증 등 근골격계 질환, 파킨슨병, 치매 등 신경계 질환, 백내장, 녹내장 등 안질환 및 비타민 D 부족, 낙상에 대한 공포심 등 - 고령: 근력 저하, 섬세한 운동기능 저하, 평행기능 저하를 동반하기 때문이다. - 약물: 수면제, 항우울제, 이뇨제, 강심제, 항경련제 등	- 물리적 환경: 부적절한 조명, 미끄러운 바닥, 부적절한 신발, 보행보조기 사용, 정리되지 않은 전선, 바닥의 턱과 계단 등 - 상황적 환경: 입원기간, 낙상시간, 직원특성 등

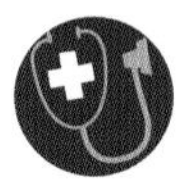

입원관리하기 관련 사례

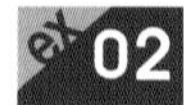

ex 01

72세 남자 AR환자는 뇌경색(cerebral infarction)으로 인한 좌측 편마비(Lt. paralysis)로 현재 거동(ambulation)이 어려워 거의 와상상태(bed-ridden state)로 지내는 환자이다. 상기 환자가 요양병원인 본원으로 전원되어 왔다.

▶본 입원환자에 대해서 욕창위험도와 낙상위험도를 사정하세요.

ex 02

1) 67세 여자 AS환자는 우측 무릎관절(knee joint, 슬관절)의 퇴행성 관절염(osteoarthritis)이 K-L(Kellgren-Lawrence) grade Ⅳ(관절염의 진행정도를 표시하는 척도)라 인공관절치환술(total knee replacement, TKR)을 시행한 후 현재 병동에 입원 중이다. 간호회진 중에 환자가 수술부위의 통증을 심하게 호소하였다.

▶본 입원환자에 대해서 통증의 정도를 NRS로 간호사정하세요.

2) 상기 AS환자는 통증의 정도를 NRS로 7에서 8정도로 호소하였다. 상기 환자의 PRN오더는 다음과 같이 처방되어 있었다.

> Dr's order
> Tramadol 50mg/1ml PRN) 1Ⓐ [IM]
> *Remark) VAS 7점 이상이면 투여

▶환자의 통증에 대한 적절한 간호중재를 시행하세요.

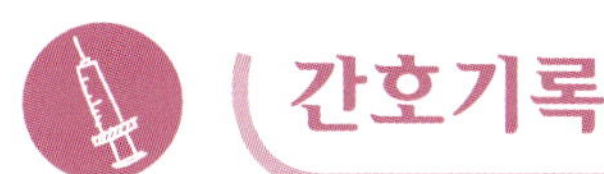

간호기록

날짜/시간	처 치	간 호 내 용	서 명

MEMO

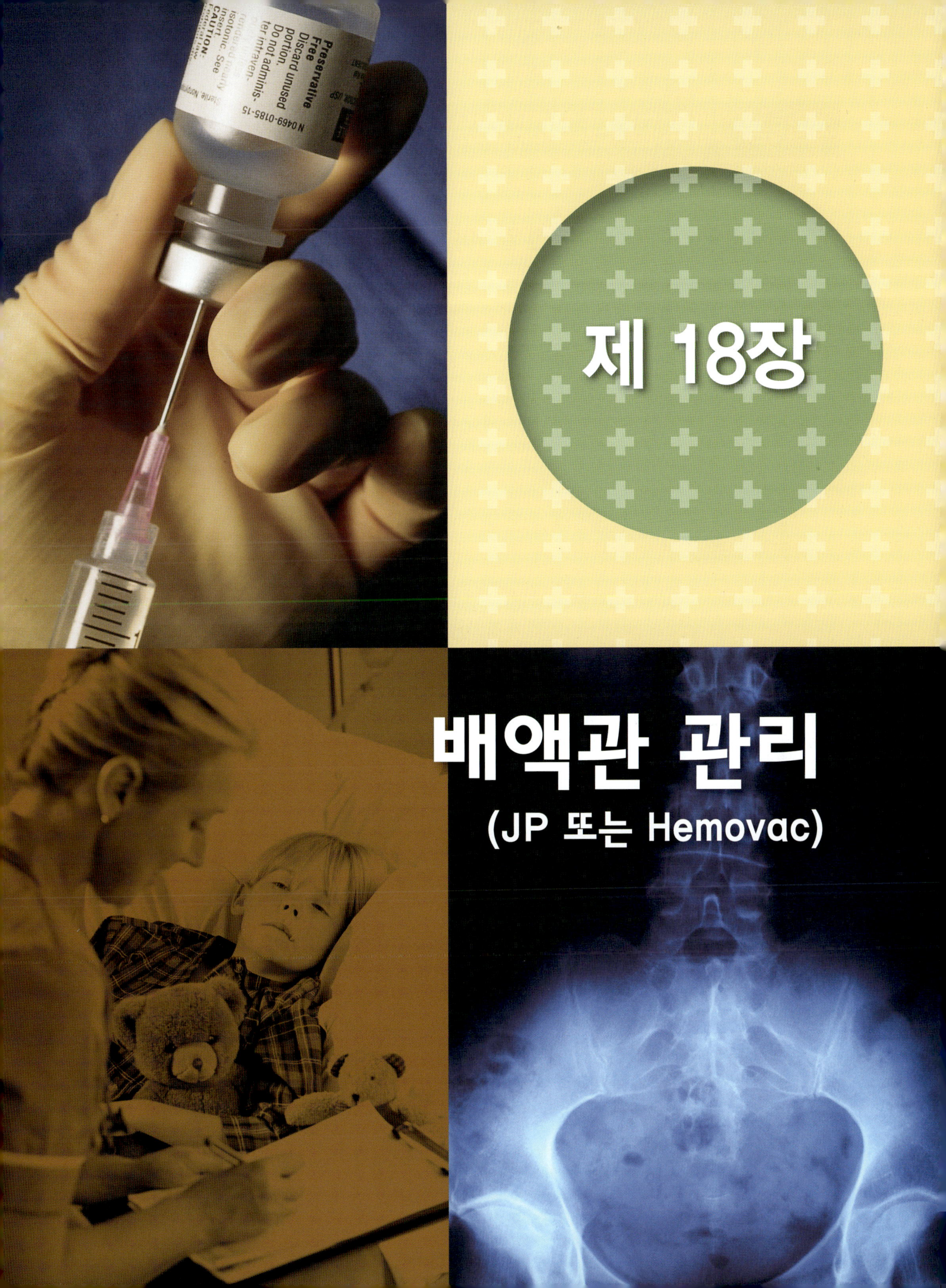

제 18장

배액관 관리

(JP 또는 Hemovac)

제 18장 배액관 관리(JP 또는 Hemovac)

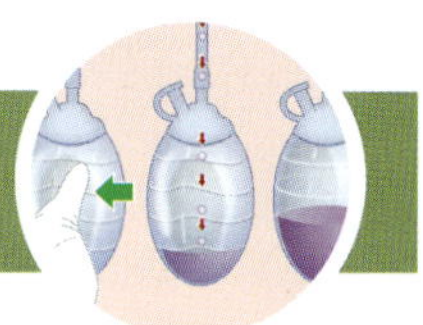

Ⅰ. 배액관 관리에 대하여 우선 알아야 할 지식들

1. 수술 후 배액관의 필요성

수술 후 해당 부위에 체액이 고일 수 있는데, 이는 사강(dead space)을 형성하여 상처의 회복을 느리게 하고 감염성 농양을 유발하기도 한다[그림 18-1]. 따라서 지속적으로 체액을 배출해 주는 배액관(drain tube)을 삽입함으로써 수술 후 합병증을 예방할 수 있다.

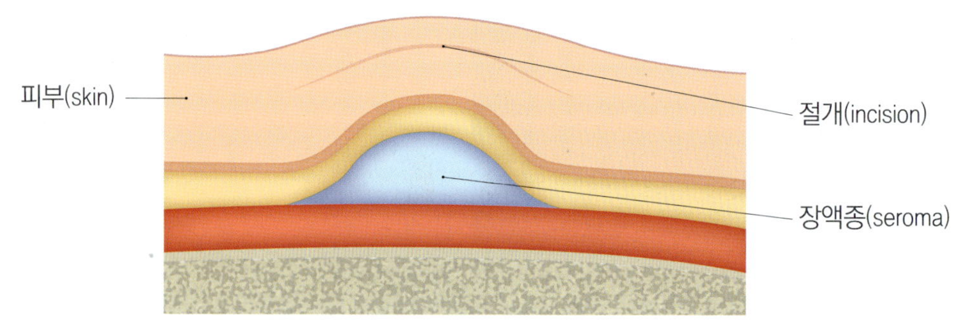

[그림 18-1] 수술 후 피하의 사강에 장액(serous)이 차오른 모습

2. 배액관의 종류

배액관은 개방형과 폐쇄형으로 나눌 수 있다. 개방형에는 펜로즈 드레인(penrose drain)이 가장 보편적으로 사용되며 주로 피하조직(subcutaneous tissue)의 배액을 목적으로 한다[그림 18-2]. 폐쇄형에는 JP 배액관(Jackson-Pratt Drain)과 hemovac이 있다. JP 배액관은 벌브(bulb)의 복원력에 의한 음압을 이용하여 분비물을 흡인한다. 100cc~200cc 정도이며 가볍고 작아서 간편하게 이용할 수 있다. 2009년 미네소타 대학에서 실시한 연구결과 100cc 크기는 -167.4mmHg로 측정되었으며 강한 음압으로 효과적인 분비물 제거가 가능하다.

Hemovac은 내부 스프링에 의한 음압을 사용하는 배액관이다. 크기는 200cc, 400cc, 800cc 등 다양하며 JP 배액관 보다 크기가 커서 한 번에 다량의 체액을 담을 수 있다. 미네소타 대학 연구결과 400cc 기준 -80.5mmHg으로 측정되었다. 따라서 조직에 주는 압력이 적다는 장점이 있고, 이용이 간편하여 점차 사용이 증가되는 추세이다[그림 18-3].

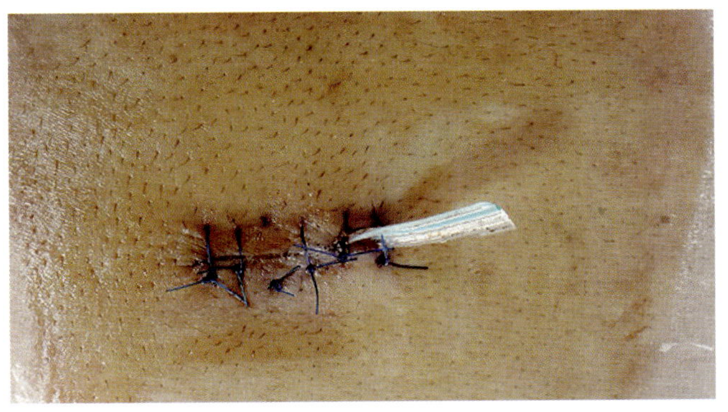
[그림 18-2] 수술 부위에 penrose drain을 적용한 모습

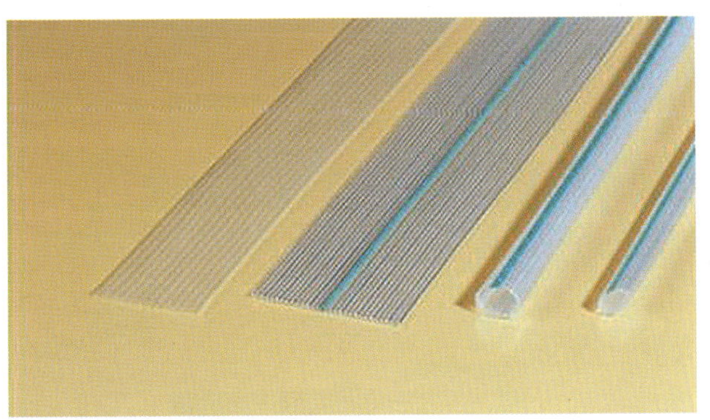
펜로즈 드레인(penrose drain)

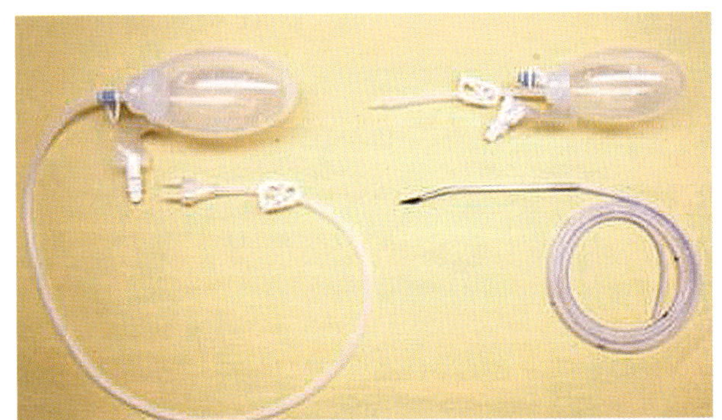
JP 배액관(JP drain)

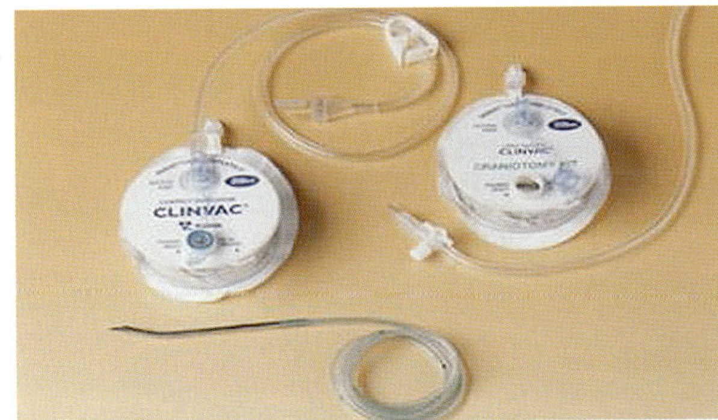

hemovac

[그림 18-3] 배액관의 종류

3. 배액관 관리의 중요성

외과의사(surgeon)는 수술 후 배액양상에 매우 관심이 많다. 이것으로 수술 부위 치료정도를 파악하고 배액관 제거시기를 결정하며, 만일 상태가 좋지 않다면 항균제를 추가로 사용하기도 한다. 따라서 간호사는 환자의 흡인백을 비우면서 반드시 그 양상(양, 색)을 기록해 두어야 한다. 또한 배액관 자체가 수술 부위 감염의 원인이 될 수 있으므로 삽입부위를 무균적으로 소독해 주어야 하며 간호사는 거즈의 상태(clean, oozing, bleeding)를 사정한다.

4. Y형 거즈의 사용

상처부위의 배액관 소독을 할 때 배액관이 꺾이고 눌리지 않도록 하기 위해 거즈 가운데가 Y자 모양으로 갈라져 있는 Y형 거즈를 이용한다. 만일 병원 내에 구비되어 있지 않다면 소독된 가위로 거즈 가운데를 잘라서 사용하면 된다[그림 18-4] [그림 18-5].

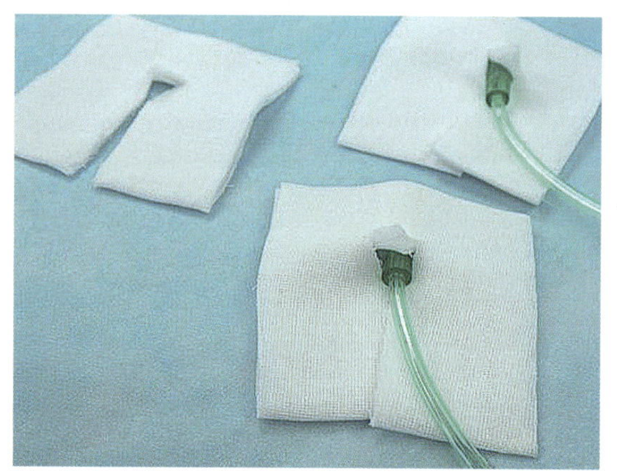

[그림 18-4] Y형 거즈

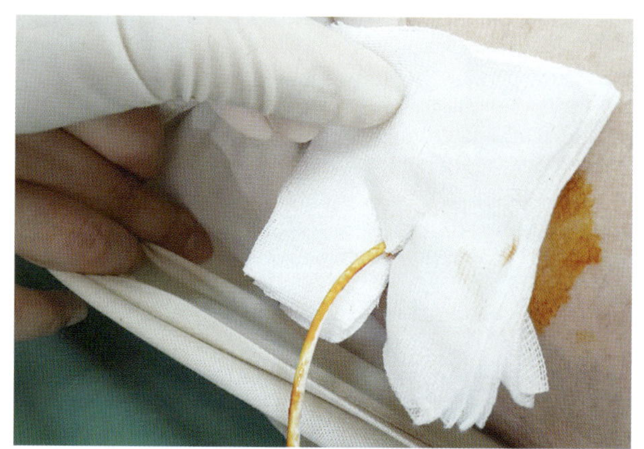

[그림 18-5] 배액관에 Y형 거즈를 적용한 모습

플러스 tip

수술 부위의 삼출물을 제거하기 위해 배액관을 삽입한 후에는 관이 내강으로 들어가거나 빠지는 것을 방지하기 위하여 실로 피부에 고정하거나 안전핀을 꽂는다.

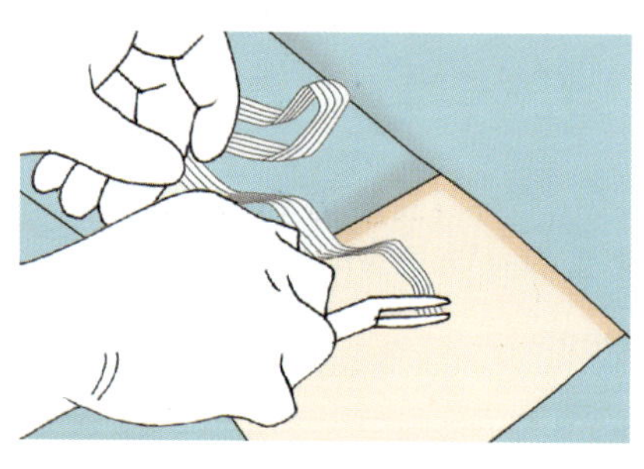

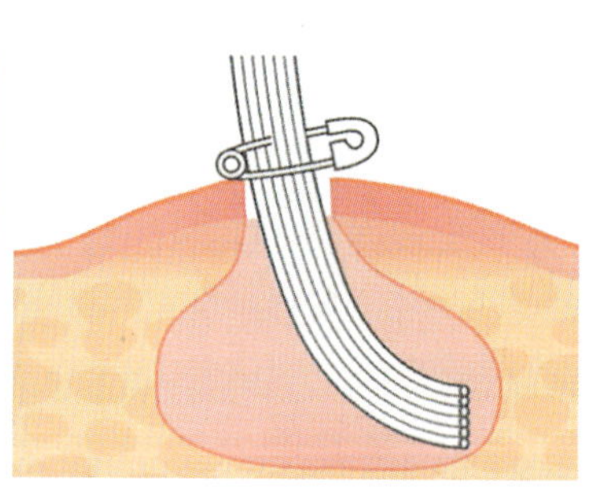

5. 배액관 관리 시 주의사항

바쁜 병원생활에서 잊기 쉬운 것 중 하나는 흡인백(JP 또는 hemovac)의 잠금장치(clamping)를 막고, 음압을 만든 뒤 다시 잠금장치를 열지 않는 것이다. 그렇게 되면 흡인(aspiration)과 배액(drainage)이 일어나지 않고 수술부위에 체액이 고여 합병증이 발생하기 쉽다. 배액관 관리에서 가장 주의해야 할 사항이 있다면 반드시 '음압'이 유지되게 다시 눌러 준 뒤 잠금장치를 여는 것이다. 이 작은 일이 환자의 입원일수와 병원비, 심지어 생명까지 영향을 줄 수 있다[그림 18-6].

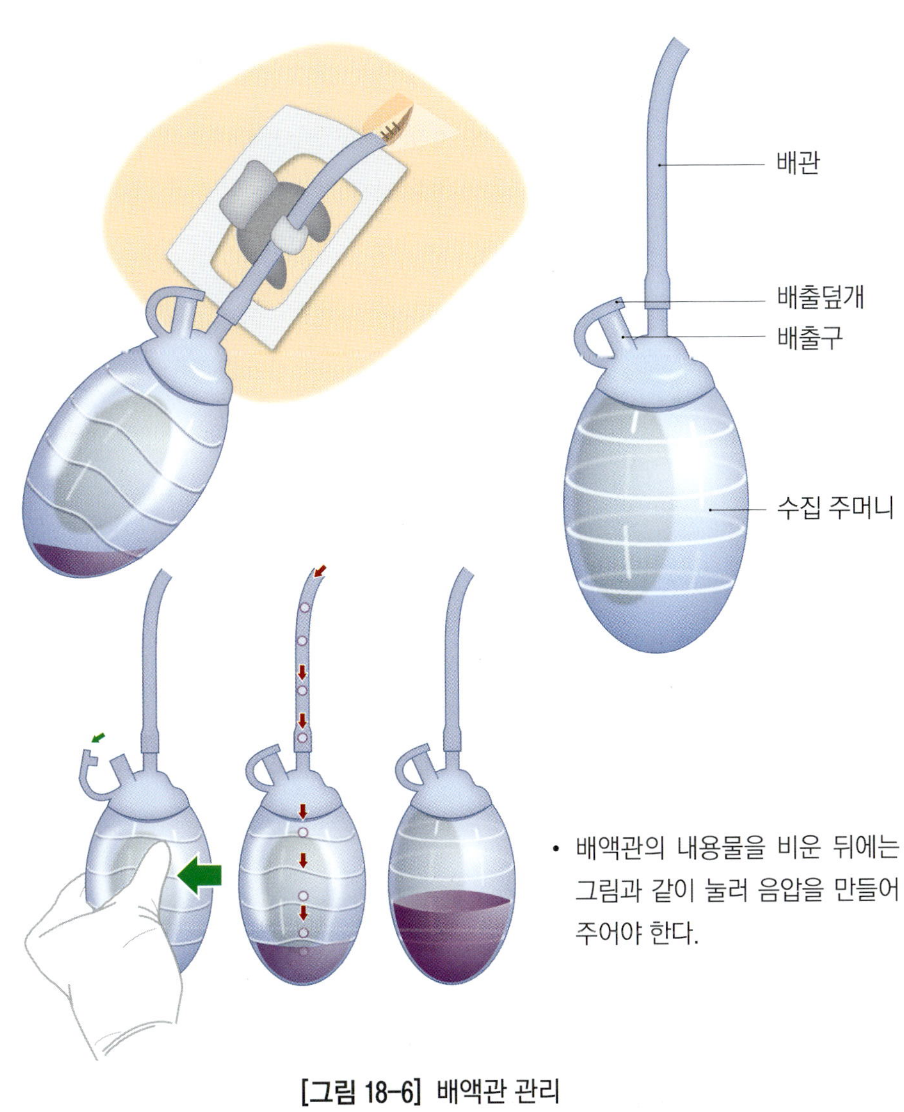

[그림 18-6] 배액관 관리

18 배액관 관리 (JP 또는 Hemovac)

플러스 tip

항균제 투여

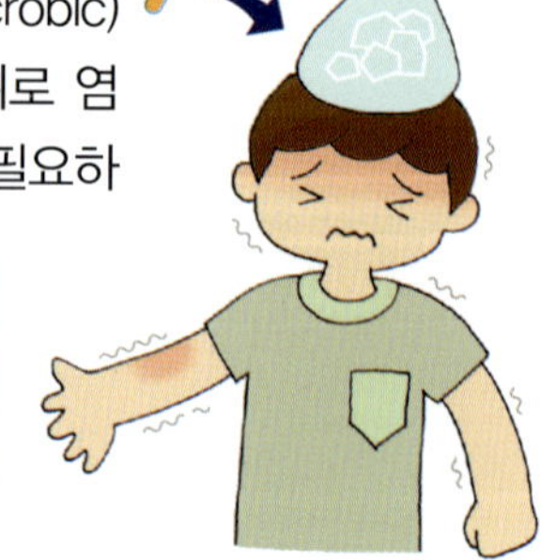

절개를 통해 충분한 배액을 한 경우에는 반드시 항균제(antimicrobic)를 투여하지는 않지만, 발열이나 오한, 떨림이 있는 경우나 주위로 염증 파급이 큰 경우 등에는 절개 · 배농 후에 항균제의 투여가 필요하

항균제 투여 대상	
• 발열, 오한, 떨림이 있다.	• 주위에 염증이 퍼져 있다.
• 면역력이 저하되어 있다.	• 감염성 심내막염의 위험이 있다.
• 재발을 반복한다.	• 안면에서 종창이 있다.

배액관 관리의 성취목표·선행지식과 관련된 문제

01 배액관의 종류에 대해 서술하시오.

02 배액관의 관리에 대해 설명하시오.

문항에 대한 해설

01

개방형	폐쇄형	
펜로즈 드레인(penrose drain)	JP 배액관(JP drain)	hemovac
- 가장 보편적으로 사용 - 주로 피하조직(subcutaneous tissue)의 배액을 목적으로 함	- Jackson-Pratt Drain의 약자로 벌브(bulb)의 복원력에 의한 음압을 이용하여 삼출물을 배액 - 100cc ~ 200cc정도이며 가볍고 작아서 간편하게 이용	- 내부 스프링에 의한 음압을 이용하여 삼출물을 배액 - 크기는 200cc, 400cc, 800cc 등 다양하며 JP배액관 보다 크기가 커서 한 번에 다량의 체액을 담을 수 있음

02

▶수술 부위의 삼출물을 제거하기 위해 배액관을 삽입한 후에는 관이 내강으로 들어가거나 빠지는 것을 방지하기 위하여 실로 피부에 고정하거나 안전핀을 꽂는다.

▶환자의 흡인백을 비우면서 반드시 그 양상(양, 색)을 기록한다.

- 배액관 자체가 수술부위 감염의 원인이 될 수 있으므로 삽입부위 소독을 철저히 한다.
- 배액관이 꺾이고 눌리지 않으며 거즈의 상태(clean, oozing, bleeding)를 꼭 확인한다.
- 배액관의 내용물을 비운 뒤에는 흡인백(JP or hemovac) 마개를 막고 다시 눌러 '음압'으로 하고, 잠금장치를 열어 배액 여부를 확인한다.

▶감염예방을 위해 철저한 무균술을 적용한다.

- 배액관 삽입부위, 배액관 연결부위, 배액관 마개 부위 등은 맨 손으로 만지지 않도록 한다.

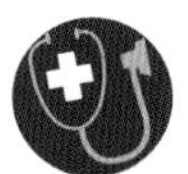

배액관 관리 관련 사례

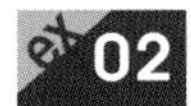

ex 01

69세 여자 A환자는 장협착으로 인한 장폐색과 장괴사(intestinal obstruction and necrosis)로 결장부분절제술(partial colectomy)과 유착박리술(adhesiolysis)을 시행한 후 병실로 돌아왔다. 환자는 IV PCA와 hemovac 유지 중으로, 담당 주치의는 다음과 같이 처방하였다.

Dr's order

1. Check drainage amout of hemovac q 1hrs
   → 1시간마다 hemovac 배액량 확인
2. If patient complaint about OP site pain, IV PCA apply
   → 수술부위 통증 시 IV PCA 적용

▶위의 오더에 대한 간호중재를 수행하세요.

ex 02

62세 여자 B환자는 위암으로 위아전절제술(subtotal gastrectomy, STG)을 시행하였다. 환자는 IV-PCA와 JP drain 유지 중으로 현재 POD #5이다. 환자는 통증은 거의 호소하지 않았으나, JP drain을 통해 배액되는 혈액의 양이 증가하였으며 색상 또한 붉어지는 양상이었다.

▶적절한 간호중재를 수행하세요.

간호기록

날짜/시간	처 치	간 호 내 용	서 명

수 술 기 록 지

일 자	년 월 일
부 서 명	
직 책	
작 성 자	

진 료 과		등록번호		담 당 의 사	
성 명		나 이		성 별	
병 실		수술일자		보 호 자	
병 명				예상완치일	

수술코드	수술명	주수술	부수술	의사

재 료 처 치	
재 료	수 량

마 취 료	
마취시간	
마취방법	☐ General Anesthesis
	☐ Spinal Anesthesis
	☐ Epidural Anesthesis
	☐ BPB
전신마취제	☐ Ethran
	☐
마취재료	
주사처방	

MEMO

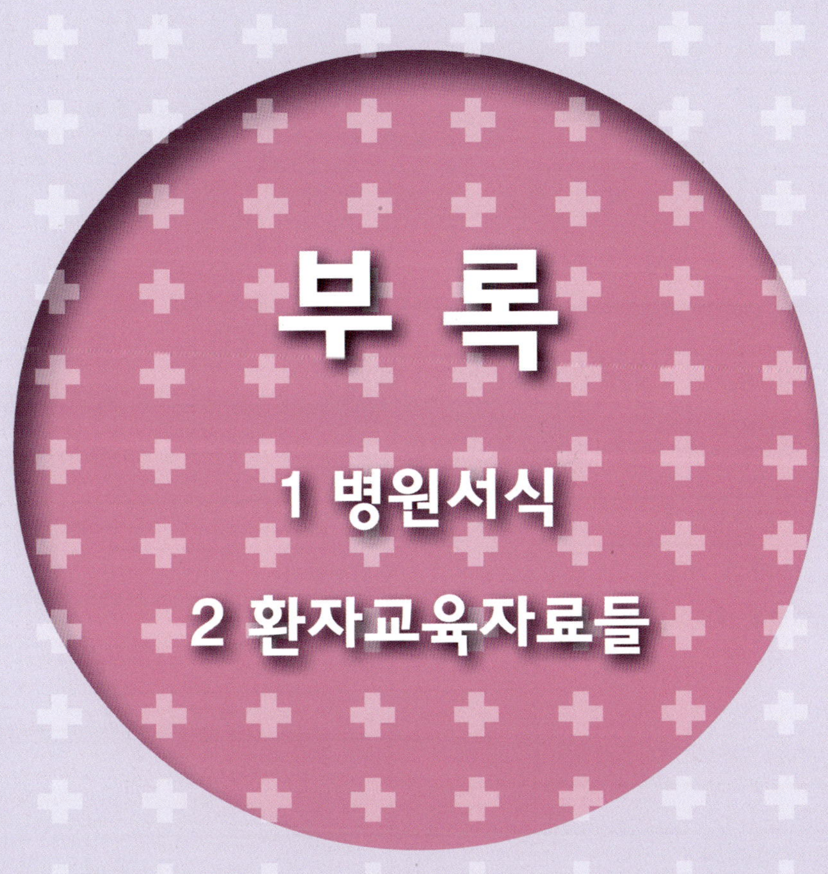

부 록

1 병원서식

2 환자교육자료들

부록 1 병원 서식

Ⅰ. 환자의 입원과 관련된 서류들(수기양식)

☑ 입원
☐ 퇴원
결정서

등록번호	2447
환자명	[illegible]

확인	

생년월일	F/80	입원경로	1. 외래 2. 응급실 3. 타병원	입원병명	위암
환자구분					

진료과명	입원일자	담당의	주치의	과장
TMI	17. 7. 6			

전과 전실 기록	년월일	진료과	병실	수속확인	주치의 성명	비고
	17.9.6	TMI	304	[illegible]		

퇴원결정	주치의성명		담당자		확인자	
	수간호사		퇴원일자	년 월 일		

주치의 기재사항	입원중 병명 · 증상(한글)	병명기호		
			수술명(한글)	

퇴원시진료과	과
퇴원시투약	일분
진료결과	1. 이송( ) 2. 사망( ) 3. 완치( ) 4. 기타( )

처방전 발행	구분	유	무
	약처방전		
	X-선처방전		
	처치처방전		
	검사처방전		
	수술처방전		

[그림 부록-1] 입퇴원 결정서

입 원 서 약 서

과 별	병 실
17내	304

환 자 성 명 :	연령 : 80 남 · 여
주민등록번호 :	

위 사람이 귀 병원에 입원함에 있어 아래 조항을 엄수하겠으며, 만일 이를 위반할 때에는 어떠한 조치에도 하등의 이의가 없음을 연대하여 이에 서명합니다.

◀ 아 래 ▶

1. 귀원의 제규칙을 준수함은 물론 환자진료와 관련된 사항에 대하여 귀원의 지시에 따르겠습니다.
2. 입원기간 동안 침대에서의 낙상, 자해, 기타 출입과정에서 넘어져 부상을 입는 경우나 무단외출로 발생한 제반문제에 대하여 병원측에 책임을 물을 수 없습니다.
3. 입원료(진료비)를 포함한 제 발생비용은 보증인의 연대 책임하에 귀원이 정하는 기일내에 납부하겠습니다.
4. 상급병실을 사용할 경우 병실차액은 본인이 별도 부담하겠습니다.
5. 비품, 기물등의 손망실시에는 보증인이 연대하여 책임지겠습니다.
6. 입원중 발생하는 모든 건에 대하여 소송이 제기되었을 경우 귀 병원의 주소지를 관할하는 법원을 재판장으로 하는데 동의합니다.
7. 본 서약서를 읽거나 충분히 설명을 들었으며 응급 또는 필요시 아래 서약한 전화번호로 연락주시기 바랍니다.

2017 년 7월 6일

서약인 : (인)

입원보증인	성 명 :	환자와의 관계 : 딸 (이웃)
	주 소 :	전 화 :
	성 명 :	환자와의 관계 :
	주 소 :	전 화 :

[그림 부록-2] 입퇴원 서약서

전원 포기 각서

진료과 : FMI 병록번호 : 106695

환자성명: [illegible] 주민등록번호 [illegible]

상기 환자의 상태에 관하여 주치의사로부터 충분한 설명을 듣고 상급병원으로 전원 치료를 권유 받았으나 환자 및 보호자의 사정으로 인하여 부득이 전원치료를 포기함에 있어 이로 인한 환자의 일신상에 불이익이 발생하는것에 대하여 어떠한 조치에도 이의가 없음을 연대하여 이에 서명 합니다.

환자성명 : [illegible]

보호자성명 (인)

2017 년 7 월 5 일

[illegible]

[그림 부록-3] 전원 포기 각서

심폐소생술 포기 각서
(DNR 동의서)

진료과 : FM1 병록번호 : 106695

환자성명: [illegible] 주민등록번호 : [illegible]

상기 환자의 상태에 관하여 주치의사로부터 충분한 설명을 듣고 심폐소생술 및 인공호흡기 사용을 권유 받았으나 환자 및 보호자의 사정으로 인하여 부득이 치료를 포기함에 있어 이로 인한 환자의 일신상에 불이익이 발생하는것에 대하여 어떠한 조치에도 이의가 없음을 연대하여 이에 서명 합니다.

환자성명 : [illegible]

보호자성명 (인)

2017 년 7 월 5 일

[illegible]

[그림 부록-4] 심폐소생술 포기 각서

병실사용신청서

(상급병실, 개호병실)

● 진료과 :　　　　환자명 :　　　　주민등록번호 :

구　분	병　실	병실차액 (단위: 원)	비　고
1인실(침대)	309, 310, 311, 314, 319	50,000	
1인실(온돌)	318, 319	50,000	
2인실	315, 316, 317, 318, 320, 321	30,000	※ 화장실 없음
3인실	308	30,000	
개호병실	323, 324, 325, 326	30,000	

상기와 같이 병실(　　　　　　　　) 사용함에 있어 병실차액은 본인이 전액 부담할 것을 서약하고 사용신청합니다.

단, 개호실로 입원하는 경우 환자(또는 본인)의 입원진료에 있어 보호자가 24시간 간병할 수 없어 환자의 상병상태와 개호내용에 대한 충분한 설명을 들었으며 특히 간병인이 정상적인 주의의무를 다하였슴에도 불구하고 불가항력의 낙상, 기타 출입과정에 넘어져 부상 등을 입은 경우 병원측에 책임을 물을 수 없음을 인지하고 입원신청 합니다.

20　　년　　월　　일

신청인 이 름 :

주 소 :

연락처 :

환자와의 관계 :

[그림 부록-5] 병실사용신청서

Ⅱ. 환자의 의무기록들(전산챠트)

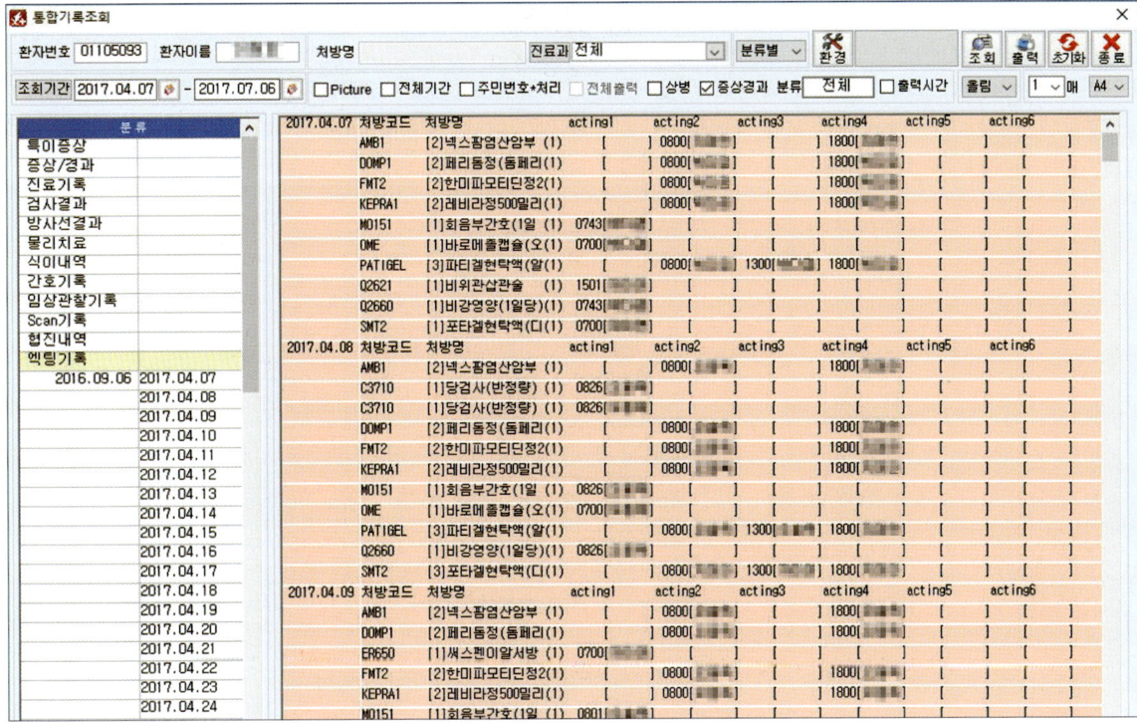

[그림 부록-6] 투약기록지

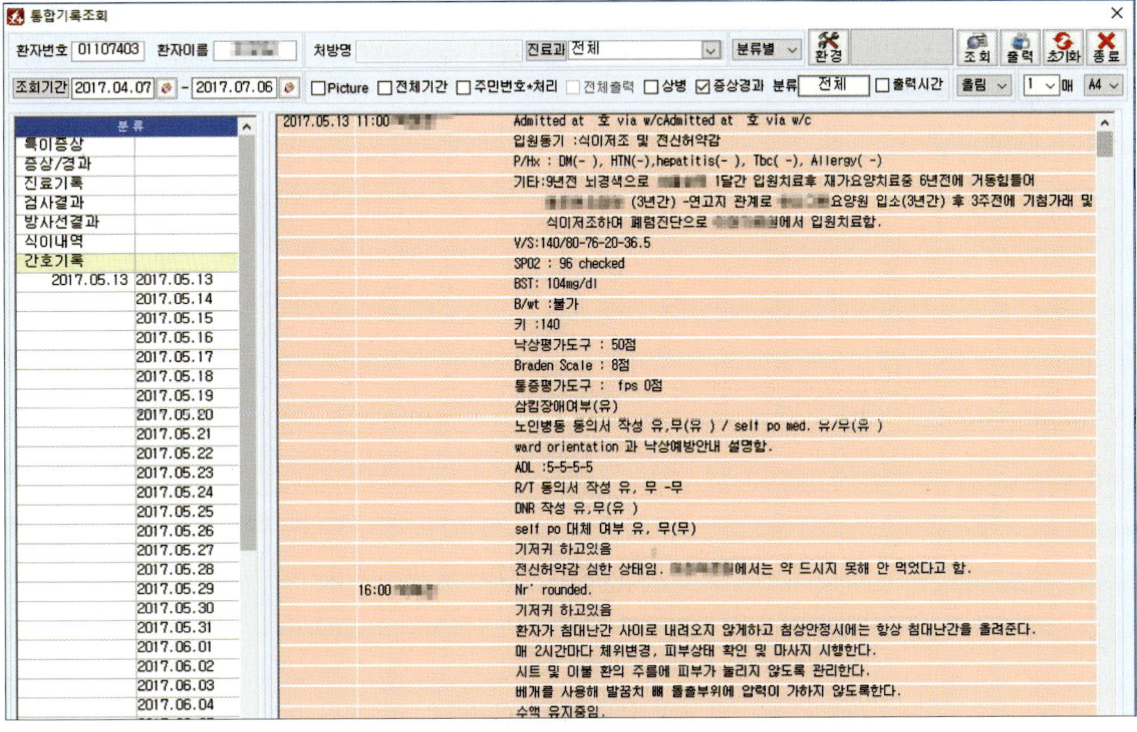

[그림 부록-7] 간호정보조사지

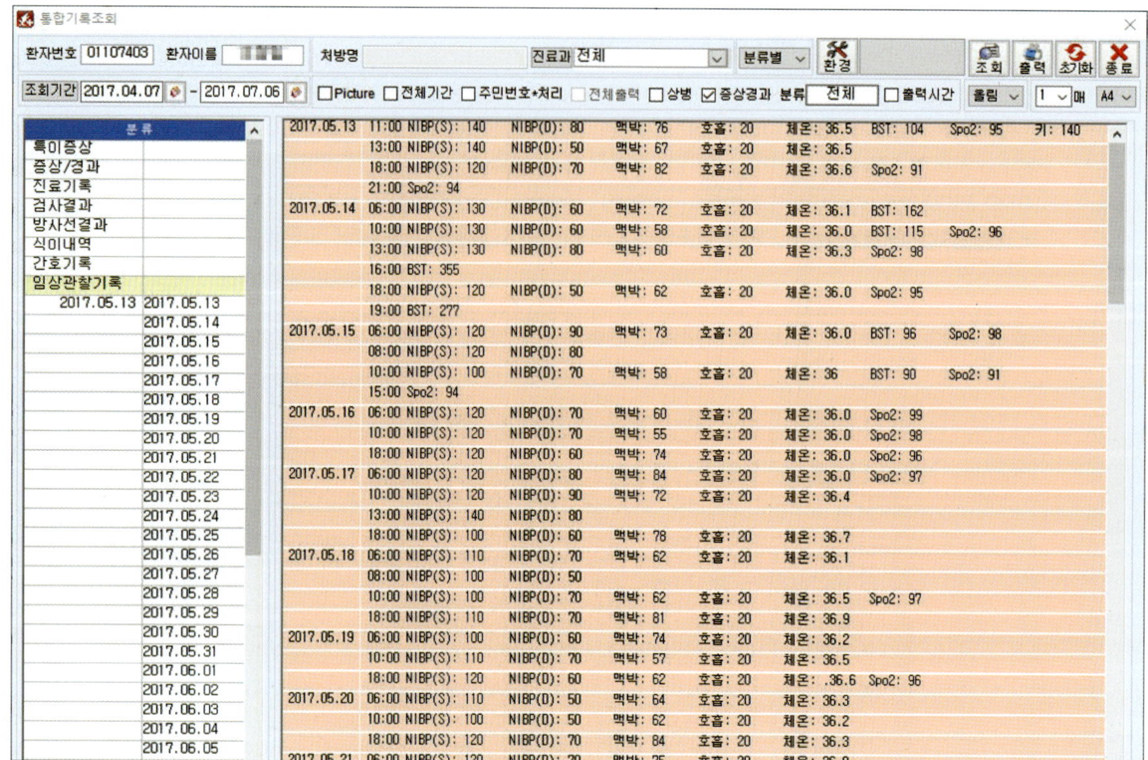

[그림 부록-8] 임상관찰기록지

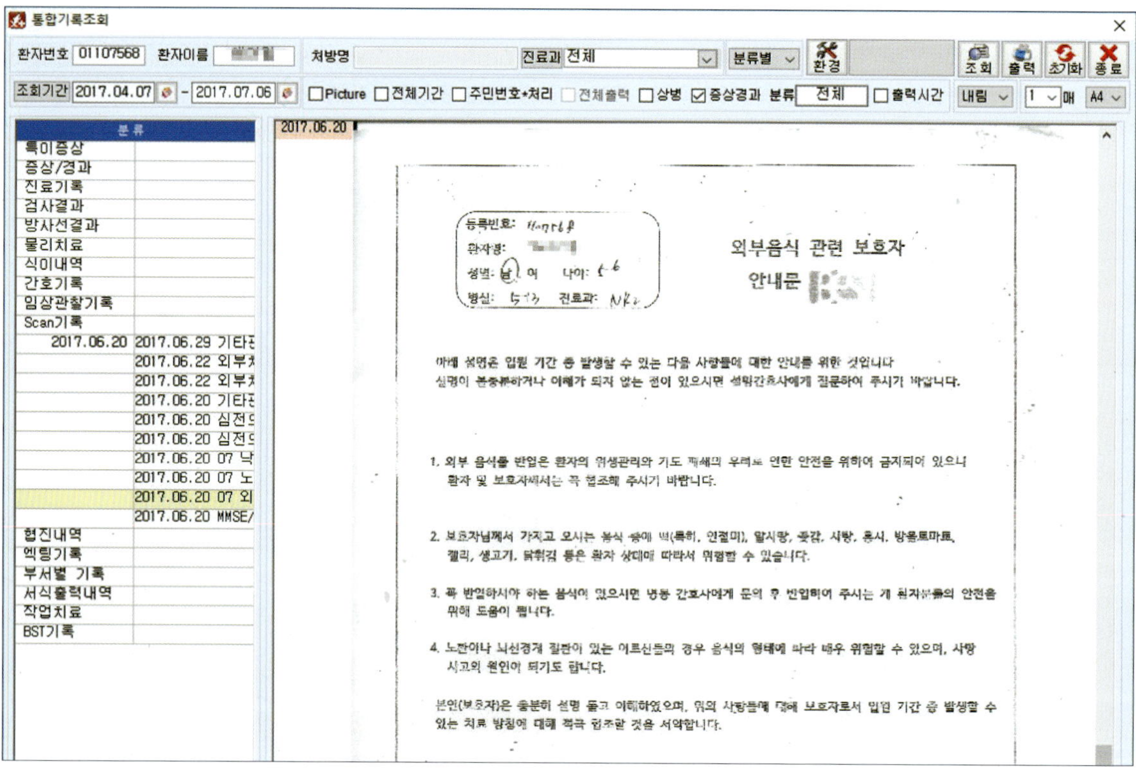

[그림 부록-9] 외부음식 관련 보호자안내문

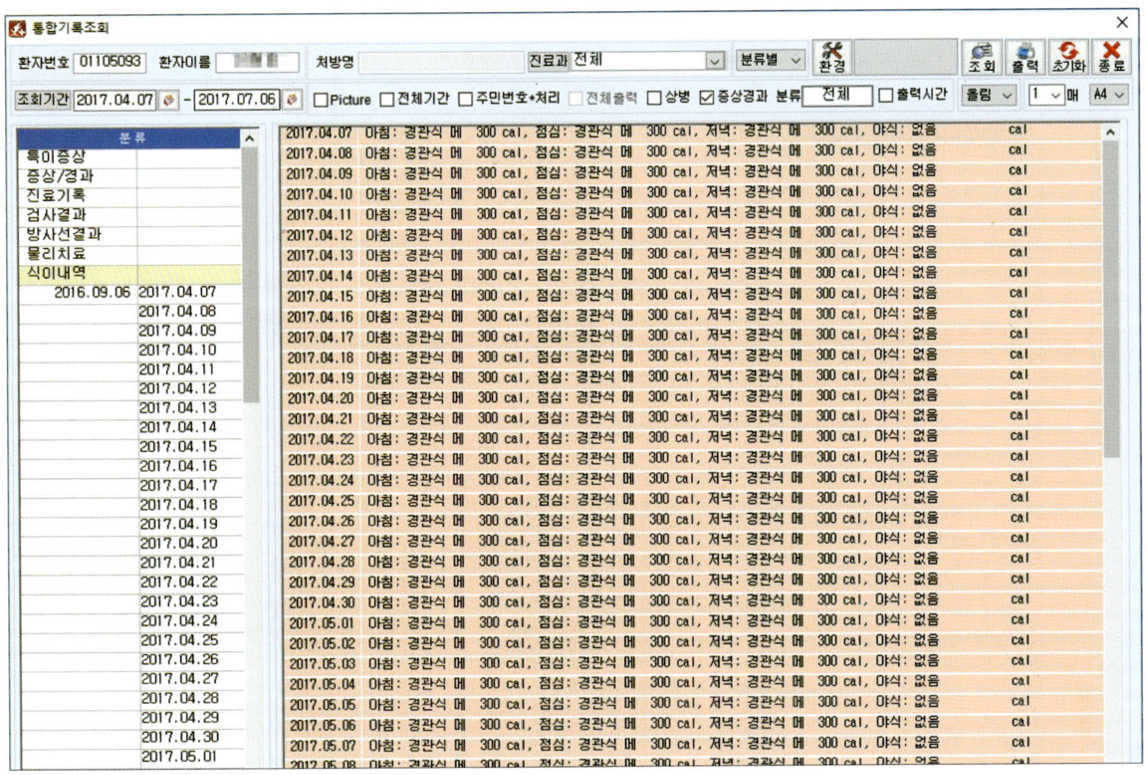

[그림 부록-10] 식이내역 기록지

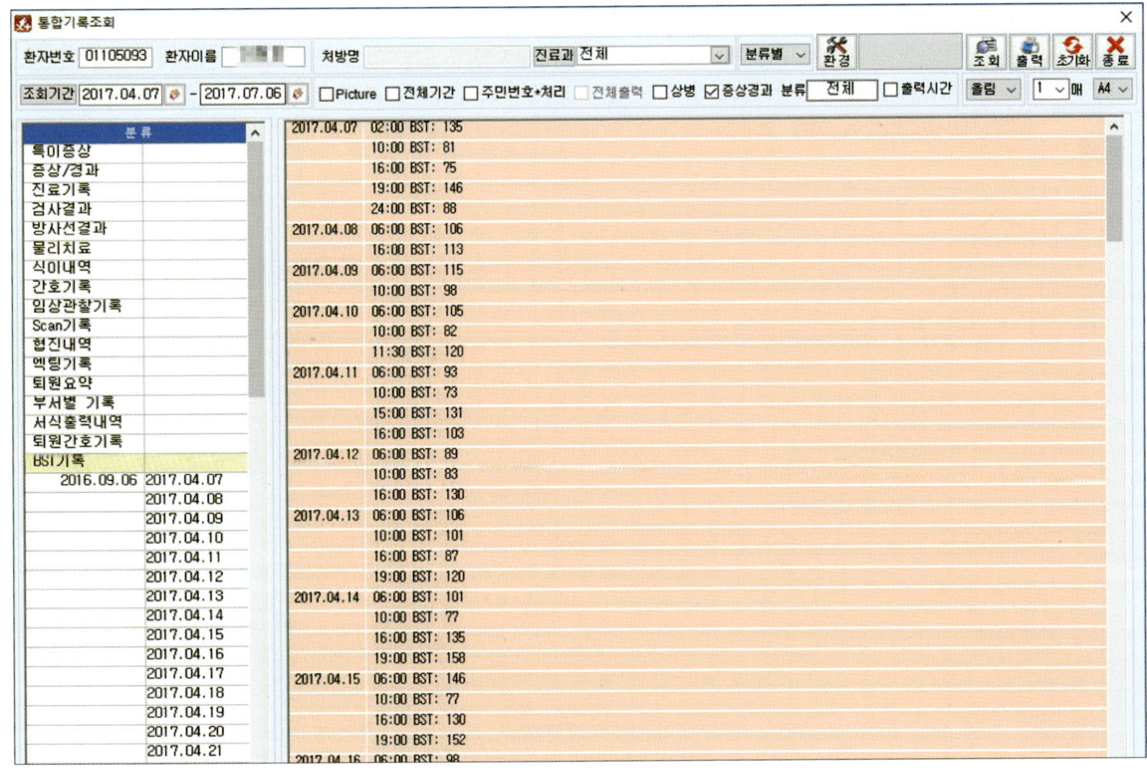

[그림 부록-11] 혈당 기록지

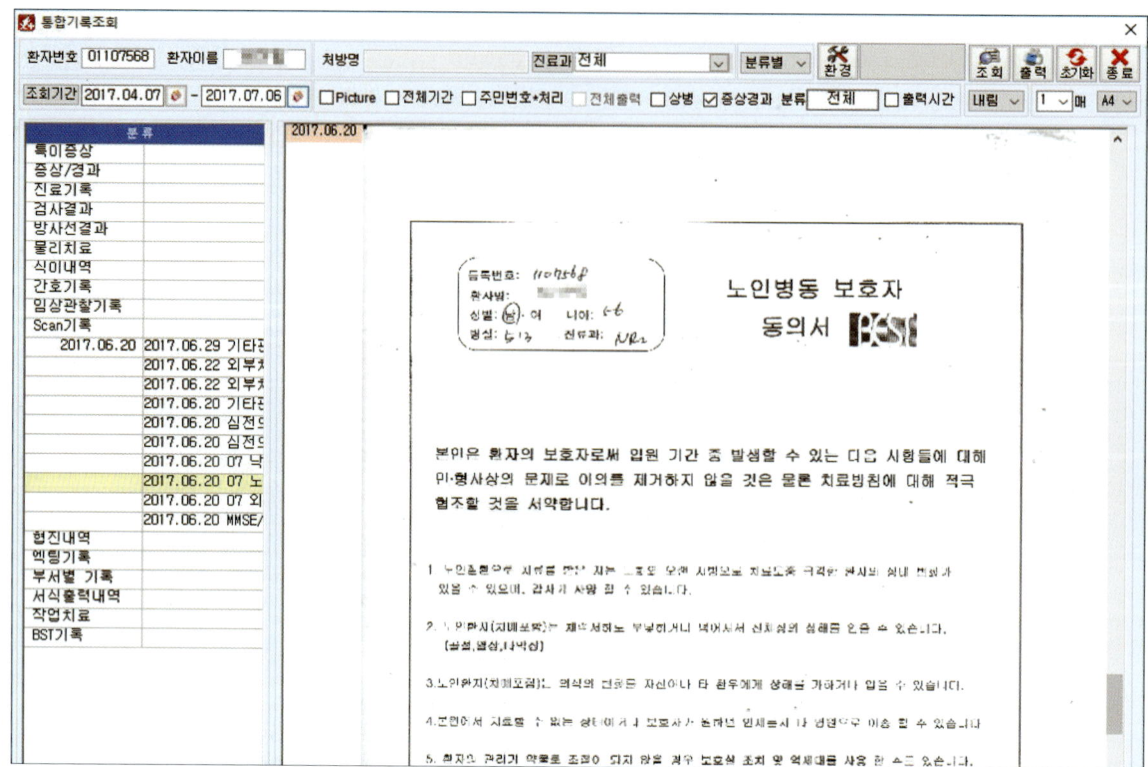

[그림 부록-12] 병동 보호자동의서

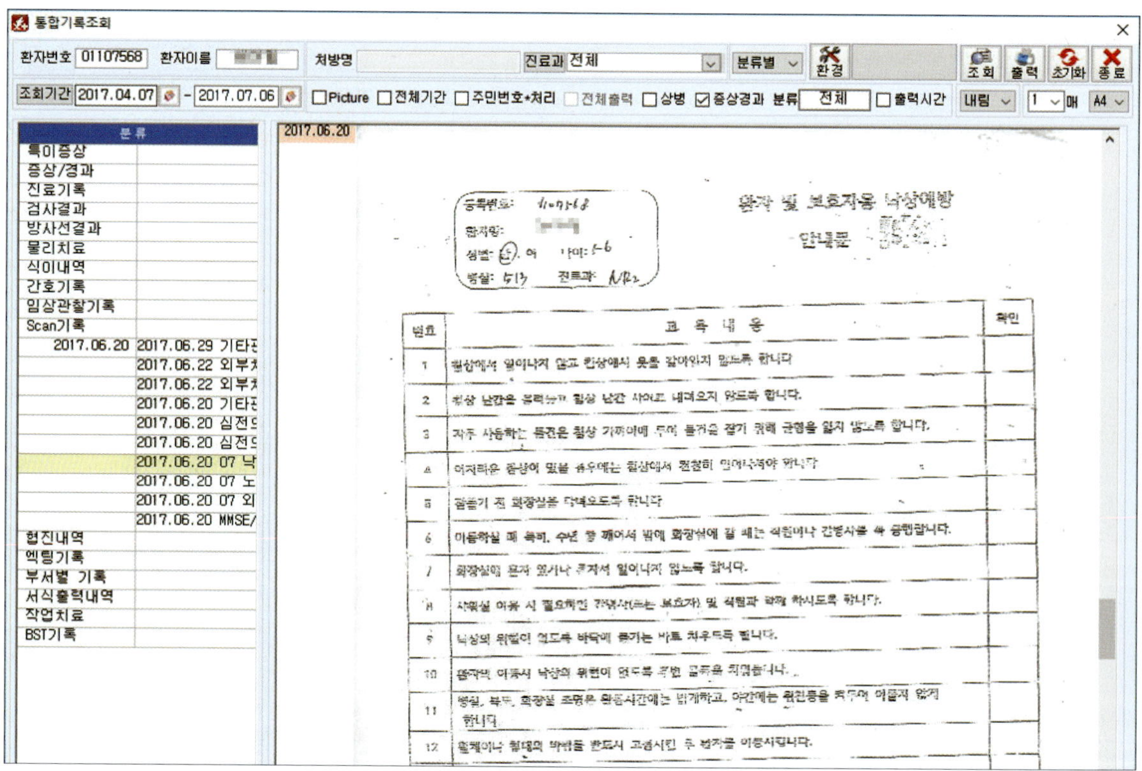

[그림 부록-13] 환자 및 보호자 낙상예방안내문

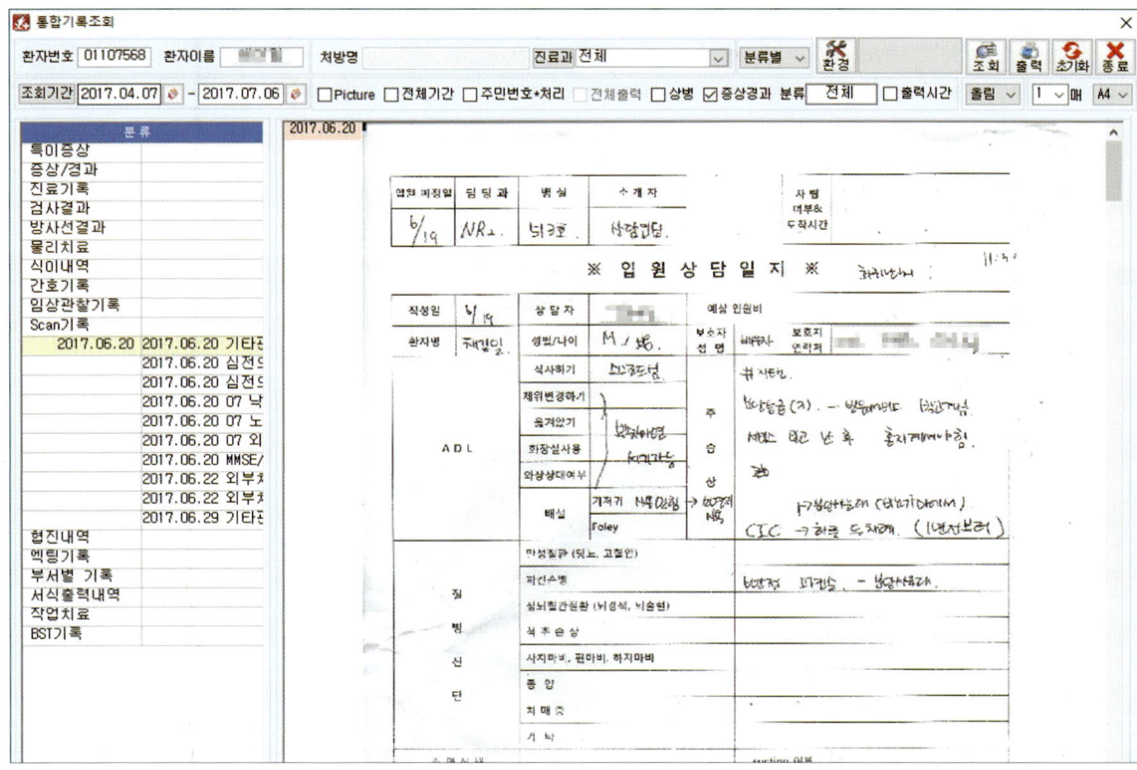

[그림 부록-14] 입원상담일지

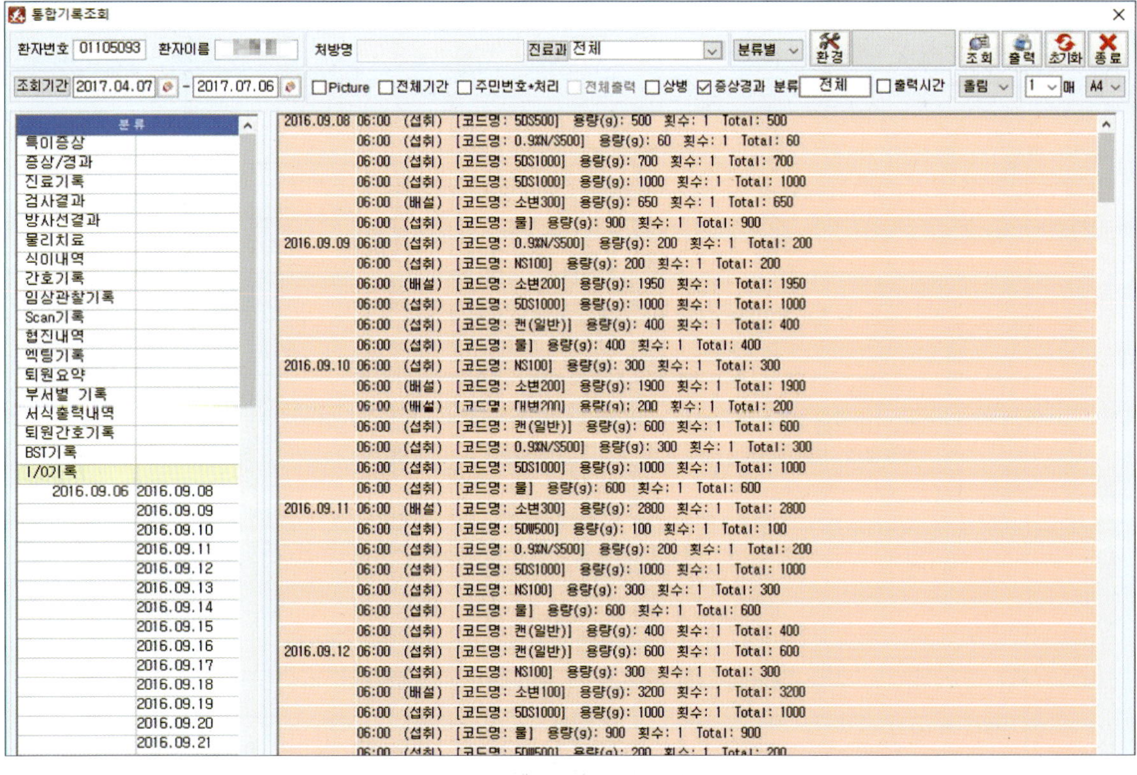

[그림 부록-15] 총섭취량/총배설량 기록지

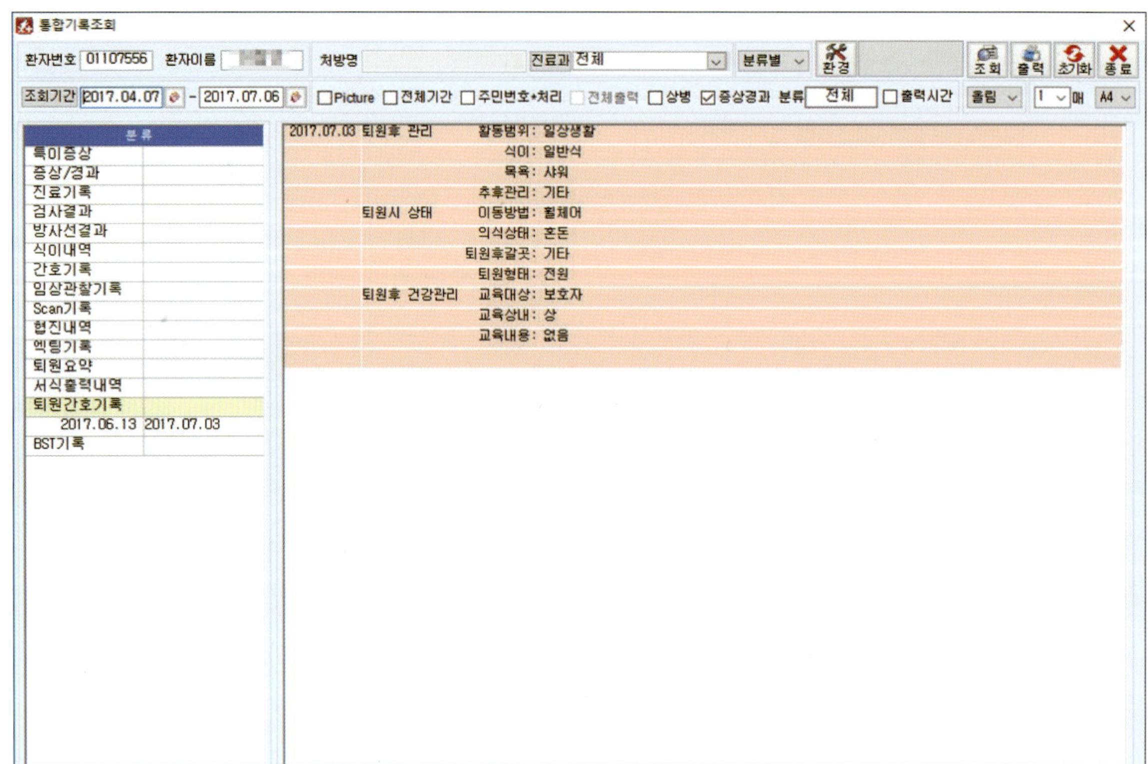

[그림 부록-16] 퇴원간호기록

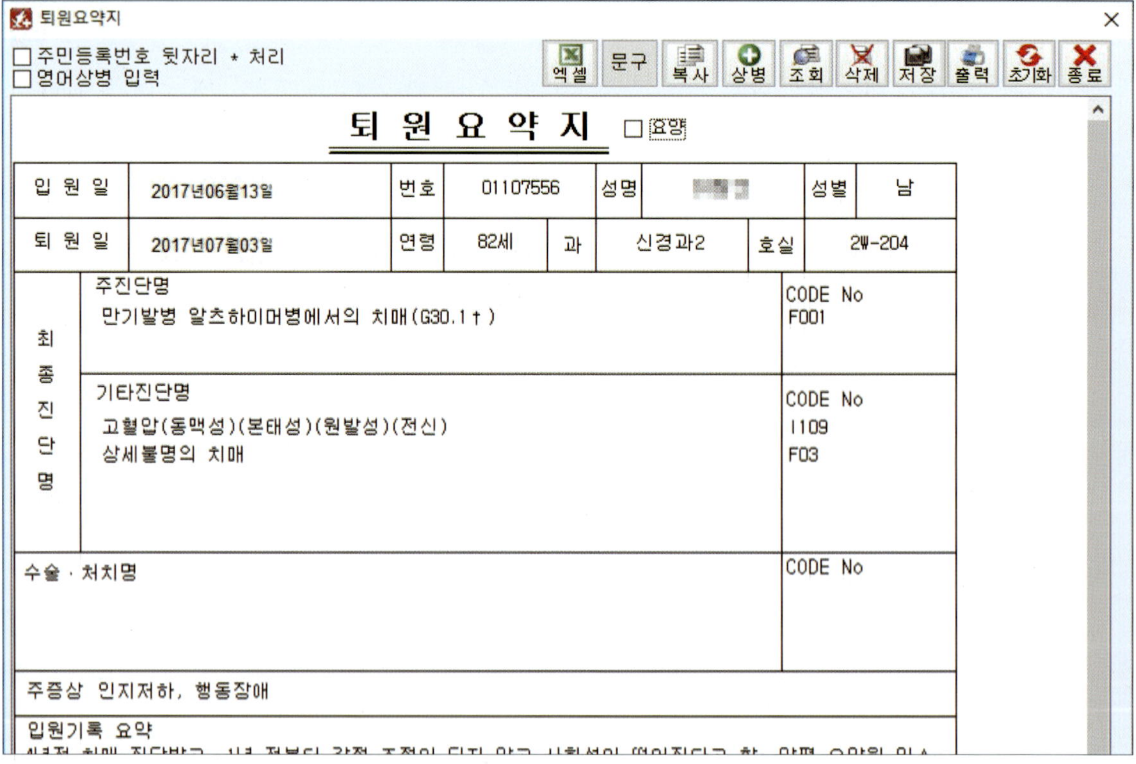

[그림 부록-17] 퇴원요약지

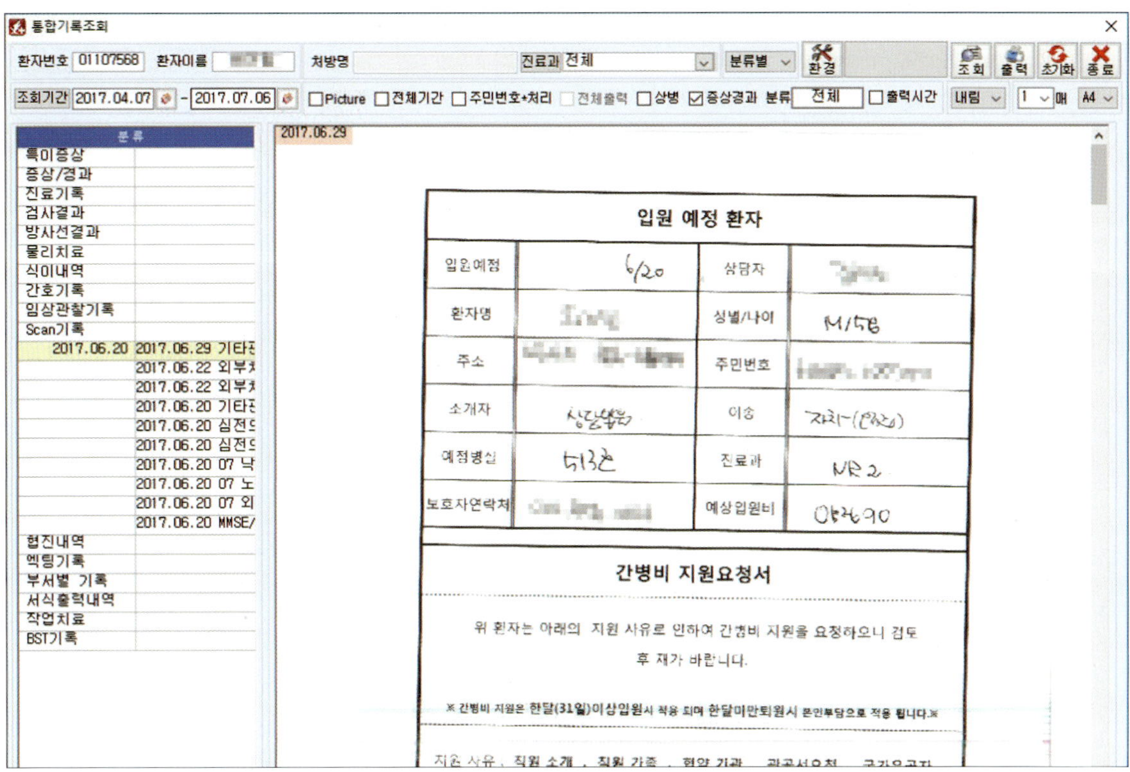

[그림 부록-18] 입원예정 및 간병비 지원요청서

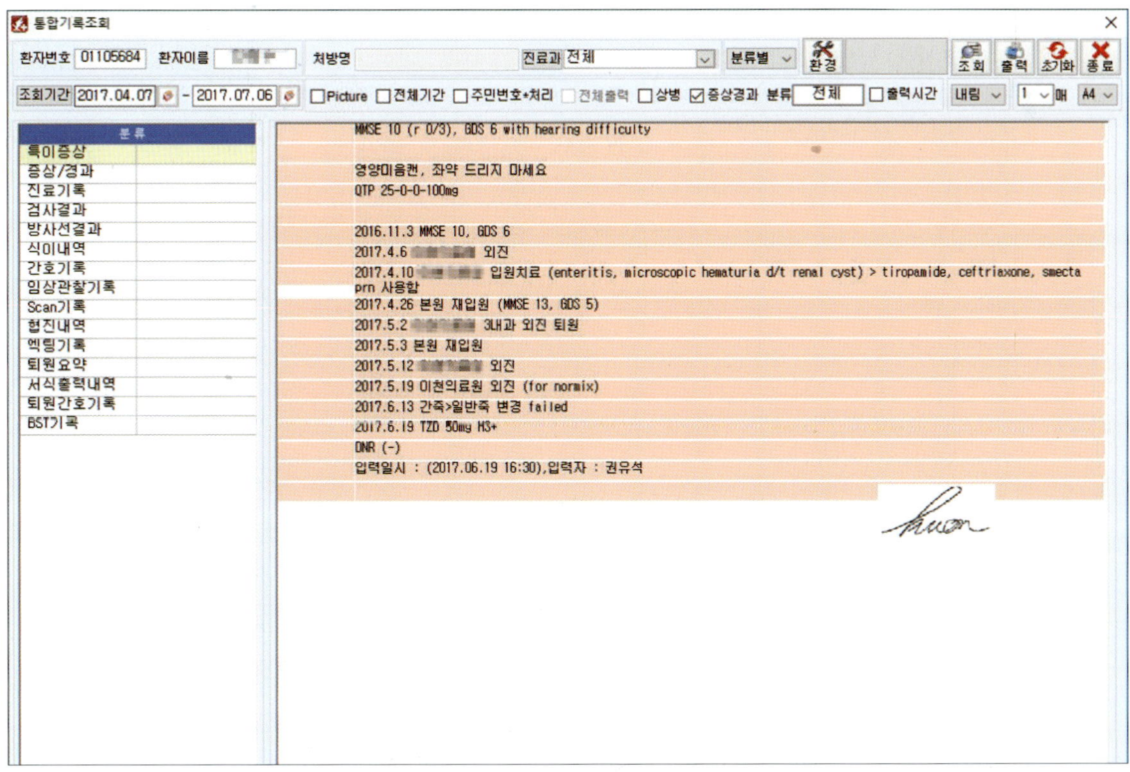

[그림 부록-19] 경과기록지(일일)

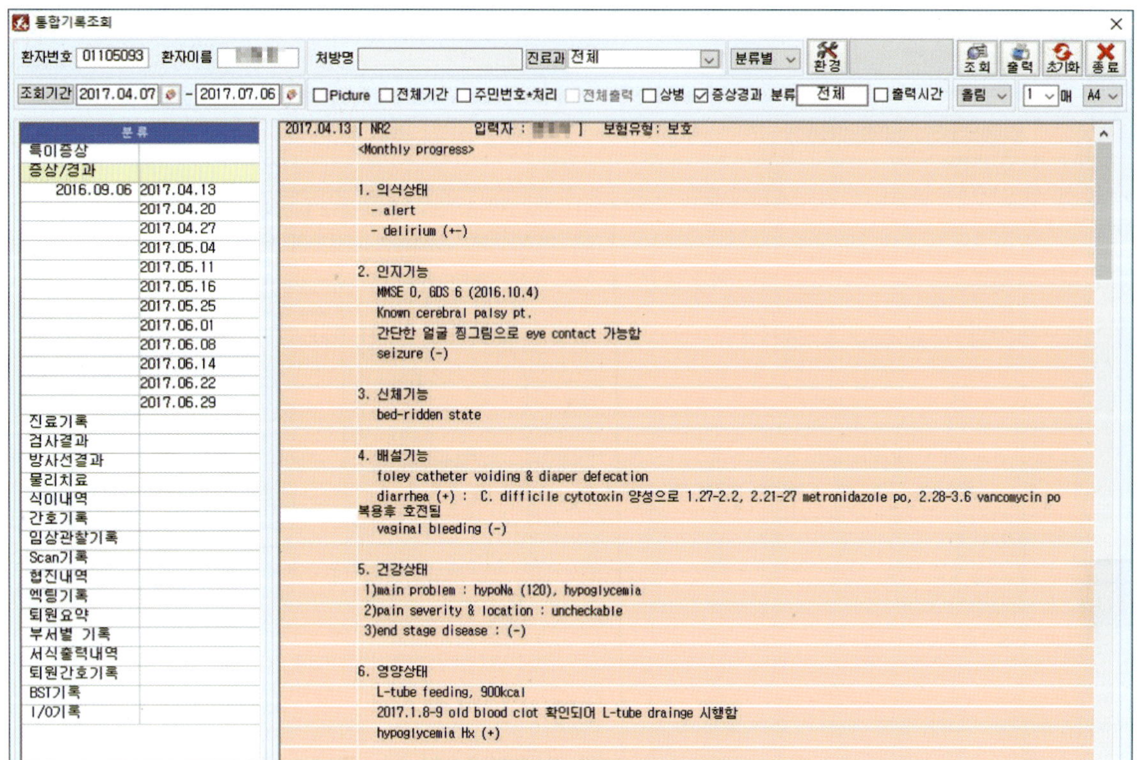

[그림 부록-20] 경과기록지(월별)

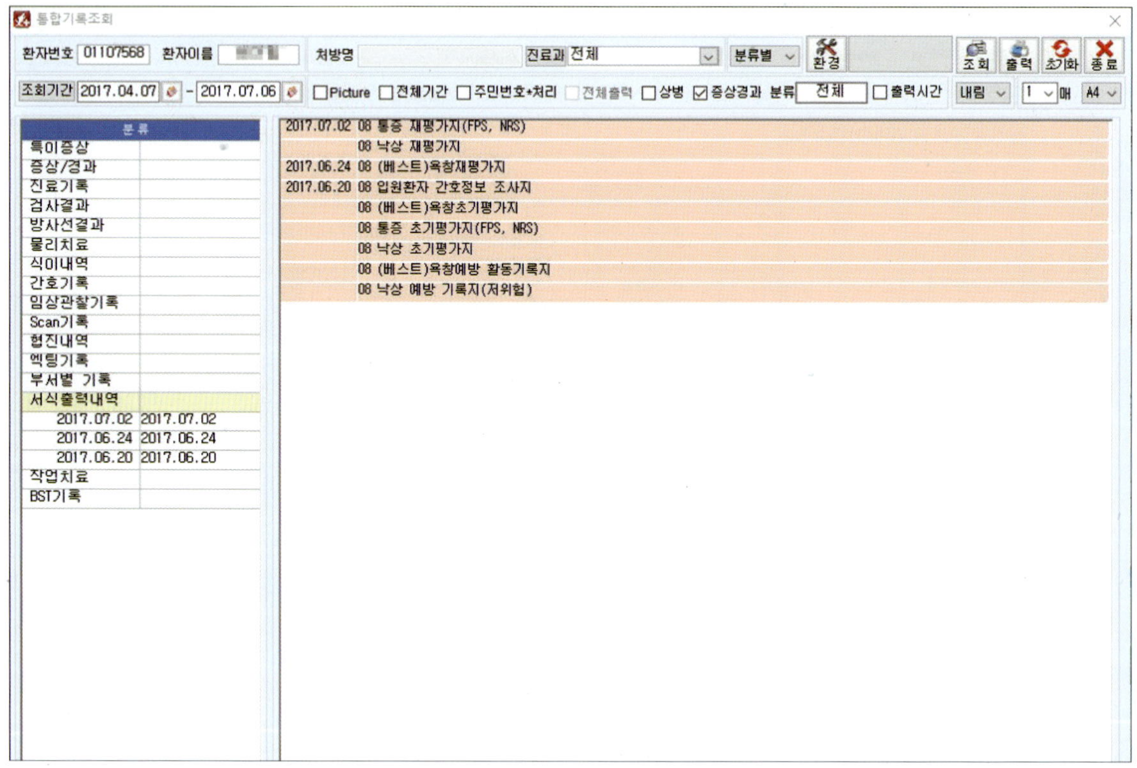

[그림 부록-21] 서식출력내역

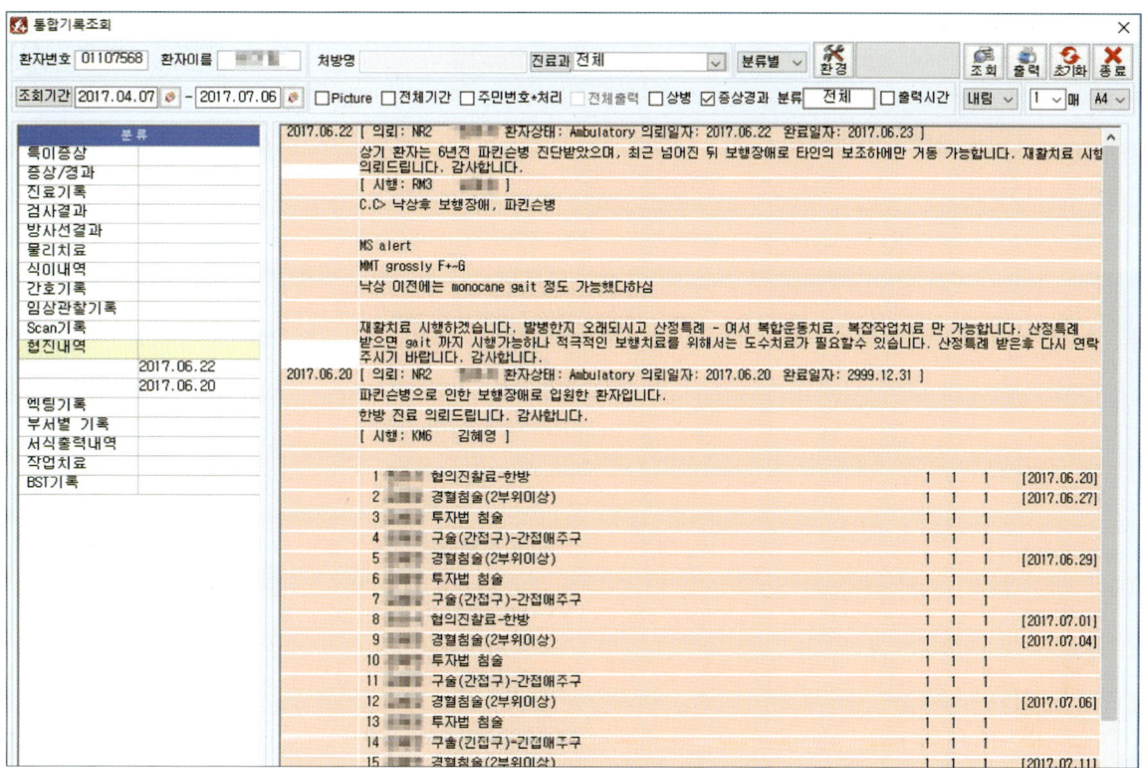

[그림 부록-22] 협진기록지

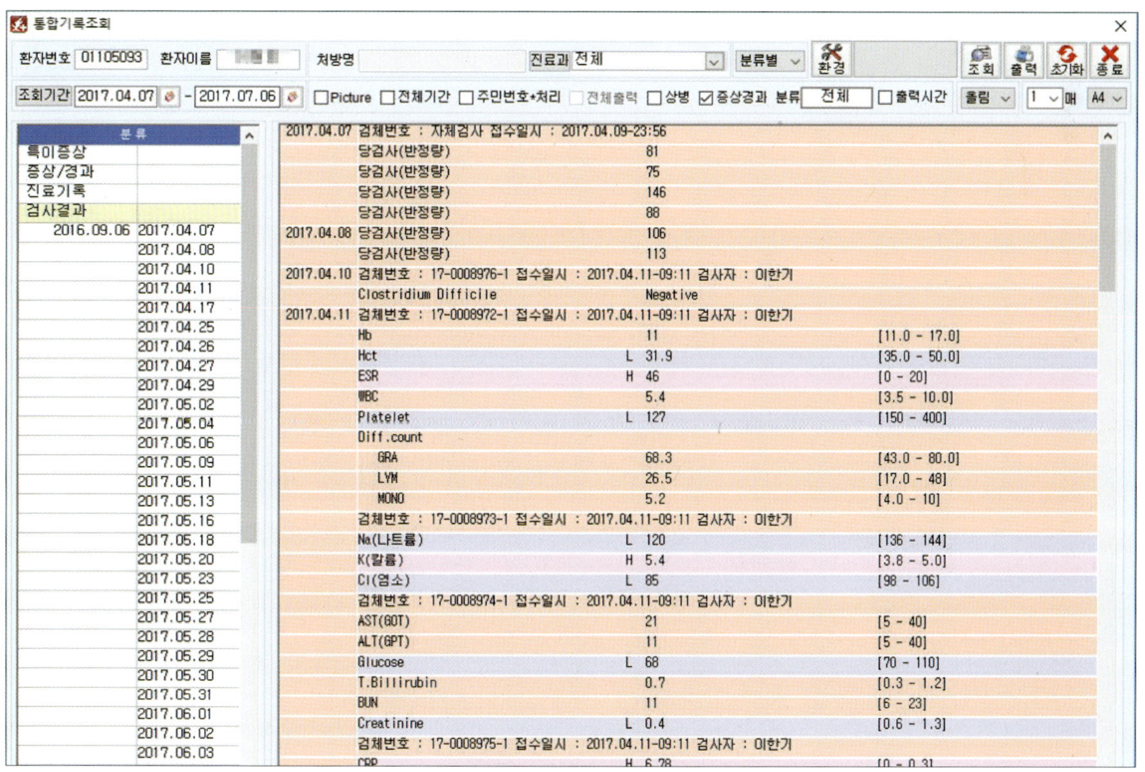

[그림 부록-23] 검사결과지

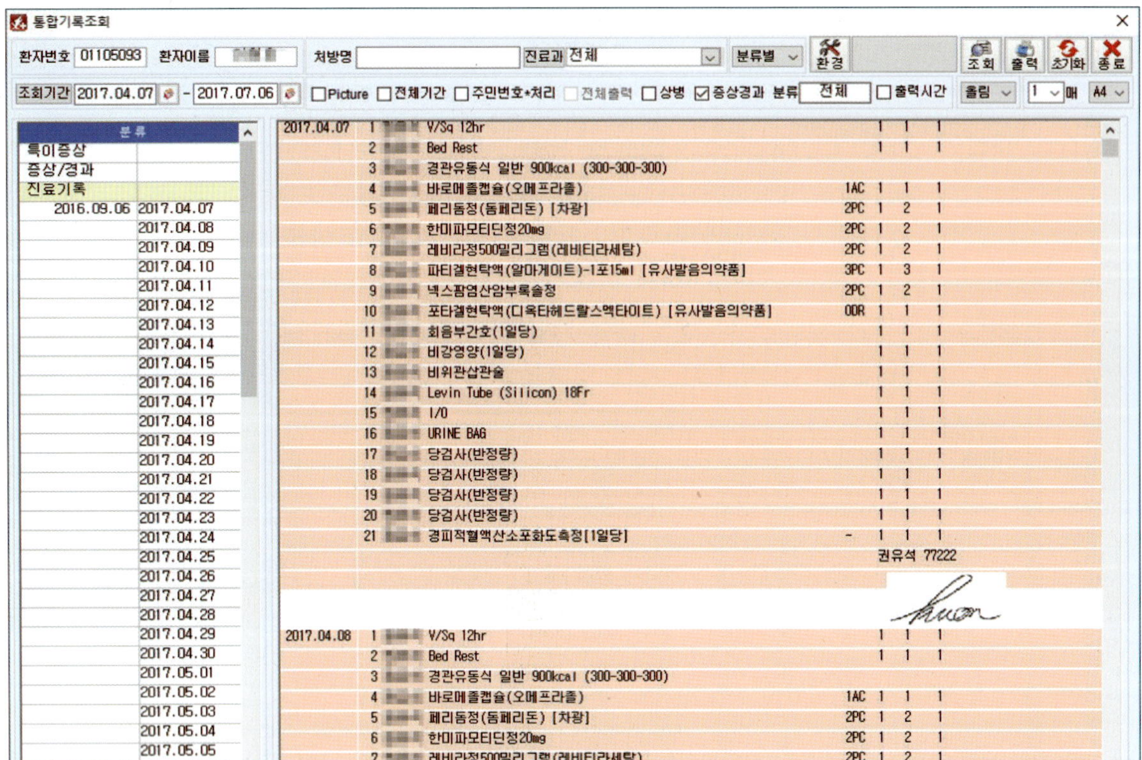

통합기록조회

환자번호 01105093 환자이름 처방명 진료과 전체 분류별 환경 조회 출력 초기화 종료

조회기간 2017.04.07 - 2017.07.06 Picture 전체기간 주민번호+처리 전체출력 상병 증상경과 분류 전체 출력시간 올림 1 매 A4

분류: 특이증상 / 증상/경과 / 진료기록

2016.09.06	2017.04.07
	2017.04.08
	2017.04.09
	2017.04.10
	2017.04.11
	2017.04.12
	2017.04.13
	2017.04.14
	2017.04.15
	2017.04.16
	2017.04.17
	2017.04.18
	2017.04.19
	2017.04.20
	2017.04.21
	2017.04.22
	2017.04.23
	2017.04.24
	2017.04.25
	2017.04.26
	2017.04.27
	2017.04.28
	2017.04.29
	2017.04.30
	2017.05.01
	2017.05.02
	2017.05.03
	2017.05.04
	2017.05.05

일자	번호	처방	단위			
2017.04.07	1	V/Sq 12hr		1	1	1
	2	Bed Rest		1	1	1
	3	경관유동식 일반 900kcal (300-300-300)				
	4	바로메졸캡슐(오메프라졸)	1AC	1	1	1
	5	페리돔정(돔페리돈) [차광]	2PC	1	2	1
	6	한미파모티딘정20mg	2PC	1	2	1
	7	레비라정500밀리그램(레비티라세탐)	2PC	1	2	1
	8	파티겔현탁액(알마게이트)-1포15ml [유사발음의약품]	3PC	1	3	1
	9	넥스팜염산암부록솔정	2PC	1	2	1
	10	포타겔현탁액(디옥타헤드랄스멕타이트) [유사발음의약품]	ODR	1	1	1
	11	회음부간호(1일당)		1	1	1
	12	비강영양(1일당)		1	1	1
	13	비위관삽관술		1	1	1
	14	Levin Tube (Silicon) 18Fr		1	1	1
	15	I/O		1	1	1
	16	URINE BAG		1	1	1
	17	당검사(반정량)		1	1	1
	18	당검사(반정량)		1	1	1
	19	당검사(반정량)		1	1	1
	20	당검사(반정량)		1	1	1
	21	경피적혈액산소포화도측정[1일당]	-	1	1	1
		권유석 77222				
2017.04.08	1	V/Sq 12hr		1	1	1
	2	Bed Rest		1	1	1
	3	경관유동식 일반 900kcal (300-300-300)				
	4	바로메졸캡슐(오메프라졸)	1AC	1	1	1
	5	페리돔정(돔페리돈) [차광]	2PC	1	2	1
	6	한미파모티딘정20mg	2PC	1	2	1
	7	레비라정500밀리그램(레비티라세탐)	2PC	1	2	1

[그림 부록-24] 의사정규오더지

Ⅲ. 다양한 병동관련 자료들(임상 현장)

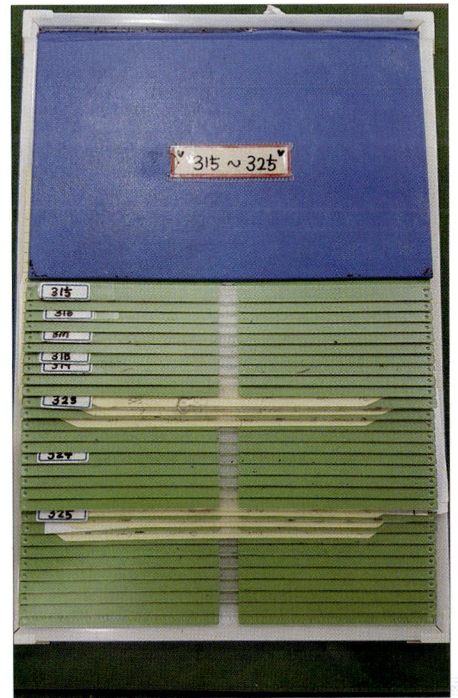

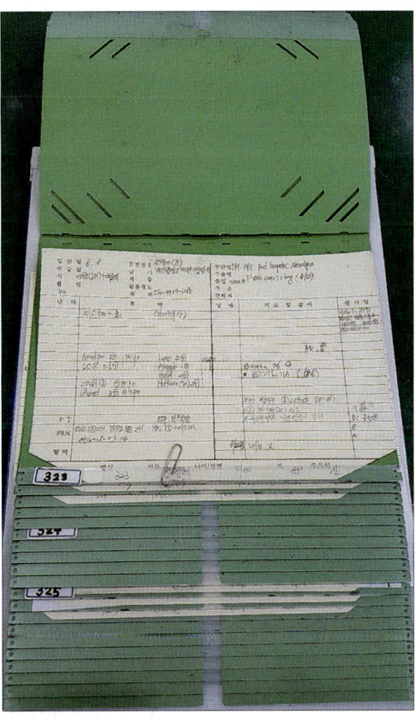

[그림 부록-25] 의사의 지시사항(닥터오더)을 담은 카덱스.
(좌)카덱스를 닫은 상태, (우)해당환자의 카덱스를 열어서 오더를 확인하는 모습

부연설명

- '카덱스(Cardex)'라는 용어는 카텍스라는 회사가 창안한 카드식 장부로 현재는 거의 일반 명사처럼 사용되고 있는 용어이다.
- 위의 사진은 의사의 지시사항(Doctor's order)을 담은 카덱스로 최근에는 대부분의 병원이 챠트가 전산화가 되어 사용하는 경우가 거의 없다. 하지만, 아직도 요양병원이나 규모가 작은 병원에서는 사용되는 경우가 있고, 경우에 따라서는 전산챠트를 사용하는 경우에도 오더정리용으로 사용하는 경우가 있다.

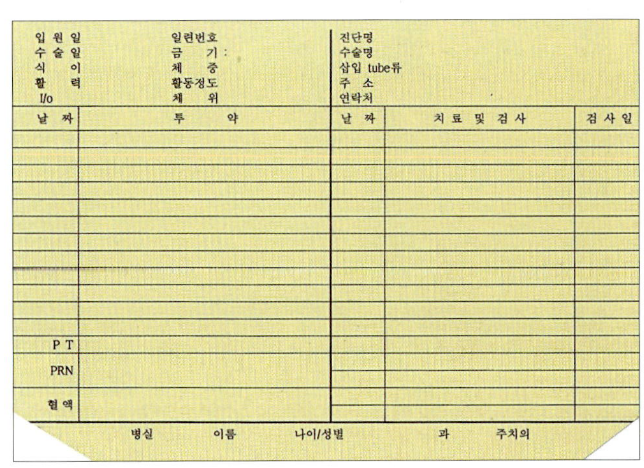

입원일
수술일
식이
활력
I/o

일련번호
금기 :
체중
활동정도
체위

진단명
수술명
삽입 tube류
주소
연락처

날짜	투약	날짜	치료 및 검사	검사일
PT				
PRN				
혈액				

병실 이름 나이/성별 과 주치의

[그림 부록-26] 카텍스의 환자기록용 속지

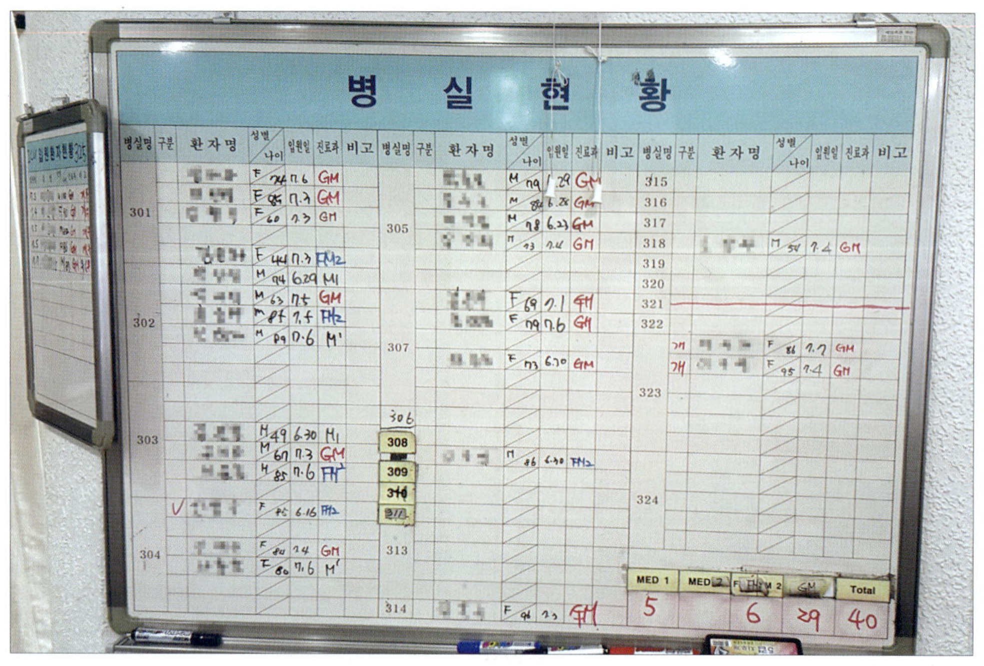

[그림 부록-27] 입원환자 병실 현황표
병실현황표도 요즘에는 전산으로 확인가능하다. 하지만, 일반적으로 중소병원에서는 환자파악용으로 이렇게 벽에 부착하여 수기로 작성하는 형태로 된 병실현황표를 병행하여 사용하는 경우가 많다.

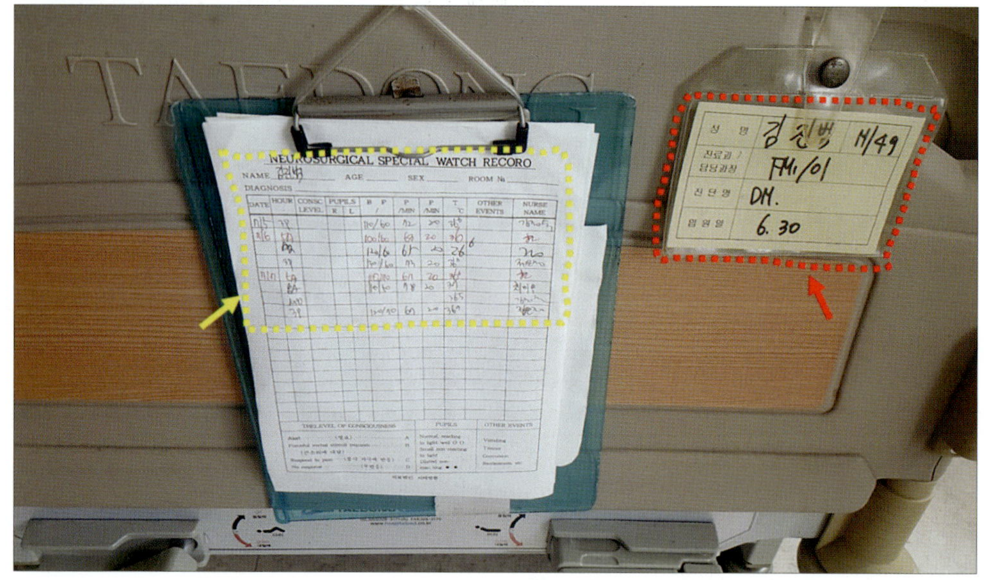

[그림 부록-28] 활력징후 기록지와 환자명패
상기 사진은 실제 입원환자의 베드에 부착되어 있는 환자명패(우측의 빨간색 점선박스)와 활력징후 기록표(좌측의 노란색 점선박스)이다. 우측의 경우 환자베드에 부착되어 있는 환자명패인데, 일반적으로는 성명, 성별/나이, 입원과, 주진단명, 입원날짜 등이 표시되어 있다. 본 사진의 경우 설명을 위한 가상의 환자에 대한 명패이다. 좌측의 경우는 활력징후(vital sign, V/S)의 기록표로 혈압, 맥박수, 호흡수, 체온수의 순으로 기록하며, 맨 우측에는 해당 V/S을 확인한 간호사의 서명이 기입된다.

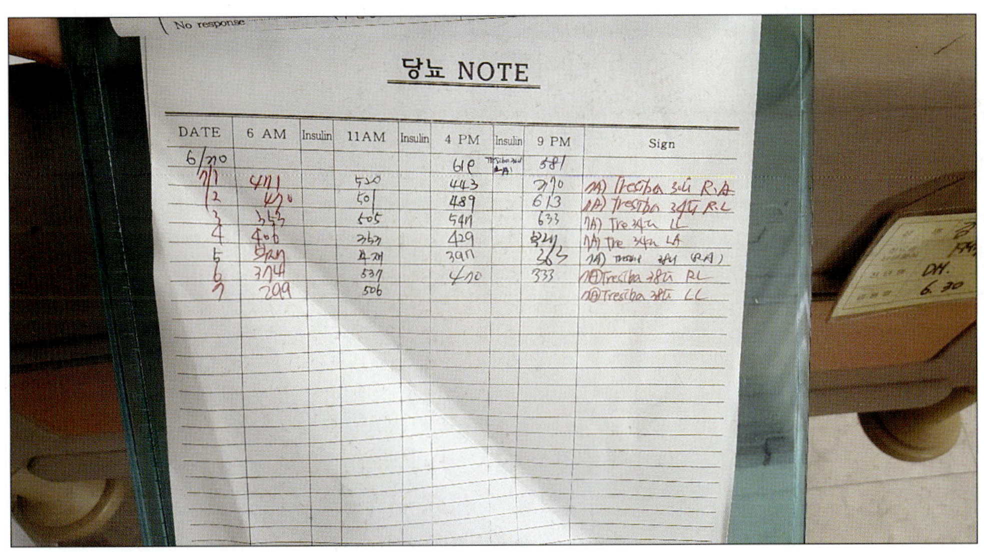

[그림 부록-29] 당뇨기록지

환자의 기저질환(underlying disease)에 당뇨(diabetes mellitus, DM)가 있는 경우, 일반적으로 담당 주치의는 혈당체크(간이혈당검사, BST check)를 입원오더에 기본으로 포함하여 처방을 하게 된다. 일반적으로 routine으로 처방하는 BST order는 하루 4회 측정인데, 본 기록지 처럼 6AM - 11AM - 4PM -9PM으로 확인하게 된다. 여기서 6AM은 공복혈당 측정개념이며, 나머지(11AM, 4PM, 9PM)은 각각 아침/점심/저녁의 식후 2시간 혈당의 측정개념이다. 상기 시간의 혈당수치는 담당 주치의의 당뇨약 조절에 중요한 자료가 되므로, 정확한 시간에 올바른 방법으로 측정하여야 한다. [경우(잦은 저혈당, 인슐린 첫 스타트 환자 등)에 따라 자정(HS time)과 3AM을 측정하는 경우도 있으나, 이것은 일반적으로 BST 체크하는 시간대는 아니다.]

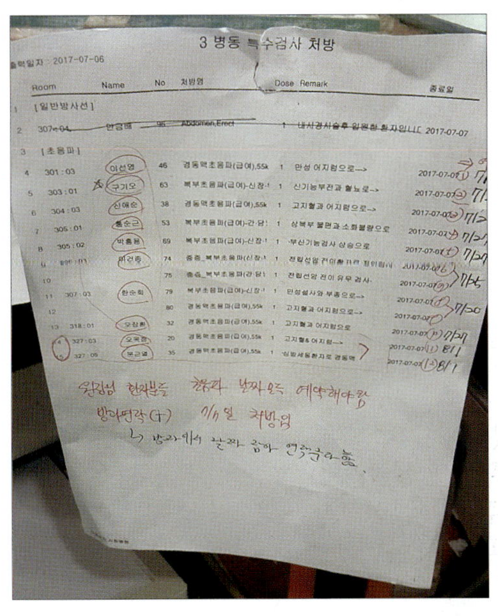

[그림 부록-30] 병동 검사예약지

내시경, 초음파, CT, MRI 등의 검사는 일반적으로는 응급사항이 아닌 경우는 병동환자의 경우에도 예약제로 시행된다. 이 경우 병동에서 혼선을 없애기 위해 본 기록지처럼 예약스케쥴을 인쇄해 두는 경우가 많다. 이러한 검사들은 의료기관에 따라서 다양한 명칭으로 사용되는데, 해당 사진의 경우 '특수검사'라는 명칭을 사용하고 있는 것을 볼 수 있다.

건강한 대한민국 만들기! 고혈압 편
혈압이 높다면? 나트륨은 줄이세요
우리몸에 필요한 나트륨량
* 하루 200~1,000mg ▸ 소금 : 0.5~2.5g , 1/10~1/2 티스푼
[1 티스푼 = 나트륨 2,000mg = 소금 5g]
SALT
음식은 짜지 않게, 건강은 짧지 않게!
· 국물은 짜지 않게 만들고, 국물 자체를 적게 드세요!
· 라면, 햄, 소시지 등은 가급적 피하세요!
· 음식을 먹을 때, 추가로 소금, 간장을 넣지 마세요!
우리가 자주 먹는 음식의 나트륨량
짬뽕 4,000mg 2티스푼
육개장 2,853mg 1.4티스푼
물냉면 2,618mg 1.3티스푼
자장면 2,392mg 1.2티스푼
된장찌개 2,021mg 1티스푼
비빔밥 1,337mg 0.7티스푼
햄치즈샌드위치 901mg 0.5티스푼
김밥 833mg 0.4티스푼
배추김치 312mg 0.2티스푼
■ 감수자 배순호(대한소아청소년과의사회 부회장, 소아청소년과 전문의) 김승민(대한일차진료학회 학술이사, 내과전문의) 이승화(대한일차진료학회 학술이사, 가정의학과 전문의)

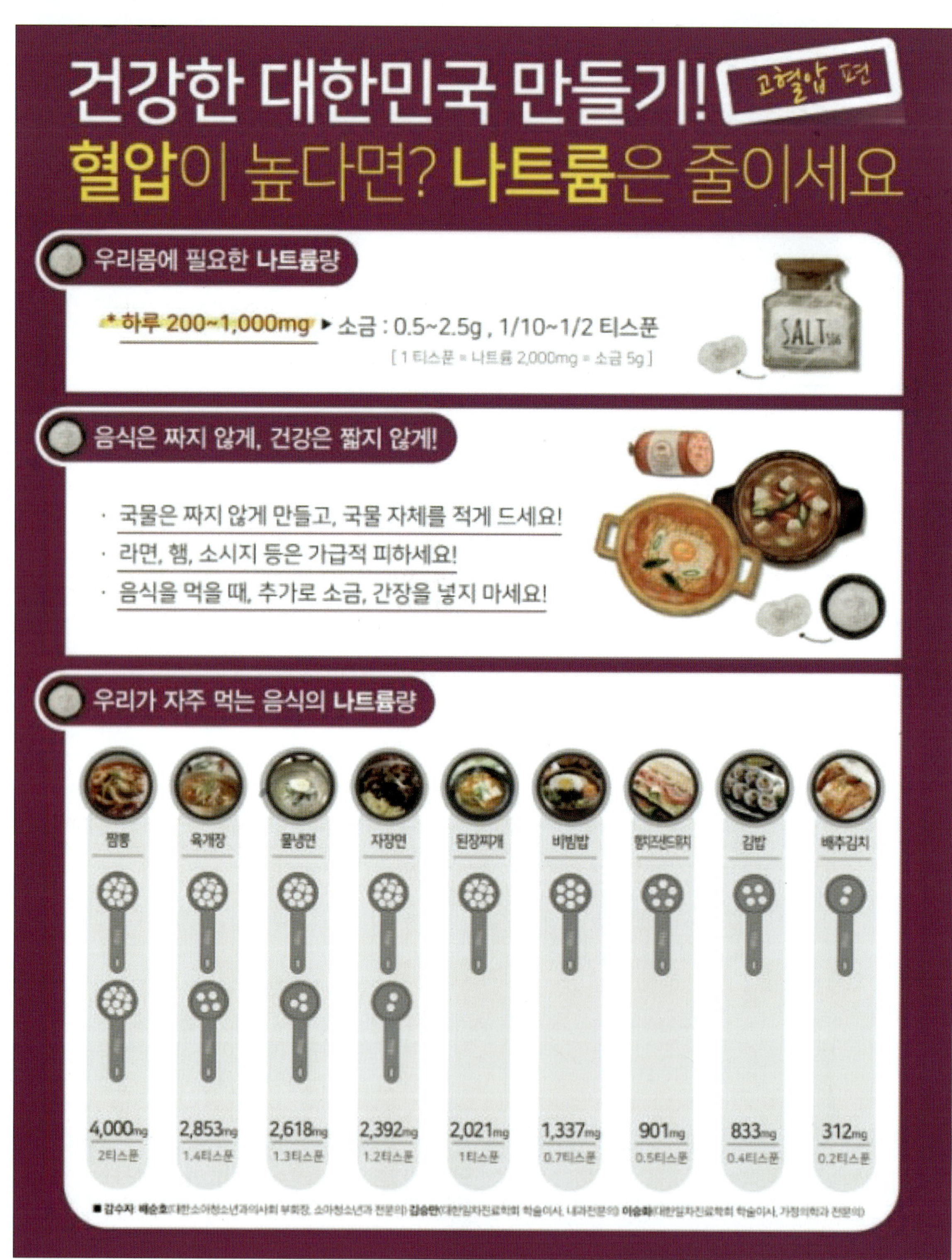

[그림 부록-31] 고혈압환자 식이 교육자료

건강한 대한민국 만들기!

당뇨 편

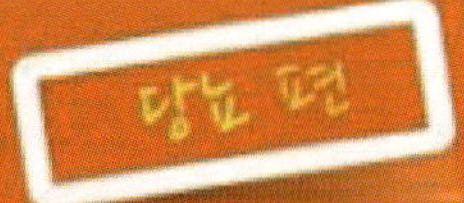

당이 얼마나 들었을까?

'당' 하루 섭취 권장량은?

(하루에 총 2,000kcal를 섭취하는 성인의 경우)

*** 하루 50g** ▶ 설탕 : 12.5 티스푼

[1 티스푼 = 설탕 4g]

Sugar

당 섭취 줄이기 원칙

- 당분이 포함된 음료는 가능한 한 마시지 않습니다.
- 덜 달게 먹는 식습관을 실천해야 합니다.
  - 조리 시 설탕, 올리고당, 꿀, 물엿 등의 사용량을 줄여봅니다.
- 외식 메뉴는 분식류, 덮밥, 면류 등 별미식보다 채소반찬이 곁들여진 메뉴를 선택합니다.
- 빵, 과자류, 아이스크림, 초콜릿, 사탕류 등의 간식 섭취는 주 1~2회 미만으로 줄입니다.
  - 가능한 한 적게 먹는 것이 더 좋겠죠?
- 식품 구매 시 영양성분표의 당류 함량을 확인하는 습관을 들입니다.

가공식품에 있는 당 함유량

각설탕 1개 = 당 3g
초코바 46g 약15개
콜라 27g 약9개
바나나우유 27g 약9개
콘아이스크림 21g 약7개
플레인요거트 20g 약6.5개
오렌지주스 19g 약6.5개
초코파이 12g 약4개
커피믹스 11g 약3.5개
캔디 9g 약3개

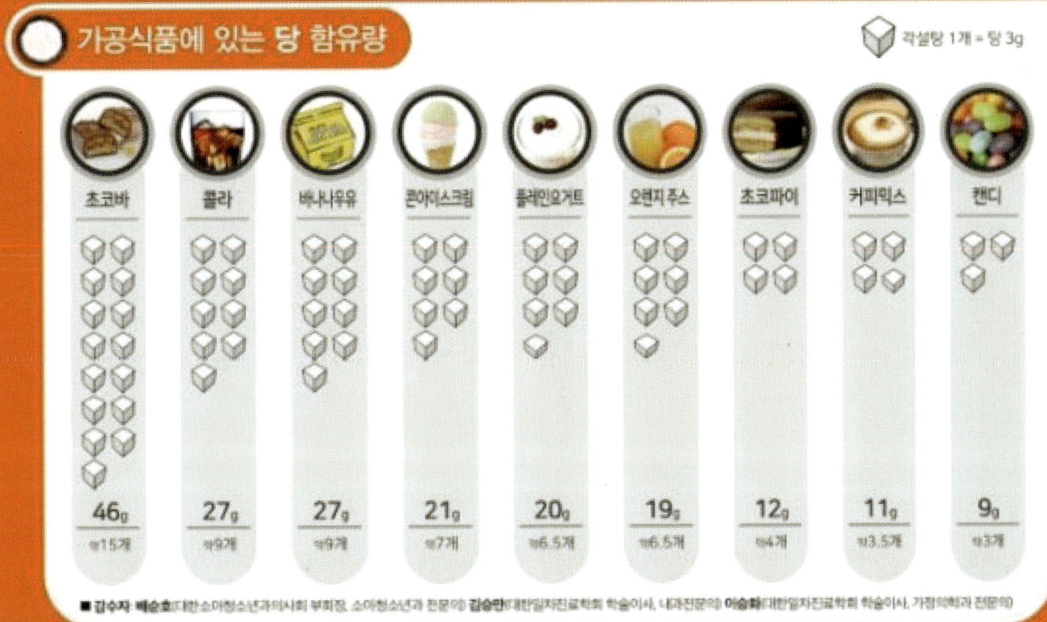

■ 감수자: 배승호(대한소아청소년과의사회 부회장, 소아청소년과 전문의) 김승민(대한일차진료학회 학술이사, 내과전문의) 이승화(대한일차진료학회 학술이사, 가정의학과 전문의)

[그림 부록-32] 당뇨환자 식이 교육자료

건강한 대한민국 만들기!
고지혈증 편
콜레스테롤이 얼마나 들었을까?
하루에 얼마까지 콜레스테롤을 섭취해야 될까요?
* 하루 300mg
[한국영양학회, 2015 한국인 영양소 섭취기준, 19세 이상]
1day 300mg
콜레스테롤 건강식단 실천방법!
어,육류
지방
선택하세요!
생선, 콩, 두부
기름기 적은 살코기
껍질을 벗긴 가금류
해바라기유, 옥수수유, 대두유,
들기름, 올리브유
견과류 : 땅콩, 호두 등
주의하세요!
간 고기, 갈비, 육류의 내장
생선/해산물의 알, 내장
가금류 껍질, 튀긴 닭
스팸, 소시지, 베이컨
코코넛 기름, 야자유, 버터, 돼지기름,
쇼트닝, 베이컨기름, 소기름
단단한 마가린
우리가 자주 먹는 음식의 콜레스테롤량 (1인분당)
알탕 1,010mg
달걀찜 489mg
삼계탕 472mg
감자탕 454mg
해물찜 419mg
선짓국 294mg
오징어덮밥 281mg
꼬리곰탕 252mg
순대국 246mg
Fat

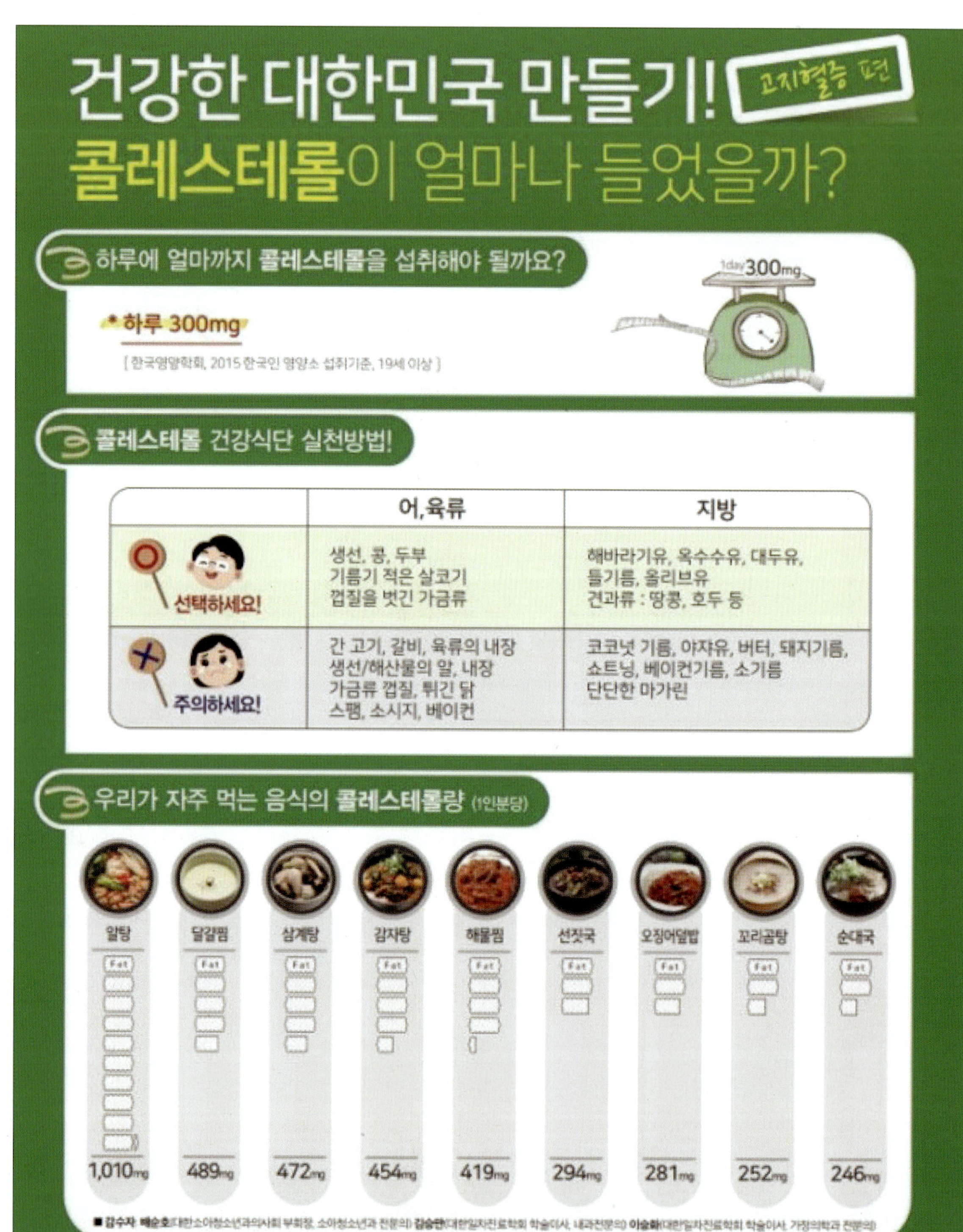

[그림 부록-33] 고지혈증 환자 식이 교육자료

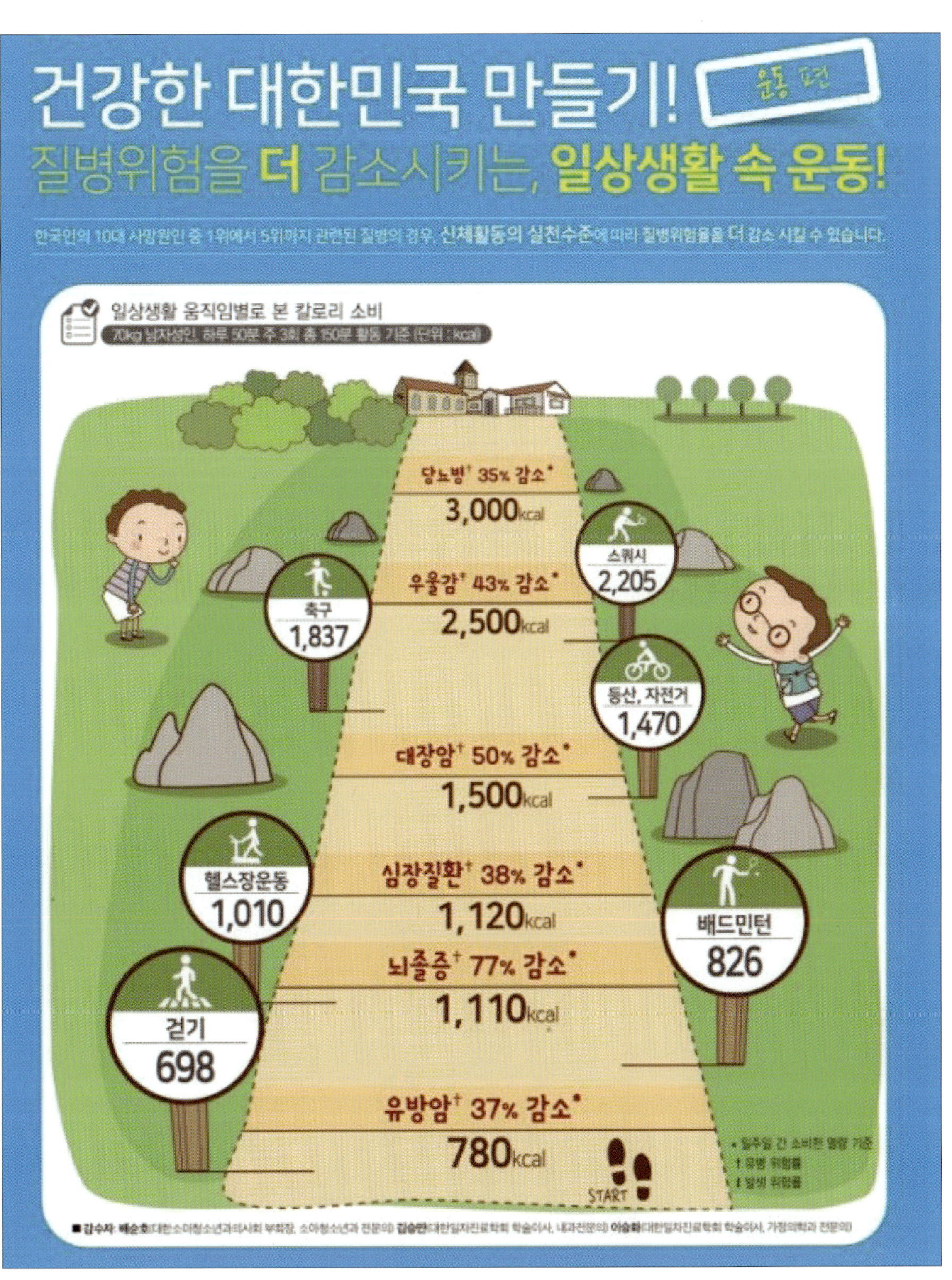

[그림 부록-34] 환자 간이운동 교육자료

MEMO

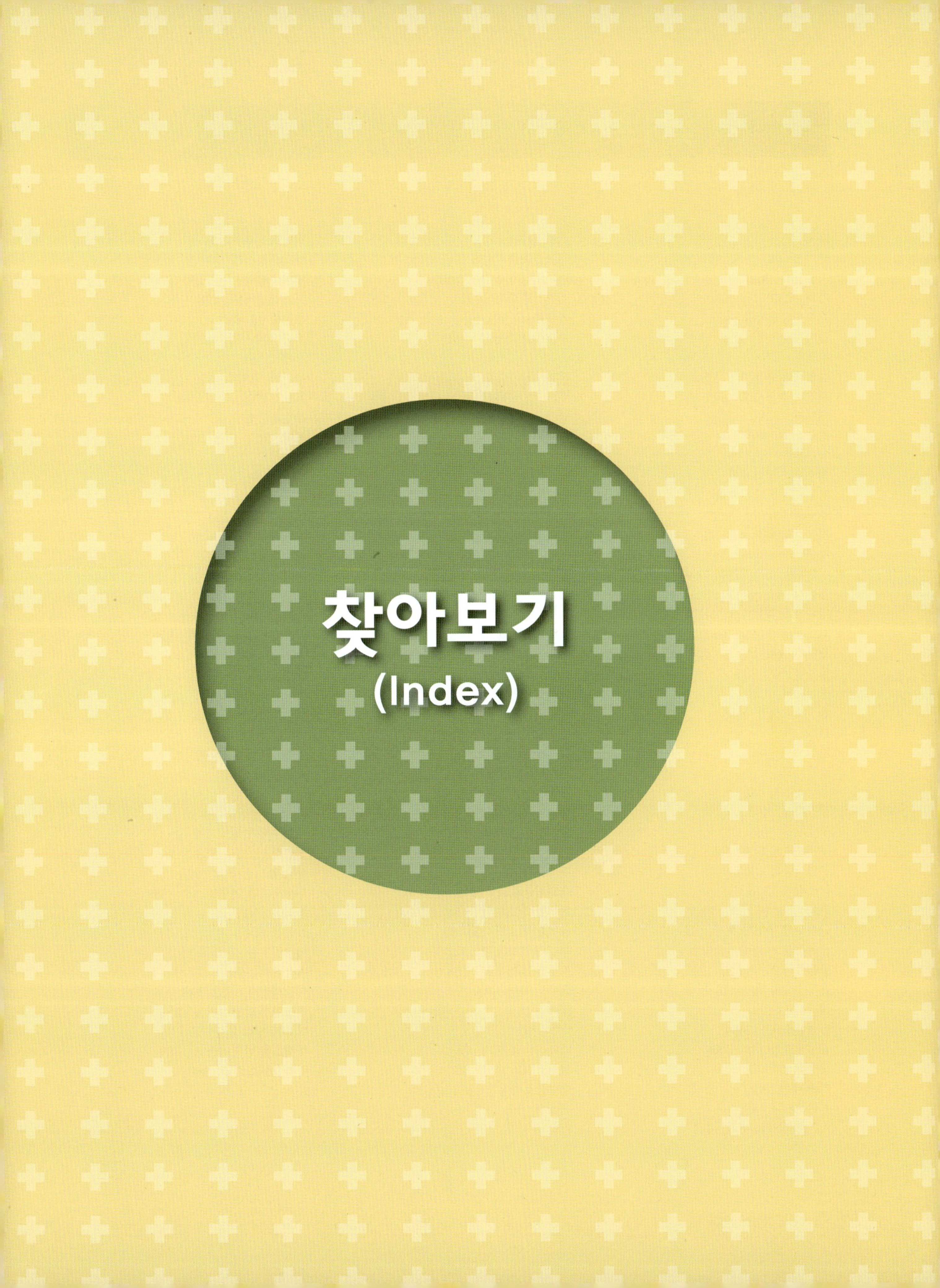

찾아보기

(Index)

찾아보기

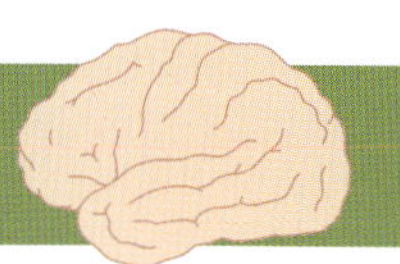

ㅌ

ㅍ

ㅎ

기타

MEMO

대표저자

고정옥	김낙주	박은주	이승화	이은자
권진희	김은미	서혜심	이은미	지혜련

저자

강명숙	국군간호사관학교	박민정	동아보건대학교	이은자	송곡대학교
강효정	동의과학대학교	박성희	부산여자대학교	이은주	서영대학교
고정옥	기독간호대학교	박소영	용인예술과학대학교	이정옥	예수대학교
권연숙	구미대학교	박은주	강원관광대학교	이지은	대경대학교
권진희	광주보건대학교	박현주	위덕대학교	임영순	경북전문대학교
김경옥	초당대학교	방활란	안동대학교	장유나	경북과학대학교
김낙주	경북보건대학교	서가원	중부대학교	전현숙	대전보건대학교
김명류	제주한라대학교	서영미	원광보건대학교	정수경	우송대학교
김미정	경일대학교	서혜심	경주대학교	조경아	광주대학교
김민숙	백석문화대학교	신화진	거제대학교	주지영	가천대학교
김보라	한영대학교	양주현	창원문성대학교	지혜련	동강대학교
김성경	한서대학교	유혜숙	대원대학교	채명정	광주여자대학교
김소영	두원공과대학교	윤숙희	세명대학교	최미정	영진전문대학교
김순영	경북보건대학교	윤순영	백석대학교	최수원	호산대학교
김영희	진주보건대학교	이경심	전남과학대학교	최정실	가천대학교
김용분	전북과학대학교	이미영	우송정보대학교	최지연	김천대학교
김은미	송곡대학교	이선주	김천대학교	최효진	선린대학교
김인선	재능대학교	이수진	군산간호대학교	한미숙	송원대학교
김혜숙	목포가톨릭대학교	이승화	성남시의료원	한승희	광주대학교
류다정	목포과학대학교	이애영	강릉영동대학교	허명륜	전주대학교
류은진	송원대학교	이은	마산대학교	홍선연	경운대학교
박명숙	남부대학교	이은미	포항대학교		
박민정	군산대학교	이은선	남부대학교		

(가나다 순)

For Nurse and Nursing student
Basic Manual of Clinical Nursing Procedure

간호 핵심임상입문서

2023년 2월 06일 인쇄
2023년 2월 14일 발행

저　　자 고정옥 · 권진희 · 김낙주 · 김은미 · 박은주 · 서혜심 · 이승화 · 이은미 · 이은자 · 지혜련 외
발 행 인 김지연
발 행 처 도서출판 의학서원
등록번호 제 406-00047 호 / 2006.3.2
주　　소 인천광역시 연수구 송도미래로 30 송도스미트밸리 지식산업센터 D 동 504 호
Tel 032) 816-8070(代)　**Fax** 032) 837-5808
홈페이지 www.dhsw.co.kr
정　　가 48,000 원
I S B N 979-11-6308-052-7